肿瘤专科护理
技术手册 >>>

主　编　王国蓉　郭　玲

副主编　唐小丽　罗　蕾　覃惠英

编　委（以姓氏笔画为序）

马洪丽　王关芬　王国蓉　王雅琴　田仁娣　朱　琳

刘　芳　刘明慧　江　群　江庆华　苏　畅　杨　婧

杨　慧　杨智蓉　吴师容　张　容　张　萱　张　婷

张丽霞　张含凤　罗　蕾　郝丽琼　高　丽　郭　玲

唐　媛　唐小丽　蒋艳华　蒋梦笑　覃惠英

人民卫生出版社

图书在版编目（CIP）数据

肿瘤专科护理技术手册/王国蓉,郭玲主编. —北京:人民卫生出版社,2020

ISBN 978-7-117-30134-3

Ⅰ.①肿…　Ⅱ.①王…②郭…　Ⅲ.①肿瘤-护理-技术手册　Ⅳ.①R473.73-62

中国版本图书馆 CIP 数据核字(2020)第 111179 号

| 人卫智网 | www.ipmph.com | 医学教育、学术、考试、健康，购书智慧智能综合服务平台 |
| 人卫官网 | www.pmph.com | 人卫官方资讯发布平台 |

肿瘤专科护理技术手册

主　　编：王国蓉　郭　玲
出版发行：人民卫生出版社（中继线 010-59780011）
地　　址：北京市朝阳区潘家园南里 19 号
邮　　编：100021
E - mail：pmph @ pmph. com
购书热线：010-59787592　010-59787584　010-65264830
印　　刷：三河市潮河印业有限公司
经　　销：新华书店
开　　本：787×1092　1/16　印张：30
字　　数：749 千字
版　　次：2021 年 1 月第 1 版　2021 年 1 月第 1 版第 1 次印刷
标准书号：ISBN 978-7-117-30134-3
定　　价：116.00 元

打击盗版举报电话：010-59787491　E-mail：WQ @ pmph. com
质量问题联系电话：010-59787234　E-mail：zhiliang @ pmph. com

前　言

　　肿瘤专科护理技术专业性强,涵盖肿瘤预防、治疗及病人康复的全过程,包括评估技术、治疗配合技术、症状管理等。从事肿瘤专业照护的医务人员需将理论知识有效转化为临床技能,并形成独立解决健康问题的能力。目前,肿瘤治疗技术向精准的亚专业水平发展,而我国的护理教育还缺乏肿瘤专科知识和技术体系。本书在前期《肿瘤专科护理循证与实践》一书基础上,将理论知识内化、凝练为专科护理技术,以肿瘤照护中所需的专科护理核心技术为主题,以临床技术实施流程为路线,旨在撰写实用性、操作性强,适用于肿瘤科临床医护人员的专科工具书。

　　全书包括肿瘤内科、肿瘤外科、肿瘤放疗科、肿瘤急重症及其他肿瘤专科护理技术共5章40节。本书具有三大特点:一是专科技术全面,包括专科传统操作技术、症状问题解决方案和治疗配合技术方案。二是以临床工作实施流程为写作思路,兼具工作思路指引和操作细节指引,可操作性强。三是技术关键步骤和操作要点分三级流程展示,并辅以流程图和操作示意图,具有简洁、直观,便于理解、掌握的特点。

　　本书在写作过程中,全体编委为专科技术的选择、内容的构建、流程展现形式及图片的拍摄等倾注了心血,希望能给临床护士的专科技术实践提供实用性强的指引。因编者团队水平有限,在内容和质量上难免有不足之处,真诚地欢迎大家在阅读和使用本书过程中不吝指正。

王国蓉　郭　玲

2020 年 10 月

目　录

第一章

肿瘤内科专科护理技术

第一节　肿瘤内科常用操作技术

一、化疗操作个人防护技术

（一）化疗防护目的

避免化疗药物与操作者的直接接触以及化疗药物对周围环境的污染。

（二）化疗药物污染的主要环节

1. 玻璃瓶、安瓿等在运输过程中或使用中破裂，药物溢出。

2. 打开安瓿时药物、药液、玻璃碎片向外飞溅。

3. 溶解瓶中药物时未减压，拔针时造成部分药物喷出。

4. 操作过程中针头脱落，药物溢出。

5. 废弃物如用过的玻璃瓶、安瓿、静脉输液管，病人的尿液、粪便、呕吐物、唾液及汗液等都含有少量药液，如果污染被服处理不当，也可能使护士接触化疗药物。

（三）化疗药物污染途径

1. **直接接触**　配制药物或给药过程中药物直接接触皮肤或黏膜。皮肤吸收速度和量取决于接触化疗药物的皮肤面积、位置、接触时间、局部皮肤的血液循环和皮下脂肪的厚度以及是否戴手套和穿防护衣。

2. **呼吸道吸入**　操作不慎导致药物溢出，或正常配药形成含有细胞毒微粒的气溶胶或气雾散发到空气中，经呼吸道吸入。有研究表明，配药室内未使用垂直气流生物安全柜时，空气中化疗药物的浓度可达 $510\mu g/m^3$。

3. **消化道摄入**　接触化疗药物后未能彻底洗手或在被化疗药物污染的环境中进食、饮水、吸烟、化妆等而致药物经口摄入。

操作流程

简要步骤	操作要点	图示
操作准备	1. 操作者　着装整洁、七步洗手法洗手。 2. 环境　安静、整洁、光线充足。 3. 用物　N95 口罩、一次性帽子、一次性防渗透防护衣、聚氯乙烯（PVC）手套、乳胶手套、护目镜。	 A

简要步骤	操作要点	图示
防护操作	1. 戴一次性帽子　将帽子由前额或脑后罩于头部,有效覆盖全部头发。 2. 戴 N95 口罩(图 1-1-1) (1) 检查系带弹性,一手托住口罩,使鼻夹位于指尖,让系带松垂在手下(图 1-1-1A)。 (2) 将口罩罩住鼻、口及下巴,鼻夹部位向上紧贴面部(图 1-1-1B)。 (3) 用另一只手将下方系带拉过头顶,放在颈后双耳下,再将上方系带拉至头顶中部(图 1-1-1C)。 (4) 塑造鼻夹,将双手指尖放在金属鼻夹上,从中间位置开始,用双手向内按压鼻夹,并分别向两侧移动和按压,根据鼻梁形状塑形(图 1-1-1D)。 3. 穿防护衣　穿防水、无絮状物材料制成的连体防护衣,胸前无开口,袖口有弹性。 4. 戴双层手套 (1) 戴第一层无粉乳胶手套/丁腈手套,防护服的袖口覆盖在 PVC 手套上。 (2) 戴第二层无粉乳胶手套/丁腈手套,并用手套将防护服的袖口完全覆盖。 5. 戴护目镜(图 1-1-2) (1) 一手持镜体,将护目镜置于眼部。 (2) 另一只手将弹性系带拉到头部后方固定,使眼镜下缘与口罩尽量结合紧密。	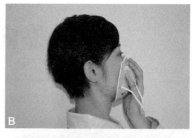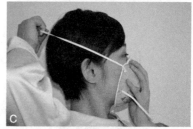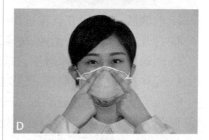 图 1-1-1　戴 N95 口罩 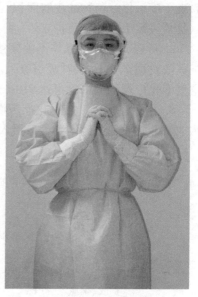 图 1-1-2　戴护目镜

简要步骤	操作要点	图示
效果评价	1. 准备的物品符合规范。 2. 穿戴符合要求，防护到位。	

简要流程图	注意事项
准备:操作者、环境、物品 ⇩ 戴一次性帽子、N95 口罩 ⇩ 穿防护衣 ⇩ 戴双层手套 ⇩ 戴护目镜 ⇩ 效果评价:操作规范、防护到位	1. 检查 N95 口罩的密闭性，轻按口罩，深呼吸，呼气时气体不从口罩边缘泄漏，吸气时口罩中央略凹陷。 2. 在戴手套之前和脱去手套之后都必须立即洗手。 3. 通常每操作 60min 或手套破损、刺破和被药物污染则需要立即更换，保持有效的防护效果。

二、化疗药物配制技术(生物安全柜)

操作流程

简要步骤	操作要点	图示
操作准备	1. 操作者　按照化疗操作个人防护技术准备。 2. 环境　配药前打开生物安全柜排风装置(图1-1-3)。 3. 用物　一次性防渗透防护垫、一次性注射器、砂轮、消毒液、无菌棉签、无菌纱布、输液袋、防渗透专用污物袋。	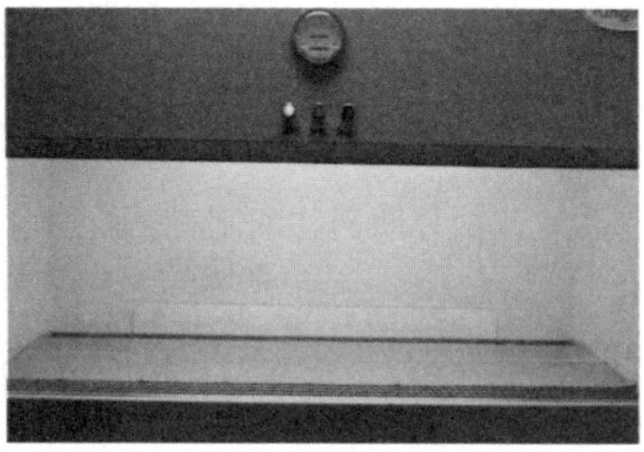
查对	核对医嘱信息与药物信息是否相符，核对姓名、药物质量、剂量、浓度、有效期、用法、用药时间。	
安瓿药物配制	1. 将安瓿尖端的药液轻弹至瓶底。 2. 打开一次性注射器外包装，旋转针头保持连接紧密，抽动活塞。 3. 非易折安瓿用砂轮在安瓿颈部划一锯痕。 4. 用消毒棉签消毒安瓿颈部。 5. 用纱布包住安瓿颈部，将安瓿头部向远离操作者方向倾斜，掰开安瓿。 6. 持活塞柄，保持针尖斜面或侧孔在液面下，刻度可见，抽吸药液。	 图 1-1-3　打开排风装置
西林瓶内药物配制	1. 消毒瓶塞。 2. 掰开粉剂西林瓶溶解药物时，溶酶应沿瓶壁缓慢注入瓶底，等药粉浸透后再晃动药瓶。 3. 从西林瓶中吸取药液后，针头在瓶内进行排气和排液，在针头撤出时应用无菌纱布盖住瓶塞穿刺孔。	

简要步骤	操作要点	图示
注入药液	1. 再次核对,将药液注入输液袋内,并上下转动输液袋。 2. 在输液袋标签上签名、签时,放入塑料自封袋中。	
废弃物处理	1. 配制过程中使用过的废弃物放于生物安全柜内的一次性防刺容器中,或置于化疗废物专用袋中封闭。 2. 操作完毕,生物安全柜至少继续运行 30min 后关闭。 3. 取出生物安全柜内所有物品,密封放在标有"细胞毒药品废弃物"标识且牢固防刺透、防漏的专用容器中集中封闭处理(图 1-1-4)。	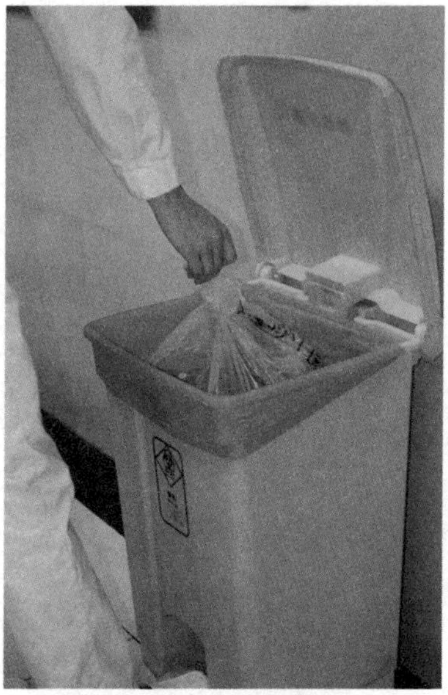
环境处理	1. 用一次性抹布蘸 75%的酒精擦拭操作柜内部和台面。 2. 启动生物安全柜内消毒按钮。 3. 用肥皂及流动水彻底冲洗双手,淋浴。	图 1-1-4 **废弃物处理**
效果评价	1. 严格执行无菌技术。 2. 个人防护规范。 3. 药物配制准确、安全。 4. 污染废弃物处理得当。 5. 环境处理到位。	

简要流程图	注意事项
准备:护士、环境、用物 ↓ 查对医嘱 ↓ 安瓿药物配制:轻弹药液、划痕、消毒、掰开安瓿、抽吸药液 ↓ 西林瓶药物配制:消毒、抽取溶酶、溶解药液、抽吸药液、瓶内排气 ↓ 药液注入输液袋、再次查对 ↓ 废弃物处理:所有污染物集中封闭处理 ↓ 环境处理:75%酒精擦拭操作柜台、消毒生物安全柜、洗手 ↓ 效果评价:无菌技术、个人防护、药物配制、废弃物处理	1. 在配制药物前准备好所有的配制及用药所需要的药品和物品,可减少对柜内气流的影响,减少对操作人员的污染。 2. 由于西林瓶中的气压会升高,操作时避免产生药物的气雾,避免拔针时因高压致使药物溢出。 3. 任何物品的放置不能阻挡生物安全柜内吸风口,以维持相对负压。 4. 抽出的药液以不超过注射器 3/4 为宜,防止针栓脱出致药物外溢。

三、化疗药物使用技术

（一）静脉注射技术

1. 静脉滴注技术

操作流程

简要步骤	操作要点	图示
核对与解释	1. 核对　病人身份(姓名与病案号)、医嘱。 2. 解释　操作目的、方法、注意事项与配合要点。	
评估	1. 生命体征、意识状况、合作程度。 2. 输液治疗方案、静脉通道及化疗预处理完成情况。	
操作准备	1. 病人　排尿、排便。 2. 护士　第一操作者:同化疗防护;第二操作者:着装整洁、洗手、戴口罩。 3. 用物　无菌棉签、无菌纱布、弯盘、10ml注射器数具、消毒液、塑料自封袋、化疗标识牌、化疗溢出包,根据情况备网套、避光装置。	
查对检查	1. 严格查对　认真执行5R原则,即将准确的药物(right drug)按照准确的剂量(right dose)经过准确的途径(right route)在准确的时间(right time)给予准确的病人(right client)。 2. 检查质量　检查化疗药液质量、药液装置及配伍禁忌。	
输液执行	1. 检查通路　适宜的输液装置,导管回血良好,功能正常,脉冲式冲管。 2. 再次核对　病人身份、医嘱、化疗药。 3. 连接输液装置 (1) 消毒:棉签蘸消毒液消毒化疗药瓶塞至瓶颈。 (2) 连接核对无误后,将化疗药液与输液装置进行防外溅连接(图1-1-5)。 (3) 调节滴数:根据医嘱、药物性质调节滴速,悬挂化疗标识牌。 4. 再次核对病人、医嘱单、化疗药。	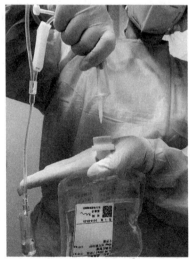
健康教育	给予病人及家属关于化疗药物滴注中的注意事项和配合要点指导。	图1-1-5　**连接输液器**
输液过程监测	1. 观察输注液体滴注速度是否正常。 2. 观察输液通路及穿刺点有无异常。 3. 根据药物特点监测病人生命体征、观察和处理病人的不适症状。	

简要步骤	操作要点	图示
输液结束后处理	1. 用物处理 （1）化疗药物输注过程中使用过的废弃物放于化疗废物专用袋中封闭,并标识。 （2）脱去防护用物:依次脱去橡胶手套、一次性帽子、N95 口罩、防护衣,置于化疗专用袋集中处理,再脱去聚氯乙烯手套。 （3）整理病人床单位,整理用物。 2. 洗手　用肥皂及流动水彻底冲洗双手,有条件者可行淋浴。 3. 医嘱单签名、签时,记录化疗药物输注情况。 4. 给予病人及家属化疗药物不良反应的相关健康指导,包括但不限于饮食营养、症状观察与应对、活动与安全、心理支持等。 5. 持续动态观察和记录病人用药后不良反应。	
效果评价	1. 按计划准确、安全给药。 2. 输液过程能够根据药物特点及病人情况进行动态观察。 3. 顺利完成药物输注,无用药不良事件。 4. 给予病人及家属科学、易懂的健康指导,受指导者能理解并依从执行。	

简要流程图	注意事项
核对与解释 ⇩ 评估:病人信息、病情、预处理 ⇩ 操作准备:病人、护士、用物 ⇩ 核对:核对病人信息与医嘱,检查药品质量 ⇩ 执行输液:评估导管功能,脉冲式冲管,连接静脉通路,核对,输液,健康指导 ⇩ 输液过程监测:观察输液情况及病人症状 ⇩ 输液后处理:化疗废物处理、健康指导、不良反应观察和处理、记录 ⇩ 效果评价:给药执行、过程监测、用药不良事件、健康教育	1. 连接输液器时,输液袋倒置,袋口保持向上并避开配制时针眼,避免连接时药物随缝隙溢出。 2. 备化疗溢出包,护士应知晓化疗溢出包使用规范。 3. 认真执行 5R 核对原则。

2. 静脉推注技术

操作流程

简要步骤	操作要点	图示
核对与解释	1. 核对　病人身份(姓名与病案号)、医嘱。 2. 解释　操作目的、方法、注意事项与配合要点。	
评估	1. 生命体征、意识状况、合作程度。 2. 输液治疗方案、静脉通道及化疗预处理。	
操作准备	1. 病人　嘱排尿、排便。 2. 护士　第一操作者:同化疗防护;第二操作者:着装整洁、洗手、戴口罩。 3. 用物　无菌棉签、无菌纱布、弯盘、10ml 注射器数具、消毒液、塑料自封袋、化疗标识牌、化疗溢出包。	

简要步骤	操作要点	图示
核对检查	1. 认真执行 5R 原则,即将准确的药物(right drug)按照准确的剂量(right dose)经过准确的途径(right route)在准确的时间(right time)给予准确的病人(right client)。 2. 检查质量 检查化疗药液质量、药液装置及配伍禁忌。	
推注药物	1. 病人体位 取舒适体位,暴露中心静脉导管末端肝素帽。 2. 放置治疗巾,取无菌纱布备用。 3. 再次核对病人、医嘱单、化疗药。 4. 检查导管功能 检查回血,脉冲式冲管。 5. 注射 (1) 连接:撤去注射器针头,与头皮针延长管末端相连,无菌纱布包裹连接处。 (2) 推药:核对无误后,缓慢均匀注药,注意观察病人反应,若出现不适,立即停药(图 1-1-6)。 (3) 冲管:注射完毕,分离注射器,连接输液器,继续予生理盐水冲洗静脉通路。 6. 核对 再次核对病人信息、医嘱单、化疗药。	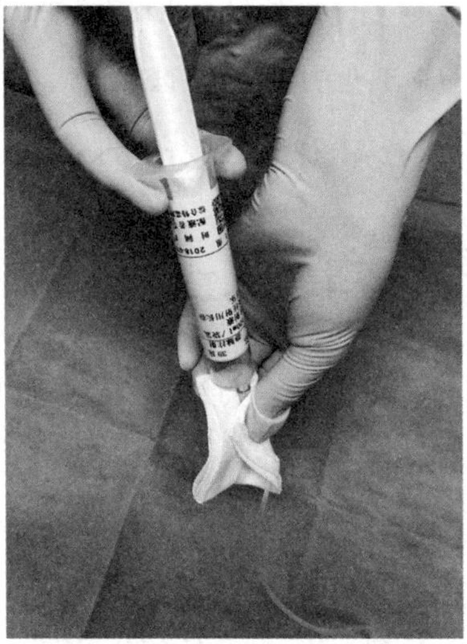 图 1-1-6 推药
健康教育	给予病人及家属关于化疗药物推注后的注意事项和症状观察指导。	
推注结束	1. 用物处理同化疗药物滴注。 2. 洗手 用肥皂及流动水彻底冲洗双手,有条件者可行淋浴。 3. 医嘱单签名、签时,记录化疗药物推注情况。 4. 给予病人及家属化疗药物不良反应相关健康指导,包括但不限于饮食营养、症状观察与应对、活动与安全、心理支持等。 5. 持续动态观察和记录病人用药后不良反应。	
效果评价	1. 按计划准确、安全给药。 2. 迅速缓慢推注药物,密切观察病人反应。 3. 顺利完成药物输注,无用药不良事件。 4. 给予病人及家属科学、易懂的健康指导,受指导者能理解并依从执行。	

续表

简要流程图	注意事项
核对与解释 ⇩ 评估:病人信息、病情、预处理 ⇩ 操作准备:病人、护士、用物 ⇩ 核对:核对病人信息与医嘱,检查药品质量 ⇩ 给药:抽回血,脉冲式冲管,纱布包裹接头注射药液、观察病人反应 ⇩ 给药后:生理盐水冲洗静脉通路 ⇩ 输液后:化疗废物处理、健康指导、不良反应观察和处理、记录 ⇩ 效果评价:能够进行化疗防护、导管功能评估、给药、观察及健康指导	1. 药液稀释后,更换针头,不再排气。 2. 注射时速度宜慢,确保针头在血管内,注射器与输液器连接紧密。 3. 注射前后均用生理盐水冲洗静脉通路。 4. 静脉推注化疗药过程中,要严密观察病人反应。

3. 全自动注药泵静脉持续给药技术

（1）目的:全自动注药泵为长期持续化疗提供了一个很好的途径,不仅可以避免化疗药物的毒性蓄积,使毒性降低,还可以延长药物与肿瘤的接触时间,增强药物的疗效。

（2）常见报警及处理

1）堵塞

原因:①由于输液管道堵塞使液体不能输出;②和其他器械合用不带单向阀的三通阀和多通阀时,其他器械输出压力大于本泵堵塞阈值。

处理方法:出现"堵塞"报警→检查各管道是否通畅,有无压迫、打折;检查导管开关、三通等是否打开→消除"报警键"→排除故障→重新运行。

2）气泡或无液

原因:由于在输液管路中出现气泡、无液引起。

处理方法:①检查储药袋里有无药液及管路中是否有气泡,如有气泡,应立即排掉;②按止鸣键→取下与三通连接处→长按"排气"键排气→重新运行。

3）到极限量

原因:由于参数设置等原因,使综合输出量大于或等于设置的极限量。

处理方法:消除"报警键",重新计算各参数,使极限量的设置值稍大于计算结果,重新设置后再运行。

处理以上 3 个故障,应保持在开机状态下进行。否则重启开机时已输入量会清零。

4）电池不足

处理方法:出现电池不足报警→按"停止"键→更换新电池→重新设置参数→运行。

5）输液将结束或输液结束　参数设置总量-理论输出量的差≤5ml 时,即报"输液将结束",提示药液即将输完,需准备拆除泵或连接下阶段治疗。参数设置总量＝理论输出量时,即停机、报警、显示"输液结束"。

处理方法:①"输液将结束"报警为提示性报警,泵不停止工作。显示屏为间断显示,声报警可用"止鸣"键中止。②"输液结束"提示药液已输完,立即拆除泵或更换新药液。

（3）电子泵的优点

1）可设置多种参数，给药速度快慢调节可精确到0.1ml。

2）多种给药模式，满足不同给药方案。

3）系统对输入量、给药时间、累计用量、故障等有记忆功能。在用药过程中如果发生堵塞、气泡、输液将完等情况时均会出现中文字幕的报警，护士可以及时发现问题，并能及时予以相应的处理。

操作流程

简要步骤	操作要点	图示
核对与解释	1. 核对 病人身份(姓名与病案号)、医嘱。 2. 解释 操作目的、方法、注意事项与配合要点。	
评估	1. 生命体征、意识状况、合作程度。 2. 输液计划情况、静脉通道及化疗预处理。	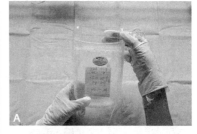
操作准备	1. 病人 排尿。 2. 护士 第一操作者:同化疗防护;第二操作者:着装整洁、洗手、戴口罩。 3. 用物 无菌棉签、无菌纱布、弯盘、10ml注射器数具、消毒液、塑料自封袋、化疗标识牌、化疗溢出包。 4. 核对 认真执行5R原则。 5. 检查质量 检查药盒注射液质量及药物质量(图1-1-7A)。	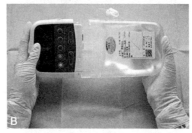
参数设置	1. 安装电池、自检 需两节5#电池,长按"开"机键2~3s。 2. 设置参数 在非运行状态下,按"确认"键翻到所需设置参数,用"+"或"−"键修改数据后,按"确认"键确认,并同时翻到下一设置界面。 3. 设置总量 总量设置范围:0~300ml。用"+"或"−"键调整到相应值,并按"确认"键确认。 4. 设置首次量 首次量设置范围:0~30ml。用"+"或"−"键调整到相应值,并按"确认"键确认。 5. 设置泵速 设置范围:0~50ml/h。用"+"或"−"键调整到相应值,并按"确认"键确认。 6. 设置极限量 设置范围:1~100ml/h。用"+"或"−"键调整到相应值,并按"确认"键确认。 7. 设置时间、已输入量 长按"+"或"−"键3s以上,按"确认"键,依次出现年、月、天、时、分的界面,用"+"或"−"键调整到相应值,并按"确认"键确认。 8. 总量界面 "年月日/已输入量"界面按"确认"即回到总量界面。 9. 密码键 可锁定参数设置功能,防止非授权人更改。在非运行状态下,短按"密码"键,出现"密码000"界面后,通过"+""−"键和"确认"键分别设置三位"0~9"的自然数作为密码,再按"确认"键后锁定。显示屏有图标"钥匙"显示(万能解码281)。	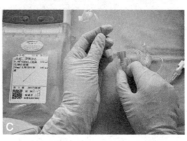 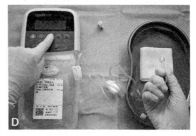 图1-1-7 **全自动注药泵准备** A. 检查药液质量;B. 连接装置; C. 连接延长管;D. 排气

简要步骤	操作要点	图示
连接装置	1. 打开耳夹。 2. 连接装置　连接驱动装置和输液装置(图1-1-7B)。 3. 关闭耳夹。 4. 连接延长管　连接时应注意过滤器出水端应朝向连接病人端口(图1-1-7C)。 5. 排气　非运行状态下,直接按住"排气"键开始排气。松开"停止"键排气停止。在运行状态下,按"排气"键无效。按排气键泵出的气或水,均不计算在"已输入量"中。排完气后夹闭延长管(图1-1-7D)。 6. 运行　再次核对病人身份与医嘱,确认静脉通路在血管内,连接中心静脉导管,按"运行"键。 7. 锁键。 8. 放置　病人可背上背包自由行走(图1-1-8A)或悬挂床旁(图1-1-8B)。 9. 用物处理　同化疗滴注。 10. 空气消毒　启动三氧消毒机空气消毒至少30min。 11. 洗手记录　用肥皂及流动水彻底冲洗双手,有条件者可行淋浴,医嘱单签名、签时。	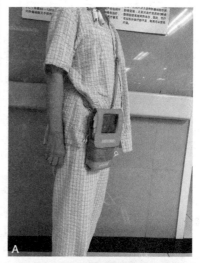
运行结束后操作	1. 结束提示　"输液将结束"报警为提示性报警,泵仍旧正常工作,报警声可中止。 2. 输液结束　戴PE手套行脉冲式冲管、正压封管、分离头皮针。 3. 锁键、关机。 4. 分离装置　将装置与背包分离,将输液装置与驱动装置分离,取下药盒。 5. 核对　再次核对医嘱执行单与药盒上的信息是否正确,药液是否泵注完毕。 6. 处理用物　药盒放入化疗废物专用袋集中封闭处理,驱动装置可用一次性消毒湿纸巾擦拭,注意保持仪器干燥,稳妥放置于专用盒内,定期检测。背包用用一次性消毒湿纸巾或500mg/L含氯制剂浸泡30min,清洗晒干备用。 7. 洗手　用肥皂及流动水彻底冲洗双手。	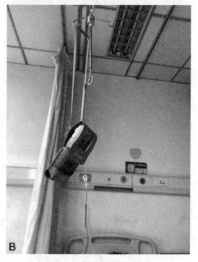 图1-1-8　**全自动注药泵携带** A.病人背包;B.悬挂床旁
效果评价	1. 病人及家属能理解并执行化疗相关健康知识。 2. 电子泵泵药过程中动态监测,正确处理故障及并发症。	

简要流程图	注意事项
核对与解释:病人身份与医嘱 ⇩ 评估:病人信息、病情、环境 ⇩ 操作准备:护士着装准备、用物准备、环境准备 ⇩ 核对:核对医嘱,检查药品质量 ⇩ 参数设置:正确设置驱动装置相关参数设置 ⇩ 连接装置:化疗泵与主机相连接,排气连接于静脉通路 ⇩ 操作结束:规范冲管、封管、锁键关机 ⇩ 处理用物、洗手记录 ⇩ 效果评价:健康宣教、正确处理故障及并发症	1. 化疗泵药期间,保持导管的通畅,避免打折、弯曲。 2. 妥善放置电子泵,不能发生碰、撞或摔,避免浸水、高温或强磁场和电磁场对本泵可能发生的干扰。 3. 交班,每1~2h巡视1次,注意观察注药泵的运行情况:包括泵入的速度、剂量、余量、起止时间等,每班交接并做好记录。

4. 弹力泵静脉持续给药技术

（1）目的:弹力输注泵（简称弹力泵）利用弹力储液囊的收缩缓慢持续给药。

（2）弹力泵结构（图 1-1-9）。

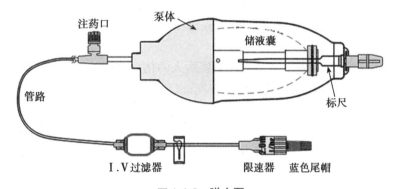

图 1-1-9　弹力泵

（3）弹力泵的特点

1）利用弹力储液囊的收缩实现化疗药物缓慢持续给药需求。如氟尿嘧啶为细胞周期特异性毒性药物,半衰期短,10~20min,适合采用高浓度、小剂量、长时间静脉持续给药。

2）化疗泵小型、可携带,病人在输液时也能自由活动。

3）观察尾端彩色标识识别流速（图 1-1-10）。

（4）异常事件预防及处理

1）流速过慢或过快:①避免管道扭曲、打折、脱出:注意观察药液泵入情况,及时发现因化疗泵各种连接管扭曲、脱管,病人翻身活动造成夹子夹管而影响导致流速的减慢。使用三通旋塞连接化疗泵与静脉通路。避免选用头皮针进行连接,因头皮针延长管的硅胶胶软,容

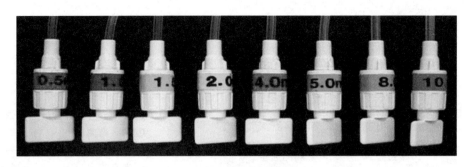

图 1-1-10　弹力泵尾端标识

易反折影响流速。②选择合适的稀释液类型:稀释液的类型可影响化疗药物的流速,如用生理盐水代替 5% 葡萄糖溶液,则流速可增加 10%,反之则流速减慢 10%。③确保溶液温度:溶液温度可影响流速,如在校准温度(31℃)的基础上温度每升高 1℃,流速可增加 2.3%,反之则降低 2.3%。④保证弹力储液囊和远端鲁尔接头的位置处于同一高度:如果弹力储液囊的位置低于远端鲁尔接头,高度每降低 2.54cm(1 英寸),流速约降低 0.5%,反之流速则增加 0.5%。⑤确保合适的弹力储液囊的灌注容量:一般情况下,化疗泵的充填量低于储液囊的灌注容量可使流速增快,反之则流速减慢。

2)药液不流:①输注判断:由于弹力泵输注速度缓慢,药液不能顺利注入病人体内往往不容易发现。拆除输注装置情况下,鲁尔(Luer)锁定接头处没有药液流出,提示药液已停止输注。②处理:检查延长管内有无气泡,及时排气。连接三通旋塞与弹力泵延长管远端接头,10ml 注射器连接三通旋塞另一个端口,连通注射器与延长管腔,注射器活塞向下拉产生负压,持续抽吸,直至气泡排出。

3)储液囊破裂:一旦发生储液囊破裂则病人的化疗无法继续进行,须以预防为主。除确保化疗泵的质量之外,加药时严禁注入空气,以免空气输入储液囊内以至容量过量,使囊内压力增加引起爆裂。同时储存过程中还需避免阳光或者紫外线的直接照射。

4)药液渗漏:①判断是否为药液渗漏:当注入药液后,化疗泵的加药口有药液漏出,或者旋紧蓝色翼状保护帽后,仍有药液从接口处漏出称为药液渗漏。②预防措施:旋紧蓝色翼状保护帽,以防止渗漏。使用针头抽吸药液时不可将针头伸至药瓶瓶底,以免加药口残留的玻璃碎渣,导致单向阀失灵,引起药液倒流。

操作流程

简要步骤	操作要点
核对与解释	1. 核对　病人身份(姓名与病案号)、医嘱。 2. 解释　操作目的、方法、注意事项与配合要点。
评估	1. 生命体征、意识状况、合作程度。 2. 输液计划情况、静脉通道及化疗预处理。
操作准备	1. 病人　嘱排尿。 2. 护士　第一操作者:同化疗防护;第二操作者:着装整洁、洗手、戴口罩。 3. 用物　一次性注射器 20ml、安尔碘、无菌棉签、弯盘、软袋注射液、配制药物、弹力泵一次性使用输液装置、输液贴、输液单。

简要步骤	操作要点
核对检查	1. 严格核对　病人姓名、病案号、药物及输液贴各项内容医嘱执行单。 2. 检查质量　检查一次性输液装置质量、软袋注射液质量、药物质量。
加药	1. 准备用物　将化疗药物、0.9%氯化钠注射液、注射器、安尔碘、无菌纱布放置于生物安全柜里，在化疗泵外壳上贴上标记有病人姓名、床号、药名、剂量、浓度、时间、方法等信息的粘贴单。 2. 取下保护帽，置于无菌纱布上，保存备用。 3. 抽药　用一次性50ml注射器抽取所需的药液，彻底排空加液注射器中的气体，拧下针头，连接化疗泵加药口。 4. 加药 （1）将注射器顶端套进加药口，顺时针旋转锁紧。 （2）将注射器置于工作台平面，在注射器凸缘上施加稳定的压力，灌注储药囊，用稳定的压力（不要施加在活塞顶部）推进注射器活塞，灌注化疗泵至所需的容量。 （3）如有需要，可重复多次用50ml注射器将药液注入化疗泵，直至病人治疗所需的化疗药物的用量。 5. 锁紧保护帽　逆时针轻轻地将注射器从化疗泵上取下，按顺时针方向，将加药口保护帽轻轻地拧紧到注药口上，此时见弹性球囊均匀充盈成球形，无漏液、无气泡。 6. 排气 （1）拧去延长管末端的翼状保护帽，保存好备用。 （2）药液即从系统中流出，并将系统内的空气排除。 （3）见持续两滴以上药液从系统流出，延长管内无气泡，则将出药口的蓝色翼状帽拧紧，以免因药液渗出而产生结晶。 （4）连接输液通道。
泵药	1. 再次查对　查对医嘱执行单、输液贴上各项内容无误后，签时、签名。 2. 连接静脉通路　核对病人信息无误后，将化疗泵连接到静脉通路上。 3. 固定流量限速器　将流量限速器用胶布固定于病人皮肤，保持温度的恒定，以保证药液输注速度的精确。 4. 固定弹力泵　将弹力泵放于专用袋中，并与接入点持平，记录开始输注的时间；病人可背上背包自由行走。 5. 用物分类处理　同化疗药物滴注。 6. 空气消毒　启动三氧消毒机空气消毒至少30min。 7. 洗手　用肥皂及流动水彻底冲洗双手，有条件者可行淋浴。 8. 交班　泵药过程中，做好交班，加强巡视，注意查看储药囊的大小，标尺读数与输注的速率是否相符。
运行结束处理	1. 结束提示　巡视过程中，若标尺读数为零，储液囊回缩为柱状，则提示泵入完毕。 2. 输液结束　戴PE手套行脉冲式冲管、正压封管、分离头皮针、取下注射泵。 3. 处理用物　将化疗泵与专用袋分离，将冲封管后的用物打包后置入医疗垃圾桶。 4. 洗手、记录。
效果评价	1. 病人及家属能理解并依从化疗相关健康知识指导。 2. 泵药过程中，动态监测，正确处理故障。

简要流程图	注意事项
核对与解释 ⇩ 评估:病人信息、病情、环境 ⇩ 操作准备:护士准备、用物准备、环境准备 ⇩ 核对:核对病人信息及医嘱,检查药品质量 ⇩ 配药、加药 ⇩ 泵药 ⇩ 运行结束处理:核实、冲管及封管、处理用物、洗手记录 ⇩ 效果评价:健康指导、正确处理故障	1. 化疗泵药期间,保持导管的通畅,避免打折、弯曲。 2. 交班,加强巡视,注意查看储药囊的大小,标尺读数与输注的速率是否相符。 3. 请按规定的容量注入液体,切勿超量注入。 4. 化疗泵仅限一次性使用,使用过程中严格无菌操作。 5. 嘱病人注意观察球囊缩小情况,如未见球囊缩小、输液管反折时需及时通知护士处理。

5. 经埋植式肝动脉门静脉化疗泵　详见第二章第四节。

（二）肌内注射技术

用于不宜或不能经口服、皮下注射、静脉注射且要求迅速发挥疗效的化疗药物给药。

操作流程

简要步骤	操作要点	图示
核对与解释	1. 核对　病人身份(姓名与病案号)、医嘱。 2. 解释　操作目的、方法、注意事项与配合要点。	
评估	1. 生命体征、意识状况、合作程度。 2. 输液计划情况及化疗预处理。 3. 局部　皮肤情况(感染、硬结、瘢痕、出血点)。	
操作准备	1. 病人　排尿。 2. 护士　同化疗防护。 3. 用物　抽吸好化疗药(已更换注射器针头)、消毒液、无菌棉签、无菌纱布、弯盘、塑料自封袋、化疗溢出包。	
核对检查	1. 核对　双人核对医嘱及药物(5R 原则)。 2. 检查质量　查对药液,检查注射器、针头、置于无菌盘内。	

简要步骤	操作要点	图示
肌注药物	1. 病人体位 舒适体位,肌肉放松,如侧卧位(上腿伸直,下腿弯曲)、坐位(注射侧肌肉放松)、俯卧位(足尖相对)、仰卧位。 2. 穿刺点定位 臀大肌最常用(十字法、联线法);或臀中肌、臀小肌、股外侧肌及上臂三角肌。 3. 消毒 安尔碘棉签常规消毒两次,待干,再次查对。 4. 注射 (1) 进针:取无菌干棉签,查对后,持注射器,左手拇指和示指绷紧局部皮肤,右手握笔式持注射器,示指固定针栓,与皮肤呈90°进针,刺入针梗1/2或2/3,左手放松。 (2) 固定、抽回血:固定针栓,回抽无回血。 (3) 缓慢均匀注药,观察病人反应。 (4) 拔针:注射完毕,迅速拔出针头,无菌干棉签轻压。 5. 核对、告知 再次核对床号、姓名、药名及用法,询问病人感受,呼叫器置于易取处。	
操作结束处理	1. 整理 协助病人穿衣裤,取舒适卧位,整理床单位。 2. 用物处理 同化疗药物滴注技术。 3. 洗手记录 用肥皂及流动水彻底冲洗双手,有条件者可行淋浴。 4. 医嘱单签名、签时。	
效果评价	1. 注射部位皮肤无异常。 2. 病人及家属理解并依从化疗相关健康知识指导。	

简要流程图	注意事项
核对与解释 ⇩ 评估:病人信息、病情、环境 ⇩ 操作准备:护士着装准备、用物准备、环境准备 ⇩ 核对:核对医嘱,检查药品质量 ⇩ 病人准备:体位、定位、消毒 ⇩ 注射:绷紧皮肤,进针,固定,抽无回血,推药,拔针 ⇩ 处理用物、洗手记录 ⇩ 效果评价:健康宣教、注射部位皮肤无异常	1. 注射器型号选择合适,更换针头,注射部位定位正确,避免损伤血管、神经。 2. 无痛注射原则,两快一慢。进针时切勿将针梗全部刺入,以防从根部折断。多种药物注射时,先注射刺激性较弱的药物。 3. 有计划地更换注射部位。

（三）口服给药技术

1. **目的** 用于预防、诊断和治疗疾病。
2. **优点** 安全、经济、方便的给药方式。
3. **缺点**

（1）可能会因胃肠道吸收的作用限制，降低药物的作用。

（2）病人可能因药物引起恶心、呕吐，而不能遵医嘱服药。

操作流程

简要步骤	操作要点	图示
核对与解释	1. 核对 病人身份（姓名与病案号）、医嘱。 2. 解释 操作目的、方法、注意事项与配合要点。	
评估	1. 生命体征、意识状况、合作程度。 2. 治疗情况 用药史、过敏史及家族史。 3. 局部 口腔黏膜情况。 4. 进食能力、方式和安全性。	
操作准备	1. 病人 适宜体位、合适的服药时机（餐前、餐后）。 2. 护士 洗手、戴口罩。 3. 用物 发药车、药品、药杯、服药卡、服药单（本）、水杯备凉开水、抽纸自备。	
摆药	1. 查对标签 药名、剂量、浓度、有效期。 2. 检查质量 药品有无变质。 3. 摆放药物 根据服药本上床号、姓名、药名、浓度、剂量、时间、用法进行摆药，经双人查对无误后方可发药。	
发药	1. 核对 核对病人身份及医嘱。 2. 发药 （1）取药：每一病人的所有药品一次取离药车，每次只取一名病人药物，防止错漏。 （2）核对药品、医嘱及病人信息。 （3）备温开水：水杯放置床旁桌。 （4）服药：确保服药到口。若病人不在或因故不能服药，将药品带回保管，适时再发或交班。 （5）行服药时间、注意事项健康指导。 （6）核对：再次核对床号、姓名、药名及用法。 3. 观察 （1）如病人对服药提出疑问，应重新核查。 （2）注意服药后有无呕吐，若有，视情况是否补发。 （3）用药后效果及反应。	

简要步骤	操作要点	图示
操作结束后处理	1. 整理　药杯做相应处理。 2. 清洁发药车。 3. 洗手记录,动态观察用药后的效果及不良反应。	
效果评价	1. 严格执行"三查七对"制度。 2. 动态监测服药效果,无不良反应。 3. 病人及家属理解并依从健康教育指导。	

简要流程图	注意事项
核对与解释 ⇩ 评估:评估服药影响因素 ⇩ 操作准备:护士、病人、用物、环境准备 ⇩ 核对:核对医嘱,检查药品质量 ⇩ 发药:确保服药到口 ⇩ 观察 ⇩ 处理用物、洗手记录 ⇩ 效果评价:查对落实、效果观察、不良反应、健康教育	1. 依照药物性质,合理安排病人服药时间。 2. 观察药物的不良反应:胃肠道反应、手足综合征等。 3. 及时评估病人是否存在严重的胃肠道反应,避免因胃肠道吸收不良而减低药物作用。 4. 个体化健康教育,提高病人服药的依从性。

（四）腔内给药配合技术

腔内给药是指向胸腔、腹腔、心包腔和鞘内注射药物以杀灭肿瘤细胞或引起非特异性的胸腹膜炎症和纤维化,闭塞小血管,减少渗出,控制积液产生的给药方式。腔内给药增加了局部药物的浓度,同时也减少全身的毒性反应,是治疗恶性胸腹腔、心包腔积液及脑膜转移癌或受侵最常用的给药方式。

1. 胸腔内给药技术

（1）目的:通过向胸腔内注入化疗药物,引起胸膜广泛炎症,间皮纤维化、小血管闭塞,导致脏层和壁层胸膜粘连、闭塞,阻止胸腔积液的产生。

（2）优点:能够有效缓解病人因胸腔积液导致的呼吸困难。

（3）缺点

1）治疗24h后可能引起局部的疼痛。

2）对长期或复发性的积液效果欠佳。

3）须在治疗前给予胸腔闭式引流插管。

2. 腹腔内给药技术

（1）目的:腹腔内给药是治疗恶性腹腔积液的一种局部治疗方法。通过向腹腔内注入化疗药物可直接杀灭癌细胞,以达到消除腹水的目的。

（2）优点

1）除肾脏外,注射的药物可到达所有的腹腔内器官,并可长时间维持有效的药物浓度。

2）可辅助外科手术或全身性化疗。

3）减低药物因经肝脏代谢所造成的不良反应及并发症。

4）有效控制局部肿瘤复发与种植。

（3）缺点

1）可能因长期放置腹腔导管,造成感染的危险。

2）只适用于腹腔内器官的微小转移。

3）为避免药物在腹腔内分配不均匀,不适用于腹腔内肿瘤、外科伤口及胃肠粘连的病人。

4）导管容易发生堵塞。

3. 心包腔内给药技术

（1）目的:向心包腔内注入药物,直接杀伤肿瘤细胞,同时腔内 60% 的药物可吸收到体循环,再次杀伤肿瘤细胞。

（2）优点

1）腔内药物浓度高,使药物与癌细胞充分接触,并发症少,不良反应小。

2）减轻或消除心脏压塞症状。

（3）缺点

1）可能因长期放置导管,造成感染的危险。

2）容易发生导管堵塞。

4. 脊髓腔内给药技术（鞘内给药）

（1）目的:向脊髓腔内注入化疗药物,以预防或治疗脑膜转移癌、淋巴瘤或白血病侵犯脑膜。用于高度恶性淋巴瘤或急性白血病中枢神经受侵的预防。

（2）优点

1）可有效预防及控制肿瘤在脊髓腔内的转移。

2）可通过血脑屏障,增加药物的局部浓度,延长药物的作用时间,提高局部控制率。

（3）缺点

1）腰椎穿刺可能带给病人较大的痛苦。

2）药物可能会被大量的脑脊液冲淡,无法在脑室达到有效的浓度。

3）因药物直接进入脑脊液,可能引起速发性中枢神经不良反应发生的机会。

4）脑室人工植入器或多次的穿刺可能导致感染。

5. 膀胱灌注给药技术　详见第二章第八节。

操作流程

简要步骤	操作要点	图示
核对与解释	1. 核对　病人身份(姓名与病案号)、医嘱。 2. 解释　操作目的、方法、注意事项与配合要点。	
评估	病人病情及合作程度。	
操作准备	1. 护士　着装整洁、洗手、戴口罩、戴一次性帽子。 2. 用物　中心静脉导管及套件、中心静脉导管穿刺包、胶布、透明敷料、2%利多卡因、引流袋、药物、0.9%生理盐水、注射器、无菌手套、肝素帽、无菌纱布、棉签、皮肤消毒液、导管固定装置、腰穿针(鞘内给药使用)。 3. 环境　安静、整洁、光线充足、温度适宜。	

简要步骤	操作要点	图示
配合穿刺	1. 核对病人身份及医嘱。 2. 协助医生摆位、配合医生进行穿刺、置管、固定。 3. 心包腔穿刺后要进行抽液,抽液速度要慢(图1-1-11),首次抽液量不超过 500ml。	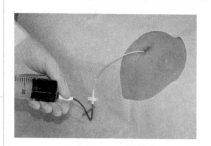 图 1-1-11　**抽液**
注药	1. 胸腔内给药 (1) 协助病人暴露导管部位,观察导管敷料是否清洁、干燥,导管是否脱出。 (2) 戴手套,回抽少量积液以确认引流管在胸腔内。 (3) 缓慢地推进药液后可回抽胸腔积液,再推注,回抽,推注,反复 2~3 次,以便将导管内残留药液全部注入胸腔(图 1-1-12)。 (4) 注药完毕后消毒引流管口接肝素帽,封管24h 后再行引流。 2. 腹腔内给药 (1) 协助病人暴露导管部位,观察导管敷料是否清洁、干燥,导管是否脱出,适当遮挡。 (2) 戴手套,回抽,见到少量积液,确认引流管在腹腔内。 (3) 开放导管,化疗药物需要溶解 1 000~2 000ml 液体中。 (4) 药物灌注完毕后消毒引流管口,接肝素帽,封管 24h 后再行引流。 3. 心包腔内给药 (1) 安置心电监护。 (2) 协助病人暴露导管部位,观察导管敷料是否清洁、干燥,导管是否脱出。 (3) 戴手套,回抽,见到少量积液,确认引流管在心包腔内。 (4) 将药物溶解在少量液体内,缓慢注入。 (5) 注药完毕后消毒引流管口接肝素帽,封管24h 再行引流。 4. 脊髓腔内给药 (1) 收集标本:穿刺后拔出针芯,无菌标本瓶收集脑脊液(图 1-1-13)。 (2) 收集完标本,插入针芯,然后将注入椎管内的药物用无菌生理盐水或脑脊液稀释至5ml,缓慢注入蛛网膜下腔,整个推注过程的时间不得少于 10min。 (3) 药物推注完毕后,取下针管,插入针芯,拔出穿刺针,消毒穿刺点及周围皮肤,以无菌敷料覆盖。	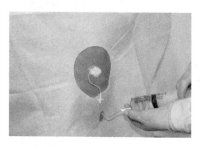 图 1-1-12　**胸腔注药** 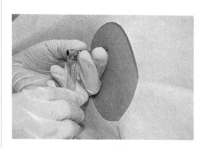 图 1-1-13　**收集脑脊液**

简要步骤	操作要点	图示
注药后处理	1. 协助病人经常变换体位,脊髓腔内给药嘱病人去枕平卧4~6h。 2. 整理用物,洗手。 3. 密切观察病人反应,并记录。 4. 行相关健康指导。	
效果评价	1. 严格执行查对制度和安全给药制度。 2. 严格执行无菌操作技术。 3. 病人及家属理解并依从健康指导。	

简要流程图	注意事项
（胸腔、腹腔、心包腔内给药流程） 核对与解释 ⇩ 评估:病情及合作程度 ⇩ 准备:病人、操作者、物品、环境 ⇩ 配合穿刺 ⇩ 注药:回抽、推药、冲管、夹闭导管 ⇩ 注药后:整理用物、观察病情、健康指导、记录 ⇩ 效果评价:查对落实、无菌技术、健康教育 （脊髓腔内给药流程） 核对与解释 ⇩ 评估:病情及合作程度 ⇩ 准备:病人、操作者、物品、环境 ⇩ 穿刺:穿刺、收集标本 ⇩ 注药:缓慢推注药物及地塞米松 ⇩ 注药后:消毒、包扎、整理用物、观察病情、健康指导、记录 ⇩ 效果评价:查对落实、无菌技术、健康教育	1. 胸腔给药前或给药中,应观察两侧胸壁厚度变化,疑胸壁增厚时,立即停止注入化疗药物,检查引流管位置,避免将药物注入胸壁而造成损伤。 2. 胸腔用药后注意观察药物的反应,有无胸痛、发热、咳嗽、咯血、气胸、皮下气肿等,如发现异常情况及时报告医生,给予对症处理。 3. 腹腔内避免使用硬化剂,以防导致腹腔粘连。 4. 腹腔灌注后,密切观察病人有无发热、出血、感染、腹痛及渗液等情况,出现异常报告医生,给予对症处理。 5. 心包腔内避免使用硬化剂,以防导致缩窄性心包粘连。 6. 心包腔内化疗者可出现疼痛、恶心等症状,对症处理后可缓解。 7. 脊髓腔内给药切忌药物过浓、过快注入,同时给予地塞米松5~10ml鞘内注射,以预防和减少化疗性脑膜炎的发生。

（五）动脉化疗栓塞给药技术

详见第二章第四节。

四、化疗药物外溢处理技术

化疗药物溢出的类型

1. 少量溢出 指在生物安全柜以外体积小于或等于5ml或剂量小于5mg的溢出。

2. 大量溢出　指在生物安全柜以外体积大于 5ml 或剂量大于 5mg 的溢出。

操作流程

简要步骤	操作要点	图示
评估	1. 评估药物溢出的范围大小。 2. 评估环境光线。	
操作准备	1. 病人　做好解释,请病人离开药物溢出地点。 2. 护士　洗手、做好个人防护。 3. 用物　化疗溢出包:防护衣 1 件、鞋套 1 双、乳胶手套 2 副、PVC 手套 2 副、护目镜 1 副、防护口罩 1 个、一次性小塑料簸箕 1 个(收集碎玻璃)、塑料小笤帚 1 个、一次性毛巾或纱布 2 张、一次性海绵 2 块、锐器盒 1 个、密封袋 2 个、大而厚的一次性垃圾袋 2 个(图 1-1-14)。 4. 环境　立即标明污染范围(图 1-1-15)。	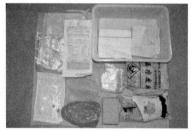 图 1-1-14　溢出包 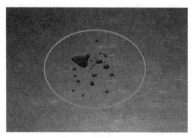 图 1-1-15　标明污染范围
少量溢出处理	1. 做好个人防护,穿防护衣,戴一次性帽子,戴双层手套(内层 PVC 手套、外层乳胶手套),戴口罩和护目镜。 2. 若为液体则用一次性海绵吸干并用一次性毛巾擦去,粉剂用一次性湿毛巾擦去。 3. 用小笤帚将玻璃碎片扫起放入锐器盒内。 4. 药物溢出的地方先用清洁剂擦洗 3 遍,再用清水擦洗。 5. 污染物品放入细胞毒性药物废弃物容器中封闭处理。 6. 记录外溢药物名称、时间、溢出量、处理过程以及受污染的人员。	
大量溢出处理	1. 做好个人防护。 2. 溢出地点隔离。 3. 粉状药物用湿毛巾覆盖在药物上面彻底清理。 4. 用小笤帚将玻璃碎片扫起放入锐器盒内。 5. 药物溢出的地方先用清水清洗,再用清洁剂反复擦洗 3 遍。 6. 污染物品放入细胞毒性药物废弃物容器中封闭处理。 7. 记录外溢药物名称、时间、溢出量、处理过程以及受污染的人员。	

简要步骤	操作要点	图示
生物安全柜内溢出处理	1. 生物安全柜内有碎玻璃,通过各种安全措施清理,放在安全柜内的防刺容器中,不能拿出柜外。 2. 安全柜的内表面,包括凹槽内用清洁剂彻底清洗。 3. 当溢出的药物不在一个小范围或凹槽中时,额外的清洗(如用特色 pH 的肥皂来去除不锈钢上的化学物质)。 4. 如果溢出药物污染了高效微粒气体过滤器,则整个安全柜都要封在塑料袋中,直到高效微粒气体过滤器被更换。 5. 其他同少量溢出的处理。	
皮肤黏膜被污染处理	1. 皮肤被污染 (1) 立即脱去被污染的衣服。 (2) 受到污染的皮肤用流动水彻底冲洗至少3min,然后用肥皂清洗被污染处。 2. 被针尖刺伤 立即用肥皂和流动水洗手,并挤出伤口的血液,再消毒包扎。 3. 眼睛被污染 用大量生理盐水或清水冲洗眼睛 15min,并尽快到眼科治疗。	
效果评价	1. 个人防护到位。 2. 药物溢出处理方法正确。 3. 废弃物处理得当。	

简要流程图	注意事项
评估:污染范围、环境 ⇩ 准备:病人、护士、物品、环境 ⇩ 标明污染范围、做好个人防护 ⇩ 清除化疗药物、清洁表面 ⇩ 污染物品集中封闭处理 ⇩ 记录外溢药物情况 ⇩ 效果评价:个人防护、处理方法、废弃物处理	1. 不用手套破损的双手处理药物溢出。 2. 药物大量溢出时,清洗范围应由小到大进行。

五、保护性隔离技术

（一）目的

为预防高度易感病人受到来自其他病人、医务人员、探视者及病区环境中各种条件治病微生物的感染,而采取的隔离措施。

（二）适应证

适用于抵抗力低或极易感染的病人,如严重烧伤病人、早产婴儿、白血病及脏器移植病人、免疫抑制病人等。

操作流程

简要步骤	操作要点
评估	1. 评估病人的病史、化疗前后的血象、活动耐力、口腔、会阴、肛周皮肤黏膜及各种置管处皮肤。 2. 评估病人生命体征、意识情况。 3. 评估病人营养情况。
操作准备	1. 病人　衣物清洁干燥。 2. 护士　着装整洁、洗手。 3. 用物　防护衣、帽子、口罩、空气消毒机。 4. 环境　病人住层流病房或单人病房,病房安静、整洁、光线充足、温度适宜。
操作过程	1. 病人方面 （1）保持病人体表、床褥、衣裤干净。 （2）生活用品专人使用。 （3）做好个人卫生,指导其培养良好的卫生习惯,经常洗手。 （4）保持口腔卫生,勤漱口,观察口腔黏膜有无异常、牙龈有无红肿。 （5）保持排便习惯,多饮水。 （6）病人禁止一切室外活动,卧床休息,减少探视或谢绝探视。 2. 环境方面 （1）病房用空气消毒机消毒 30min,室内湿度达到 60% 以上,每天两次,定时通风。 （2）病房清洁工具如拖把、水桶、抹布等为专用工具。病室物表、地面、床单元每天用含氯消毒液擦拭,要求浓度是 500mg/L;整理床铺时,用半湿毛巾轻轻打扫。 3. 护士及陪护人员方面 （1）进入病房应穿防护衣,戴口罩、帽子,严格执行无菌操作,操作前后要洗手。 （2）陪护人员也应更换干净衣裤、鞋,并戴口罩。 （3）医务人员及陪护人员患急性上呼吸道感染和流感禁止入内。 （4）严密监测体温。 （5）观察病人口腔、会阴、肛周皮肤黏膜及各种置管处皮肤情况,有无感染征象。
效果评价	1. 严格执行无菌操作。 2. 病人卫生习惯良好。 3. 病房清洁、消毒措施到位。 4. 医务人员防护措施到位。

简要流程图	注意事项
评估:病人血象、生命体征、意识情况、营养状况 ⇩ 准备:病人、护士、物品、环境 ⇩ 病人方面:个人卫生、良好习惯、禁止室外活动 ⇩ 环境方面:空气消毒、含氯制剂擦拭 ⇩ 护士和陪护人员方面:个人防护、监测生命体征、观察病情 ⇩ 效果评价:无菌技术、个人卫生、清洁消毒、病情观察	1. 加强全身支持治疗,环境整洁,口腔清洁,良好的护理照顾可以减少并发症的发生。 2. 白细胞减少时容易疲倦,治疗、护理应集中进行,使病人能够保证充足的睡眠和体力。 3. 严密监测体温,体温低中度发热时慎用退热药,给予物理降温;体温大于 39℃ 时应做血培养。

（苏畅　吴师容）

第二节 肿瘤病人常见症状护理技术

一、舒适和自我形象紊乱改变

（一）癌性疼痛

1. **概念** 疼痛定义为与现实或潜在组织损伤相关的或与这种损伤相关描述的不愉快的主观感觉和情感体验（NCCN，2017），被视为"第五生命体征"。癌性疼痛（cancer pain）（简称癌痛），是由恶性肿瘤本身及与恶性肿瘤相关的其他因素所致的疼痛，包括恶性肿瘤疾病进展、手术、放疗、药物治疗等抗肿瘤治疗以及病人精神、心理、社会和经济等方面的因素。

2. **临床分类**

（1）按疼痛出现及延续时间分类

1）短暂性疼痛：一过性疼痛发作。

2）急性疼痛：直接与恶性肿瘤诊疗有关的急性疼痛或因恶性肿瘤生长迅速而突发的急性疼痛，有明确的疼痛开始时间，持续时间短，常有明显的损伤存在。

3）慢性疼痛：由于恶性肿瘤进展压迫脏器或脏器包膜膨大，压迫、侵犯神经引起的疼痛，一般指持续3个月以上的疼痛。

（2）按病理生理学机制分类

1）伤害感受性疼痛：因有害刺激作用于躯体或脏器组织，使该结构受损而导致的疼痛，与实际发生的组织损伤或潜在的损伤相关，是机体对损伤所表现出的生理性痛觉神经信息传导与应答的过程，包括躯体痛（表现为钝痛、锐痛或者压迫性疼痛）和内脏痛（表现为定位不准确的弥散性疼痛和绞痛）。

2）神经病理性疼痛：由于外周神经或中枢神经受损，痛觉传递神经纤维或疼痛中枢产生异常神经冲动所致。

（3）按癌痛产生原因分类

1）由肿瘤组织本身引起的疼痛：最多见，约占78.6%，包括肿瘤侵犯骨骼或压迫神经、空腔器官或实体器官管道梗阻、血管阻塞或受侵、黏膜溃疡或受侵。

2）与恶性肿瘤相关的疼痛：约占6%。包括病理性骨折、脏器穿孔、梗阻等。

3）与恶性肿瘤诊断及治疗相关的疼痛：约占8.2%。包括骨髓穿刺、活检、各种内镜等诊断性检查后，外科手术后引起的神经损伤、脏器粘连、瘢痕、幻肢痛，化疗后引起的黏膜损伤、口腔炎、肠炎、中毒性周围神经病变，放疗后的局部皮肤损害、放疗性脊髓炎、肺炎、肠炎等。

（4）按癌痛的性质分类：根据病人对疼痛性质的描述，癌痛可分为酸痛、刺痛、跳痛、钝痛、绞痛、胀痛、坠痛、钻顶样痛、撕裂样痛、麻木样痛、电击样痛等。

3. **临床症状** 均伴有烦躁不安、心率加快、呼吸加快、瞳孔缩小等交感神经兴奋的症状。常见的伴随症状有发热，提示感染性疾病或为癌性发热；癌痛常存在不同程度的恐惧、愤怒、抑郁、焦虑和孤独的心理障碍。

4. **常用评估工具** 包括数字疼痛分级量表（numerical rating scale，NRS）、视觉模拟评分量表（visual analogue scale，VAS）、面部表情疼痛评分量表（faces pain scale revised，FPS-R）。

处理流程

简要步骤		处理要点
评估	风险因素	1. 晚期疾病。 2. 头颈部肿瘤、子宫癌、前列腺以及直肠或乙状结肠肿瘤。 3. 侵入性操作。 4. 治疗或支持性治疗引起的疼痛，如使用集落刺激因子有关的骨痛和黏膜炎。
	详细病史	病人的主诉是疼痛评估的金标准，也是疼痛评估资料的主要来源。
	程度评估 NRS 评分	0 分：无痛 1~3 分：轻度疼痛 4~6 分：中度疼痛 7~10 分：重度疼痛
	疼痛病史	疼痛部位、疼痛强度、疼痛性质、疼痛时间、疼痛治疗现状、疼痛对活动的影响、用药态度、疼痛缓解程度、疼痛对病人及家属的影响、对疼痛和疼痛表达的文化和信仰、对疼痛处理的目标和期望等。
	社会心理因素	有无抑郁表现、社会支持情况、药物滥用史、镇痛药物使用情况、镇痛不足的危险因素。
	医疗史	肿瘤治疗史，包括目前和既往手术、化疗和放疗，其他重大疾病和既往所患的慢性疼痛。
	日常生活	1. 睡眠、休息方式。 2. 营养摄入和食欲、体重的改变情况。 3. 对日常生活的影响。
	其他	体格检查、实验室和影像学检查。
预防	持续观察	存在危险因素的病人疼痛症状的原因。
	饮食指导	1. 高蛋白以及高热量食物，帮助病人恢复体能。 2. 提高富含纤维的蔬菜和水果，防止便秘等情况。
	生活护理	1. 检查、治疗、护理时，动作准确、轻柔、熟练，尽量减少疼痛刺激。 2. 翻身时应给予支托、协助，保持舒适体位。 3. 室内温度适宜，避免过多的人员流动，保持空气流通，营造一个舒适、安静的环境，减少不良刺激。
处理	干预原则	WHO 三阶梯镇痛原则：按阶梯给药、口服给药、按时给药、给药个体化、注意具体细节。 1. NRS≤3 分　采用分散注意力、更换体位、放松训练等方法缓解病人疼痛，对病人及家属实施健康宣教和观察药物不良反应。 2. NRS≥4 分　及时报告医生调整镇痛方案/药物滴定，并对病人及家属实施健康宣教，观察药物不良反应和心理指导。

简要步骤		处理要点
处理	用药治疗	1. 透皮给药 （1）部位选择：选择躯体平坦、干燥、体毛少的部位，如前胸、后背、上臂和大腿内侧，这些部位黏贴牢固，不易松脱。 （2）黏贴步骤：黏贴前用清水清洗皮肤，不要用肥皂或乙醇擦拭，因有机溶剂可加快药物的吸收速度；待皮肤干燥后打开密闭袋，取出贴剂，先撕下保护膜，手不要接触黏贴层，将贴剂平整地粘贴于皮肤上，并用手掌按压30s，保证边缘紧贴皮肤。 （3）每72h更换贴剂，更换时应重新选择部位。 （4）贴剂局部不要直接接触热源，因为温度升高，会增加皮肤对药物的通透性，增加药物释放的速率，造成血药浓度骤升，可能出现药物过量，同时药物代谢加快也可导致镇痛时间缩短。 （5）储库型禁止剪切使用。 （6）用后的贴剂需将黏贴面对折放回药袋处理。 （7）注意观察药物不良反应并记录。 2. 病人自控式止痛方式（PCA） （1）讲解泵内药物名称及常见不良反应、泵体结构、使用方法和优点。 （2）尊重病人自主独立人格价值的体现，帮助病人在治疗中获得"自我控制"的感觉。 （3）配药时注意无菌操作，防止药液污染。 （4）使用中保持管路通畅，以及报警系统的处理。 （5）严格区分控制键和按钮的作用，区别持续注药方式和PCA注药方式。 （6）观察药物不良反应并记录。
	抗肿瘤治疗	外科手术治疗、化学治疗和放射治疗。
	非药物治疗	采用心理情感支持、认知治疗、行为治疗、暗示、催眠治疗等心理治疗方法；按摩、针灸、牵引锻炼、肌肉松弛训练、冷热敷等物理疗法。
	介入治疗	1. 通过硬膜外、椎管内、神经丛等途径给药，如蛛网膜下腔吗啡泵入。 2. 神经阻滞方法，如经皮椎体成形术、神经损毁性手术、神经刺激疗法、射频消融术。
	麻醉治疗	1. 末梢神经阻滞、自主神经阻断、鞘内神经阻滞以及使用一氧化氮等药物麻醉方法。 2. 病人自控硬膜下镇痛（PCEA）、病人自控神经丛镇痛（PCNA）。
	安全护理	1. 非甾体抗炎药物　有剂量封顶效应，长期大剂量使用可出现消化道溃疡、血小板功能障碍和肾毒性等不良反应，注意用药剂量（如布洛芬≤3.2g/d）和联合用药预防消化道溃疡的发生。 2. 阿片类药物　主要观察用药不良反应，如便秘、呼吸抑制、嗜睡、镇静、恶心呕吐、急性中毒、身体依赖和耐药性、精神依赖，保证用药安全。 3. 透皮剂的使用　用药时避免局部皮肤热敷和使用电热毯，避免药物吸收过快导致中毒。 4. 给予安全知识宣教，防止跌倒/坠床发生。

简要步骤		处理要点
处理	不良反应的预防和处理	1. 便秘　发生率为90%~100%。以预防为主,服用缓泻药以缓解便秘,鼓励多饮水,多食用新鲜蔬菜和水果,适量的粗粮及富含纤维素食物,适当活动、养成定时排便的习惯并进行腹部按摩。严重便秘者可口服番泻叶和麻仁丸,必要时人工协助排便或灌肠。 2. 呼吸抑制　通常发生于第一次使用阿片类药物且剂量过大的病人,同时伴有中枢神经系统的抑制。呼吸次数<8次/min,须应用1:10纳洛酮稀释液缓慢滴注解救,对昏迷者行气管切开。 3. 嗜睡和镇静　为暂时性镇静作用。慢性疼痛一旦缓解病人进入嗜睡状态一般可在2~5d后消失,日间可给予含咖啡因的饮料以对抗镇静作用。可利用与病人交流、用餐、进食、接触宠物等活动刺激病人减少嗜睡的现象。 4. 恶心呕吐　发生率30%。一般发生于用药初期,症状大多在4~7d内缓解。初用阿片类药物的第1周内,最好同时给予甲氧氯普胺、氯丙嗪和维生素B_6以缓解症状。重度恶心呕吐应按时给予止吐药,必要时经静脉给予止吐治疗。恶心、呕吐持续1周以上者,需减少阿片类药物用药剂量或更换药物。 5. 急性中毒　选用阿片类药物拮抗剂纳洛酮治疗。纳洛酮能竞争性地阻止并取代阿片样物质与受体结合,阻断其作用,以清除中毒症状。 6. 谵妄　发生率<5%。主要表现为认知功能异常,多发生于首次使用或快速增加剂量时。治疗时注意调节水电解质平衡,纠正脱水,使用抗精神病类药物。 7. 身体依赖和耐药性　为预防戒断症状,阿片类药物在3~4周内逐渐减量,并延长间隔时间直到停用。耐药性的特点是随着药物的重复使用其药效逐渐降低,只有增加剂量,才能维持原来的止痛效果。 8. 精神依赖　发生率<1%。应共同合作,评估、诊断精神依赖,应通过健康宣教等改变病人错误理念和行为。
	健康教育	1. 鼓励病人诉说疼痛,积极参与疼痛治疗计划和疼痛自我管理,填写疼痛口袋日记本。 2. 教会病人正确使用疼痛评估方法和工具。 3. 教会病人服药的正确方法,遵循按时服药、饭后吞服药物、避免咀嚼。 4. 教会病人采用转移或分散注意力的方法、放松疗法、指导臆想等方法减轻疼痛体验。 5. 纠正用药错误观念,如在疼痛剧烈时才用止痛药,使用阿片类药物出现恶心呕吐、镇静等不良反应,立即停用。长期使用阿片类药物会成瘾。
	生活护理	1. 避免强迫性体位,注意保护皮肤,避免皮肤损伤。 2. 评估病人的自理能力,给予适当的基础护理,增加舒适度。
评价	疼痛缓解的四级分类法	1. 完全缓解(CR):疼痛完全缓解消失。 2. 部分缓解(PR):疼痛明显减轻,睡眠基本不受干扰,能正常生活。 3. 轻度缓解(MR):疼痛稍微减轻,但仍感有明显疼痛,睡眠及生活受到干扰。 4. 无效(NR):疼痛维持原状,无减轻。
	疼痛缓解度的五级分类法	0度:未缓解(疼痛未减轻,≤24%) Ⅰ度:轻度缓解(疼痛减轻约1/4,25%~49%) Ⅱ度:中度缓解(疼痛减轻约1/2,50%~74%) Ⅲ度:明显缓解(疼痛减轻约3/4,75%~99%) Ⅳ度:完全缓解(疼痛消失,100%)

注意事项
1. 疼痛是病人的主观感受,在评估肿瘤病人的疼痛时首先应相信病人的主诉,因为疼痛症状出现至临床诊断明确需较长时间,因此判断病人是否疼痛及疼痛严重程度主要依据病人的主诉。
2. 癌痛的控制应包括结合原发病的治疗与止痛药物、麻醉、神经外科手术、康复、心理治疗。个体化治疗方案及对疼痛的有效缓解的精确监测是癌痛治疗的特点。
3. 为提高病人对癌痛规范性治疗的依从性,及时了解病人出院后的用药、疼痛控制效果以及药物不良反应等情况,医护人员应建立病人随访机制,共同做好癌痛的管理工作。

(二) 癌因性疲乏

1. **概念**　癌因性疲乏(cancer related fatigue,CRF)定义为一种对疲乏的主观感觉,具有持续性及普遍性的特点,与癌症本身以及影响生理功能的癌症治疗有关(NCCN,2017)。定义中强调癌因性疲乏是个体的一种主观感受,它对个体所产生的影响是令人不愉快的、持久的。它不同于一般的疲乏,其持续时间长,通常不能通过休息或睡眠来缓解,严重影响了病人的康复、自理能力及生活质量。疲乏具有两层含义:一是因体力或脑力消耗过多而需要休息。二是因刺激过强或劳动过度,细胞、组织或器官的功能或反应能力减弱。《国际疾病分类标准(第 10 版)》将癌因性疲乏描述为非特异性的乏力、虚弱、全身衰退、嗜睡、疲劳。

2. **症状表现**　目前国际通用的 CRF 诊断标准为《国际疾病分类标准(第 10 版)》,即疲乏症状反复出现持续 2 周以上,同时伴有以下症状中的 5 个或 5 个以上。

(1) 全身无力或肢体沉重;

(2) 不能集中注意力;

(3) 缺乏激情、情绪低落、兴趣减退;

(4) 失眠或嗜睡;

(5) 睡眠后感到精力仍未能恢复;

(6) 活动困难;

(7) 存在情绪反应,如悲伤、挫折感或易激惹;

(8) 不能完成原先能胜任的日常活动;

(9) 短期记忆减退;

(10) 疲乏症状数日不能缓解。

3. **常用评估工具**

(1) 单纬度量表

1) 简易疲乏评估量表(brief fatigue inventory,BFI);

2) 视觉模拟量表(visual analogue scale,VAS);

3) 疲乏问卷(fatigue questionnaire,FQ);

4) 数字评估量表(number rating scales,NRS)。

(2) 多维度量表

1) Piper 疲乏量表(Piperfatigue scale,PFS);

2) 多维度疲乏量表(multidimensional fatigue inventory,MFI);

3) 多维度疲乏症状量表简表(multidimensional fatigue symptom-short form,MFSI-SF);

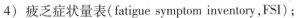

4）疲乏症状量表（fatigue symptom inventory，FSI）；

5）癌症疲乏量表（cancer fatigue scale，CFS）；

6）癌症治疗功能评估疲乏量表（functional assessment of cancer therapy-fatigue，FACT-F）。

处理流程

简要步骤		处理要点
评估	诱发因素	药物不良反应、治疗副作用、疼痛、心理障碍、睡眠紊乱、贫血、活动减少、营养缺乏、功能受损状态、合并症（酒精或药物滥用、脏器功能障碍、感染）。
	治疗	疾病治疗病史、疲乏治疗史。
	疲乏病史	发生时间、变化模式、持续时间、严重程度、减轻或加重因素。
	日常生活	睡眠、休息方式；营养摄入和食欲、体重的改变情况；对日常生活的影响。
	程度评估 BFI 评分	0 分：无疲乏 1~3 分：轻度疲乏 4~6 分：中度疲乏 7~10 分：重度疲乏
预防	持续观察	存在风险的病人疲乏症状的发生。
	生活护理	1. 有氧运动　制定个性化的运动方案。 2. 改善环境　提供安静、舒适、通风、温湿度适宜的睡眠环境。
	饮食护理	1. 高热量、高维生素、清淡易消化饮食。 2. 补充蛋白质，构建和修补人体组织　禽类、肉类、鱼类、虾、牛奶和大豆等食物对维持体力有重要作用。 3. 含铁质丰富的食物　动物内脏、精肉、禽肉、蛋黄、谷米制品、糙米等可预防贫血症状。 4. 含维生素 C 的水果　柑橘、香蕉、桃子、梨等能促进铁质的吸收。
处理	分度干预	1. BFI≤3 分　轻度疲乏尚未影响病人的日常活动，病人需要接受疲乏的宣教和常规癌因性疲乏管理方法。 2. BFI≥4 分　中度疲乏（4~6 分）和重度疲乏（7~10 分）已影响日常活动。除了接受疲乏的宣教和常规癌因性疲乏管理方法外，还需接受详细具体的医学评估。
	药物治疗	1. 在排除其他病因的基础上，给予中枢兴奋药物（哌甲酯、莫达非尼）、糖皮质激素、红细胞生成素、抗抑郁剂、提高机体免疫力的药物（辅酶 Q10、蛋黄卵磷脂）和中药治疗。 2. 对癌痛和贫血进行药物治疗。 3. 对睡眠不良、营养缺陷/失衡和并发症进行药物治疗。
	非药物治疗	1. 运动治疗　维持适当的活动，进行既需要阻力又需要耐力的有氧活动等。从低强度、低频率的运动开始，每天运动 30min 或是每周至少运动 3~5h。 2. 物理治疗　按摩、针灸等中医治疗。 3. 心理社会干预　心理教育治疗、认知行为治疗（CBT）、行为治疗（BT）。 4. 睡眠认知行为治疗　包括刺激控制（调整良好的睡眠习惯，感觉疲乏时才休息并且每天维持相同的时间点，如果 20min 后依然无法入睡，则停止睡眠）、节制睡眠（避免长时间的午睡或小憩，限制睡眠总时间）、睡眠习惯（避免午后喝咖啡等刺激性饮食，营造睡眠环境）。

简要步骤		处理要点
处理	营养治疗	补充足够的水分和维持机体水电解质平衡,积极干预厌食、腹泻、恶心、呕吐等症状。
	安全护理	增加活动量时,应注意骨转移、贫血、血小板减少、发热、活动性感染,预防跌倒/坠床的发生。
	疼痛管理	及时对疼痛进行评估及药物控制。
	生活护理	1. 给予改善睡眠的支持措施　改善睡眠环境,养成良好的睡眠习惯,避免长时间的午睡,睡前避免进食刺激性饮食或进行剧烈运动,建议睡前至少保持1h 的放松训练。 2. 合理营养的摄入　每周测量体重、水和电解质的平衡,制定改善病人营养状况、减轻 CRF 的饮食计划。
	健康教育	1. 帮助病人正确认识癌因性疲乏,提供疲乏相关信息,如疲乏生理感受、环境特征、疲乏产生的原因和预防干预措施等。 2. 教会病人自我管理技巧,提高病人自我管理能力,填写疲乏日记,为制定个性化治疗方案提供依据。
评价	诱发因素	无诱发因素导致癌因性疲乏的发生。
	治疗	治疗过程中和治疗结束后无癌因性疲乏的发生。
	疲乏病史	癌因性疲乏病史缓解,无加重。
	日常生活	睡眠质量改善、营养摄入合理、有氧运动合理。
	安全护理	无跌倒/坠床发生。
	健康宣教	对安全指导、饮食指导、物理治疗、睡眠指导和运动指导能理解。

注意事项

1. 癌因性疲乏是一种主观的、不寻常的全身性过度疲劳,与癌症有关且受到生理周期的影响,持续时间和强度不定,其缓解与个人的行为和努力不成比例或不相关。
2. 迟发性疲乏常发生于治疗结束 1 年或以上的病人,严重影响病人的生活质量,增加失业的机会。
3. 疲乏可以一个独立的症状出现,也可能是疼痛、睡眠障碍、抑郁这一症状群中的一部分。

（三）睡眠障碍

1. **概念**　睡眠障碍(sleep disorder)是指夜间出现睡眠与觉醒的交替现象以及由此引起的日间萎靡。失眠、睡眠相关性移动障碍(不宁腿综合征和周期性肢体运动失调)和睡眠相关性呼吸紊乱最常见。在肿瘤病人中的发生率为 30%~90%,其广泛存在于多种肿瘤病人中,且给成人、儿童和照护者带来不良影响。可发生于诊断前,于治疗期间恶化,且持续至治疗结束后。

2. **症状表现**　失眠症包括入睡困难、持续睡眠、早睡或再入睡障碍,并感觉睡眠无法重新焕发精神。不宁腿综合征是指夜间睡觉时四肢的发作性运动,可有疼痛、酸胀、麻木、蚁行感等,病人需要不停地活动小腿或起床行走才能消除,夜间最为明显,常会导致睡眠障碍。睡眠紊乱会导致日间瞌睡、影响活动能力、免疫功能和整体生活质量。

3. **常用评估工具**

（1）体动记录仪(actigraphy):通过运动传感器记录活动/休息节律,提供个体入睡、觉醒和总睡眠时间。

（2）多导睡眠图（polysomnograph，PSG）：用以排除潜在的睡眠失调。用于确诊发作性睡病、周期性肢体征、不宁腿综合征以及各种睡眠期行为障碍疾病。

（3）睡眠测量量表

1）匹兹堡睡眠质量指数（Pittsburgh sleep quality index，PSQI）；

2）阿森斯失眠量表（Athens insomnia scale，AIS）；

3）失眠严重程度指数（insomnia severity index，ISI）；

4）睡眠信念与态度（dysfunctional beliefs and attitudes about sleep，DBAS）；

5）Epworth 嗜睡评分（Epworth sleepiness scale，ESS）；

6）斯坦福嗜睡量表（Stanford sleepiness scale，SSS）；

7）国际不宁腿评分（International restless legs scale，IRLS）；

8）梅奥睡眠量表（Mayo sleep questionnaire，MSQ）。

处理流程

简要步骤		处理要点
评估	易感因素	女性、老年、睡眠障碍或紊乱的既往史/家族史、情绪紊乱或心理健康问题的既往史/家族史、觉醒过度。
	诱发因素	治疗或药物的不良反应、癌症所致的心理困扰、镇静或其他调节睡眠用药的改变、剥夺睡眠的环境、白天小睡过度或服用兴奋剂、不切实际的睡眠期望。
	维持因素	不良的睡眠行为、不良的睡眠卫生习惯、昼夜节律紊乱和病人对睡眠的错误认知和观念等。
	治疗副作用	腹泻、便秘、恶心、失禁、夜尿症、呼吸困难、端坐呼吸、咳嗽、潮热、盗汗、疼痛、周围神经病变、免疫变化、发热、疲乏。
	分度 PSQI 评分	总分≤5：睡眠质量好。 总分>5：睡眠质量差。
预防	持续观察	存在风险的病人睡眠障碍的原因分析。
	生活护理	1. 营造睡眠环境 保证黑暗、凉爽、安静、舒适。 2. 做好晚间护理 协助做好洗漱、排便、整理床单元、更衣等。 3. 采取有助于睡眠的活动 热水泡脚等。 4. 协助病人舒适体位 有效促进睡眠，妥善固定引流管，长度以不影响病人翻身为宜。
	饮食护理	1. 避免午后饮用刺激性饮料，尤其在上床入睡前 4~6h。 2. 睡前避免大量进食和饮酒。 3. 视病情协助病人喝热牛奶有助于睡眠活动。
处理	用药治疗	1. 镇静催眠药物 （1）非苯二氮䓬类药物：主要包括唑吡坦，仅有催眠而无镇静、肌松和抗惊厥作用。不良反应可能出现头晕、头痛、嗜睡、口干、出汗、胃肠道不适、乏力、记忆困难、多梦等症状。 （2）苯二氮䓬类药物：咪达唑仑、艾司唑仑和氯硝西泮，具有镇静、肌松和抗惊厥作用。不良反应可能出现中枢神经系统反应，如镇静、困倦、肌无力、共济失调、日间困倦、认知功能受损等。 2. 抗抑郁药物 米氮平、帕罗西汀、曲唑酮、文拉法辛。 3. 抗精神病药 喹硫平和奥氮平。

简要步骤		处理要点
处理	非药物治疗	1. 心理社会干预　认知行为治疗(CBT)是睡眠干预指南。用于慢性失眠者,包括刺激控制疗法和逐进式肌肉放松法。 2. 辅助疗法　正念减压疗法、放松与意向引导、足浴、瑜伽、太极拳、音乐疗法、芳香按摩等。 3. 物理治疗　穴位按摩、针灸、电针灸等中医治疗。
	安全护理	1. 解释服药目的、用法、不良反应的观察。预防跌倒/坠床的发生。 2. 严格遵医嘱服用、增减服药及停服药物,预防半衰期短的助眠药物出现戒断综合征,保证用药安全。
	疼痛管理	及时对疼痛进行评估及药物控制。
	生活护理	1. 改善睡眠环境　保证黑暗、凉爽、安静、舒适的睡眠环境。 2. 夜间操作尽量集中进行,做到说话轻、走路轻、开门轻、动作轻。 3. 评估病人的自理能力,给予适当的基础护理,增加舒适度。
	健康教育	睡眠卫生教育,培养良好的作息习惯: 1. 只有在困乏时入睡,每晚在同一时间入睡,当不能入睡时起床,倡导睡前1~2h应用喜欢的放松方式,在卧室不要看电视或电脑,避免白天小憩。 2. 每天同一时间起床,在明亮的自然光下暴露至少20min,尤其在早上。
评价	易感因素	排除易感因素,无发生睡眠障碍。
	诱发因素	无诱发因素导致睡眠障碍的发生。
	维持因素	睡眠行为、睡眠卫生习惯、昼夜节律紊乱和病人对睡眠的错误认知和观念能改善。
	安全护理	无跌倒/坠床发生,能安全用药。
	健康宣教	对睡眠卫生教育、安全指导、饮食指导和用药指导能理解。

注意事项

1. 重视有多种风险因素或呈现睡眠觉醒障碍的病人,并对睡眠问题进行具体评估。
2. 有较为严重问题的病人,可转诊至睡眠专家。转诊调节为:①慢性睡眠问题,影响功能和/或有中重度主观评价的睡眠质量问题。②有睡眠失调的症状提示(如睡眠呼吸暂停、不宁腿综合征),需要进行诊断测试。

（四）口腔黏膜炎

1. 概念　口腔黏膜炎(oral mucositis,OM)是指口腔黏膜上皮组织的一类炎症和溃疡性反应。表现为口腔黏膜的感觉异常、多发红斑、融合性溃疡和出血性损伤。接受化疗、表皮生长因子受体抑制剂、络氨酸激酶抑制剂或头颈部放疗的病人容易发生口腔黏膜炎。

2. 分类

（1）滤泡性口腔炎:口腔黏膜可见粟粒样圆形或椭圆形散在大小不等的滤泡,常很快破溃形成溃疡,边界清楚,多由病毒感染引起。形成溃疡以后易继发细菌或霉菌感染,部分病人口腔黏膜上皮细胞受损黏膜呈块状脱落,可伴有头痛及颌下淋巴结肿大。

（2）口腔霉菌感染:多发生于化疗期间,口腔黏膜有乳白色斑点,豆渣样或奶油皮状,不易剥离,边缘清楚但不规则,稍隆起,周围无炎症反应,若用力撕脱可见红色出血创面。

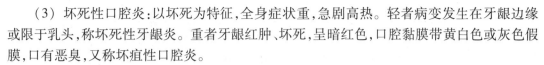

（3）坏死性口腔炎：以坏死为特征，全身症状重，急剧高热。轻者病变发生在牙龈边缘或限于乳头，称坏死性牙龈炎。重者牙龈红肿、坏死，呈暗红色，口腔黏膜带黄白色或灰色假膜，口有恶臭，又称坏疽性口腔炎。

3. 症状表现

（1）放射性口腔黏膜炎：在放射治疗 1 周后逐渐出现，12～21d 达高峰，放射治疗停止后 10～15d 开始消退。其特征包括口干、味觉改变、弥漫性红肿、白膜形成及溃疡。最易发生的部位是软腭、口底、舌的侧缘和腹面。随着治疗剂量的加大，出现弥漫性充血和糜烂，病人因为疼痛而影响进食。

（2）化学性口腔黏膜炎：在化学治疗的 4～7d 容易发生口腔黏膜炎，表现为轻度的红斑、水肿、口干有烧灼感，进一步加重可表现为疼痛、溃疡、甚至出血。在化疗后 12～14d 白细胞下降至最低点，可因为感染发生口腔黏膜炎。

4. 评估工具

（1）世界卫生组织（WHO）抗癌药口腔急性及亚急性毒性反应分级量表。
（2）北美放射治疗肿瘤学组织放疗病人口腔黏膜炎评估表（RTOG）。
（3）美国国家癌症研究的放化疗病人口腔黏膜炎分级标准（NCI-CTC）。

处理流程

简要步骤		处理要点
评估	风险因素	同步放化疗、造血干细胞移植、高剂量或连续输注化疗药物（尤其是抗代谢类药物，如 5-FU）、头颈部肿瘤的放疗、口腔卫生不良、营养不良。
	治疗	治疗前牙科检查和口腔情况、化疗药物种类、剂量及给药方案和放疗计划。
	口腔状况	每日观察和评估口腔黏膜及卫生情况。
	日常生活	口腔黏膜炎所致的疼痛程度和经口进食能力的评估。
	分度（WHO）	0 度：口腔黏膜无异常。 Ⅰ度：口腔黏膜有红斑、疼痛。 Ⅱ度：口腔黏膜有红斑、溃疡，可进干食。 Ⅲ度：口腔黏膜有溃疡，仅能进食流质。 Ⅳ度：不能进食。
预防	持续观察	存在危险因素的病人口腔黏膜炎的原因。
	抗肿瘤治疗前的健康教育	1. 告知口腔卫生的重要性。条件允许的情况下，在治疗开始前，应该接受专业牙科检查和治疗，治疗龋齿和其他牙齿疾病，去除潜在的感染病灶。 2. 教会病人每日用手电筒和镜子进行口腔自我检查的方法，包括唇部及舌头等。
	生活护理	1. 保持口腔黏膜的清洁湿润 用软毛刷刷牙，餐前、后及睡前用漱口液体漱口。 2. 选择合适的漱口液 碳酸氢钠、甲硝唑、庆大霉素、生理盐水、无菌用水、氧化电位水、别嘌醇含液等。
	黏膜保护	1. 冷冻疗法 接受半衰期短的化疗药物病人，用冰水、冰块、冰棒口含可以预防口腔黏膜炎。 2. 弱激光疗法 具有抗感染、镇痛、收敛、改善局部的血液循环、促进细胞再生、加快溃疡愈合等作用，对头颈部癌症和接受造血干细胞移植的病人可预防。 3. 药物治疗 帕利夫明对于高剂量化疗病人具有预防作用。

简要步骤		处理要点
预防	饮食护理	1. 高热量、高蛋白、高维生素的食物,饮食应清淡、易消化。 2. 避免刺激性食物和材料,例如辛辣、酸、凉、干、硬的食物。
处理	口腔局部用药	1. 含漱法　先将漱口水含在口内闭口,然后鼓动两颊部及唇部,使溶液能够在口腔内充分接触牙齿、牙龈及黏膜表面,并利用水力反复冲击口腔内各个部位。 2. 外涂法　用于口腔溃疡或糜烂面。 3. 贴敷法　用于较局限的溃疡,将药膜剪成与溃疡面相应大小,贴于患处。 4. 喷雾法　用于较为广泛散在的溃疡或咽后壁溃疡。 5. 雾化法　用于较为广泛散在的溃疡或咽后壁溃疡。
	细胞保护剂	1. 直接细胞保护剂　谷胱甘肽、维生素 E、维生素 C、前列腺素(PGF_2)。 2. 间接细胞保护剂　粒细胞集落刺激因子(G-CGF)、促粒细胞-巨噬细胞集落刺激因子(GM-CGF)及表皮生长因子(EGF)等。
	中医治疗	穴位贴敷等。
	并发症的处理	1. 疼痛的处理　病人自控疼痛术(PCA)应用于造血干细胞移植相关性口腔黏膜炎的疼痛治疗;疼痛剧烈时,首先考虑局部使用表面麻醉剂、口腔溃疡涂剂,如丁卡因或利多卡因、康复新等局部涂于患处,也可用 2% 利多卡因含漱。疼痛严重者可给予全身性止痛药。 2. 出血护理　一般齿龈出血采用无菌棉球局部压迫止血,口腔出血量少及口腔黏膜、舌部有血疱时可用冰冻紫地合剂含漱。止血效果不明显时,可用肾上腺素棉球或明胶海绵片贴附牙龈止血,另外也可采用云南白药和大黄止血膜止血。 3. 感染治疗　混合性感染选择光谱抗生素,真菌感染主要应用制霉菌素,病毒感染主要缓解症状,避免继发感染。
	饮食护理	1. 维持良好的营养状况,摄取足量的液体。 2. 避免过热、过冷、辛辣、粗糙等刺激性食物,少食多餐,禁烟酒。
评价	风险因素	风险因素未导致口腔黏膜炎的发生。
	治疗	化疗用药和放射治疗按计划完成,无口腔黏膜炎的发生。
	日常生活	未影响日常生活。
	并发症	无相关并发症的发生。
	健康宣教	对口腔自我检查、口腔卫生管理、饮食指导和局部用药能理解。
注意事项		

1. 口腔黏膜炎的管理重在评估、有效的疼痛控制以及营养摄入的管理。
2. 口腔护理疗效的关键是持续性和使用适当的口服溶液。

（五）脱发

1. 概念　脱发是指头发脱落的现象。由于化学治疗而引起的头发脱落称为化疗所致脱发(chemotherapy-induced alopecia,CIA)。正常脱落的头发都是处于退行期及休止期的毛发。化疗后脱发主要是由于抗癌药物缺乏理想的指向性,在杀灭癌细胞的同时对增殖旺盛的细胞,如毛囊细胞具有一定的影响,即化疗药物可诱导毛囊细胞凋亡,使生长期毛囊提前进入退行期,从而引起脱发。CIA 的发生率约为 65%,脱发的程度除与用药的种类有关外,还与用药的剂量、联合用药、治疗周期的重复频率等因素有关。化疗所致脱发大约出现在开始化疗的 2~4 周,而毛发的再生出现在化疗结束后 3~6 个月,化疗后脱发反应是可逆的,但再生头发的颜色和质地会发生改变。

2. **类型**　化疗引起的脱发主要有两种类型:

(1)休止期脱发:这类脱发面积很少超过 50% 的头皮,头发变得稀薄,对病人自身的打击比较大。这种类型的脱发发生在大多数毛发从正常生长期移至休止期的毛发周期阶段。通常用药后 3~4 个月较为明显。导致休止期脱发的抗癌药物包括:甲氨蝶呤、氟尿嘧啶、维 A 酸等。

(2)生长期脱发:这是常见的与抗癌药物毒性作用有关的脱发。由于化疗药物的目标是迅速增殖的细胞群,它们不仅攻击肿瘤细胞,也攻击迅速增长的正常细胞,如头发的基质细胞。这种类型的脱发可以在很短的时间内发生,最通常在治疗的 1~2 个月后。导致生长期脱发的化疗药物,包括环磷酰胺、依托泊苷、托泊替康和紫杉醇等。

3. **症状表现**　化疗性脱发通常从头顶或是耳上部位开始,可能与睡觉时摩擦和戴帽子、头巾等有关。化疗性脱发可以在开始化疗的几天或几周内发生,并在 2~3 个月时脱落完全。脱发随着化疗的持续可以呈弥漫性或片状脱落,活跃生长期阶段的头发会最先脱落。化疗停止后的 1~3 个月,病人会开始长出新发,新发可能具有和以前头发不同的发质、厚度、颜色,甚至长出卷发。评估工具采用世界卫生组织(WHO)抗癌药急性及亚急性毒性反应分度量表。

处理流程

简要步骤		处理要点
评估	治疗	治疗病史、药物种类、剂量及给药方案。
	伴随症状	疼痛、瘙痒。
	日常生活	1. 形象的变化、心理变化情况。 2. 营养摄入和食欲。 3. 对日常生活的影响。
	分度(WHO)	0 度:无异常。 Ⅰ度:轻度脱发。 Ⅱ度:中度,斑状脱发。 Ⅲ度:完全脱发,可再生。 Ⅳ度:完全脱发,不能再生。
预防	持续观察	存在风险的病人脱发症状的发生。
	饮食指导	1. 饮食清淡,少食刺激性食物,多吃水果、青菜或口服维生素 B_6、维生素 B_2 等。 2. 氨基酸和复合维生素是头发生长的必需营养成分,而铜、铁、锌等微量元素与泛酸又能防治毛发和头发的脱落。多食芝麻、核桃、黑豆、动物肝脏、瘦肉、鸡蛋、乳类、菠菜、卷心菜、芹菜等食物。 3. 避免过量进食糖类和脂肪类食物,会使体内代谢过程中产生酸性物质,从而加速毛囊损害。
	生活护理	1. 化疗前不要对头发漂白、染色、烫发;留有长发,尽量剪短;提前准备好假发、帽子、围巾或头巾。 2. 在强烈的阳光或寒冷的空气中,应使用头巾或帽子遮挡。

简要步骤		处理要点
处理	药物治疗	1. 抑制 *p53* 基因疗法。 2. CDK2 抑制剂。 3. 雌激素疗法。
	非药物治疗	1. 头部冷疗　化疗前 20min 头戴冰帽,保持头部温度 21～27℃,至用药结束后 30min,全部治疗过程应在 90min 以上。 2. 止血带法　沿发际扎止血带可使头皮的血液供应暂时性地部分或全部阻断,使化疗药物不能直接作用于头皮毛囊,化疗结束松开止血带时药物浓度已很低甚至完全消失,减少药物对毛囊的损伤。 3. 中医外治法　中药煎剂何首乌、黄精、肉苁蓉、当归、白芍、丁香、熟地、黑芝麻、鸡血藤、太子参、菟丝子、生姜汁,每天外涂,使药物渗透至发根毛囊部位,使生发细胞得到充足的营养。
	局部护理	1. 避免使用刺激性的香皂或洗发水,应使用中性洗发液,洗发时水温不宜过高。 2. 头发可以剪短,不要染发或烫发,也不要用温度高的吹风机吹头发。 3. 化疗前 20min 戴上冰帽,使头皮冷却,局部血管收缩,减少药物到达毛囊。
	生活护理	1. 不要使用易产生静电的尼龙梳子,使用软的梳子,多梳头,促进头皮血液循环。 2. 在空气粉尘污染严重的环境戴防护帽并及时洗头。 3. 外出时戴帽子、围巾或假发来避免头发受到强烈的紫外线照射。
	健康教育	1. 告知病人是否发生脱发与脱发的严重程度取决于化疗药物的类型和剂量等多种因素。 2. 告知病人脱发通常发生在开始治疗的两周后,可成团快速脱落。通常化疗结束的 1 年之内头发会完全重新长出。超过一半的病人会有发质、厚度、颜色、卷发或直发的改变。 3. 告知病人出现不良情绪是一种正常的心理反应,多与家人、朋友和病友沟通交流,缓解不良情绪。
评价	治疗	化疗用药按计划完成,无脱发的发生。
	伴随症状	无疼痛、瘙痒的发生。
	日常生活	生活护理合理、营养摄入合理、心理反应等无变化。
	局部护理	局部护理得当。
	生活护理	能合理调整生活习惯。
	健康宣教	对脱发的原因和表现、心理护理能理解。

注意事项

1. 治疗脱发最重要的方法就是要支持病人,为其提供相关的策略。
2. 对于有头皮转移、白血病、多发性骨髓瘤病人等,头部冷疗法禁用。

（六）手足综合征

1. 概念　手足综合征（hand-foot syndrome, HFS）又称掌跖感觉丧失性红斑（palmoplantar erythrodysesthesia, PPE）或化疗导致的四肢末端红斑（chemotherapy-induced acralerythema）。

近年来新的分子靶向药物不断涌现,HFS 常被报道为分子靶向药物、蒽环类(多柔比星、脂质体多柔比星)及嘧啶类似物(氟尿嘧啶、卡培他滨)最常见的不良反应之一。

2. **症状表现** 典型的 HFS 临床表现为一种进行性加重的皮肤病变,手较足更易受累。首发症状为手掌和足底皮肤瘙痒。手掌、指尖和足底充血,继而出现指(趾)末端疼痛感。手/足皮肤红斑、紧张感,感觉迟钝、麻木,皮肤粗糙、皲裂,少数病人可有手指皮肤切指样皮肤破损。出现水疱、脱屑、脱皮、渗出、甚至溃烂,并可能继发感染。评估工具采用美国国立癌症研究所(NCI)分级标准。

处理流程

简要步骤		处理要点
评估	风险因素	某些化疗药物(例如卡培他滨、氟尿嘧啶、脂质体阿霉素、多西他赛)、表皮生长因子受体抑制剂、皮肤白皙、年长者、暴露于紫外线下。
	治疗	疾病治疗病史、药物的种类、剂量、浓度及给药方式。
	日常生活	1. 四肢功能改变。 2. 对睡眠的影响。 3. 对日常生活的影响。
	分级	Ⅰ级:感觉异常如麻木、刺痛感或不伴疼痛的轻度皮肤改变或皮炎,如肿胀、红斑或过度角化。 Ⅱ级:伴疼痛的皮肤改变,包括肿胀、红斑、水疱、皲裂、脱皮、出血和过度角化,影响工具性日常活动。 Ⅲ级:严重的皮肤改变,包括水疱、湿性溃疡、皲裂、脱皮、出血和过度角化,严重影响日常活动。
预防	持续观察	存在危险因素的病人手足综合征症状的原因。
	生活护理	1. 避免接触极端温度过热或过冷物体。 2. 穿戴宽松的鞋袜和手套,鞋子加用软垫减少摩擦。 3. 外出时避免长时间阳光直射。 4. 避免反复揉搓手足,如避免可能会导致手足反复受压的体力劳动或剧烈运动。 5. 局部经常涂抹保湿的润滑乳液。
处理	分级干预	1. Ⅰ级 HFS (1) 指导病人加强皮肤护理,保持受累皮肤清洁,避免继发感染。 (2) 避免压力和摩擦;可将双手足在温水中浸泡 10min,然后在湿的皮肤上涂上凡士林等润肤霜或润滑剂,并保持卫生。 (3) 防寒防冻,穿戴柔软合适的手套和鞋袜,鞋袜不宜过紧,以防摩擦伤。 (4) 避免剧烈运动及做用力捆绑的动作。 (5) 避免接触洗衣粉、肥皂等化学洗衣剂。 2. Ⅱ级 HFS 除指导病人避免使用粗硬的织物以防摩擦损伤等基本护理知识外,还应指导病人局部使用含尿素和皮质类固醇成分的乳液或润滑剂,如尿素霜、莫匹罗星软膏等。 3. Ⅲ级 HFS 除予以上述护理措施及用药治疗外,应暂停使用甲磺酸阿帕替尼治疗,待药物毒性恢复至Ⅰ级后继续服药。
	药物治疗	1. 大剂量的维生素 B_6 对预防和减轻卡培他滨和脂质体多柔比星有效。 2. 塞来昔布 400mg,每日 2 次口服。

简要步骤		处理要点
处理	非药物治疗	中医采用"活血化瘀、温经通络"的方法,可获得较好的减轻症状和预防作用。
	调整药物剂量	1. 服用卡培他滨引起的毒副作用可以通过对症处理、暂时停药和调整用药剂量而得到缓解。 2. 发生Ⅱ、Ⅲ级的 HFS,可以暂时停用卡培他滨直至症状消失或减轻至Ⅰ级再恢复用药。 3. 发生Ⅲ级 HFS,以后再服用卡培他滨应减量。
	局部护理	1. 局部可使用含有苯海拉明的麻醉剂或药膏。 2. 局部经常应用适量的润滑乳液,或其他含有乳液的羊毛脂等润滑剂,可以将这些润滑剂置于线袜底部从而作用于足底,或者将润滑乳液或其他含乳液羊毛脂涂抹于手上。 3. 将手足浸入冷水中。 4. 避免四肢暴露于有热度和压力的环境中,避免摩擦皮肤。 5. 对于疼痛部位的皮肤采用软垫加以保护。 6. 加强局部伤口护理,如出现水疱或溃疡及时咨询皮肤科医生,及时处理。
评价	风险因素	风险因素无导致手足综合征的发生。
	治疗	化疗用药按计划完成,无手足综合征的发生。
	日常生活	未影响日常生活。
	局部护理	局部护理得当。
	药物剂量	根据病情,合理调整药物剂量或暂停用药。

注意事项

1. HFS 是剂量依赖性的反应,随着药物蓄积量的增多,HFS 的发生率也会增高。当出现Ⅲ级 HFS 时,暂停或降低药物的剂量是最有效的措施。
2. 塞来昔布由于可能增加心脑血管的风险,应充分考虑和权衡应用塞来昔布预防 HFS 的临床获益和风险。

(七) 癌症相关淋巴水肿

1. 概念　癌症相关淋巴水肿(cancer-related lymphedema,CRL)指受累部位的一种异常肿胀及多种其他症状的综合征,由于淋巴系统中淋巴液的阻塞和积聚而引起。癌症病人的淋巴水肿主要由于放射治疗和淋巴结清扫术引起,且会波及单侧或双侧上肢或下肢、头颈部、乳腺及生殖器。

2. 症状表现

(1) 肢体的紧绷感。

(2) 沉重感或下沉的感觉。

(3) 急性加重时会出现炸裂或胀破的感觉。

(4) 疼痛,由于上肢重量增加所致的肩部紧张、炎症、臂丛或腰骶神经丛病引起的疼痛。

(5) 损伤功能致活动障碍。

(6) 社会心理上的痛苦。

3. 体征改变

(1) 肢体持续肿胀,广泛的间质纤维化则为非凹陷性水肿,通常抬高患肢水肿仍不会缓解。

（2）组织充盈明显加重。

（3）Stemmer征（在第2足趾的基底部提不起皮肤皱襞，正常该部位应该能够提起皱襞）。

（4）肢体变形。

（5）淋巴管瘤（皮肤淋巴管水疱样扩张）。

（6）表皮角化症（表皮角蛋白增加）。

（7）乳头状瘤病（皮肤淋巴管扩张伴周围纤维化形成引起的鹅卵石样的皮肤改变）。

（8）淋巴液外溢。

（9）急性炎症发作。

4. 评估工具

（1）客观测评法

1）水置换法（water displacement，WD）：被认为是测评淋巴水肿的金标准，优点是具有较好的灵敏度及准确性，其局限性在于不能提供肿胀部位及外形等相关数据，并且不能用于有开放性伤口的患肢。

2）臂周长测评法（circumference measurement，CM）：优势是简单、快速、耗费低，但是同时存在测量点的位置及测量点的数量不统一、无法测评手部的体积、测评者间的信度受影响较大。

3）红外线测量仪：优势是测量肢体体积快捷、精准率高，但不足之处在于费用昂贵，不能识别、监测早期尚未出现明显肿胀的淋巴水肿，不能区分测的体积或臂围改变是由于肌肉或脂肪的改变还是组织间隙内淋巴液的积聚。

（2）主观症状测评法

1）乳腺癌相关淋巴水肿问卷（LBCQ）。

2）妇科癌症淋巴水肿问卷（GCLQ）。

处理流程

简要步骤		处理要点
评估	风险因素	1. 高危因素　遗传性淋巴系统异常；淋巴结切除；特定淋巴区域的放疗；感染或寄生虫；肿瘤复发或新增恶性肿瘤。 2. 低中度危险因素　肥胖、导致淋巴系统损伤的创伤。
	受累部位	受累部位的体格检查、受累部位的测量、找出病人感觉到的受累部位的变化。
	治疗	疾病类型、治疗病史、手术方式、放疗方式、药物治疗情况。
	程度评估分期	0期：尽管淋巴运输系统受到破坏，但肿胀不明显的隐性或亚临床状态，这个阶段可能存在几个月或几年之后，出现显性水肿。 Ⅰ期：早期发病的情况，其中存在组织液积聚影响肢体抬高。在此阶段，有凹陷性水肿。 Ⅱ期：仅靠抬高肢体很难减少肿胀和可有明显凹陷。 Ⅱ期晚期：由于组织纤维化更明显，所以可能有或也可能没有凹陷。 Ⅲ期：非凹陷性水肿，象皮肿，皮肤变化包括坚硬、皮肤皱褶增加、脂肪沉积和疣状过度生长。
	疼痛病史	疼痛部位、疼痛强度、疼痛性质、疼痛时间等。
	其他	体格检查、实验室和影像学检查。

简要步骤		处理要点
预防	持续观察	存在危险因素的病人淋巴水肿的原因。
	饮食护理	1. 高热量、低蛋白、低脂、低盐饮食,富含维生素、易消化的食物,少量多餐为主。 2. 饮食清淡,避免高盐食物的摄入,尽量少吃腌制的咸菜、咸鱼、咸肉等,每日可用食盐≤2g 或酱油≤10ml。 3. 若每日尿量在 1 000ml 以上,一般不需要严格限水,但不可过多饮水;若每日尿量小于 500ml 或有重度水肿者需要严格限制水的摄入。
	日常护理	1. 保持患肢及患侧区域的清洁干燥,预防感染。 2. 禁止在患肢进行抽血、静脉注射等有创医疗操作,包括不要在该部位进行针灸治疗。 3. 避免患肢受压,避免束缚患侧区域、穿宽松衣服。 4. 禁止在患肢测量血压。 5. 禁止患肢负重小于 5kg。 6. 避免暴露患肢于高温环境中。 7. 体重管理,避免出现超重或肥胖等。 8. 预防肌肉劳损。
	皮肤护理	1. 保持皮肤柔软,可使用润肤剂。 2. 避免对皮肤过热(如热水沐浴、桑拿)和避免受累皮肤局部的晒伤。 3. 沐浴后擦干指、趾间,以防真菌感染。 4. 用电动剃须刀减少皮肤割伤的危险。 5. 防止昆虫叮咬。
处理	综合性抗淋巴淤滞疗法	1. 体位 通过抬高患肢减轻静脉的高压和增加静脉与淋巴系统的引流。 (1) 双臂抬高不应该大于 90°,因为角度太高会减少锁骨和第 1 肋骨之间的空间,可能会组织静脉的回流。 (2) 对于臂部水肿能走动的病人,应该避免应用臂悬带,防止液体在肘部蓄积和关节变僵硬。 2. 压力衣和绷带 减少上肢和下肢的体积。 3. 肢体锻炼 抗阻力锻炼、有氧运动。 4. 淋巴管的引流 按摩是从躯干清除水肿的唯一方法,但对皮肤癌受累的皮损区域不宜进行按摩。浅表皮肤和深度的按摩两种方法可以将初级的淋巴管中的淋巴液驱赶/移动到深部肌肉的集合淋巴管中。
	药物治疗	1. 镇痛治疗 首选对乙酰氨基酚和阿片类药物。 2. 皮质类固醇类激素 如果淋巴水肿与癌症浸润区域的淋巴结的损害相关联,应该考虑试用地塞米松,通过减轻肿瘤周围的炎症,淋巴阻塞可缓解。 3. 利尿剂 利尿剂一般不会使淋巴水肿从中获益,但当病人出现局部的肿胀时,应用一种非甾体药物或一种皮质类固醇类激素之后肿胀增加时,或者肿胀具有心脏或静脉血管的因素可考虑增加利尿剂的使用。
	手术治疗	脂肪抽脂、淋巴管静脉吻合术、淋巴结转移、各种微创手术。
	并发症的处理	1. 淋巴液体的溢出 (1) 在漏出的周围涂上保湿润肤剂或石油凝胶。 (2) 抬高肢体以减轻流体静力学的压力。 (3) 在专业治疗师的指导下使用具有支撑性的或有弹力的绷带。 (4) 应用吸水性的垫子以减少皮损区的潮湿。 (5) 若压力不当,应用一个小造瘘术袋子收集漏出液。 2. 蜂窝织炎 使用氟氯西林、克林霉素等药物,且做好皮肤卫生管理。

简要步骤		处理要点
处理	安全护理	1. 水肿行动不便者,减少下床活动时间,避免裤腿过长,可在家属协助下进行活动,防止跌倒/坠床发生。 2. 水肿部位皮肤感知觉障碍,使用热水袋时防止烫伤的发生。
	生活护理	1. 注意保护皮肤,避免皮肤损伤。 2. 评估病人的自理能力,给予适当的基础护理,增加舒适度。
	健康教育	1. 做好皮肤卫生管理,保持患肢的清洁干燥和皮肤的完整性,可有效控制感染。 2. 在有资质的淋巴水肿治疗师指导下,进行手法淋巴引流。 3. 若病情允许,可抬高患肢,以促进淋巴回流,减轻肢体肿胀。 4. 体重管理可有效减轻肿胀。
评价	风险因素	风险因素未导致淋巴水肿的发生。
	受累部位	受累部位的体格检查和测量按计划完成。
	治疗	常规治疗能按计划完成。
	皮肤管理	皮肤无损伤,无感染发生。
	安全护理	无跌倒/坠床的发生。
	健康宣教	对皮肤护理、日常护理、饮食指导和用药指导能理解。

注意事项

1. 告知病人淋巴水肿发生的风险因素并教会其进行自我监测,监测和早期干预措施对预防和处理淋巴水肿是有指导意义的。
2. 综合性抗淋巴淤滞疗法是淋巴水肿治疗的金标准,淋巴水肿病人需接受有资质的淋巴水肿治疗师提供专业的支持治疗。

二、胃肠道功能及排泄功能的改变

（一）恶心、呕吐

1. **概念**　恶心和呕吐是一种机体反射,目的是排除人体的毒素,因此恶心和呕吐可视为机体将体内有害物质排出的自然保护现象。恶心是指病人对上腹部不适的主观感觉,常伴有试图将胃内容物经喉部呕出的强烈愿望。呕吐是指通过胃的强烈收缩迫使胃内容物或部分小肠内容物不自主地经食管、口腔排出体外的现象。最常见的是化疗相关性恶心呕吐（chemotherapy-induced nausea and vomiting,CINV）,其发生率和严重程度受化疗药物致吐性的强弱、药物剂量、给药时间、给药途径以及病人个体差异的影响。

2. **症状表现**

（1）恶心:是一种有呕吐冲动的主观感觉。可伴有迷走神经兴奋的症状,如皮肤苍白、冷汗、流涎、血压降低、胃饱胀感及心动过缓等。

（2）呕吐:是胃内容物或部分小肠内容物排出,可伴有皮肤苍白、颤抖、虚弱、眩晕、脉搏加快、呼吸不规则以及血压下降等全身症状。

3. **分类**　恶心呕吐按发病机制分为反射性呕吐、中枢性呕吐、前庭障碍性呕吐;化疗所致恶心呕吐根据发生时间可分为急性、迟发性、预期性、暴发性和难治性呕吐。

（1）急性恶心呕吐：是指在给予化疗药物后 24h 内发生的恶心呕吐。多发生于用药后 1~2h，此期发生的恶心呕吐最为严重；

（2）迟发性恶心呕吐：是指在给予化疗药物后 24h 或更长时间所发生的恶心呕吐。尽管其严重程度较急性恶心呕吐轻，但症状的持续时间较长，影响化疗后的水化、营养和全身状况。迟发性恶心呕吐的机制可能与化疗药物的残留代谢或胃肠道黏膜的直接损伤有关；

（3）预期性恶心呕吐：常见于既往化疗期间恶心呕吐症状控制不良的病人。其特点是恶心呕吐常发生于化疗前或化疗给药的同时，在某些与化疗有关的情况下，如医院环境可触发呕吐的发作。

处理流程

简要步骤		处理要点
评估	风险因素	1. 潜在致吐性药物。 2. 经历过化疗所致恶心呕吐的病人。 3. 其他因素（女性和年轻病人）也会增加化疗所致的恶心呕吐。
	治疗	疾病治疗病史、药物种类、剂量及给药方案。
	症状	上腹部不适、虚弱、眩晕、胃饱胀感。
	病情观察	恶心呕吐的症状、类型、频次、分度和止吐剂的使用情况及效果。
	分度（WHO）	0 度：无恶心呕吐。 Ⅰ度：只有恶心。 Ⅱ度：为一过性呕吐伴恶心。 Ⅲ度：呕吐需要治疗。 Ⅳ度：顽固性呕吐。
预防	给药前健康教育	1. 告知应用化疗药物导致恶心呕吐的风险和表现。 2. 告知避免引发或加重风险及症状的因素。 3. 避免进食过甜、过咸、油腻、产气、辛辣和含 5-羟色胺丰富的食物。 4. 卧床病人呕吐时头偏向一侧，防止误吸。
	静脉给药	1. 尽量睡前给药，对呕吐频繁者可采取午睡时给药。 2. 可在餐后 3~4h 静脉化疗。
	持续观察	存在风险的病人恶心呕吐的症状及并发症的发生。
	饮食指导	1. 选择高营养、清淡易消化的食物，调整食物的色、香、味，避免过甜、过咸、油腻、产气和辛辣的食物，限制过热的食物，以温热适中为宜。 2. 选择碱性或固体食物，可于化疗前吃少量面食，如饼干、烤面包等食物。 3. 限制含 5-羟色胺丰富的水果、蔬菜，如香蕉、核桃、茄子等。 4. 限制餐前、餐后 1h 饮水量，尽量不饮水。 5. 调整进食方式和时间，避免在化疗前 1~2h 内饮食，少量多餐，每日 4~6 餐。 6. 加强口腔护理，餐后、睡前漱口，不使用有刺激性气味的漱口水。 7. 营养严重失调且不能经口进食者，可酌情给予肠内或肠外营养支持治疗。 8. 加强沟通，告知病人恶心呕吐的原因及营养对肿瘤治疗的重要意义，消除顾虑，主动进食。
	生活护理	1. 保持环境安静、整洁、空气新鲜、无异味，避免强烈光线直射。 2. 选择通风良好及远离厕所和厨房的就餐环境。 3. 保持床单位及衣物整洁，口腔清洁，去除异味，增进舒适感。

简要步骤		处理要点
处理	药物治疗	1. 脱水药物的使用　20%甘露醇、甘油果糖等。 2. 止吐药的使用　5-羟色胺受体拮抗剂(昂丹司琼、托烷司琼)、多巴胺受体拮抗剂(甲氧氯普胺)、皮质激素类(地塞米松、泼尼松)、NK-1受体拮抗剂(阿瑞匹坦、福沙匹坦)。
	非药物治疗	1. 指导病人通过放松训练,将注意力集中在声音、呼吸、运动、想象等方面,降低对周围环境的感受,分散注意力,减轻对化疗产生的焦虑、抑郁等心理因素。可进行呼吸放松、意象冥想放松、音乐治疗、催眠等。 2. 帮助病人正确认识和对待化疗不良反应,增强战胜疾病的信心。 3. 中医穴位敷贴。
	对症处理	1. 呕吐不止者　不强迫进食;间断喝少量液体,如含气的矿泉水、冰柠檬汁、苏打水。 2. 不再呕吐,仍感恶心者　可进食少量食物。 3. 进食少量食物者　可进食饼干、麦片、蛋粥、清汤等流质食物。 4. 正常进食者　避免吃不易消化或油腻食物。
	安全护理	1. 病人发生呕吐时,护士应在床旁守护,指导病人头偏向一侧,防止误吸。 2. 严重呕吐不能进食者,严格记录生命体征及出入量,定期检查血中各电解质的浓度,遵医嘱及时调整补液计划,避免水、电解质紊乱及酸碱平衡失调,包括低钾、低氯和转移性低钠血症。当病人血清钾<3.5mmol/L,且尿量>30ml/h时,可考虑补钾。 3. 观察呕吐物的颜色、性质、量及气味,如有异常,及时报告医生。 4. 恶心呕吐者容易出现疲乏、虚弱等症状,增加跌倒/坠床的风险,护士应及时进行健康教育及坠床/跌倒风险告知,保证病人安全。
	生活护理	1. 呕吐后指导病人取舒适卧位,用温水漱口,保持口腔及床单位清洁,尽量避免污物、气味等不良刺激,以防产生不良的条件反射。 2. 记录恶心呕吐发生的原因、时间、频率,找出规律,调整饮食习惯。
评价	治疗	按计划完成化疗,无恶心呕吐的发生。
	感觉症状	恶心呕吐症状改善。
	皮肤管理	皮肤及胃肠道黏膜无损伤。
	安全护理	无跌倒/坠床、误吸的发生。
	健康宣教	能理解安全指导、饮食指导和用药指导。

注意事项

1. 控制恶心比控制呕吐更加困难,止吐方案中应该考虑减轻恶心的干预措施。
2. 恶心呕吐原因及临床特征具有较大的个体差异,应根据病人特点进行个性化的预防与干预。
3. 持续不断评价各期化疗相关性恶心呕吐(CINV)的止吐效果,对于完善CINV的管理方法、确定及实施药物和非药物干预的最佳组合是有重要意义的。

（二）恶性腹腔积液

1. 概述　恶性腹水是晚期恶性肿瘤并发症之一,提示肿瘤出现复发或转移。原发灶不同,预后有差异。

2. **症状表现** 恶性腹水可迅速发生,亦可缓慢出现,但进展均较快。在腹水量较少或起病初期,病人无自觉症状或被原发肿瘤的表现掩盖,可有腹胀、纳差、恶心等表现。当腹水增加到一定程度时,由于腹膜牵拉出现腹胀加重及轻微腹痛,可能出现腹围增加。腹水增长较快或大量腹水致膈肌上抬,病人可出现呼吸困难。大量腹水压迫胃肠道时可引起明显的恶心、呕吐、食欲不振、饱胀感。压迫静脉及淋巴系统时,病人常伴有下肢水肿。压迫肾脏时,病人可出现少尿、血压下降、表情淡漠、嗜睡等。大量腹水时可出现移动性浊音,液波震颤。

处理流程

简要步骤		处理要点
评估	治疗	疾病治疗病史、药物种类、剂量及给药方案。
	感觉症状	腹胀、恶心、呕吐、食欲不振、饱胀感、呼吸困难。
	功能改变	下肢水肿。
	分级	1级:无症状,仅临床检查或诊断所见,无需治疗。 2级:有症状,需要治疗。 3级:严重症状,需要侵入性治疗。 4级:危及生命,需要紧急手术治疗。 5级:死亡。
预防	持续观察	存在风险的病人恶性腹水进展情况。
	饮食指导	给予足量蛋白质、适量碳水化合物与脂肪食物,适当补充维生素 C、维生素 D。
	生活护理	参加适宜的体育锻炼,如太极拳、太极剑、气功等,以增强体质,提高抗病能力。
处理	用药指导	正确使用药物,观察用药后不良反应。
	腹腔穿刺引流	1. 操作前向病人及家属说明穿刺的目的、方法和必要性。 2. 操作时严密观察病人呼吸、脉搏、血压的变化,如有面色苍白、出汗、头晕、胸闷、心悸、胸部压迫感或剧痛、昏厥等症状,应停止操作。给予平卧、吸氧和扩容等对症处理。 3. 腹腔积液引流不畅时,指导病人变换体位;术后腹带不宜过紧,以免影响病人休息,甚至造成呼吸困难。 4. 可注射抗肿瘤药物或硬化剂,诱发化学性腹膜炎,促进脏层与壁层腹膜粘连,防止积液过快增长。 5. 穿刺后注意观察穿刺部位有无出血、皮下瘀血或积液外渗。积液外渗者及时更换敷料,局部加压包扎。 6. 观察引流液颜色、性质及量,控制腹腔积液引流速度,每次放液量不超过3 000ml。观察引流管有无脱出或打折,卧床时将引流袋固定于床旁,活动时固定于穿刺点下方,防止感染,保持切口周围清洁干燥。
	饮食指导	1. 中到大量腹水病人适当限制钠盐及水分的摄入,钠盐每日控制在4.6~6.9g。 2. 重症病人钠盐控制在每日 2g 以下,水分摄入量每日控制在与尿量等同的水平。
	安全护理	1. 大量腹水病人易导致双下肢水肿、虚弱、焦虑,有发生坠床/跌倒的风险。进行坠床/跌倒风险告知,双侧床档保护,24h 留陪护。 2. 长期卧床病人有发生压疮的风险,进行压疮风险告知。

简要步骤		处理要点
处理	疼痛管理	及时进行评估及药物控制。
	康复护理	定期测量体重及腹围,记录每日出入液量、引流液颜色、性质及量。
	生活护理	1. 注意休息,避免劳累。 2. 保持舒适的体位。大量腹水病人协助采取半卧位,降低膈肌,增加肺活量,改善呼吸困难、心悸等症状。 3. 注意皮肤清洁及饮食卫生,预防感染。
评价	治疗	腹腔积液量减少。
	感觉症状	腹胀、恶心、呕吐、呼吸困难改善。
	功能改变	双下肢水肿缓解。
	皮肤管理	皮肤无损伤。
	安全护理	无跌倒/坠床发生。
	健康宣教	对引流管的自我管理、安全指导、饮食指导能理解。
注意事项		

放腹腔引流液时,应控制引流速度。速度过快、大量放液会使腹压突然下降,血液重新分配,导致血压下降,甚至休克。一次放腹腔引流液量不超过 3 000ml。

(三) 便秘

1. **概念** 大便次数减少,一般每周少于 3 次,伴排便困难,粪便干硬。便秘是晚期恶性肿瘤病人较为常见的症状。

2. **症状表现** 便秘可引起局部或全身症状。粪便过于坚硬,排便时常有肛门疼痛,亦可发生肛裂或内痔出血。若粪便在肠内停留过久,可引起局部炎症,有下坠感及排便不尽感等。亦可表现为反复性腹痛,腹痛无规律,呈阵发性,持续数分钟至数十分钟,部位不确定,性质轻重不等,发作间歇期常无异常表现。此外,粪便滞留于肠道内可反射性地引起全身症状,如头痛、口苦、食欲下降、乏力等。体格检查时可扪及左下腹长管状痉挛的乙状结肠,有时可扪及粪团块。

3. **分类** 根据胃肠道有无器质性病变可分为功能性便秘和器质性便秘。

(1) 功能性便秘与进食量少、食物缺乏纤维素或水分、精神心理等因素有关。

(2) 多种器质性疾病如胃肠道梗阻、腹腔或盆腔内肿瘤压迫等可导致器质性便秘的发生。

处理流程

简要步骤		处理要点
评估	风险因素	长期卧床、液体摄入不足、阿片类药物、化疗药物、止吐药物。
	治疗	疾病治疗病史、药物种类、剂量及给药方案。
	感觉症状	排便不畅、腹胀、腹痛、食欲减退、恶心或呕吐、疼痛。
	功能改变	排便次数减少。

简要步骤		处理要点
评估	分级	0级:护理记录中有排便记录及医嘱中无便秘相关用药及处置。 1级:需要用大便软化剂。 2级:需要缓泻剂。 3级:需要灌肠。 4级:肠梗阻或中毒性肠麻痹。 5级:与便秘相关的死亡。
预防	持续观察	存在风险的病人便秘的发生。
	饮食指导	1. 指导病人进食清淡易消化饮食,少食多餐,多食用富含维生素 A、维生素 C、维生素 E 的新鲜蔬菜、水果及含有粗纤维的食物。 2. 适当进食有润肠通便作用的食物,如蜂蜜、芝麻、核桃等。 3. 病情允许时应多饮水,每日饮水量 2 000~3 000ml。
	生活护理	1. 保持病房安静、舒适、整洁、温湿度适宜。 2. 进行力所能及的日常活动。 3. 养成良好的排便习惯　每日按时排便,选择合适的排便时间,如晨起或睡前,排便时应集中精力,不要阅读报纸或做其他事情。 4. 协助卧床病人翻身,指导病人做腹部环形按摩、增强盆底部肌肉运动,促进排便。 5. 了解病人排便习惯和心理状态,缓解病人紧张、焦虑的情绪,及时给予护理干预。
处理	分级干预	0级便秘:不需处理。 1级便秘:需为病人讲解便秘的原因、不良后果及治疗措施。指导病人养成规律的饮食及排便习惯。大便干结、有便意者可用开塞露软化粪便。 2级便秘:使用缓泻剂治疗。 3级便秘:可行清洁灌肠。 4级便秘:通过胃肠减压或外科手术治疗肠梗阻或肠麻痹。
	用药指导	1. 停用引起便秘的药物或减少剂量。 2. 根据病人情况选择合适的缓泻剂,应避免长期应用或滥用缓泻剂。缓泻剂包括容积性泻剂(燕麦麸、果胶等)、刺激性泻剂(番泻叶、大黄、决明子、芦荟、果导片等)、渗透性泻剂(乳果糖、甘露醇、山梨醇等)、润滑性泻剂(甘油、矿物油、液状石蜡等)、促动力药(西沙比利、莫沙必利)、微生态制剂(双歧三联活菌、整肠生、丽珠得乐)。 3. 简易通便剂　其作用机制是软化粪便、润滑肠壁、刺激肠蠕动促进排便,如开塞露、甘油栓等。 4. 中药穴位贴敷涌泉穴、神阙穴。 5. 超声排气　利用超声波原理,将相对应的排气药片贴于病人的结肠部位,每次 30min,用后可将贴片保留 1~2h 再去除,可以有效地促进肠蠕动。
	安全护理	1. 卧床病人灌肠后拉好双侧床档,预防坠床/跌倒的发生。 2. 观察病人的意识及生命体征。 3. 注意观察病人有无肛门撕裂伤。

简要步骤		处理要点
处理	生活护理	1. 为病人提供单独隐蔽的环境及充足的排便时间,如拉上围帘或用屏风遮挡,避开查房、治疗、护理和进餐时间,以消除病人的紧张情绪,保持心情舒畅,利于排便。 2. 如有大便干结造成肛裂,指导病人每次便后清洁肛门皮肤,避免感染。 3. 为病人讲解便秘的原因、不良后果及治疗措施,积极配合治疗。
	疼痛管理	及时对腹痛进行评估及药物控制。
	康复护理	1. 根据病人个体情况为其制订相应的锻炼计划,如散步、打太极拳、练气功等。 2. 指导病人进行增强腹肌和盆底部肌肉的运动。每天起床前用双手顺时针按摩腹部 100 圈,再逆时针按摩 100 圈,促进肠道的蠕动。盆腔、腹腔肿瘤未切除者禁忌按摩。 3. 中药穴位按压及贴敷　取穴位足三里或支沟做穴位按压 30~50 次(约 2~3min)。 4. 超声排气。
评价	风险因素	有效识别风险因素,积极采取预防措施。
	治疗	及时给予有效治疗。
	症状	腹胀、腹痛缓解。
	功能改变	正常排便。
	皮肤管理	肛周皮肤无破损。
	安全护理	未发生跌倒/坠床。
	健康宣教	对功能锻炼、安全指导、饮食指导和用药指导能理解。
注意事项		

1. 避免滥用泻药　孕妇、月经期、肠溃疡、便血、肠结核等病人慎用泻药;肠梗阻、腹膜炎病人禁用泻药。
2. 服用阿片类药物的病人,建议使用预防性泻药来降低便秘的发生率。

（四）腹泻

1. **概念**　腹泻是指排便次数增多,粪质稀薄不成形,或带有黏液、脓血或未消化的食物。如解液状便、每日 3 次以上或每日粪便总量大于 200g,其中粪便含水量大于 80%,则可认为是腹泻。

2. **症状表现**　大便性状有改变,呈稀状、水样便、黏脓便或脓血便,或大便中含有食物残渣,带泡沫及油腻状,伴有恶臭等。常伴有发热、里急后重、消瘦、皮疹、皮下出血、腹痛、恶心、呕吐及不同程度的脱水症状,严重者可发生水电解质紊乱,甚至会出现四肢冰冷、脉搏细弱或扪不到。如发现呼吸深快,说明有酸中毒,亦可危及生命。

处理流程

简要步骤		处理要点
评估	风险因素	应用化疗药物,腹部或骨盆部位的放疗,联合应用放化疗、手术,中性粒细胞减少,胃肠道肿瘤。
	治疗	疾病治疗病史、药物种类、剂量及给药方案。

续表

简要步骤		处理要点
评估	感觉症状	里急后重、腹痛、腹泻、恶心、呕吐。
	功能改变	排便次数增加。
	分级	1 级：与基线相比，大便次数增加<4 次/d，造瘘口排出物轻度增加。 2 级：与基线相比，大便次数增加 4~6 次/d，造瘘口排出物中度增加。 3 级：与基线相比，大便次数增加≥7 次/d，大便失禁，需要住院治疗。与基线相比，造瘘口排出物重度增加，影响个人日常生活活动。 4 级：危及生命，需要紧急治疗。 5 级：死亡。
预防	持续观察	存在风险的病人腹泻的发生。
	生活护理	创造舒适安全的环境，保持皮肤清洁干燥，床单位整洁、舒适。
	饮食指导	1. 指导病人进食质软、易消化、少纤维素、营养丰富、热量充足的流质和半流质饮食。 2. 少量多餐，保持食物温度，避免食用冷饮、多纤维素的蔬菜及其他刺激性的食物，忌食牛乳和乳制品。 3. 增加液体摄入，约 3 000ml/d。
	健康教育	1. 心理因素　情绪紧张焦虑可导致迷走神经兴奋，肠蠕动增加引起腹泻。 2. 饮食结构　喜食油腻、辛辣、高纤维的食物，摄入难以吸收的食物，如乳果糖、山梨醇、甘露醇、果糖、纤维等，导致肠蠕动加快引发腹泻。 3. 药物　某些化疗药物、胃肠动力药、清热解毒药、长期应用抗生素等可导致腹泻。 4. 肿瘤病人合并有其他疾病　如糖尿病、甲状腺功能亢进、肠道溃疡、结肠炎等，可引起腹泻。 5. 肠内营养液配置、保存及使用过程中的温度、浓度、速度不适当。
处理	用药指导	1. 轻、中度腹泻病人，以口服补液为主，维持充足的血容量，配合口服止泻药物治疗。严重腹泻病人，除要素饮外，配合静脉补充营养，必要时给予全胃肠外营养支持治疗、抗感染治疗。 2. 皮质类固醇可减少小肠假性阻塞及放射性肠炎的水肿。 3. 阿片类药物是姑息治疗中用于止泻的主要药物，能够有效治疗与癌症有关的腹泻，但必须谨慎使用。 4. 使用抗生素引发的腹泻，首先应尽量停用广谱抗生素，换用活性强、抗菌谱窄的药物，其次可根据菌群失衡的类型选择微生态制剂。 5. 奥曲肽用于治疗癌症相关性腹泻，能在更短时间内止泻，同时可以调节肠道水分及电解质的运转，增加肠道水分和电解质的重吸收。
	安全护理	1. 掌握正确的床上翻身技巧，避免拖、拉、推等。使用便器时，便器不应有损坏，不可硬塞、硬拉，必要时在便器边缘垫软纸、布垫或撒滑石粉，防止擦伤。 2. 受腹泻影响，病人出现不同程度的乏力、头晕、低血压、心情烦躁。应注意预防跌倒/坠床等意外，双侧床档保护，24h 留陪护，必要时采用保护性约束。 3. 大量腹泻病人注意观察有无水、电解质紊乱及酸中毒发生。

简要步骤		处理要点
处理	生活护理	1. 指导病人保持皮肤清洁 （1）每日便后及时清洗皮肤,宜选用无香味、无刺激性、pH 接近的免冲洗清洁剂清洗会阴皮肤,不建议使用肥皂清洁。 （2）清洗时水温不可过高,动作轻柔,采用冲洗或轻拍拭清洁,不可用力摩擦皮肤。 （3）肛周皮肤破损,推荐使用不含酒精的皮肤保护剂,如爽身粉、山茶油、地榆油、凡士林软膏、氧化锌软膏、皮肤保护膜等。 2. 指导病人进行适当的有氧运动,急性起病、全身症状明显的病人应卧床休息。 3. 注意腹部保暖,有利于缓解腹痛。
	疼痛管理	评估肛周皮肤疼痛及腹痛,及时处理。
	康复护理	1. 指导病人严格执行饮食调节计划,严重腹泻者禁食,待病情缓解后逐渐过渡到流质、半流质饮食,直至普通饮食。 2. 耐心解释和安慰病人,稳定病人情绪,树立信心配合治疗。 3. 注意保暖,避免腹部按摩等刺激。
评价	风险因素	有效识别风险因素,积极采取预防措施。
	治疗	按计划完成治疗,未发生水、电解质紊乱及酸中毒。
	感觉症状	腹泻、腹痛缓解。
	功能改变	正常排便。
	皮肤管理	肛周皮肤无破损。
	安全护理	未发生跌倒/坠床。
	健康宣教	对安全指导、饮食指导和用药指导能理解。
注意事项		

严重腹泻病人,密切观察生命体征。严重脱水、低血压、水、电解质紊乱及无法口服治疗的重症病人,需要更积极地进行静脉支持治疗。

三、呼吸循环改变

（一）呼吸困难

1. **概念**　呼吸困难是指病人感觉空气不足、呼吸不畅、呼吸费力及窒息等呼吸不适的主观体验,伴或不伴呼吸费力表现(张口呼吸、鼻翼扇动),也可伴有呼吸频率、深度和节律的改变。

2. **症状表现**　根据病因及发生机制的不同,将呼吸困难的症状表现分为五类。

（1）肺源性呼吸困难:主要因呼吸器官病变所致。

1）吸气性呼吸困难:吸气费力,严重者吸气肌极度用力,胸腔负压增大,吸气时出现三凹征,常伴随有干咳与高调吸气性喉鸣音。

2）呼气性呼吸困难:呼气费力,呼气时间明显延长,呼吸缓慢,听诊肺部常有干啰音,见于下呼吸道阻塞性疾病。

3）混合性呼吸困难:吸气、呼气都困难,呼吸频率加快,呼吸幅度变浅,听诊肺部常有呼吸音异常,可有病理性呼吸音。

（2）心源性呼吸困难:常由左心功能不全的肺水肿所致,主要表现为混合型呼吸困难,特点为呼吸困难于活动时出现或加重,休息后减轻或缓解,病情较重者常被迫取半坐位或端坐位。急性左心衰竭时,常出现夜间阵发性呼吸困难,病人多于熟睡中突感胸闷、憋气,被迫端坐呼吸,重者高度气喘、面色青紫,咳粉红色泡沫样痰,心率增快,可闻及奔马律。

（3）中毒性呼吸困难:尿中毒、糖尿病酮症酸中毒时,由于酸性代谢产物增多,刺激呼吸中枢引起呼吸困难。病人多表现为深长、规则的大呼吸,呼吸频率或快或慢。急性感染时,由于体温升高和酸性代谢产物刺激呼吸中枢,使呼吸频率加快。

（4）神经精神性呼吸困难:脑部疾病如脑炎、脑血管意外、脑肿瘤等直接累及呼吸中枢,出现异常的呼吸节律,导致呼吸困难。重症肌无力危象引起呼吸肌麻痹,导致严重的呼吸困难。另外,癔症也有呼吸困难发作,其特点是呼吸显著加速、表浅,因呼吸性碱中毒常伴有手足抽搐症。

（5）血源性呼吸困难:常见于重度贫血,因红细胞减少导致血氧不足,表现为呼吸表浅、急促、心率增快。急性大出血或休克时,因缺血及血压下降,呼吸中枢受到刺激而引起呼吸增快。

处理流程

简要步骤		处理要点
评估	治疗	疾病治疗病史、药物种类、剂量及给药方案。
	感觉症状	呼吸不畅。
	功能改变	端坐位休息、下肢水肿。
	分度	0级（无）:除过度活动劳力外,无气短的呼吸问题。
		1级（轻度）:平地行走或上略斜坡时有气短问题。
		2级（中度）:因气短,较同龄人平地行走得慢或以自己的步伐行走于平地时不得不停下呼吸。
		3级（重度）:平地行走100m左右或行走几分钟后需停下呼吸。
		4级（极重度）:因气短不能离开家或穿衣、脱衣时气短。
预防	持续观察	存在风险病人呼吸困难的程度。
	饮食护理	给予高蛋白、高热量、高维生素、易消化、营养丰富的食物。
	生活护理	1. 保持居住环境空气新鲜、温度适宜。 2. 脱离石棉、煤尘、棉尘、粉尘等污染物环境。 3. 戒烟酒。 4. 根据病情需要给予适当的有氧活动。
处理	分度干预	轻度缺氧:使用鼻塞法,流量1~2ml/min。 中度缺氧:鼻导管给氧,流量2~4ml/min,吸入氧浓度约为30%。 重度缺氧:密闭式面罩给氧,流量6~8ml/min,吸入氧浓度为60%。 严重呼吸困难:密闭式面罩给氧、机械辅助通气。

简要步骤		处理要点
处理	用药指导	1. 支气管扩张药　除非病人无法合作或存在较严重的气管阻塞,支气管扩张剂最好用喷雾吸入法给药。该类药物包括: （1）β₂ 肾上腺素受体激动剂,如沙丁胺醇、特布他林等。 （2）抗胆碱药物,如异丙托溴铵。 （3）茶碱类药物,如氨茶碱、二羟丙茶碱、胆茶碱。 2. 阿片类药物　疼痛会加重呼吸困难,如果病人病情允许,即不存在呼吸抑制、氧合作用受损和二氧化碳浓度升高等情况下,使用阿片类药物可有效缓解呼吸困难,包括吗啡、可待因、芬太尼、羟考酮等。阿片类药物使用过量可引起呼吸抑制,因此用于缓解呼吸困难症状时,应严格进行滴定。其常见的不良反应包括恶心、呕吐、便秘、嗜睡。 3. 抗焦虑药物　苯二氮䓬类药物如劳拉西泮、咪达唑仑等,因具有抗焦虑、减轻呼吸困难所致的不适作用而用于呼吸困难的病人,既可单独使用,也可联合阿片类药物使用。但因该类药物具有肌肉松弛作用,也可能会加重呼吸困难的严重程度,慎用于癌症恶病质和肌肉减少症的病人。 4. 类固醇　如地塞米松、氢化可的松,用于缓解病人呼吸困难,主要来自它的抗炎作用,针对肿瘤引起的呼吸道阻塞,类固醇可减轻肿瘤周围的炎性反应及水肿,缓解症状。
	治疗	1. 肺源性呼吸困难病人轻度缺氧时,可给予间断吸氧,2L/min。伴二氧化碳潴留时,应持续低流量给氧,并根据病情间断加压给氧或人工呼吸给氧。 2. 急性左心衰竭出现呼吸困难者可用 20% ~ 30% 乙醇加压吸氧,以降低肺泡内泡沫表面张力,使泡沫破裂,从而改善呼吸困难。
	饮食护理	给予高蛋白、高热量、高维生素、易消化、营养丰富的食物,进食新鲜蔬菜、水果,少食多餐,保证充足的水分摄入,食物不可过咸,忌油炸、易产气的食物,预防便秘、腹部胀气。
	生活护理	1. 病室每日消毒 1 次,保持环境安静、清洁、舒适、空气流通、温湿度适宜。 2. 合并哮喘的病人,室内避免温度过高和可能存在的过敏原(尘螨、花粉、刺激性气味等)。 3. 及时添加湿化瓶内水量,预防病人呼吸道黏膜损伤。 4. 协助病人取舒适体位,避免衣服紧身或盖被过厚。 5. 协助病人定时变换体位,预防发生压疮。 6. 限制探视时间及次数,避免与呼吸道感染人群接触。
	安全护理	1. 告知病人及家属用氧期间做好"防火、防震、防油、防热",保证用氧安全。 2. 避免长时间高流量吸氧造成氧中毒。 3. 预防发生坠床/跌倒,24h 留陪护。
	疼痛管理	及时进行疼痛评估及药物控制。
	康复护理	1. 病情允许,有计划的增加活动量,如室内走动、散步、室外活动等,逐步提高活动耐力。 2. 膈肌运动训练　取平卧位、坐位或立位,两手分别放在胸部、腹部。吸气时用鼻吸入,腹壁尽量突出,膈肌收缩。呼气时腹部收紧,用口呼出。要求呼吸频率 7~9 次/min。呼吸过程中吸气是主动的,呼气是被动的。 3. 指导病人及家属采用非药物治疗,如手摇风扇、助行器、放松疗法、音乐疗法等,帮助缓解呼吸困难症状。 4. 缩唇呼吸　呼气时将口唇略微缩小,慢慢将气体呼出,以延长呼气时间 2~3 倍。

简要步骤		处理要点
评价	感觉症状	胸闷、呼吸困难改善。
	功能改变	自主体位休息。
	皮肤管理	皮肤及黏膜无损伤。
	安全护理	未发生跌倒/坠床、压疮及氧中毒。
	健康宣教	病人及家属对安全指导、氧疗指导和康复指导能理解并依从。

注意事项
1. 用氧期间做好"防火、防震、防油、防热",保证用氧安全。
2. 吸氧时氧流量不可过大,以免发生氧中毒。

(二) 恶性胸腔积液

1. 概念　胸膜腔内的液体简称胸液。其形成与吸收处于动态平衡状态,任何原因使胸液形成过多或吸收过少时,均可导致胸液异常积聚,称为胸腔积液。恶性胸腔积液又称癌性胸水,是晚期恶性肿瘤的常见并发症,主要发生于胸膜转移或胸膜原发性肿瘤。

2. 症状表现　进行性加重的呼吸困难是最常见的症状,可伴有胸痛和咳嗽,肿瘤侵袭胸膜、胸膜炎症和大量胸腔积液引起壁层胸膜牵张均可引起胸痛,多呈持续性胸痛。病人可出现端坐呼吸、发绀、咳嗽、刺激性干咳。

处理流程

简要步骤		处理要点
评估	治疗	疾病治疗病史、药物种类、剂量及给药方案。
	感觉症状	胸闷、胸痛、气紧、呼吸困难、咳嗽。
	功能改变	端坐位、双下肢水肿。
	分级	1. 少量胸腔积液　主要是指在 X 线平片上,液体上缘位于第 4 肋骨前端以下。 2. 中量胸腔积液　主要是指在 X 线平片上,液体上缘位于第 4 肋骨前端以上,但位于第 2 肋前端以下。 3. 大量胸腔积液　主要是指在 X 线平片上,液体上缘位于第 2 肋前端以上。
预防	持续观察	病人恶性胸腔积液的症状及呼吸困难的程度。
	生活护理	1. 积极防治原发病是预防本病的关键。 2. 增强体质,提高抗病能力。积极参加各种适宜的体育锻炼,如太极拳、太极剑、气功等。
处理	治疗	1. 胸腔积液闭式或导管引流术　常用于中至大量胸腔积液的病人,在超声定位下行胸腔积液闭式或导管引流术。开始 30~60min 内,放出胸腔积液 1 000ml 左右,然后将引流速度控制在每小时 100~200ml,持续引流 24h 以上。尽可能引流出较多的胸腔积液,缓解病人呼吸困难。 2. 胸膜腔硬化治疗　可以长期有效地控制恶性胸腔积液。目前常用的硬化剂有白细胞介素-2、力尔凡、香菇多糖等生物制剂,使用后有不同程度的发热、疼痛性胸膜炎等不良反应,故需与利多卡因混合使用。 3. 胸膜腔内化疗　最常用的化疗药物是顺铂。排出胸腔积液后,通过胸腔内用药,使胸膜产生炎性反应,发生纤维化甚至胸腔闭塞,使积液不再产生。

续表

简要步骤		处理要点
处理	胸腔穿刺引流	1. 置管前护理 （1）介绍穿刺的目的、方法及注意事项。 （2）评估病人的生命体征、临床表现及胸腔积液量。 （3）对咳嗽、喘憋病人给予镇咳、平喘治疗，呼吸困难病人给予吸氧，监测病人血氧饱和度，确保病人保持相对静息状态。 （4）准备急救用品。 2. 置管中护理 （1）穿刺体位：指导病人反坐于靠背椅上，健侧臂平放在椅背上缘，头枕于臂上，穿刺侧手臂放在头顶，或采取斜坡侧卧位，充分暴露穿刺部位，注意保暖及隐私保护。 （2）穿刺成功后，穿刺点覆盖透明敷贴，胸腔引流管粘贴标识，外接引流袋。引流袋放置位置低于穿刺点，防止反流造成感染。 （3）观察并记录引流液颜色、性状及量。 （4）如病人诉头晕、面色苍白、大汗、脉搏细弱，血压下降等，应立即停止引流，根据情况采取必要的急救措施。 3. 置管后护理 （1）恶性胸腔积液引起的呼吸困难病人给予低流量氧气吸入，监测血氧饱和度及血气分析指标。观察生命体征，有无疼痛、皮下气肿、气胸等并发症，穿刺点有无红肿、疼痛、渗液等。 （2）每周更换透明敷贴 1~2 次，如有渗液、松脱等随时更换，有渗液者局部加压包扎。 （3）引流管常规护理健康教育，引流管固定妥善，引流通畅，避免扭曲打折。卧床休息时引流管固定于床旁，下床活动时引流管固定于穿刺点以下，防止导管脱出或感染。 4. 胸腔灌注注意事项 （1）胸腔置管后，尽量在 3d 内将胸腔积液引流干净后进行腔内注药，达到控制胸腔积液的目的。 （2）胸腔灌注后夹闭引流管 2~6h，指导病人每 20~30min 更换体位，利于药液与胸腔广泛接触，促进吸收。 （3）观察用药相关不良反应。 （4）鼓励病人多饮水，观察并记录小便颜色、性状及量，发现异常及时报告医生。
	饮食护理	指导病人进食清淡、易消化食物、少量多餐、多食蔬菜水果，给予高蛋白、高热量、高维生素饮食。
	安全护理	咳嗽剧烈的病人易发生晕厥，预防跌倒/坠床，给予双侧床档保护，24h 留陪护。
	生活护理	1. 保持病室整洁，空气清新，限制探视，预防感染，为病人营造良好的休息环境。 2. 病人携带引流袋，生活不便，易产生自卑心理，可进行心理护理，帮助缓解焦虑情绪。 3. 在病人能耐受的情况下指导翻身，预防压疮。
	疼痛管理	及时对胸痛进行评估及药物控制。

简要步骤		处理要点
处理	康复护理	1. 指导病人进行缓慢的腹式呼吸,于餐前及睡前进行有效的咳嗽运动,每次15~20min。 2. 鼓励病人下床活动,增加肺活量。 3. 鼓励病人排痰,保持呼吸道通畅。
评价	治疗	及时给予有效治疗,胸腔积液量减少。
	感觉症状	胸闷、胸痛、气紧、呼吸困难缓解。
	功能改变	自主体位休息。
	皮肤管理	皮肤无损伤。
	安全护理	未发生跌倒/坠床及压疮。
	健康宣教	病人及家属对引流管的自我管理、安全指导能理解并依从。

注意事项

胸腔减压速度不宜过快,排液量不宜过多,以免造成纵隔移位及复张性肺水肿,加重呼吸困难和咳嗽。第一次排液量不超过600ml,以后每次不超过1 000ml。

（三）恶性心包积液

1. **概念** 心包疾患或其他病因累及心包可以造成心包积液。

2. **症状表现** 症状表现取决于心包积液的容量、蓄积速度和心功能状态。心包在正常时含有小于50ml的液体,但如果蓄积速度缓慢,可容纳数百或上千毫升而无症状,如增长速度快,很少量的心包积液都可出现一系列的症状和体征。

（1）呼吸困难:是病人最常见的主诉,并且可有端坐呼吸和胸闷、咳嗽。恶性心包积液者中约有15%发展为心脏压塞,可出现发绀、面色苍白、乏力,甚至休克。原因是当存在大量心包积液时,肺及肺循环受压,肺淤血以致肺活量减少造成。

（2）心前区疼痛:心包壁层表面有膈神经分布,当心包受侵时刺激膈神经产生隐痛,特别是心包积液早期明显,当积液量大时,疼痛症状反而减轻或被其他症状所掩盖。

处理流程

简要步骤		处理要点
评估	治疗	疾病治疗病史、药物种类、剂量及给药方案。
	感觉症状	呼吸困难、咳嗽、胸闷、心前区疼痛。
	功能改变	被迫端坐位休息。
	分级	微量心包积液:积液量约30~50ml。左室后壁心包腔内液性暗区深约2~3mm,局限于房室沟附近。 少量心包积液:积液量约50~200ml。左室后壁心包腔内液性暗区深5mm左右,右室前壁及心尖部心包腔内无液性暗区。 中量心包积液:积液量约200~500ml。左室后壁液性暗区深约10~20mm,右室前壁心包腔内液性暗区深约5~10mm。 大量心包积液:积液量>500ml。左室后壁心包腔内液性暗区>20mm,右室前壁心包腔内液性暗区>15mm。

简要步骤		处理要点
预防	持续观察	病人恶性心包积液的症状。
	生活护理	1. 积极防治原发病。 2. 增强体质,提高抗病能力。
处理	用药指导	正确服用药物,注意观察用药后不良反应。
	腔内化疗药灌注	1. 灌注前尽可能放完积液,注入药液后协助病人每 15～30min 更换体位,使药液在心包腔内分布均匀,利于吸收。 2. 观察化疗药物不良反应(恶心、呕吐、骨髓抑制等)。
	穿刺引流护理	1. 置管前 (1) 介绍穿刺的目的、方法及注意事项。 (2) 评估病人的生命体征、临床表现及积液量。 (3) 对咳嗽、喘憋病人给予镇咳、平喘治疗,呼吸困难病人给予吸氧,监测病人血氧饱和度,确保病人保持相对静息状态。 (4) 准备急救用品。 2. 置管时 (1) 告知病人不能自行变换体位,勿深呼吸或用力咳嗽,勿大声说话,如有不适挥手示意。 (2) 如出现面色苍白、出冷汗、头晕等情况,立即停止操作,查找原因,积极处理。 3. 置管后 (1) 引流初期,加强巡视,倾听病人主诉。 (2) 每日更换引流袋 1 次,每周更换敷贴 2～3 次,如有潮湿、污染随时更换。 4. 引流液缓慢排出,流速不超过 50ml/min,如胸腔压力过大,可用沙袋压迫。心包置管首次放液量不超过 300～400ml。 5. 引流中病人出现不适应夹紧引流管,减缓引流速度或暂停引流,以免负压太大造成引流液反流。放液时将引流袋内的液体和气体排尽,防止空气进入心包,放液后夹管 8h 后再行引流。 6. 引流管常规护理健康教育,卧床休息时引流管固定于床旁,下床活动时引流管固定于穿刺点以下,防止导管脱出或感染。
	安全护理	加强坠床/跌倒风险告知,给予双侧床档保护,24h 留陪护。
	生活护理	1. 评估病人自理能力,协助生活护理,减少病人体力消耗。保持室内安静,空气新鲜流通,衣服、被褥柔软舒适。 2. 在病人能耐受的情况下指导翻身,预防压疮。
	疼痛管理	及时进行疼痛评估及药物控制。
	康复护理	1. 鼓励病人适当活动,防止过多的钙丢失。 2. 体质虚弱及意识障碍的病人给予被动性功能训练。
评价	治疗	心包积液量减少。
	感觉症状	呼吸困难、胸痛缓解。
	功能改变	自主体位休息。
	皮肤管理	皮肤无损伤。
	安全护理	未发生跌倒/坠床。
	健康宣教	对引流管的自我管理、安全指导能理解。

注意事项
1. 首次引流心包积液量不超过 300ml,以后每次 500~800ml,尽量在 3~5d 内将积液引流干净。引流过程中保持流速缓慢,避免心包积液过多、过快地引流,使大量血液回心导致肺水肿。
2. 做好引流管相关健康宣教,避免引流管脱出。

(四) 深静脉血栓

1. 概念　静脉血栓栓塞症(venous thromboembolism,VTE)是同一种疾病不同发病部位、不同发展阶段的疾病总称,包括深静脉血栓形成(deep vein thrombosis,DVT)和肺血栓栓塞症(pulmonary thromboembolism,PTE)。DVT 指血液在深静脉腔内异常凝结,阻塞静脉管腔,导致静脉回流障碍,引起远端静脉高压、肢体肿胀、疼痛及浅静脉扩张等临床症状。好发于下肢深静脉,可造成不同程度的慢性深静脉功能不全,严重时可致残。发生于腘静脉以上部位的近端 DVT 是肺栓塞栓子的重要来源。化疗和静脉置管会增加发生血栓的风险。

2. 症状表现　症状的明显程度与血栓发生部位、血栓大小、对血液循环的影响以及是否伴随感染等其他并发症有关。症状表现为患肢沿静脉走行的疼痛、远端肢体肿胀和沉重感或肩部、腋下、面部、颈部、锁骨下区域肿胀、疼痛,外周静脉怒张,可有局部皮温升高,颈部或肢端活动不适或困难。但并非所有病例均存在上述症状。发生 PE 典型症状包括不明原因的呼吸急促、胸痛、心动过速、情绪不安、呼吸急促、晕厥、氧饱和度下降,但并非所有 PE 都存在这些临床典型症状。

处理流程

简要步骤		处理要点
	病史	血栓形成史、静脉疾病史、放疗史、手术及穿刺史等。
	感觉症状	疼痛、肿胀、沉重感、皮温升高、活动不适或困难、静脉怒张、呼吸急促、胸痛、心动过速、情绪不安、呼吸急促、晕厥、氧饱和度下降等。
	肿胀症状	远端肢体肿胀,表现为臂围或者腿围增加,肩部、腋下、面部、颈部、锁骨下区域的肿胀。
评估	VTE 高危评分	1 分/项:41~60 岁;体重指数>25;不明原因死产,习惯性流产(≥3 次),早产伴有新生儿毒血症或发育受限;妊娠期或产后(1 个月内);口服避孕药或激素替代治疗;卧床内科病人;炎症性肠病史;下肢水肿;静脉曲张;严重性肺部疾病,含肺炎(1 个月内);肺功能异常,慢性阻塞性肺疾病;急性心肌梗死;充血性心力衰竭(1 个月内);败血症(1 个月内);大手术(1 个月内),其他高危因素;计划小手术。 2 分/项:65~70 岁;石膏固定(1 个月内);需要卧床>3d,既往或现患恶性肿瘤。 3 分/项:≥75 岁;深静脉血栓或肺栓塞史;血栓家族史;肝素引起的血小板减少症(HIT);未列出的先天或后天血栓形成;抗心磷脂抗体阳性;凝血酶原 20210A 阳性;V leiden 因子阳性;狼疮抗凝物阳性;血清同型半胱氨酸升高;中心静脉置管;腹腔镜手术(>45min);大手术(>45min);关节镜手术。 4 分/项:脑卒中或急性脊髓损伤(瘫痪)(1 个月内);择期下肢关节置换术;髋关节、骨盆或下肢骨折;多发性创伤(1 个月内)。 评分说明:0~1 分为低危,2 分为中危,3~4 分为高危,≥5 分为极高危。

简要步骤		处理要点
预防	VTE评分与预防建议	1. 2~3分:使用间歇性气囊加压装置。 2. 3~4分:使用间歇性气囊加压装置,给予普通肝素、低分子肝素钠、F Xal。 3. 5~8分:使用间歇性气囊加压装置,给予普通肝素、低分子肝素钠、F Xal 7~10d。 4. >8分:使用间歇性气囊加压装置,给予普通肝素、低分子肝素钠、F Xal 30d。 注:F Xal为活化X因子抑制剂。
	谨慎静脉置管	1. 合理评估与选择正确穿刺静脉与合适型号导管。 2. 穿刺过程中避免反复穿刺,轻柔送管,如果出现送管不顺,应及时按照静脉炎预防办法进行处理。 3. 导管尖端位置应位于上腔静脉下1/3处,或上腔静脉与右心房交界处。 4. 在满足治疗需求的前提下选择管径最细、最少腔的导管置入。 5. 适当活动,减少卧床时间,置管后及时行功能锻炼,热水泡洗肢端,加速血液回流。
	持续观察	持续观察病人自觉症状以及肢体周径的变化,必要时行彩超或者血管造影检查。
	分级加压弹力袜	1. 脚踝到大腿中部最优的压力依次为18mmHg、14mmHg、10mmHg和8mmHg。 2. 使用中注意弹力袜是否穿着正确,有无卷边和袜口压痕,适当测量弹力袜压力并监测不良反应。 3. 病人入院即可以开始使用弹力袜直到有完全活动能力,昼夜均可使用。
	间歇性充气加压装置(IPCD)	1. 建议早期使用IPCD进行干预,可以从入院开始。可以每日连续使用2h或者上下午各使用0.5~1h,便携式IPCD可以延长使用时间。 2. 如病人在使用过程中出现心慌、胸闷、气急等症状,应积极给予处理,待好转后进行超声、血管造影等相关检查。 3. 使用过程中应注意观察肢体皮肤温度和颜色、足背动脉搏动情况。注意肢体保暖,及时询问病人的感觉。 4. 加强健康教育,提高病人依从性。
	活动指导	1. 在术后6h内病人麻醉效果未消退时,护理人员和病人家属需为病人按摩下肢肌肉(腓肠肌和比目鱼肌),并帮助病人进行被动肢体活动,如先活动踝关节、膝关节,再过渡到双下肢和髋关节活动。 2. 麻醉效果消退后,鼓励病人先在床上进行肢体活动,指导踝泵运动,即每日病人自己功能锻炼踝关节背屈运动,由每天2次增加到5次。练习膝关节时,用力收缩大腿肌肉,保持5s再放松,3次/d,练习膝关节伸屈运动,直腿抬高运动。术后再过度到手扶着床沿缓慢下床运动,最后进行室外活动。 3. 对于无法自行翻身的病人,护理人员要协助其进行翻身运动。
	生活指导	1. 鼓励病人多饮水以降低血液黏稠度。指导化疗病人每天饮水1 500~2 000ml。禁止吸烟饮酒,以免刺激血管引起静脉收缩。 2. 指导病人进食清淡、低脂、低胆固醇、高纤维素饮食,保持大便通畅,以防止便秘腹压增加,影响下肢静脉回流。

简要步骤		处理要点
处理	药物治疗	1. 准确执行溶栓、抗凝治疗方案,尤其是足够疗程的抗凝治疗。 2. 根据应用的药物种类进行必要的实验室指标监测,如激活的部分凝血活酶时间(APTT)、血浆凝血酶时间(PT)、活化凝血时间(ACT)、抗凝血酶(AT)国际标准化比率(INR)、血浆抗Ⅹa因子活性等。 3. 应用溶栓药后应严密观察意识瞳孔变化,有无头痛、恶心、肢体麻木、血压突然升高等颅内出血迹象,以及其他异常出血现象,如牙龈出血、鼻出血、皮下瘀斑、注射部位出血、泌尿系及消化系出血等。
	急性期护理	1. 血栓形成1周内应绝对卧床休息,抬高患肢20°~30°并制动,以促进血液回流。 2. 注意患肢保暖,禁止按摩、挤压、冷热敷、理疗和随意搬动患肢,以免栓子脱落。 3. 已经发生DVT者,禁止使用IPCD。 4. 卧床期间注意预防压疮。
	病情观察	1. 每日用软皮尺测量双下肢周径,并准确记录,观察肿胀消退情况。 2. 观察患肢皮肤的颜色、温度、触觉及肢端动脉搏动情况。 3. 密切观察疼痛的性质、持续时间和程度,及时处理疼痛。 4. 病情好转后下地活动时,需穿弹力袜或用弹力绷带包扎,以适当压迫浅静脉,促使深静脉血液回流。 5. 高度警惕肺栓塞的发生,观察有无不明原因的呼吸急促、胸痛、心动过速、情绪不安、呼吸急促、晕厥、氧饱和度下降等症状。
	康复护理	1. 指导病人出院后适当活动,坚持功能锻炼,避免长时间卧床、久坐、双下肢下垂,做深呼吸锻炼,促进静脉回流。 2. 坚持药物治疗,定期返回医院进行复查。 3. 出现异常情况及时到医院检查。
	生活护理	1. 鼓励病人多饮水,以降低血液黏稠度。禁止吸烟饮酒,以免刺激血管引起静脉收缩。 2. 指导病人进食清淡、低脂、低胆固醇、高纤维素饮食。保持大便通畅,以防止便秘腹压增加,影响下肢静脉回流。 3. 注意保暖,避免冷刺激,避免碰撞,温水泡脚。鞋袜要轻便、柔软、保暖;保持被褥清洁、平整、干燥。
评价	治疗	规范治疗,无并发症发生。
	感觉症状	疼痛、肿胀、沉重感、皮肤温度、颜色改善。
	功能改变	肢体功能无异常或有改善。
	安全护理	无压疮以及跌倒/坠床的发生。
	健康宣教	病人及家属对DVT相关知识及活动指导、安全指导、饮食指导和用药指导理解并依从。

注意事项

1. 深静脉血栓症、血栓(性)静脉炎或肺栓塞、肺水肿、充血性心力衰竭、安有人工心脏起搏器的病人禁用IPCD。
2. 加强对病人的健康教育,提高其对IPCD预防血栓治疗的依从性。
3. 指导病人遵医嘱抗凝治疗,发生DVT后必须规范药物治疗,防止再次发生DVT。

四、神经功能改变

(一)周围神经病变

1. **概念**　周围神经病变是指由化疗药物、放射治疗引起的不良反应,此外也可因恶性肿瘤及副肿瘤疾病过程而出现。其中最常见的是化疗性周围神经病变(chemotherapeutic neuropathy,CINP),主要是因为应用紫杉醇、长春新碱、铂类药物等神经毒性化疗药物,受药物种类、剂量及给药方案的影响。

2. **症状表现**　周围神经病变主要是感觉神经病变,但运动和自主神经病变也可能出现。化疗性神经病变的症状通常是双向的,包括感觉丧失和/或由手指和足趾开始的高敏感性,并有从远端肢体到近端肢体的袜套样感觉。

处理流程

简要步骤		处理要点
评估	治疗	治疗病史、药物种类、剂量及给药方案。
	感觉症状	麻木或丧失、刺痛感、感觉异常(蚁走、虫爬、发热、触电样感觉或袜套样感觉)。
	功能改变	精细和/或粗大运动功能损害、平衡力受损、跟腱反射、膝腱反射、振动觉减缩或丧失。
	分度	0度:正常。 Ⅰ度:感觉异常及/或腱反射减退。 Ⅱ度:严重感觉异常及/或轻度无力。 Ⅲ度:不能耐受的感觉异常及/或显著运动障碍。 Ⅳ度:瘫痪。
预防	给药前健康教育	1. 告知化疗药物应用时周围神经病变的风险和表现 (1) 紫杉醇:急性疼痛综合征、关节病、肌肉痛。 (2) 奥沙利铂:注射后数小时内可能产生运动和感觉功能失调,如发冷、喝冷水不适、咽喉不适、肌肉痉挛等。 (3) 长春新碱:表现为肢体远端麻木,常呈对称性,也可出现深腱反射抑制,停药后恢复较慢。 2. 告知避免引发或加重风险及症状的因素　使用奥沙利铂者,禁止饮用冷水、禁止接触冰冷物品、禁止吹冷风,防止遇冷引起急性神经毒性发生。从化疗当天及用药后48~72h戴毛绒手套和袜子,避免接触床档、输液架等金属物,以免遇冷加重肢端麻木感;用热水洗漱、水果用热水浸泡或加温后食用,避免冷刺激而诱发喉头痉挛。
	静脉给药	输注速度宜慢不宜快(滴注速度越快越易出现急性毒性反应),紫杉醇输注时间为3~5h,奥沙利铂输注时间为2~6h。
	持续观察	周围神经病变的症状及躯体功能改变。
	饮食指导	1. 高热量、高维生素、清淡易消化饮食。 2. 补充足够的B族维生素含量食物　动物肝脏、葵瓜子仁、花生、糙米、小麦胚粉、蘑菇、木耳等。 3. 多饮温热水。
	生活护理	确保温暖的病室及床单。

简要步骤		处理要点
处理	分度干预	1. Ⅰ度周围神经功能病变应保持四肢清洁,戴手套、穿袜子保护。 2. Ⅱ~Ⅳ度周围神经病变要避免受压和冷热刺激,防止烫伤和冻伤,避免皮肤受损,尤其手指、脚趾。
	用药指导	抗癫痫类及抗抑郁药物可减轻毒性反应,补充神经营养药物治疗,如维生素B_{12}、腺苷钴胺等。
	安全护理	1. 感觉或运动功能缺陷或丧失,给予安全知识宣教,防止跌倒/坠床、灼伤和烫伤的发生。 2. 奥沙利铂发生外渗后不能常规冰敷。
	疼痛管理	及时对疼痛进行评估及药物控制。
	康复护理	1. 提供平衡和活动训练。 2. 肢体活动或感觉障碍者,给予按摩、针灸、理疗等康复措施,指导病人在肢体允许范围内进行主动及被动活动,防止肌肉萎缩和关节挛缩,促进知觉恢复。 3. 肢端麻木较重者,可采用按摩、热敷等措施来缓解四肢的麻木刺痛感。
	生活护理	1. 注意保护皮肤和保持口腔清洁,避免皮肤损伤。 2. 评估病人的自理能力,给予适当的基础护理,增加舒适度。
评价	治疗	化疗用药按计划完成,无急性神经毒性的发生。
	感觉症状	肢端麻木、刺痛感、感觉异常无发生或有缓解。
	功能改变	躯体功能无改变或有改善。
	皮肤管理	皮肤无损伤。
	安全护理	无跌倒/坠床的发生。
	健康宣教	对安全指导、饮食指导和用药指导理解。

注意事项

1. 化疗性周围神经病变的风险随着药物累积量的增加而增加。因此,需要做好高危病人的评估与干预、发生周围神经病变病人症状的持续观察与干预。
2. 周围神经病变的发生风险及症状严重程度具有较大的个体差异,应根据病人特点进行个性化的预防与干预。

（二）颅内压增高

1. **概念**　脑组织、脑脊液和血液等颅腔内容物对于颅腔壁产生的压力称为颅内压。由于各种原因所致的颅内压持续性增高达到 1.966kPa 以上就可以认定为颅内压增高。

2. **症状表现**

（1）头痛、呕吐、视神经盘水肿三联征。

（2）癫痫发作和库欣反应,库欣反应表现为两慢一高,脉搏心跳减慢,呼吸减慢,血压增高。

（3）脑疝。

（4）意识障碍、视力减退、复视、抽搐。

（5）情绪不稳、易于激怒或哭泣,或情绪淡漠、反应迟钝、动作和思维缓慢等。

（6）严重颅压高可因下丘脑和脑干功能障碍出现内脏合并症,较常见的有上消化道出血、神经源性肺水肿、急性肾衰竭、尿崩症、脑性钠潴留和脑性耗钠综合征。

（7）其严重并发症为脑疝及导致生命体征恶化的中枢性循环呼吸功能衰竭。

处理流程

简要步骤		处理要点
评估	疾病史	有无肿瘤脑转移、血管性头痛、脑血管疾病。
	意识、瞳孔	有无嗜睡、昏迷等；瞳孔大小以及对光反射有无变化、病人配合能力。
	感觉症状	头晕、头痛、呕吐、视物模糊、视力减退、情绪不稳、反应迟钝、偏瘫失语等。
	生命体征	监测脉搏、呼吸、血压，有无库欣反应，如脉搏心跳以及呼吸减慢，血压增高。
	并发症	上消化道出血、神经源性肺水肿、急性肾衰竭、尿崩症、脑性钠潴留和脑性耗钠综合征。
预防	病情观察	1. 严密观察意识、瞳孔变化　瞳孔不等大、对光反射迟钝，甚至意识不清、昏迷表示脑疝形成。 2. 观察头痛、呕吐，如果出现剧烈头痛、频繁呕吐、喷射性呕吐、血压升高、脉搏和呼吸深慢多提示脑疝形成，需要紧急处理。 3. 观察有无反应迟钝、动作缓慢、偏瘫失语、癫痫发作等脑缺血症状。
	合适体位	卧床休息，床头抬高15°～30°，利于血液回流。保持呼吸道通畅，根据病情给予氧气吸入。
	药物治疗	1. 给予脱水利尿治疗，甘露醇快速静脉滴注。其他液体输注速度不能过快。 2. 控制输液量　每日输液总量不超过1 500ml。 3. 观察尿量及颜色、性状，遵医嘱准确记录出入量。 4. 注意电解质变化。
	饮食指导	1. 低盐饮食　钠盐的供给应限制在体内需要的最低限度。 2. 高热量、高维生素、高纤维素、清淡易消化饮食。 3. 限制腌制和熏制的鱼类、酱类、酸菜类等食物。
	生活护理	1. 颅脑肿瘤手术后做好基础护理，包括口腔护理、尿管护理、定时翻身、皮肤护理等。 2. 预防便秘，及时处理便秘、咳嗽、躁动以及避免大量饮水等使颅内压升高的因素，避免诱发脑疝。
处理	用药指导	1. 告知病人及家属不得随意调节输液速度。 2. 甘露醇输注宜用中心静脉导管输注，保证能快速输注和避免外漏引起组织坏死。 3. 观察脱水治疗效果，头痛、呕吐症状有无改善。
	病情观察	1. 观察颅内压增高的症状体征。 2. 观察有无脑疝形成的表现，如果怀疑发生脑疝需要立即处理。
	疼痛护理	1. 观察头痛的部位、性质、程度、持续时间，有无伴随视物模糊等症状。 2. 冰敷头部或采用冬眠疗法以降低脑组织代谢率，从而提高脑神经细胞对缺氧的耐受力，改善脑血管及神经细胞膜的通透性，减少脑水肿的发生。
	安全护理	1. 感觉或运动功能缺陷或丧失，给予安全知识宣教，防止跌倒/坠床、压疮的发生。 2. 指导家属全程陪护，呕吐时取侧卧位或者头偏向一侧，防止窒息。 3. 病人常用之物放于可触之处，便于取用。

简要步骤		处理要点
处理	心理护理	进行相关知识的讲解,心理疏导,保持病人情绪稳定,避免焦虑、紧张等不良情绪。保持充足的睡眠。
	康复护理	1. 对于出现偏瘫、失语、步态不稳等需要专业的康复训练。 2. 肢体活动或感觉障碍者,给予按摩、针灸、理疗等康复措施,指导病人肢体主动及被动活动,防止肌肉萎缩和关节挛缩,促进知觉恢复。
	生活护理	1. 观察呕吐物的性状和量,及时清除呕吐物,减少刺激。注意保持口腔清洁。 2. 床头抬高 15°~30°,指导病人改变体位时动作应轻缓,避免情绪激动、咳嗽、排便时不宜用力。 3. 评估病人的自理能力,给予适当的基础护理,增加舒适度。 4. 颅脑放疗病人做好放射野皮肤护理,防止放射性炎症。
评价	治疗	脱水治疗有效,放疗有效,治疗按照计划完成。
	感觉症状	头痛、呕吐、视神经盘水肿、库欣反应减轻。
	功能改变	躯体功能、语言表达有正常或改善。
	皮肤管理	皮肤有无损伤、无压疮。
	安全护理	无跌倒/坠床、压疮的发生。
	健康宣教	病人及家属对安全指导、饮食指导和用药指导能理解,对功能锻炼依从。

注意事项
1. 脱水利尿治疗期间注意监测血液电解质变化,适当补钾,防止低钾血症发生。 2. 脑部肿瘤术后保持引流通畅,观察引流液量、性质、颜色等并准确记录,发现异常及时通知医生进行处理。

五、血液和免疫功能改变

(一) 感染

1. 概念 感染是指细菌、病毒、真菌、寄生虫等病原体侵入人体所引起的局部组织和全身性炎症反应。肿瘤相关性感染是指肿瘤病人在整个治疗过程中,受到包括细菌、真菌、病毒及寄生虫等病原体的感染,据统计 95% 以上为细菌。多周期放化疗使肿瘤病人常处于骨髓抑制期,感染可能仅表现为粒细胞缺乏伴发热。感染性疾病是恶性肿瘤病人常见的死亡原因。

2. 症状表现

(1) 发热是一个早期而非特异性的标志,肿瘤病人感染性发热的发生率通常在 40%~80%。

(2) 呼吸道感染最常见。

(3) 泌尿生殖道感染:尿频、尿急、尿痛常见。

(4) 消化道感染:腹痛、腹泻、呕吐、肛周疼痛常见;其中粒细胞缺乏症继发出血坏死性肠炎可见血性腹泻,伴有坏死物。

(5) 脑膜感染:常见头痛、呕吐。

处理流程

简要步骤		处理要点
评估	治疗史	放化疗病史、药物种类及剂量、给药方案、放疗部位及剂量、有无各种导管。
	感染史	病人及家族感染史。
	检验检查	血常规、血培养结果、生化检验结果、胸片检查结果、痰液、大便、小便涂片及细菌培养结果。
	感觉症状	寒战、发热,咽喉肿痛、咳嗽咳痰、胸闷气紧、头晕、头痛,尿频、尿急、尿痛,腹痛、腹泻、呕吐、肛周疼痛等。
	生命体征	体温、脉搏、呼吸、血压及意识。
预防	健康教育	1. 告知放化疗后需要定期检查血常规,及时发现白细胞降低。 2. 告知病人白细胞降低需要避免感染,常见感染途径以及表现,出现异常及时告知医护人员。 3. 避免到公共场所活动,减少亲属探视,避免与呼吸道感染人员接触。 4. 病人及家属注意手部卫生,白细胞≤1.0×10^9/L 时实施保护性隔离。 5. 加强口腔卫生,饭后漱口,早晚刷牙。 6. 皮肤保持清洁,大便后清洗肛周皮肤。
	治疗护理	1. 严格执行手部卫生、严格执行无菌操作技术、严格环境消毒。 2. 操作时注意保暖,避免病人受凉感冒。 3. 各种治疗与护理尽量集中进行,护士应戴口罩接触病人,以减少感染机会。 4. 尽早拔除导尿管。
	持续观察	重点观察病人有无发热及各系统感染症状。
	饮食指导	1. 高蛋白饮食,主要是提高机体抵抗力,为白细胞恢复正常提供物质基础。高维生素饮食,维生素可以促进细胞的生长发育,有助于白细胞的分化和增殖,促使恢复正常。 2. 制作食物时应严格消毒,以蒸、炖、煮的方式加工食物,决不吃生冷或不洁的食物,尽量避免外卖食物。 3. 多饮温热水。
	生活护理	1. 做好自身日常照顾,室温适宜,衣着适当,以四肢末端温暖无汗为宜。 2. 恶性肿瘤病人应每年在合适时机接受流行性感冒灭活疫苗的接种。
处理	发热处理	1. 高热给予物理降温或药物降温,30min 测量体温有无下降。 2. 降温过程中及时擦干汗液,更换衣服,注意保暖,保持皮肤清洁干燥,观察降温后反应。 3. 补充水分预防脱水,鼓励进食高热量、高维生素、营养丰富的半流质或软食。 4. 高热时每日测量体温不低于 6 次,低中度发热时每日测量体温不低于 4 次直至体温正常 3d 后改为每天 2 次。
	用药指导	1. 退热药物使用后大量出汗,指导病人多饮温热水,预防虚脱。 2. 按时使用抗生素,以保持稳定的血药浓度。 3. 长时间使用抗生素,反复发热者注意有无二重感染。
	消毒隔离	1. 粒细胞低下病人最好住单人间,有条件者可以进入"隔离岛"或者空气层流室。 2. 对皮肤、口腔、会阴等部位采取消毒措施,避免侵入性检查和治疗。 3. 对耐药菌定植或感染的病人采取隔离措施,避免院内交叉感染。

简要步骤		处理要点
处理	安全护理	1. 发热期间病人头晕容易出现跌倒/坠床,指导病人和家属防止跌倒/坠床。 2. 长期卧床病人注意预防压疮。 3. 咳嗽痰多,无力咳痰者床旁备好负压吸引器,预防窒息的发生。
	疼痛管理	及时对疼痛进行评估及药物控制。
	康复护理	1. 肺部手术围术期严格深呼吸训练,改善肺功能。 2. 长期卧床者抬高床头 20°~30°,指导其进行深呼吸、咳嗽训练,预防坠积性肺炎。 3. 积极升白细胞治疗。
	生活护理	1. 注意保护皮肤和保持口腔清洁,避免皮肤损伤和口腔感染。 2. 评估病人的自理能力,给予适当的基础护理,增加舒适度。 3. 保证饮食卫生。
评价	治疗	治疗及时有效,体温正常,感染得到控制。
	感觉症状	病人不适症状缓解。
	检查检验结果	血常规、胸片等检查结果及各种培养结果正常。
	安全护理	无跌倒/坠床及压疮的发生。
	健康宣教	对感染预防知识、安全指导、饮食指导和用药指导能理解。

注意事项
1. 肿瘤病人接受放化疗及抗肿瘤治疗、合并糖尿病、血清蛋白<35g/L、皮肤或黏膜溃疡、侵入性操作、肿瘤分期≥Ⅲ期、住院时间≥4周、广谱抗生素应用>20d 是肿瘤病人化疗白细胞减少并发感染的独立危险因素,需要特别注意监测。 2. 对于高龄、肿瘤晚期、白细胞低下、放疗中使用糖皮质激素、住院时间长、接受侵入性操作、合并基础疾病、术后高血糖的病人容易发生真菌感染,需要加强监测。 3. 指导病人出院后正确使用体温计测量体温和简单的物理降温法,如温水擦浴、冷敷等。

（二）贫血

1. 概念　贫血是指单位容积外周血液中血红蛋白浓度(Hb)、红细胞计数(RBC)和血细胞比容(Hct)低于相同年龄、性别和地区正常值低限的一种常见的临床症状。平原地区成年人男性 $Hb<120g/L$、$RBC<4.5\times10^9/L$、$Hct\ 0.42$;女性 $Hb<110g/L$、$RBC<4.0\times10^9/L$、$Hct\ 0.37$;妊娠期女性 $Hb<100g/L$、$RBC<3.5\times10^9/L$、$Hct\ 0.30$ 是贫血的诊断标准。肿瘤相关性贫血(CRA)是恶性肿瘤常见的伴随疾病之一。主要是指肿瘤病人在其疾病的发展过程中以及治疗过程中发生的贫血。

2. 症状表现　面色、甲床、口唇及皮肤苍白,不同程度的呼吸困难,食欲缺乏、恶心、呕吐、腹胀甚至腹泻等非特异性症状,易疲倦、乏力、头晕耳鸣、记忆力减退、注意力不集中等,血液检查红细胞及血红蛋白量低于正常水平的10%以上。

处理流程

简要步骤		处理要点
评估	治疗	放疗、化疗病史、药物种类、剂量及给药方案。
	症状感觉	1. 面色、甲床、口唇及皮肤苍白。 2. 持续性心动过速、呼吸急促、劳力性呼吸困难。 3. 疲倦、乏力、头晕耳鸣、记忆力减退、注意力不集中。 4. 食欲缺乏、恶心、呕吐、腹胀甚至腹泻等。
	出血	1. 皮肤黏膜有无可见出血、出血量、出血次数。 2. 有无慢性失血，粪便隐血和尿常规。
	检验结果	1. 血液检查红细胞及血红蛋白量低于正常水平,骨髓象呈增生性贫血改变。 2. 网织红细胞计数、血清铁、转铁饱和度(TFS)、铁蛋白、C 反应蛋白、叶酸、维生素 B_{12}、肾功能。 3. 外周血涂片、骨髓检查。
	营养状态	营养风险筛查(NRS 2002)、病人整体营养状况主观评估(PG-SGA)。
	贫血分级	

级别	NCI(Hb)/($g \cdot L^{-1}$)	WHO(Hb)/($g \cdot L^{-1}$)	中国(Hb)/($g \cdot L^{-1}$)
0 级(正常)	正常值*	≥110	正常值*
1 级(轻度)	100~<正常值*	95~<110	90~<正常值*
2 级(中度)	80~<100	80~<95	60~<90
3 级(重度)	65~<80	65~<80	30~<60
4 级(极重度)	<65	<65	<30

备注: * 男性>120g/L;女性>110g/L　NCI:美国国立癌症研究所　WHO:世界卫生组织

预防	健康教育	1. 告知肿瘤放疗和化疗药物可能引起贫血的风险和机理。 2. 告知贫血的症状体征,便于病人出现症状时及时检查。 3. 适当活动,劳逸结合,以不感到疲乏为度。 4. 及时治疗失血性慢性疾病,防止发生贫血。
	持续观察	定期检查血常规和网织红细胞计数、血清铁、转铁饱和度(TFS)、铁蛋白、C 反应蛋白等并观察有无贫血的症状体征。
	饮食指导	1. 高热量、高维生素、高蛋白清淡易消化饮食。 2. 摄入富含铁的食物　动物血、肝脏、鸡胗、牛肾、猪肾、大豆、黑木耳、芝麻酱、瘦肉、红糖、蛋黄、干果等,注意避免同时摄入干扰铁吸收的食物,例如菠菜、牛奶等。 3. 维生素 C 不足可影响铁的吸收,因此要多食用维生素 C 含量高的食物:辣椒、韭菜、油菜、柑橘、橙子、猕猴桃等。注意食物烹调方式,不要过度加热、避免与碱性食物搭配以减少维生素 C 的破坏。 4. 生血五红汤　红枣、红皮花生、红豆、枸杞、红糖煎水服用。
	生活护理	适当提供基础护理,避免过度劳累。

简要步骤		处理要点
处理	用药指导	1. 使用促红细胞生成素治疗有助于增加红细胞数量,纠正贫血,提高血液含氧量。 2. 遵医嘱静脉输入铁剂药物,慎用外周静脉给药,防止外渗引起组织坏死。口服铁剂应在饭后服药,同时服用维生素 C 或果汁,有利于铁的吸收。避免空腹服药,以减轻药物对胃肠道的刺激而引起的恶心呕吐。避免与牙齿接触。避免同时摄入咖啡、浓茶、牛奶等影响铁剂吸收。 3. 必要时遵医嘱输入红细胞悬液,告知病人输血的注意事项。
	康复护理	1. 中医药治疗肿瘤相关性贫血具有起效相对较慢但疗效持续时间相对较长、复发率相对较低的特点,因此可以坚持服用中医药进行调理。 2. 适当食用药膳饮食,龙眼肉、补骨脂、白芍、熟地黄、鸡血藤、当归、大枣、黄芪、阿胶等可以选择其中一种或者几种炖肉食用。
	安全护理	1. 由于贫血引起头晕、乏力等症状,指导病人防止跌倒/坠床。 2. 由蹲位、坐位变为站立位时动作应缓慢,防止体位性低血压引起晕厥。
	心理护理	由于贫血带来的头晕、心悸、气促等不适症状,容易使病人产生焦虑抑郁,注意了解病人的心理状态,给予信息性支持,帮助病人树立战胜疾病的信心,提高治疗依从性。
	生活护理	1. 保证休息、避免疲劳,减轻机体对氧的消耗。 2. 评估病人的自理能力,给予适当的基础护理,增加舒适度。 3. 饮食指导同前面所述。
评价	治疗	有效治疗,输血无不良反应,促红细胞生成素和铁剂纠正贫血治疗顺利进行。
	症状感觉	皮肤黏膜颜色有改善,心悸、气促、疲倦、乏力、头晕耳鸣等症状改善。
	安全护理	无跌倒/坠床、晕厥的发生。
	健康宣教	病人及家属对安全指导、饮食指导和用药指导理解。

注意事项

1. 促红细胞生成素有独立于血红蛋白水平的致血栓潜力。既往有血栓症风险因素的病人,使用促红细胞生成素时发生血栓症的风险可能更高。如果考虑应用促红细胞生成素,要评估血栓的危险因素。
2. 由于多次输血是肿瘤病人红细胞输注无效的独立危险因素,因此针对有反复输血史的肿瘤病人,应制定独立、安全、有效的个体化输血策略。

（三）出血

1. **概念**　出血性疾病指由于正常的止血机制发生障碍,引起机体自发性出血或轻微损伤后出血不止的一组疾病。血小板数目减少及其功能异常、毛细血管脆性或通透性增加、血浆中的凝血因子缺乏以及循环血液中抗凝血物质增加,均可导致出血。

2. **症状表现**　主要表现为皮肤黏膜以及腔道的出血,如鼻出血、口腔黏膜及牙龈出血、咯血、呕血、便血、尿血以及月经过多、阴道流血等以及皮肤出血点、瘀斑、血肿等。出血量大可出现头晕、心慌、血压下降、面色苍白、烦躁不安等失血性休克症状。

处理流程

简要步骤		处理要点
评估	风险因素	肿瘤生长部位、大小,是否浸润或压迫大血管,肿瘤是否有坏死出血,放疗或者穿刺是否损伤了血管,有无骨髓抑制或者肝功能损害等。
	治疗	放化疗病史、药物种类、剂量及给药方案、手术治疗以及侵入性操作。
	检验结果	血常规、肝功能、出凝血时间。
	症状表现	出血部位、出血量、有无头晕、头痛、呕吐、心慌、血压下降、心跳加速、面色苍白、烦躁不安等症状。皮肤出血点、瘀斑、血肿。广泛的出血要考虑弥散性血管内凝血(DIC)。
	出血量判断	粪便隐血阳性:上消化道出血量 5~10ml。 少量出血:24h 咯血量<100ml,上消化道出血 50ml 以上可以排出黑便。 中量出血:24h 咯血量 100~500ml,胃内蓄积血量在 250~300ml 可以引起呕血。 大量出血:24h 咯血量>500ml 或者一次咯血量>100ml 为大咯血,消化道出血 24h 内>1 000ml 或者大于循环血量的 20% 即为大出血。一次性出血量>800ml 病人可出现休克症状。
预防	健康教育	1. 减少活动,增加卧床休息　血小板<20×10^9/L 必须绝对卧床休息,避免磕碰引起局部出血。 2. 使用软毛牙刷刷牙,禁止使用牙签剔牙,减少牙龈出血风险。 3. 避免用力擤鼻涕或者挖鼻。 4. 注意安全,预防跌倒/坠床引起出血。 5. 肺癌病人咳嗽时不可太过用力,防止引起大出血。 6. 保持大便通畅,排便时不可过于用力,以免腹压骤增而诱发内脏出血,尤其是颅内出血。便秘者应使用药物通便。
	给药护理	1. 减少有创操作,肌内注射或者拔针后按压针眼 5min 以上。 2. 结扎止血带不宜过紧或者时间过长,避免用力拍打或者揉搓局部皮肤。 3. 避免可能诱发出血的药物,如非甾体抗炎药。
	持续观察	注意血常规及出凝血时间变化;观察有无可见的出血。
	饮食指导	1. 高热量、高维生素、高蛋白清淡易消化饮食。 2. 饮食以软食或者流质饮食为主,食物加工尽量软烂,避免带骨等粗糙食物。 3. 禁止使用坚硬的食物,如炒花生、瓜子、坚果等,避免诱发消化道出血。
	生活护理	保持病室相对湿度在 50%~60%,防止室内空气干燥。
处理	对症处理	1. 遵医嘱使用止血药物,并注意观察药物疗效。 2. 发生大出血立即配合医生进行抢救。 3. 遵医嘱输血治疗,注意观察有无输血反应。 4. 给予氧气吸入。

简要步骤		处理要点
处理	病情观察	1. 观察出血部位、出血量、出血频次,注意区别咯血和呕血。 2. 肺癌病人注意观察咯血的先驱症状,如胸闷、喉痒、咳嗽等;突发胸痛及呼吸困难,而后出现咯血者应警惕肺栓塞。 3. 出现剧烈头痛、喷射性呕吐、突然昏迷等症状要考虑出现了颅内出血。 4. 监测生命体征变化和意识、瞳孔变化。 5. 动态监测血常规变化以判断内脏的出血量。 6. 注意观察继续出血征象 (1) 反复呕血或者咯血,颜色转为鲜红色或者黑便次数增多、颜色变为暗红色、粪质稀薄伴有肠鸣音亢进。 (2) 周围循环衰竭的表现经过补液输血而血容量未见明显改善,或者暂时好转之后又恶化。 (3) RBC 计数、Hb 测定及血细胞比容继续下降,网织红细胞计数持续升高;补液与尿量足够的情况下,血尿素氮持续或再次增高。
	安全护理	1. 咯血或者呕血病人床旁备好负压吸引器,以便发生窒息时立即实施吸引。 2. 大量咯血和呕血时取患侧卧位,或头部偏向一侧,保持呼吸道通畅,防止发生窒息或误吸。 3. 注意有无窒息的先兆表现 咯血或者呕血停止、发绀、胸闷、心慌、大汗淋漓、意识丧失等。 4. 出血量较多者卧床休息,防止跌倒/坠床。
	饮食指导	1. 上消化道大出血暂时禁食,出血停止后进食温凉饮食。 2. 饮食以软食或者流质饮食为主,食物加工尽量软烂,避免带骨等粗糙食物。 3. 禁止使用坚硬的食物,如炒花生、瓜子、坚果等,避免诱发消化道出血。
	心理护理	1. 肿瘤病人对出血尤其是大出血会感到极度恐惧,需要加强沟通,给予积极的信息支持、安慰和陪伴。 2. 对病情做出适当解释,保持情绪稳定,更利于控制出血。 3. 出血后及时清除血迹,减少对病人的不良刺激。
评价	治疗	出血减少或者停止,未发生窒息、休克等严重并发症。
	症状表现	出血症状缓解。
	安全护理	无窒息及跌倒/坠床的发生。
	健康宣教	病人及家属对安全指导、饮食指导和用药指导理解,对出血能正确认识、情绪稳定。

注意事项

1. 满足下述条件者提示成人有严重大出血的征象 ①病人只有卧床后头晕症状才能有所缓解。②心率大于 120 次/分。③收缩压小于 90mmHg 或较基础血压降低 25% 以上。④血液中 RBC<$(2\sim3)\times10^{12}$/L,Hb<70g/L。
2. 通过计算休克指数来了解出血量,休克指数=脉率/收缩压(mmHg),正常为 0.5。0.5~1.0 提示失血量为血容量的 10%~30%,1~1.5 则提示出血量为血容量的 30%~50%。

六、性健康问题

1. **概念**　肿瘤病人由于疾病本身及手术、放疗、化疗、激素治疗以及心理因素等影响，容易出现性冷淡、阴冷、性交疼痛、性高潮缺失、勃起功能障碍、阳痿、射精延迟、逆行射精等性健康问题。常见于生殖系统肿瘤和盆腔内脏器肿瘤，例如前列腺癌、阴茎癌、睾丸癌、宫颈癌、外阴癌、阴道癌、卵巢癌、乳腺癌、膀胱癌、结直肠癌等。

2. **症状表现**　女性表现为性欲缺乏、阴冷、性交疼痛、性高潮缺失、阴道干燥、性交出血等。男性表现为勃起功能障碍、阳痿、射精延迟、逆行射精等。

处理流程

简要步骤		处理要点
评估	治疗	肿瘤类型、手术史、放疗方式、放疗剂量、化疗病史、药物种类、剂量及给药方案。
	感觉症状	治疗前后性欲情况、性生活次数、有无性高潮、性生活满意度、性生活时有无不良症状及有无性交障碍。
	功能改变	治疗前后能否正常进行性交、性生活的满意度、性生活频率。
	功能评定	使用专用量表进行功能的评定，例如女性性功能指数自评量表（FSFI）、勃起功能国际问卷（IIEF）、男性性健康量表（SHIM）等。
	家庭关系	夫妻感情、夫妻之间的交流、婚姻关系等。
	疾病知识	对所患疾病的了解，对治疗效果及不良反应的知晓度，对治疗后性知识的了解。
预防	知识宣教	1. 宫颈癌、子宫内膜癌病人手术后 3~6 个月可以开始性生活，放化疗结束后 1 个月可以开始性生活。 2. 乳腺癌病人手术后伤口愈合，身体一般状况恢复就可以进行性生活。 3. 卵巢癌和外阴癌术后 3~6 个月可以开始性生活。 4. 直结肠癌造口病人术后伤口愈合，身体一般状况恢复即可恢复性生活。 5. 术后伤口愈合以后开始性生活时间越早，性功能障碍越少。 6. 性生活并不是仅限于性交，还可以是夫妻间的亲密接触、亲吻、抚摸等。 7. 病人配偶的情感支持很重要，在性生活中可以主动爱抚病人，以增强病人信心。 8. 性生活不但不会加重疾病本身或者导致疾病复发以及传染疾病，而且正常的性生活还能提高机体免疫力，促进病人的康复；同时利于夫妻感情融洽和家庭稳定。 9. 护士需要向病人及其配偶同时进行知识宣教，消除对性生活的错误认识。 10. 布置温馨的环境，在性生活中适当增加情趣。
	手术方式	手术中保留盆腔自主神经有利于术后恢复性生活，提高性生活质量。
	持续观察	性功能的变化。
	饮食指导	1. 高热量、高维生素、高蛋白清淡易消化饮食，促进机体的康复。 2. 造口病人禁止或者减少食用刺激性的食物、产气多或者异味较大的食物。进食速度不要太快，避免过多的气体随食物进入胃肠道，从而可减少造口过多的排气，为性生活建立良好的自身环境。
	心理护理	1. 帮助病人及配偶正确认识疾病，保持良好的心态，减少负面情绪的产生。 2. 必要时主动寻求心理医生、心理咨询师的治疗干预。

简要步骤		处理要点
处理	性生活指导	1. 性交时动作轻柔,避免粗暴;通过拥抱、亲昵接触等唤起性兴奋。 2. 适当变换体位或者以物品遮挡手术瘢痕或者造口部位,避免配偶直视病变部位影响心理状态。 3. 妇科肿瘤治疗后出现阴道干燥症状,可以使用润滑剂改善症状。
	用药指导	使用激素治疗要权衡利弊,遵照医嘱使用。
	安全护理	性交过程中出现出血应立即停止,寻求医生帮助,避免感染,伤口愈合后可以重新尝试性交。
	疼痛管理	1. 对于性交疼痛可以使用润滑剂或者止痛药改善。 2. 宫颈癌、阴道癌治疗后要坚持阴道冲洗和阴道扩张锻炼可以减缓性交痛。
	心理护理	1. 病人和配偶均要调整心态,正确认识疾病,了解性生活的知识。 2. 出现性交障碍者寻求心理医生、心理咨询师的帮助干预。 3. 科室通过建立微信公众号,既可以给予病人和家属个体化的指导,又可以把相关知识通过微信平台向公众普及。
	康复护理	1. 术后进行盆底肌训练 (1) 不受体位影响,站、卧、行走都可以进行病人全身放松,均匀呼吸 10s,提肛运动 10s,腰腹部大腿肌肉放松,会阴肌肉同时收缩,从而盆底肌上提。重复做 10 次为一次训练,每天进行 5~10 次训练,最初可由每次 2~3s 开始,逐渐达到每次 10s。 (2) 前列腺癌病人可以改善术后尿失禁,妇科肿瘤病人可以增加阴道弹性,改善性生活质量。 2. 术后会阴部出现淋巴水肿者要积极治疗,可以进行手法引流及物理治疗。 3. 劳逸结合,适当锻炼,选择散步、太极拳、八段锦等锻炼方式,促进身体康复,锻炼也利于保持心情愉悦。
	生活护理	注意保护手术部位皮肤和会阴部清洁,避免皮肤损伤。
评价	治疗	积极有效治疗,无或有效控制并发症,心理治疗有效。
	感觉症状	女性性欲缺乏、阴冷、性交疼痛、性高潮缺失、阴道干燥、性交出血以及男性勃起功能障碍、阳痿、射精延迟、逆行射精等症状有改善。
	功能改变	能正常过性生活,无性生活障碍。
	配偶知、信、行	配偶了解性知识、能与病人配合完成性生活、对病人关爱。
	皮肤管理	皮肤无损伤。
	安全护理	无性交出血、局部感染等严重并发症发生。
	健康宣教	病人及家属对性知识、性生活指导及用药指导理解并依从。

注意事项

1. 心理因素是影响性生活的重要因素,因此必须让病人及配偶建立正确的性生活观念。
2. 男性前列腺癌病人术后性交能力丧失,男性直结肠癌病人造口后常有勃起功能障碍,更易出现心理问题,需要更多的心理支持,指导病人以替代方式保持与配偶的性生活。
3. 心理治疗、护理干预是改善病人性生活质量的有效手段,因此医护人员应该及早介入,进行指导帮助。

七、肿瘤急症

(一) 上腔静脉综合征

1. 概念 上腔静脉综合征(superior vena cava syndrome,SVCS)是各种致病因素引起上腔静脉血液流动受阻的一组躯体症状。主要表现为上肢、颈部及颜面部的瘀血水肿,急性或亚急性呼吸困难,上半身的浅静脉曲张。检查可见面颈、上肢和胸部瘀血、水肿,进而发展为缺氧和颅内压增高,需要紧急处理。上腔静脉综合征是肿瘤科常见的急症之一,常见于肺癌、恶性淋巴瘤、转移性癌等。也可见于纵隔淋巴结结核、慢性纤维性纵隔炎、上腔静脉血栓形成(较少见)等。

2. 症状表现

(1) 肿胀:由于静脉回流障碍,最常见的症状是面、颈、臂、上胸部及上肢非凹陷性水肿,平卧时加重,坐位或站立时减轻,常伴有头晕、头胀,颈静脉怒张,胸壁静脉扩张。若阻塞发展迅速,还可出现全身水肿,并发胸、腹腔及心包积液。

(2) 静脉曲张和侧支循环的建立:静脉曲张和侧支循环的建立与阻塞部位有关,阻塞位于奇静脉入口处的上方时,颈胸部出现静脉曲张。阻塞位于奇静脉入口处的下方时,胸腹壁的静脉出现曲张。上腔静脉和奇静脉的入口都被阻塞,出现食管、胃底、贲门的静脉曲张,曲张静脉一旦破裂即出现呕血和黑便。

(3) 气管、食管和喉返神经受压的表现:气管受压出现咳嗽、呼吸困难、胸闷、口唇发绀甚至不能平卧,食管受压引起进食不畅,喉返神经受压引起声音嘶哑和 Horner 综合征表现。此外,因静脉压增高,淋巴回流受阻等引起肺水肿,易合并感染,出现发热。

(4) 中枢神经系统受损表现:出现脑水肿、颅内压增高、椎弓根压迫等中枢神经系统受损害的表现,病人出现头痛、呕吐、视力模糊、意识及精神改变等。

处理流程

简要步骤		处理要点
评估	病史及治疗	疾病史,治疗情况、药物种类、剂量及给药方案,影像学、细胞、病理检查结果,静脉压力监测结果。
	症状感觉	1. 面、颈、臂、上胸部及上肢非凹陷性水肿、颈静脉怒张、颈部、胸壁、腹壁静脉扩张、咳嗽、呼吸困难、胸闷、口唇发绀。 2. 进食不畅。 3. 声音嘶哑和 Horner 综合征。 4. 头痛、头晕、头胀、呕吐、视力模糊、意识及精神改变。
	功能改变	呼吸困难,进食不畅,声音嘶哑和 Horner 综合征,呕血、黑便。
	分期	初期:常发生在早晨,包括脸部水肿及眼眶周围结膜水肿。起床后几小时此现象会改善。 中期:手臂、手指及手部肿胀感、流鼻血、脸部颈部及上躯干红肿。 晚期:颈部、上胸部及手部静脉扩张、声音沙哑、咳嗽、呼吸困难、呼吸窘迫、吞咽困难、头痛、混乱、焦虑、视力改变、颅内压升高。

简要步骤		处理要点
预防	健康教育	1. 对肺癌、恶性淋巴瘤、转移性癌可疑上腔静脉综合征的病人告知上腔静脉综合征的表现，嘱咐病人出现不适症状及时告知医护人员。 2. 对于确诊的恶性肿瘤及时规范治疗，减少出现 SVCS 的机会。 3. 取半卧位或头高脚低位休息，床头抬高 30°~45°。 4. 持续低流量氧气吸入，保持呼吸道通畅。 5. 保持病室温湿度合适，定时通风换气，预防感冒。正确咳嗽、排痰及深呼吸，痰液黏稠不易咳出者，遵医嘱行雾化吸入帮助排痰。
	静脉给药	可疑上腔静脉综合征时，避免在颈部及上肢静脉输液，控制输液速度为 30~40 滴/min，同时要严格限制输液量。
	心理护理	护理人员主动与病人沟通，向病人讲解 SVCS 相关知识，正确对待疾病，同时要避免病人过于紧张、焦虑。
	持续观察	存在风险的病人症状体征的观察以及影像学、病理学、细胞学的检查。
	饮食指导	给予高蛋白、高维生素、清淡易消化的低脂低盐食物，少食多餐。适当增加粗纤维食物摄入，保持大便通畅。
	皮肤护理	保持皮肤清洁，预防感染。
处理	用药指导	1. 使用利尿治疗要慎重，避免由于血液浓缩引起血栓形成。 2. 抗凝及糖皮质激素治疗注意观察有无出血倾向。 3. 限制液体输入总量，控制输液速度。
	日常护理	1. 体位　半坐卧位或者高枕卧位，床头抬高 30°~45°。 2. 饮食　给予高蛋白、高维生素、清淡易消化的低脂低盐食物，低盐饮食能减少水钠潴留、减轻水肿症状，少食多餐。 3. 吸氧　持续低流量氧气吸入，如果出现喘憋症状可给予高流量氧气吸入 6~7L/min。 4. 排泄　保持大便通畅，出现便秘给予通便剂或者灌肠，不能用力解便，防止加重缺氧。 5. 基础护理 （1）由于右肱动脉压力增高，因此不宜采用右上肢测量血压。 （2）严格记录出入量，可以每日测量空腹体重及上臂围、颈围，颜面部水肿以双眼睑睁开的程度为准。 （3）戒烟戒酒，深呼吸训练和有效咳嗽，减少探视，预防感染。
	化疗护理	1. 推荐采用股静脉置管输注化疗药物，以免加重压迫症状。 2. 严格控制输液速度在 30~40 滴/min（特殊药物除外），避免输入过快加重心肺负担。 3. 观察化疗的不良反应，及时处理。 4. 恶性淋巴瘤及未分化小细胞肺癌化疗后 7~10d 多数病人症状缓解，注意观察疗效。
	放疗护理	1. 保持放射野皮肤清洁，避免使用任何沐浴液或者香皂、肥皂清洁皮肤。 2. 接触皮肤的衣服以透气、柔软的宽松棉质衣服为宜。 3. 保持放射野标记清晰，勿洗脱，标记线如有模糊，及时让放疗医生补画。 4. 放疗初期水肿症状有可能加重，注意预防窒息、缺氧发生。 5. 放射治疗一般在 24~72h 内症状会有所改善，注意加强观察。

续表

简要步骤		处理要点
处理	支架植入	血管内支架植入后可以迅速缓解上腔静脉综合征症状,增加化疗及放疗的耐受性和提高治疗后的生存质量。
	康复护理	由于恶性上腔静脉综合征病人有 10%～19% 的概率复发,因此应该积极治疗原发疾病,同时注意持续观察病情变化。保持良好的生活习惯。
	安全护理	1. 指导病人体位变动时要缓慢,防止跌倒/坠床发生。 2. 剧烈咳嗽由于心输出量减少,造成脑供血不足,容易发生晕厥,指导病人做好安全防护。
	疼痛管理	由于缺氧及水肿,病人可出现头晕、头痛、水肿部位胀痛等疼痛不适症状,指导病人学会正确评估疼痛分值,根据疼痛分值给予相应处理。
	皮肤黏膜护理	1. 床单位清洁干燥,衣物宽松柔软。 2. 保持口腔、肛周及会阴部清洁,预防感染。 3. 做好结膜护理,及时清洁眼睛分泌物,避免眼结膜感染。 4. 禁止使用热水袋,防止烫伤。 5. 长期卧床病人睡气垫床、使用功能性敷料保护受压局部皮肤,加强翻身,预防压疮。
评价	治疗	放疗、化疗用药按计划完成,无 SVCS 发生或者发生 SVCS 后治疗有效。
	症状感觉	上腔静脉综合征症状缓解。
	功能改变	无呼吸困难、进食梗阻、声音嘶哑和 Horner 综合征。
	皮肤管理	皮肤无损伤,无压疮发生。
	安全护理	无跌倒/坠床、窒息的发生。
	健康宣教	病人及家属对放化疗、安全指导、饮食指导和用药指导理解并依从。

注意事项

1. 由于病人血液处于高凝状态,加之头颈部静脉回流障碍,病人极易引起血栓形成。卧床时应在床上适当活动肢体,病情缓解后尽早下床活动,遵医嘱使用预防血栓的抗凝药物。
2. 对于上腔静脉综合征要早发现、早治疗,预防严重并发症。

（二）肿瘤急性溶解综合征

1. **概念** 肿瘤溶解综合征(tumor lysis syndrome,TLS)是指由于肿瘤本身坏死或放疗、化疗的应用引起肿瘤细胞崩解,大量细胞内代谢产物迅速进入血液循环,从而导致高尿酸血症、高钾血症、高磷血症、低钙血症以及氮质血症等代谢紊乱,并导致急性肾衰竭、严重心律失常、弥散性血管内凝血等一系列危急综合征。

2. **症状表现**

（1）高尿酸血症:为 TLS 的特征性表现,由恶性肿瘤细胞溶解,释放大量核酸引起。几乎所有 TLS 的病人均有高尿酸血症。轻度高尿酸血症可表现为少尿、恶心、厌食,神经系统症状可出现头晕、头痛、乏力等。随着血清尿酸浓度升高,高尿酸血症症状加重,病人临床症状更加明显,可出现无尿、步态不稳、呼吸深长,更有甚者可出现贫血加重、血压下降、呕吐、腹泻等。

（2）高钾血症:较为常见。由恶性肿瘤细胞溶解,细胞内大量钾离子释放引起。可表现为血钾>7.1mmol/L时可出现心室纤颤等严重心律失常,甚至心跳停止。四肢软弱无力、痉挛,手足感觉异常,腱反射消失,呼吸肌麻痹。胃肠道功能障碍,表现为恶心、腹泻、肠绞痛。

（3）高磷血症:由恶性肿瘤细胞溶解,细胞内磷酸根离子的大量释放引起。血清磷酸根离子上升,血液中钙离子浓度下降,碳酸钙沉淀于软组织中。可表现为神经肌肉不稳定、无尿、肾功能恶化。

（4）低钙血症:血中钙磷乘积是一常数,血磷增加的同时常伴有低钙血症。可表现为心脏收缩功能降低和肌肉痉挛及抽搐。

（5）尿酸性肾病伴氮质血症和急性肾衰竭:主要由于肾脏不能清除过多的尿酸时,尿酸在酸性环境下可在肾小管内形成结晶,损坏肾小管。高磷血症时,尿酸盐结晶亦会沉淀于肾小管,引起肾组织损伤,从而导致氮质血症和肾功能不全,严重时出现少尿或无尿,发生急性肾衰竭。

处理流程

简要步骤		处理要点
评估	治疗	抗肿瘤治疗病史、化疗药物种类、剂量及给药方案、放疗部位、放疗剂量。
	感觉症状	恶心、呕吐、厌食、腹泻、肠绞痛,头晕、头痛、乏力、肌肉痉挛、抽搐,手足感觉异常,心律失常、血压下降,少尿、无尿。
	功能改变	心功能、肾功能、神经肌肉反射功能。
	检验检查结果	血液生化检验结果、心功能测定、神经反射检查。
	知识水平	病人对疾病相关知识的了解程度。
预防	健康教育	1. 告知高危病人 TLS 的症状体征,嘱咐病人有不适症状及时告知医护人员。 2. 嘱咐病人少量多次饮水,每日饮水 2 000ml 以上,保持充足的尿量。 3. 观察并记录尿量、尿色、尿液 pH,保持尿液 pH≥7,保持每日尿量在 3 000ml 以上。
	药物治疗	1. 化疗、放疗前检查肾功能及血液尿酸、血磷水平。 2. 开始治疗肿瘤前 24~48h 服用别嘌醇,降低血尿酸。肾功能不全的病人应用别嘌醇时应该特别注意有无皮疹、药物性肝炎、嗜酸性粒细胞增多、肾功能恶化等异常情况。 3. 静脉水化利尿治疗　在化疗前 24~48h 开始应用,持续至化疗结束后 48~72h。每日输液量 2 000~3 000ml/m²,并且给予呋塞米、甘露醇利尿治疗。 4. 碱化尿液　口服或者静脉输注碳酸氢钠。 5. 降低血磷　指导病人按时口服氢氧化铝。 6. 禁止擅自使用有肾毒性的药物及增加尿液酸度的药物,如阿司匹林等。
	持续观察	1. 每天监测血清电解质及肾功能并持续 1 周,直到治疗稳定后 4~5d。 2. 持续症状体征的观察。
	饮食指导	1. 指导进食含碱性食物　苏打饼干、新鲜蔬菜和水果。 2. 限制食用菠菜、橘子、香蕉、香菇、红枣、山楂等高钾食物。 3. 忌食富含磷的食物　如猪肝、鸡肝、虾皮等,进食蛋类应弃去蛋黄;严格低磷饮食(每天少于 600mg)。 4. 控制高嘌呤食物　如动物内脏、坚果类。

简要步骤		处理要点
处理	用药护理	1. 降低血尿酸　遵医嘱服用别嘌醇,指导病人按时服药。 2. 静脉水化利尿治疗　有计划安排输液,严密监测输液速度,保证液体 24h 持续均匀输入。 3. 碱化尿液　指导病人按时口服碳酸氢钠,静脉输注碳酸氢钠时不宜选择外周小静脉,注意观察有无静脉炎。 4. 降低血钾　采用离子交换树脂口服或灌肠,注意观察心电图变化。 5. 降低血磷　指导病人按时口服氢氧化铝;可能引起便秘,注意预防。 6. 血液透析　注意保护透析导管固定妥善,严格无菌操作,防止感染。
	应急处理	1. 发生严重心律失常时给予氧气吸入、心电监护。 2. 发生心搏骤停立即实施心肺复苏术。
	病情观察	1. 严密观察病人心电监护情况,注意有无心律失常。 2. 观察病人有无恶心、呕吐、厌食、腹泻、肠绞痛、头晕、头痛、乏力、肌肉痉挛、抽搐、手足感觉异常、心律失常、血压下降、少尿、无尿等症状。 3. 准确记录 24h 出入量,保持出入量平衡,鼓励病人多饮水。
	标本采集与输血	1. 避免在输液侧肢体抽取血标本。采血时保证注射器干燥,选用 7~8 号针头,止血带结扎时间防止过长,避免对采血部位进行拍打及做过多的手臂屈伸、握拳等动作。 2. 如用空针采血,血标本抽出后沿试管壁缓慢注入,不能有气泡,不震荡,立刻送检。 3. 血清电解质及肾功能至少每 6~12h 检查 1 次,直到治疗稳定后 4~5d。 4. 如需输血,取血时避免震荡,输血过程中避免加压,避免输入库存时间较长的血液,以免红细胞破坏,大量钾离子释放入血,加重高钾血症。
	饮食护理	1. 指导进食含碱性食物　牛奶、苏打饼干、新鲜蔬菜、水果。 2. 限制食用菠菜、橘子、香蕉、香菇、红枣、山楂等高钾食物。 3. 忌食富含磷的食物　如猪肝、鸡肝、虾皮等,进食蛋类应弃去蛋黄;严格低磷饮食(每天少于 600mg)。 4. 控制高嘌呤食物　如动物内脏、坚果类。
评价	治疗	化疗用药按计划完成,无肿瘤溶解综合征的发生。
	症状感觉	三高一低代谢异常的各种症状体征无发生或缓解。
	功能改变	肾功能、心功能及意识无改变或改善。
	饮食管理	饮食符合要求。
	安全护理	无跌倒/坠床、猝死的发生。
	健康宣教	病人及家属对疾病知识、安全指导、饮食指导和用药指导能理解配合并依从。

注意事项

1. 本征的主要危险在肾脏,应着重于预防肾性疾病。
2. 对于低钙血症,治疗上主要通过控制高磷血症,降低血磷的浓度,低钙血症可以自行纠正,不主张直接给予钙离子,因为可能造成磷酸钙盐结晶的产生,增加软组织的沉淀。
3. TLS 既是肿瘤内科治疗的并发症,也属于内科急症范畴,重在预防和早发现、早治疗。救治及时,病人预后良好。

（罗蕾　郝丽琼　王关芬）

参 考 文 献

[1] 强万敏,姜永亲.肿瘤护理学[M].天津:天津科技翻译出版有限公司,2016.

[2] 姜桂春.肿瘤护理学[M].上海:上海科学技术出版社,2015.

[3] 马双莲,薛岚.实用肿瘤科护理及技术[M].北京:科学出版社,2008.

[4] 刘书哲,卢红梅.肿瘤内科护理[M].郑州:河南科学技术出版社,2017.

[5] 胡雁,陆箴琦.实用肿瘤护理[M].上海:上海科学技术出版社,2013.

[6] 郭代红.临床静脉用药集中调配技术[M].北京:人民军医出版社,2014.

[7] 吴欣娟.肿瘤护理工作标准流程图表[M].长沙:湖南科学技术出版社,2015.

[8] 王国蓉,皮远萍.肿瘤专科护理与循证实践[M].北京:人民卫生出版社,2016.

[9] 闻曲.新编肿瘤护理学[M].北京:人民卫生出版社,2011.

[10] 吴蓓雯.肿瘤专科护理[M].北京:人民卫生出版社,2012.

[11] 欧文,约翰逊.癌症症状控制指南手册[M].强万敏,译.天津:天津科学技术出版社,2017.

[12] MEECADANTE S. Pharmacotherapy for breakthrough cancer pain[J]. Drugs,2012.72(2):181-190.

[13] SHEINFELD GS,KREBS P,BADR H,et al. Meta-analysis of psychosocial interventions to reducepain in patients with cancer[J]. J Clin Oncol,2012,30(5):539-547.

[14] National Comprehensive Cancer Network. NCCN Clinical Practice Guidelines in Oncology. Adult cancer pain [S]. Version2,2016.

[15] 谌永毅,周莲清.肿瘤护理工作标准流程图表[M].长沙:湖南科学技术出版社,2015.

[16] National Comprehensive Cancer Network. NCCN Clinical Practice Guidelines in Oncology:Cancer-related fatigue management[S]. 2017.

[17] HOFFMAN AJ,BRINTNALL RA,BROWN JK,et al. Home-based exercise intervention for cancer-related fatigue self-management for postsurgical non-small cell lung cancer patients[S]. Cancer Nursing,2013.

[18] RILEY P,GLENNY AM,WORTHINGTON HV,et al. Interventions for preventing oral mucositis in patientswith cancer receiving treatment:cytokines andgrowthfactors. Cochrane Databaseof Systematic Reviews 2017, Issue11. Art. No.: CD011990. DOI: 10. 1002/14651858. CD011990. pub2.

[19] WORTHINGTON HV,CLANKSON JE.,BRYAN G,et al. Interventions for preventing oral mucositis for patients with cancer receiving treatment. Cochrane Database of Systematic Reviews,2011.

[20] SALVADOR P,AZUSANO C,WANG L,et al. Apilot randomized controlled trial of an oral care intervention to reduce mucositis severity in stem cell transplant patients[J]. Journal of Pain and Symptom Management. 2012,44(1):64-73.

[21] 闻曲,成芳,李莉.实用肿瘤护理学[M].2版.北京:人民卫生出版社,2015.

[22] 李艳梅,卢凤丽,张东升.头皮冷却疗法预防乳腺癌化疗病人脱发效果及其影响因素研究[J].护理研究,2017,31(18):2244-2246.

[23] 张阳,田丽,陈长英.化疗致脱发对癌症病人治疗依从性的影响及护理进展[J].护理研究,2017,31(29):3643-3646.

[24] 陈军,柯嘉,何晓华.肿瘤合并糖尿病病人口服卡培他滨化疗致手足综合征的观察及护理[J].循证护理,2017,3(1):47-49.

[25] 董元鸽,陆箴琦,杨玚.卡培他滨致手足综合征的护理研究进展[J].护理研究,2016,30(3):275-278.

[26] CHOPRA K,ARORA V. An intricate relationship between pain and depression:clinical correlates,coactivation factors and therapeutict-argets[J]. Expert Opin Ther Targets,2014,18(2):159-176.

[27] 王盈,强万敏.乳腺癌相关淋巴水肿影响因素及预防方法的研究进展[J].护士进修杂志,2017,32

（4）:326-329.

［28］ SEKI Y,YAMAMOTO T,YOSHIMATSU H,et al. The superior-edge-of-the-knee incision method in lymphat-icovenular anastomosisfor lower extremity lymphedema［J］. Plast Reconstr surg,2015,136（5）:665-675.

［29］ 李金祥. 姑息医学［M］. 北京:人民卫生出版社,2005.

［30］ 陆宇晗,陈钒. 肿瘤姑息护理实践指导［M］. 北京:北京大学医学出版社,2017.

［31］ 陈新谦,金有豫,汤光. 新编药物学［M］.15 版. 北京:人民卫生出版社,2003.

第二章

肿瘤外科专科护理技术

第一节 头颈肿瘤外科专科护理技术

一、口腔肿瘤行皮瓣修复术后口腔护理技术

（一）目的

保持口腔清洁、湿润，预防口腔感染等并发症，防止口臭、口垢。增加病人舒适度，促进切口愈合。观察病人口腔内切口、皮瓣或者黏膜情况，为提供病情变化的动态信息。

（二）适应证

1. 口腔内行组织皮瓣术后病人。
2. 口腔感染张口受限的病人。
3. 口腔清洁度Ⅱ度及以上的病人。

操作流程

简要步骤	操作要点	图示
核对与解释	1. 核对　病人身份（姓名、住院号）与医嘱核对。 2. 解释　操作目的、注意事项与配合要点。	
评估	嘱病人张口，一手持手电筒，一手用压舌板轻轻撑开颊部，观察口腔情况。 （1）6~10分为Ⅲ度：开口即能闻及口臭，口内明显有分泌物。 （2）1~5分为Ⅱ度：开口说话时能闻及口臭，齿龈有少量黏液。 （3）0分为Ⅰ度：口腔无异味，齿龈间清洁。	
操作准备	1. 护士　同时需两名护士分别站在病人的左右侧，着装整洁、七步洗手法洗手、戴口罩。 2. 用物　口腔护理包、生理盐水、20ml注射器（去针头）、输液器管道10~15cm、电筒、根据情况备小纱条及妇科棉签、1.5%过氧化氢。 3. 环境　安静、整洁、光线充足、室温适宜。	
安置体位	1. 半卧位、侧卧头偏向一侧，面向护士。 2. 取治疗巾围颌下及枕上，置弯盘于口角旁，湿润口唇。	

简要步骤	操作要点	图示
口腔冲洗	1. 护士甲　吸痰管连接负压试吸,分别吸气道、口腔、鼻腔分泌物。吸痰管放于口腔内低位(避开切口及皮瓣)。 2. 护士乙　空针抽吸生理盐水,连接准备的输液器管道。 3. 甲乙护士配合　甲吸乙冲,直到吸出液澄清(图2-1-1)。	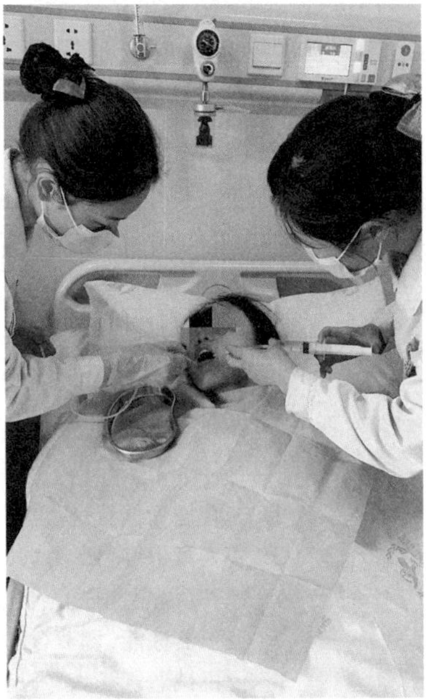
口腔擦洗	1. 按照传统口腔护理方法先清点棉球,用镊子夹棉球或将沾生理盐水的小纱布缠绕在止血钳的尖端。 2. 用压舌板轻轻撑开左侧颊部,咬合上下齿,从内向门齿纵向擦洗左外侧面。同法擦洗右外侧面。 3. 张开上下齿按序擦洗左上内侧、左上咬合面、左下内侧、左下咬合面,弧形擦洗左侧颊部,同法擦洗右侧。 4. 弧形擦洗硬腭。 5. 由内向外擦洗舌面、擦洗舌下。	
口腔冲洗	甲乙护士配合　甲吸乙冲,直到吸出液澄清。 空针抽吸生理盐水注入口腔协助含漱(含漱时间 3~5min,水量 20~50ml),擦干面部。再次观察口腔,根据病情涂药,口唇涂上润滑油。	
操作后处理	擦洗完毕,帮助病人取舒适体位,整理用物,洗手,记录。	
效果评价	1. 口腔无异味、无分泌物。 2. 口腔细菌培养为阴性或有改善。 3. 病人的主观感受改善。	图 2-1-1　甲乙护士配合:甲吸乙冲,直到吸出液澄清

简要流程图	注意事项
口腔评估,根据清洁情况分为Ⅰ、Ⅱ、Ⅲ度 ⇩ 操作准备:护士 2 名、用物、环境 ⇩ 安置体位:半卧位、侧卧、头偏向一侧 ⇩ 口腔冲洗:甲乙护士配合:甲吸乙冲,直到吸出液澄清 ⇩ 照传统口腔护理方法 ⇩ 先左侧颊部,咬合上下齿,从内向门齿纵向擦洗左外侧面 ⇩ 同法擦洗右外侧面 ⇩ 再擦洗左上内侧、左上咬合面、左下内侧、左下咬合面 ⇩ 弧形擦洗左侧颊部,同法擦洗右侧 ⇩ 弧形擦洗硬腭 ⇩ 由内向外擦洗舌面、擦洗舌下 ⇩ 护士甲吸乙冲,直到吸出液澄清 ⇩ 协助含漱,再次观察口腔情况 ⇩ 整理用物,洗手,记录 ⇩ 效果评价:口腔内异味、分泌物、细菌培养、病人感受	1. 擦洗过程中动作要轻柔,避免金属镊碰到牙齿,损伤黏膜及牙龈。 2. 应当特别注意擦洗上腭时不可触及咽喉部,以免引起恶心。擦洗舌下时注意擦洗舌下腺开口处。 3. 用开口器时,应从白齿放入,牙关紧闭者不可用暴力,以免造成损伤。 4. 擦洗时一次只能用一个棉球,防止棉球遗留在口腔。 5. 擦洗顺序一般为先上后下。 6. 长期使用抗生素者要注意口腔有无真菌感染。 7. 冲洗过程中,冲洗液不可过多,避免引起病人呛咳。 8. 护士操作前、后应清点棉球数量。

二、头颈部肿瘤人工气道管理技术

（一）经气管插管吸痰技术

1. 目的 保持呼吸道通畅，预防肺部感染。

2. 吸痰指征

（1）呼吸音粗，明显痰鸣音或者听诊双肺痰鸣音。

（2）机械通气病人血氧分压、血氧饱和度降低。

（3）呼吸机使用过程中出现气道高压报警。

操作流程

简要步骤	操作要点	图示
核对与解释	1. 核对 病人身份（姓名、住院号）与医嘱。 2. 解释 吸痰目的、注意事项与配合要点。	
评估	1. 气管插管位置、深度、气囊压力、固定是否妥善。 2. 病人意识、呼吸状态（听诊呼吸音）、心率、血氧饱和度、配合程度、自主清除痰液能力。 3. 吸引器性能，调节合适压力。 4. 行机械通气病人 呼吸机参数及气道压力。	
操作准备	1. 护士 衣帽整洁、洗手、戴口罩。 2. 用物 治疗盘、适当型号的吸痰管、生理盐水、无菌手套、无菌纱布、弯盘，必要时备压舌板、开口器、舌钳、吸引装置。 3. 环境 安静、整洁、光线充足、室温适宜。	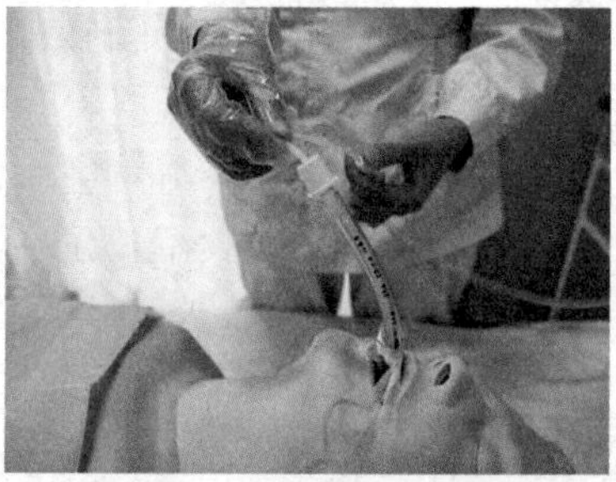 图 2-1-2 **经气管插管吸痰**
操作要点	1. 核对与解释 核对病人信息，解释吸痰目的。 2. 吸痰前调氧 适当调高氧浓度，机械通气病人予吸入纯氧 2min。 3. 试吸 戴无菌手套，连接吸痰管，试吸生理盐水，检查吸痰管是否通畅。 4. 吸痰 不带负压插入吸痰管至适当深度（一般插入 30~35cm 或以能刺激病人咳嗽为宜）；带负压边吸引、边上提、边旋转（图 2-1-2），密切观察病人病情变化。必要时吸尽声门下及口腔内分泌物（图 2-1-3）。 5. 吸痰后调氧 适当调高氧浓度至血氧饱和度升至正常后，再将氧浓度调至原来水平。 6. 冲管 冲洗吸痰管和负压吸引管。 7. 检查 气管插管位置、插入深度、固定是否妥善。 8. 协助病人取安全、舒适体位。 9. 清理用物，洗手，记录。	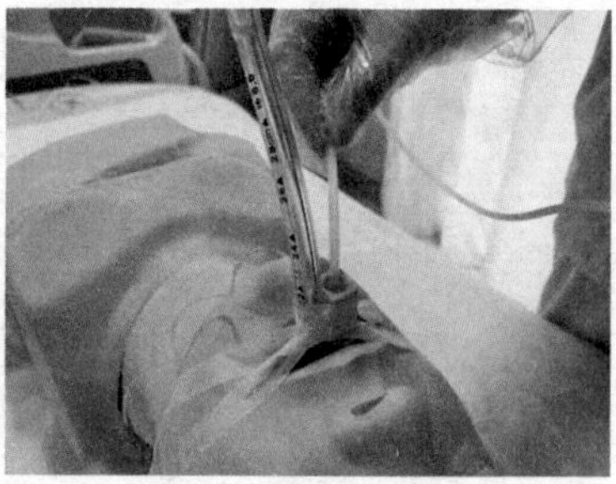 图 2-1-3 **吸尽声门下及口腔分泌物**
效果评价	1. 操作熟练，动作轻柔，严格执行无菌技术。 2. 呼吸平稳，呼吸道通畅，无明显痰鸣音。 3. 气管导管固定妥善，无移位。	

简要流程图	注意事项
评估:适应证、禁忌证、病人情况 ⇩ 操作准备:操作者、物品、环境 ⇩ 解释、核对病人、安置合适体位 ⇩ 吸痰 ⇩ 检查气管插管的固定 ⇩ 效果评价:无菌操作、呼吸道通畅、导管固定	1. 吸痰时避免在气管内上下提插吸痰管。 2. 每次吸痰时间不超过 15s,连续吸痰不得超过 3 次。 3. 吸痰管最大外径不能超过气管导管内径的 1/2。 4. 吸痰压力成人 0.04~0.053MPa/300~400mmHg,儿童<0.039MPa/300mmHg,婴幼儿 0.013~0.026MPa/100~200mmHg,新生儿<0.013MPa/100mmHg。 5. 吸痰管一次性使用。

(二) 气管切开护理技术(套管、导管)

1. **目的**　保持呼吸道湿润、通畅,预防气管切口感染。
2. **适应证**　喉梗塞、下呼吸道分泌物潴留、预防性气管切开、取气管异物、颈部外伤者。
3. **禁忌证**　Ⅰ~Ⅱ度呼吸困难者、呼吸道暂时性阻塞者、有明显出血倾向时应慎重。

操作流程

简要步骤	操作要点	图示
核对与解释	1. 核对　病人身份(姓名、住院号)与医嘱。 2. 解释　气管切开护理目的、操作过程、注意事项与配合要点。	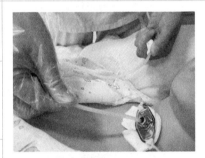
评估	1. 评估病人的病情(呼吸、心率)、合作程度。 2. 负压装置性能、调节压力值。 3. 评估病人痰液情况(痰鸣音)。 4. 评估气管切口周围皮肤情况。	图 2-1-4　**经气套管吸痰**
操作准备	1. 护士　着装整洁、洗手、戴口罩。 2. 用物　治疗盘(气管切开护理包、吸痰管、开口纱、双层纱布、PE 手套、棉签、75%乙醇、3%过氧化氢、生理盐水、弯盘、毛刷)。 3. 环境　安静、整洁、光线充足、室温适宜。 4. 检查吸引器装置。	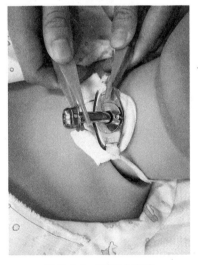
操作要点	1. 安置体位。平卧位、半卧位或半坐卧位,充分暴露病人气管切口。 2. 放置弯盘予床头柜,洗手,打开床旁治疗盘。 3. 戴手套,用吸痰管经气管套管吸痰(插管时不带负压,吸时带负压)(图 2-1-4)。取开口纱,取内套管(双手持平镊,一手固定外层托盘,一手旋转内套管,取下内套管)(图 2-1-5)(注:气囊导管省略此步骤)。 4. 洗手,更换气管切开护理盘。 5. 用生理盐水棉签清洁气管切口周围。按对侧上-对侧下-近侧上-近侧下的顺序清洗气管切口周围皮肤。	图 2-1-5　**取下内套管**

简要步骤	操作要点	图示
操作要点	6. 清洗托盘　按从上到下的顺序,划弧线法清洗托盘,注意避开气管切口。 7. 相同的方法和顺序,用酒精棉签消毒气管切口周围皮肤和托盘,注意避开气管切口。 8. 上开口纱(一手持平镊固定托盘,另一只手持平镊垫开口纱,注意开口纱的线头切勿掉进气管切口内)。开口纱尽量全部垫在托盘下面,开口纱上面部分交叉固定。 9. 清洗内套管　流动水下毛刷或棉签清洗内套管,选择合适的消毒方法消毒内套管(3%过氧化氢浸泡20min、75%酒精浸泡30min、煮沸消毒20min)。 10. 吸净外套管内痰液,生理盐水冲洗内套管,持平镊取内套管,对光检查(图2-1-6),将内套管放入外套管内,锁住内套管。 11. 检查系带松紧,以能插入一指为宜(图2-1-7)。 12. 气管切口周围予以双层湿纱布覆盖。	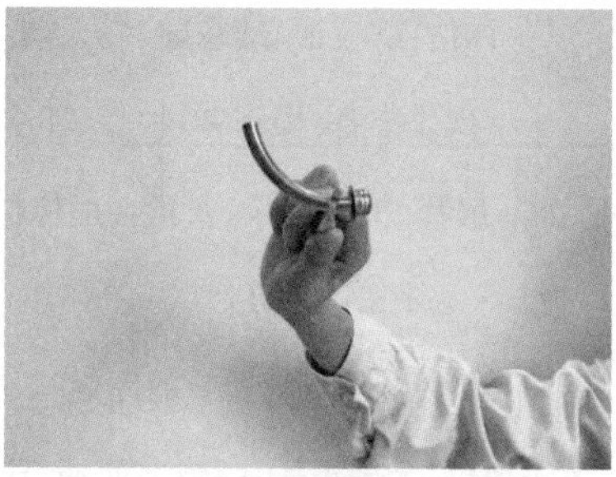 图2-1-6　对光检查内套管内壁是否有异物 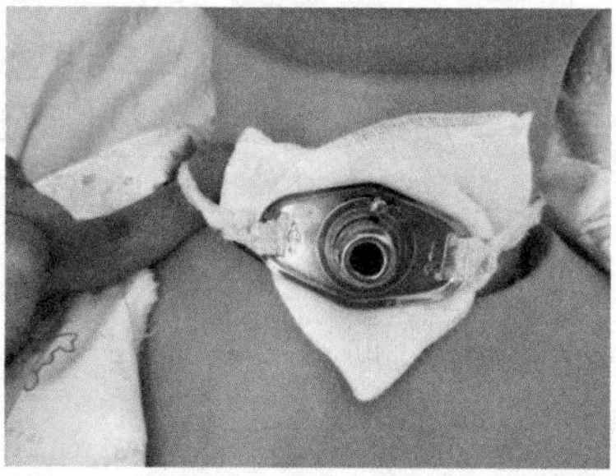 图2-1-7　检查系带松紧,以能插入一指为宜
效果评价	1. 气道内无痰鸣音,病人呼吸通畅。 2. 气管切口周围皮肤及气套管托盘清洗干净,无痰痂。 3. 气套管通畅,痰液稀薄易吸。 4. 无感染发生。	

简要流程图	注意事项
评估:适应证、禁忌证、病人情况 ⇩ 操作准备:操作者、物品、环境 ⇩ 解释、核对病人、安置合适体位 ⇩ 吸痰、取开口纱、清洗消毒皮肤及气套管托盘、垫开口纱 ⇩ 清洗消毒内套管 ⇩ 吸痰、安置内套管、检查系带松紧度、盖纱布 ⇩ 效果评价:痰鸣音、呼吸状况	1. 注意观察气管切口周围有无皮下气肿、血肿及肺部感染发生。 2. 严格执行操作规程,保持切口纱布清洁干燥,每日更换3~4次,吸痰管每次更换,如有污染立即更换。冲洗水应分别注明吸引气管切开口、口鼻腔之用,不能混用。 3. 操作动作应轻柔、准确、快速,每次吸痰时间不超过15s,连续吸痰不得超过3次,间隔期间加大氧浓度。 4. 吸痰管最大外径不能超过气管导管内径的1/2,负压不可过大(成人0.04~0.053MPa/300~400mmHg,儿童<0.039MPa/300mmHg、婴幼儿0.013~0.026MPa/100~200mmHg、新生儿<0.013MPa/100mmHg),进吸痰管时不可给予负压,以免损伤病人气道。 5. 吸痰过程中应当密切观察病人的病情变化,如有心率、血压、呼吸、血氧饱和度的明显改变时,应当立即停止吸痰,给予氧气吸入。

（三）口咽通气管安置

1. 目的　保持呼吸道通畅。

2. 适应证

（1）解除舌后坠,缓解呼吸困难。

（2）清理呼吸道无效者,经口咽通气管有效吸痰,保持呼吸道通畅。

（3）院前急救时可改善昏迷病人的缺氧状态。

（4）癫痫发作或抽搐时保护舌齿免受损伤。

（5）有气管插管时,可代替牙垫作用,避免牙关紧闭,压迫气管导管。

3. 禁忌证　禁用于气管内异物、哮喘、咽反射亢进及呕吐频繁者。

操作流程

简要步骤	操作要点	图示
核对与解释	1. 核对　病人身份(姓名、住院号)与医嘱。 2. 解释　口咽通气管安置目的、操作过程、注意事项与配合要点。	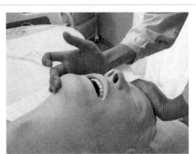
评估	1. 病人意识状态。 2. 病人口腔是否有分泌物、活动性出血、活动性义齿。 3. 病人配合程度。	
操作准备	不同型号口咽通气管、纱布、固定胶布、开口器、舌钳。	图 2-1-8　**开放气道,仰头抬颏法**
操作要点	1. 选择合适型号的口咽通气管,长度以门齿至耳垂或下颌角的距离,宽度以能接触上下的 2~3 颗牙为最佳。 2. 协助病人取平卧位。 3. 开放气道　仰头抬颏法(图 2-1-8),双手抬颌法(图 2-1-9)。 4. 清洁口腔内分泌物。 5. 安置口咽通气管　将口咽通气管弯曲部分向腭部从白齿处放入口腔(图 2-1-10),当口咽通气管前端接近口咽后壁时旋转 180°(图 2-1-11),病人吸气时将口咽通气管全部放入口腔内,弯曲部分压住舌根部。 6. 检查口腔,以防舌或唇夹置于牙和口咽通气管之间。 7. 固定口咽通气管。	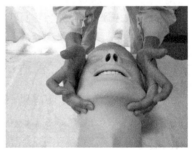 图 2-1-9　**开放气道,双手抬颌法** 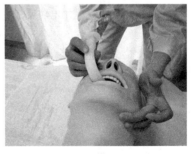
效果评价	1. 呼吸困难症状缓解。 2. 经口咽通气管吸痰有效,无痰鸣音。 3. 病人缺氧症状改善。	图 2-1-10　**口咽通气管弯曲部分向腭部从白齿处放入口腔**

简要步骤	操作要点	图示
		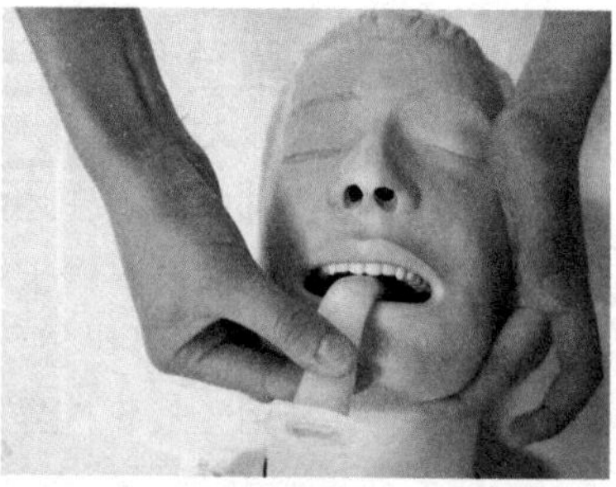 图 2-1-11　口咽通气管前端接近口咽后壁时旋转 180°

简要流程图	注意事项
评估:适应证、禁忌证、病人情况 ⇩ 操作准备:操作者、物品 ⇩ 安置合适体位,开放气道 ⇩ 清洁口腔分泌物 ⇩ 安置口咽通气管 ⇩ 测试通气是否顺畅、固定 ⇩ 效果评价:痰鸣音、呼吸状况	1. 清醒病人操作时,如病人不配合,应耐心说服,消除病人紧张情绪,取得配合,操作中重视与病人交流。 2. 按照正确步骤放置,吸痰时注意鼓励病人做咳痰动作。 3. 口咽通气管安置成功后,妥善固定,以免脱出。 4. 昏迷病人,口咽通气管可持续放置于口腔内,但每隔 2~3h 重新更换位置,并每隔 4~6h 清洁口腔及口咽通气管 1 次,防止痰痂堵塞。每日更换口咽通气管 1 次。

三、喉癌永久性气管造口居家护理技术

保持呼吸道通畅,预防感染、提高病人生活质量。

操作流程

简要步骤	操作要点
操作准备	1. 操作者　洗手。 2. 用物　家用电动吸引器、吸痰管、开口纱、棉签、75% 乙醇、3% 过氧化氢、生理盐水或温开水、毛刷、专用煮沸消毒器具、镜子、手套。 3. 环境　整洁、光线充足。 4. 设备　检查电动吸引器装置功能是否完好。
操作要点	1. 安置体位　平卧位、半卧位或半坐卧位,充分暴露气管切口。 2. 操作者(病人本人或家属)　戴手套、连接吸痰管,经气管套管吸痰(插管时不带负压,吸时带负压)。每次吸引不要超过 15s,连续吸痰不超过 3 次。如果需要多次吸引,先休息 5~10min。吸痰时应轻轻地边旋转边退出吸痰管。如果在吸引的过程中感觉插入吸痰管有阻力,请不要盲目暴力插管。 3. 取下开口纱,取下内套管(双手持平镊,一手固定外层托盘,一手旋转内套管),洗手。 4. 用生理盐水棉签清洁气管切口周围。 5. 用生理盐水棉签清洁周围皮肤。

简要步骤	操作要点
操作要点	6. 清洗托盘。 7. 相同的方法和顺序,用75%酒精棉签消毒气管切口周围皮肤和托盘,注意避开气管切口。 8. 垫开口纱(开口纱尽量全部垫在托盘下面),开口纱上面部分交叉固定。 9. 清洗内套管 流动水下毛刷或棉签清洗内套管,选择合适的消毒方法消毒内套管(3%过氧化氢浸泡15~20min、75%酒精浸泡15~20min、煮沸消毒水开后10min)。 10. 吸净外套管内的痰液,生理盐水或温开水冲净内套管,对光检查。将内套管放入外套管内,锁住内套管。 11. 检查系带松紧,以一指为宜。当系带潮湿、污染或磨损时需及时更换。 12. 在气管套管上放一块双层湿纱布。
效果评价	1. 能正确经气管套管吸痰,更换气管切口纱布。 2. 切口及周围皮肤清洁。 3. 气套管通畅,无堵管、脱管发生。 4. 病人无感染发生。

简要流程图	注意事项
操作准备:操作者、物品、环境 ⇩ 安置合适体位 ⇩ 吸痰、取开口纱、清洗消毒皮肤及气管套管托盘、垫开口纱 ⇩ 清洗、消毒内套管 ⇩ 吸痰、安置内套管、检查系带松紧度、盖纱布 ⇩ 效果评价:正确操作、气导管通畅	1. 每天清洗气管套管3~4次,气管切口周围纱布潮湿、污染或破损时,及时更换。 2. 放置吸痰管到气管套管内时勿带负压,开始吸引时用大拇指盖住负压口。 3. 取出吸痰管后做深呼吸。 4. 注意湿化气道,可使用加湿器、雾化吸入、加强饮水等。 5. 注意观察气管切口周围皮肤是否发红或皲裂。 6. 在洗澡或淋浴的时候,不要让水进入套管内,禁止游泳。 7. 避免粉尘、喷雾剂、灰尘、烟雾和化妆棉的棉絮进入套管。

四、神经肿瘤意识、瞳孔专项评估技术

（一）目的

为危重病人诊断、抢救、治疗、护理提供依据,动态观察神经肿瘤病人中枢功能活动状态,建立观察瞳孔、意识判断的客观标准。

（二）适应证

1. 病情危重者。
2. 神经肿瘤病人。
3. 各类颅脑外伤、药物中毒等。

操作流程

简要步骤	操作要点	图示
核对与解释	1. 核对 病人身份(姓名、住院号)与医嘱。 2. 解释 神经肿瘤意识、瞳孔专项评估的目的、操作过程、注意事项与配合要点。	

简要步骤	操作要点	图示
评估	1. 瞳孔的评估　观察两侧瞳孔的形状、大小、边缘、位置、对称性及对光反射(直接对光反射、间接对光反射)、眼球活动。 (1) 在自然光线下,正常瞳孔呈圆形,直径为 2~5mm,两侧等大等圆,位置居中,边缘整齐,直接对光反射与间接对光反射灵敏。 (2) 两侧瞳孔对光反射迟钝或消失见于昏迷病人。 (3) 一侧瞳孔直接对光反射和间接对光反射消失,而另一侧均存在,说明该侧动眼神经受损。 (4) 一侧直接对光反射不存在,另一侧间接对光反射也不存在,表明该侧视神经受损。 (5) 瞳孔直径小于 2mm 称为瞳孔缩小,小于 1mm 为针尖样瞳孔。双侧瞳孔缩小,见于有机磷农药、氯丙嗪、吗啡等药物中毒。单侧瞳孔缩小常提示同侧小脑幕裂孔疝早期。 (6) 瞳孔直径大于 5mm 称为瞳孔散大。双侧瞳孔散大,常见于颅内压增高、颅脑损伤、颠茄类药物中毒及濒死状态。一侧瞳孔扩大、固定,常提示同侧颅内病变(颅内血肿、脑肿瘤)所致的小脑幕裂孔疝的发生。 (7) 正常瞳孔对光反应灵敏,并于光亮处瞳孔收缩,昏暗处瞳孔扩大。当瞳孔大小不随光线刺激而变化时,称瞳孔对光反应消失,常见于危重或深昏迷病人。 2. 意识的评估 (1) 护士在不同时间段通过对病人的呼唤、按压甲床、按压眶上神经出口处,观察有无面部表情、肢体活动或翻身动作。 (2) 观察病人对环境的知觉、遵嘱反应、思维、定向力(对时间、人物、地点的判断力)。 (3) 瞳孔对光反应、角膜反射、吞咽和咳嗽反射。 (4) 临床上用嗜睡、昏睡、昏迷(浅昏迷、中度昏迷、深昏迷)等名称来描述意识障碍的程度。	
操作准备	1. 护士　着装整洁、七步洗手法洗手、戴口罩。 2. 用物　瞳孔专用观察手电筒(黄光)。 3. 环境　自然光线适宜。 4. 病人　核对病人住院号、姓名。	

简要步骤	操作要点	图示
操作流程	1. 瞳孔观察　在自然光线下进行(图 2-1-12)。 （1）直接对光反射:病人注视前方,以手电筒垂直照射左侧瞳孔,观察左侧瞳孔形状、大小、位置、边缘、对称性及对光反射。同法观察右侧瞳孔。 （2）间接对光反射:在自然光线下观察瞳孔。病人注视前方,以手电筒垂直照射左侧瞳孔,观察右侧瞳孔形状、大小、位置、边缘、对称性及对光反射。同法直接照射右侧瞳孔,观察左侧瞳孔。 2. 意识观察 （1）嗜睡:是最轻的意识障碍,是一种病理性倦睡。病人进入持续睡眠状态,可被唤醒,并能正确回答问题和做出各种反应,但当刺激去除后很快又再入睡。 （2）昏睡:是接近于人事不省的意识状态。病人处于熟睡状态,不易唤醒。但在强烈刺激下(压眶上神经)可被唤醒,对言语的反应尚未完全丧失,可做含糊、简单而不完全的答话。停止刺激后,又很快入睡。 （3）昏迷(轻度昏迷、中度昏迷、深度昏迷):是严重的意识障碍。主要是大脑皮质和皮质下网状结构发生高度抑制的一种状态。临床上表现为意识持续的中断或完全丧失。 1）轻度昏迷:意识大部分丧失,无自主运动,对声、光的刺激无反应,对疼痛尚可出现痛苦表情或肢体退缩等防御反应。角膜反射、瞳孔对光反射、眼球运动、吞咽反射等可存在。 2）中度昏迷:对周围事物及各种刺激均无反应,对于剧烈刺激或可出现防御反射。角膜反射减弱,瞳孔对光反射迟钝,眼球无转动。 3）深度昏迷:全身肌肉松弛,对各种刺激全无反应。深浅反射均消失。	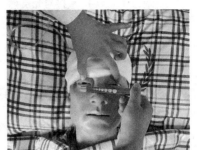 图 2-1-12　**在自然光线下观察瞳孔大小**
效果评价	1. 瞳孔观察方法正确。 2. 瞳孔评估内容全面。 3. 能正确根据瞳孔对光反射判断病人病情。 4. 能根据病人的意识反映判断病人意识障碍程度。	

续表

简要流程图	注意事项
1. 直接对光反射 用物、环境、病人准备 ⇩ 评估：自然光线下，病人注视前方 ⇩ 手电筒垂直照射左侧瞳孔 ⇩ 观察左侧瞳孔形状、大小、位置、边缘、对称性及对光反射 （同法观察右侧瞳孔） ⇩ 效果评价：瞳孔评估、意识判断 2. 间接对光反射 评估：自然光线下，病人注视前方 ⇩ 手电筒垂直照射左侧瞳孔 ⇩ 观察右侧瞳孔形状、大小、位置、边缘、对称性及对光反射 ⇩ 同法直接照射右侧瞳孔，观察左侧瞳孔 ⇩ 整理用物，洗手，记录 ⇩ 效果评价：瞳孔评估、意识判断	1. 在自然光线适宜的情况下观察瞳孔大小。在强光下观察瞳孔会缩小，不能反映病人实际情况。 2. 电源光线选用接近太阳光的黄光，避免使用明亮刺眼的白光。 3. 一次照射时间不宜过长，避免造成瞳孔反应迟钝掩盖病情。 4. 光线应从眼的边缘向眼内照射。 5. 一侧瞳孔移去光线 5s 后再检查另一只瞳孔。 6. 观察瞳孔的内容应全面，包括大小、位置、形状、边缘是否规则、位置、对称性、对光反射（直接对光反射、间接对光射）及眼球活动。

五、头颈部肿瘤吞咽功能评估及训练技术

（一）目的

1. 避免病人因吞咽功能障碍发生误吸所致吸入性肺炎，甚至窒息，而危及生命。

2. 避免因进食不足而出现营养不良和水、电解质代谢紊乱等并发症，影响病人的预后。

3. 对吞咽功能障碍病人进行吞咽功能评估，制订个体化的进食方案，对预防并发症、提高预后具有非常重要的临床意义。

（二）适应证

1. 脑桥小脑角区肿瘤病人。

2. 存在吞咽功能障碍的病人。

操作流程

简要步骤	操作要点
核对与解释	1. 核对　病人身份(姓名、住院号)与医嘱。 2. 解释　头颈部肿瘤吞咽功能评估的目的、操作过程、注意事项与配合要点。
认识吞咽功能的机制	1. 正常生理性吞咽动作是由中枢神经系统和Ⅴ、Ⅶ、Ⅸ、Ⅺ、Ⅻ对脑神经及颈丛共同参与完成。 2. 吞咽动作分为 (1) 自备食物由唇、齿、颌、舌、颊肌、硬腭、软腭分别嚼碎和操纵。 (2) 口腔相:此期舌上的食物被主动送至口腔后部,舌将食物压入咽部。 (3) 咽相:食物由咽部运送至食管。 (4) 食管相:食团因重力及食管蠕动顺食管进入胃中。
操作准备	1. 护士　着装整洁、七步洗手法洗手、戴口罩。 2. 用物　温开水,有刻度的水杯,必要时备吸痰器。
吞咽功能评估	试验方法 1. 饮水试验(洼田试验):病人端坐,喝下30ml温开水,观察所需时间和呛咳情况。 (1) 吞咽功能分级 1级(优):能顺利地1次将水咽下。 2级(良):分2次以上,能不呛咳地咽下。 3级(中):能1次咽下,但有呛咳。 4级(可):分2次以上咽下,但有呛咳。 5级(差):频繁呛咳,不能全部咽下。 (2) 处理:3级、4级告知医生,并行吞咽训练指导,5级遵医嘱置胃管。 2. 反复唾液吞咽测试(才藤荣一法) (1) 体位:被检查者原则上应采取坐姿,卧床时采取放松体位。 (2) 方法:检查者应将手放在病人的喉结和舌骨,让其尽量快速反复吞咽,喉结和舌骨随吞咽运动,越过手指,向前上方移动再复位,确认这种上下运动,下降时间就是吞咽完成时刻。 (3) 观察病人在30s内吞咽次数和活动度(高龄病人30s内做3次即可)。
相关治疗及训练	吞咽障碍的治疗主要以非手术治疗为主。 1. 改善食物的物理性状,选择糊状食物,以利吞咽。 2. 面部及咽部肌肉的功能康复训练。包括感觉刺激、口面部肌肉训练、呼吸训练、吞咽肌运动协调训练、吞咽技巧训练等。 3. 咽部肌肉的刺激,包括冷、热、电刺激。 4. 进食体位的调整。 5. 针灸治疗。 6. 心理治疗。
效果评价	1. 正确执行吞咽功能评估。 2. 有效实施吞咽功能训练。

简要流程图	注意事项
1. 饮水试验(洼田饮水试验) 用物准备、病人准备 ⇩ 病人端坐,喝下 30ml 温开水 ⇩ 吞咽功能分级评估 ⇩ 3、4 级告知医生,并行吞咽训练指导 5 级遵医嘱置入胃管 ⇩ 整理用物,洗手,记录 2. 反复唾液吞咽测试(才藤荣一法) 病人采取坐姿,卧床时采取放松体位 ⇩ 指导做吞咽动作 ⇩ 确认吞咽完成 ⇩ 吞咽次数和活动度评价 效果评价:吞咽功能评估及训练	1. 要求病人意识清楚并能够按照指令完成试验。 2. 不需要告诉病人正在做测试,防止紧张。 3. 饮水量要准确。 4. 手术后病人进食前护士必须用以下两种方法评估,并做好记录: (1) 饮水试验:××级(3 级以上通知医生); (2) 反复唾液吞咽试验:有无异常——每日责任护士须记录进食情况。

六、鼻腔、鼻旁窦肿瘤术后滴鼻技术

(一)目的

1. 保持鼻腔润滑,防止干燥结痂。

2. 收缩鼻腔黏膜,改善鼻腔黏膜状况,达到引流、消炎、通气的作用。

(二)适应证

1. 鼻腔、鼻旁窦肿瘤术后的病人。

2. 急性鼻炎、慢性鼻炎、鼻窦炎、过敏性鼻炎、萎缩性鼻炎和鼻咽炎。

操作流程

简要步骤	操作要点	图示
核对与 解释	1. 核对 病人身份(姓名、住院号)与医嘱。 2. 解释 鼻腔、鼻旁窦肿瘤术后滴鼻技术的目的、操作过程、注意事项与配合要点。	
评估	1. 病人鼻腔情况,如鼻塞、流涕、鼻出血等病史。 2. 病人配合度。 3. 病人药物过敏史。	
操作准备	1. 护士 着装整洁、洗手、戴口罩。 2. 用物 治疗车、无菌棉签、手电筒、小药杯子、生理盐水。 3. 环境 安全、整洁、光线充足。	

简要步骤	操作要点	图示
操作	1. 查对　核对药物名称、浓度,检查药液有无过期、沉淀及变质等。 2. 携至床旁,核对病人身份、左右鼻腔,向病人和家属解释滴鼻的目的和注意事项,取得病人的配合。 3. 嘱病人擤鼻,解开衣领,用生理盐水棉签清洗鼻腔,检查鼻腔情况。 4. 安置体位 (1) 仰卧垂头位:适用于鼻炎及后组鼻窦炎病人。仰卧,肩下垫枕,颈伸直,头后仰,颏尖朝上。 (2) 侧头位:适用于前组鼻窦炎病人。患侧朝下,肩下垫枕,药液滴入鼻腔;或取仰卧垂头位。 5. 药液滴入　充分暴露鼻腔,滴鼻剂药瓶距离病人鼻孔 2cm 处,滴药液 3~5 滴(图 2-1-13),保持原体位 3~5min。 6. 按压鼻翼　滴药后交替按压鼻翼,使药液均匀分布于鼻腔黏膜,以利于药物吸收。观察病人反应,告知病人如有不适,及时告知医务人员。 7. 协助病人取舒适体位,整理床单位。 8. 分类处置用物。	 图 2-1-13　**药液滴入**
效果评价	1. 病人及家属知晓护士告知的事项,对操作满意。 2. 动作轻柔,用药准确,病人舒适,达到有效的治疗。 3. 病人出现异常情况时,护士处理及时。	

简要流程图	注意事项
核对与解释 ⇩ 评估:病人鼻腔、配合度与过敏史 ⇩ 准备:病人、操作者、物品、环境 ⇩ 操作:核对药物、清洗及检查鼻腔、体位安置、滴药、按压鼻翼 ⇩ 观察病人反应,告知病人如有不适,及时告知医务人员 ⇩ 整理用物 ⇩ 效果评价:处理及时、动作轻柔、病人感受与认知	1. 严格执行查对制度及消毒隔离制度。 2. 滴药时,滴管口或瓶口勿触及鼻孔,以免污染药液。 3. 需同时滴注几种药物时,应先滴减轻鼻腔黏膜充血的药物。滴入多种药物的间隔时间为 30min。 4. 体位正确,滴药时勿吞咽,以免药液进入咽部引起不适。 5. 对于高血压及老年病人,以免药液进入咽部引起不适。 6. 有传染性疾病者做好隔离。 7. 注意观察滴鼻后的效果及不良反应。

七、鼻腔/鼻咽止血护理配合技术

(一) 目的

用于多种原因引起的鼻出血,出血较多,渗血面大者。常采用鼻腔填塞的方法,以达到压迫止血的目的。

(二) 适应证

常用于各种原因引起的鼻腔出血难以自止者。

操作流程

简要步骤	操作要点	图示
核对与解释	1. 核对 病人身份(姓名、住院号)与医嘱。 2. 解释 鼻腔/鼻咽止血护理配合技术的目的、操作过程、注意事项与配合要点。	
评估	1. 评估有无禁忌证。 2. 评估药物过敏史、询问病人有无局麻药物过敏史。 3. 评估病人鼻腔手术部位、伤口出血情况等。 4. 病人配合度。	
操作准备	1. 病人 协助病人取坐位或半坐位,头后仰,稳定情绪,消除紧张恐惧心理,向病人解释操作的目的。 2. 护士 着装整洁、洗手、戴口罩。 3. 特殊用物准备 (1)填塞包:为使用方便将填塞用物集中打包,包内物品包括:不同型号的锥形及柱形纱球、纱枕,导尿管2根,止血钳2把,压舌板,弯盘。填塞包经高压蒸汽灭菌消毒后备用。 (2)填塞纱条:用小方纱制作的纱布卷,加医用凡士林或碘仿后灭菌备用。 (3)鼻腔鼻咽大出血急救箱:内备气管切开包、带气囊的气管套管、压舌板、开口器、舌钳、手套、护目镜、防护面罩、注射器、输液器、急救药物、负压吸引装置、吸痰用物及止血用物、头灯、监护仪等急救专用物品。 4. 环境 安静、整洁、光线充足。必要时用隔帘遮挡。	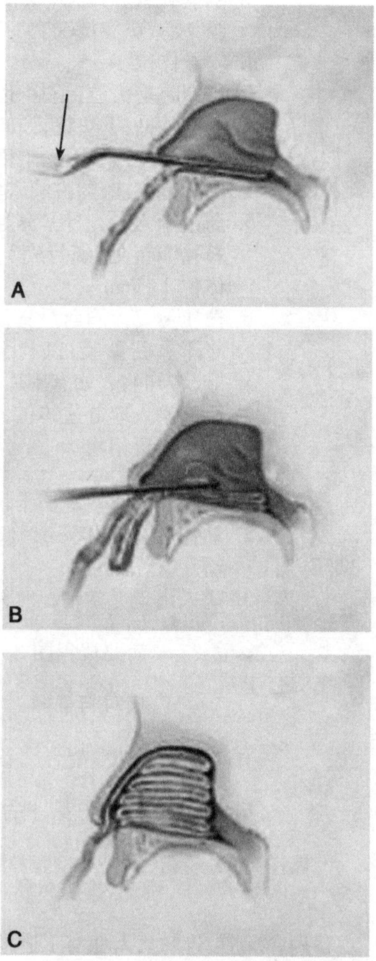
操作(应急护理)	1. 紧急压迫止血 大出血时,将病人头偏向一侧,以整个手掌在第6颈椎平面处用力将颈总动脉向颈椎横突方向压迫,也可采用简易体外颈动脉压迫器压迫颈总动脉,以减少头颈部供血,达到紧急止血的效果。 2. 保持呼吸道通畅 负压吸引清除口腔及呼吸道鲜血及血凝块,协助医生行气管切开术,置入7.5~8mm卡氟气囊气管导管。 3. 快速建立静脉输液通路 短时间内建立两条静脉输液通道,评估病情允许行 PICC 或 CVC 置管术。 4. 协助医生止血 根据病人的情况准备好所需用物,协助医生行鼻咽、鼻腔填塞止血。 5. 密切观察病情变化 心电监护,严密观察病人血压、脉搏、呼吸、体温、神志、尿量等变化,准确估计出血量,根据病情及时合血、备血。 6. 实施心理疏导,稳定病人情绪 对烦躁不安不能配合的病人,可按医嘱使用镇静剂,如肌注地西泮10mg。必要时可用约束带约束病人。做好充分的健康宣教工作,取得家属的配合。 7. 协助病人取舒适体位或根据病情取相应体位,整理床单位。 8. 按院感要求分类处置用物。 9. 洗手、核对、记录。	 图 2-1-14 凡士林纱条/碘仿纱条填塞止血法

简要步骤	操作要点	图示
操作（止血方法）	1. 前鼻孔填塞 （1）清洁：置鼻镜，清洁鼻腔。 （2）找出血点：将 1% 麻黄素或 0.1% 肾上腺素棉球加数滴 1% 丁卡因，置于患侧鼻中隔前下方出血点，2~3min 后取出，以收缩鼻腔黏膜，看清出血点。 （3）止血方法 1：用枪状镊子夹取凡士林纱条/碘仿纱条将鼻腔顶部填塞，然后逐段以上下折叠形式从后向前逐渐积累填塞，直至充满前鼻孔。 （4）止血方法 2：将无菌凡士林纱条一端双叠 10~12cm，将折叠一端放进鼻腔后上方嵌紧，再将折叠部分上下分开，使短的一端平贴鼻腔上部，长的一端平贴鼻腔底，形成一向外开口的"口袋"。将纱条的长段填入"口袋"深处，自上而下、从后向前连续填塞，使纱条紧紧填满整个鼻腔（图 2-1-14）。 2. 后鼻孔填塞止血法 （1）制作止血囊：用橡皮膜制成各种形状的止血气囊（也可用指套或避孕套改制）或者采用一次性气囊导尿管，置于鼻腔内出血部位，套内充气或充水以压迫止血（图 2-1-15、图 2-1-16）。 （2）体位：帮助病人取坐位或半坐卧位。病人休克时采取平卧头侧位。 （3）插管：用导尿管从前鼻孔插入经鼻道、鼻咽、口咽拉出口腔外。 （4）止血方法 1：将锥形塞子的丝线扣紧导尿管端，要分清前后两端然后从前鼻孔拉出丝线，并用胶布固定于面颊部，务使塞子从腭垂和软腭的背面拉入鼻咽腔，塞子后端的丝线于张口直视下超过软腭水平约 1~1.5cm 处剪断，以留作拉出塞子之用。 （5）止血方法 2：将导尿管从病人出血侧鼻孔置入鼻腔，经下鼻道入 7~9cm 到达鼻咽部，用注射器自气阀向导尿管气囊内注入 6~8ml 生理盐水，然后将导尿管稍向前拉，将水囊拉至后鼻孔，形成水囊压迫后鼻孔，再向导尿管气囊内注入适量 2~9ml（2 次共注入 10~15ml）的生理盐水，然后将导尿管向前拉，形成水囊压迫鼻咽部。	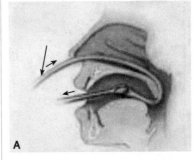 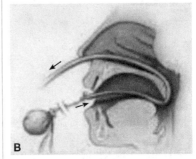 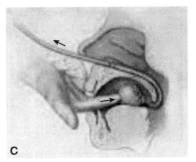 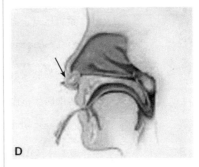 图 2-1-15　**后鼻孔填塞止血法**

简要步骤	操作要点	图示
		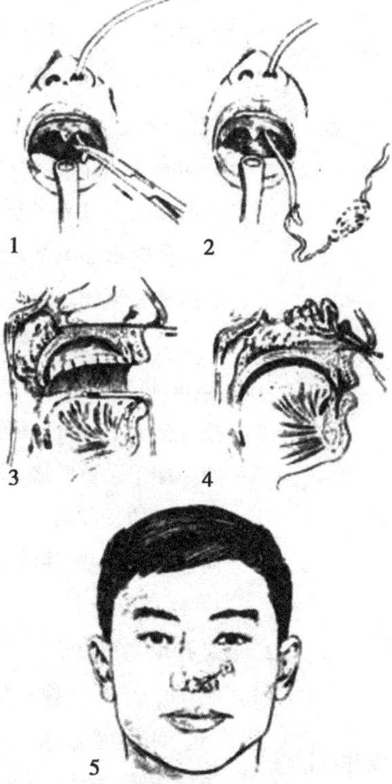 1 2 3 4 5 图 2-1-16 **后鼻孔填塞术**
效果评价	1. 病人及家属知晓护士操作的目的,对操作满意。 2. 动作轻柔,鼻腔黏膜无损伤。 3. 病人出现异常情况时,护士处理及时。 4. 填塞部位、方法准确,填塞后无再出血。 5. 牵引丝线拉力合适,固定牢固,无松动。	

简要流程图	注意事项
核对与解释 ⇩ 评估:禁忌证、过敏史、伤口情况、配合度 ⇩ 准备:病人、操作者、物品、环境 ⇩ 操作:核对、体位安置、做好解释工作,取得病人配合 ⇩ 紧急压迫止血 ⇩ 保持呼吸道通畅 ⇩ 快速建立静脉输液通路 ⇩ 协助医生止血 ⇩ 密切观察病情变化 ⇩ 实施心理疏导,稳定病人情绪 ⇩ 按院感要求分类处置用物 ⇩ 洗手、核对、记录 ⇩ 效果评价:处理及时、正确填塞、止血效果、病人感受与认知	1. 填塞时动作轻柔,以免损伤鼻腔黏膜。 2. 填塞中要随时观察病人面色、呼吸、脉搏及口咽部有无脱入纱条。 3. 填塞后检查口咽部有无再流血,否则应重新填塞止血。 4. 填塞时间一般不宜超过48h,以免引起鼻窦或中耳感染。弥漫性鼻出血需要数日填塞者,可改用明胶海绵,避免用纱条反复填塞。 5. 病人因填塞所致张口呼吸容易引起口腔干燥,应协助病人漱口,保持口腔清洁、湿润。 6. 后鼻孔填塞压迫止血时间为 24~36h,如无出血可先取出前鼻孔纱条,观察 24~48h 后再将后鼻孔纱布球取出。

八、头颈部肿瘤术后引流管护理技术

（一）血浆引流管持续负压引流护理技术

1. 目的

（1）观察及记录引流液的颜色、性质、量。

（2）保持负压引流通畅，维持有效引流。

2. 适应证 头颈部肿瘤术后的病人。

3. 禁忌证 严重乳糜漏病人。

操作流程

简要步骤	操作要点	图示
核对与解释	1. 核对　病人身份（姓名、住院号）与医嘱。 2. 解释　血浆引流管持续负压引流管护理技术的目的、操作过程、注意事项与配合要点。	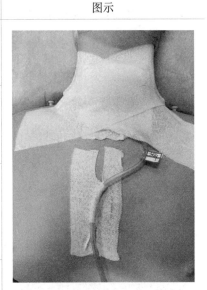
评估	1. 病人病情、呼吸、伤口及周围皮肤情况。 2. 负压引流装置是否正常。 3. 引流管是否通畅。 4. 病人配合度。	
操作准备	1. 护士　着装整洁、洗手、戴口罩。 2. 用物　无菌手套、PE手套、纱布、H形敷料（优力舒制作而成）、棉签、安尔碘、无菌治疗巾、量杯、止血钳、导管标示、弯盘、治疗单。 3. 环境　安静、整洁、光线充足、室温适宜。	图 2-1-17　**高举平台固定法固定血浆引流管**
操作	1. 核对　病人身份（姓名、病案号），向病人和家属解释并取得病人的配合。 2. 体位　协助病人取舒适体位。 3. 检查中心负压是否在正常范围内（300~400mmHg）。 4. 观察病人切口敷料是否有血染。 5. 检查血浆引流管是否通畅，挤压引流管、观察引流液颜色、性质、量。 6. 高举平台固定法固定血浆引流管。将敷料对折，中间全部包裹引流管，然后引流管塑形S形，将左侧贴于皮肤上，右侧敷料与左侧敷料平行贴，中间尽量缝隙小于1cm（图2-1-17）。 7. 夹闭引流管，戴PE手套，倾倒引流液，记录引流量，脱手套，洗手。 8. 铺无菌治疗巾，放置纱布、弯盘，备消毒棉签，戴无菌手套。 9. 分离引流瓶、摩擦消毒引流管接口大于15s，更换新的引流瓶，松开止血钳，贴导管标签（图2-1-18）。 10. 协助病人取合适体位，健康宣教，整理床单位。 11. 分类处置用物。 12. 洗手、核对、记录。	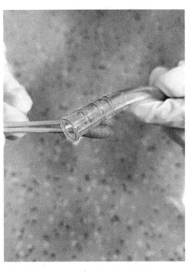 图 2-1-18　**消毒引流管接口**

续表

简要步骤	操作要点	图示
效果评价	1. 操作熟练、严格执行无菌操作技术。 2. 负压引流有效。 3. 血浆引流管固定稳妥。 4. 病人及家属知晓护士操作的目的,对操作满意。	

简要流程图	注意事项
核对与解释 ⇩ 评估:病人伤口、引流情况、配合度 ⇩ 准备:病人、操作者、物品、环境 ⇩ 操作:核对、体位安置 ⇩ 检查中心负压 ⇩ 切口敷料、引流液观察、引流管固定 ⇩ 更换引流瓶 ⇩ 记录引流量 ⇩ 分类处置用物 ⇩ 洗手、记录 ⇩ 效果评价:无菌技术、引流效果、引流管固定、健康指导	1. 保持引流管密闭、通畅,避免血浆引流管扭曲、打折、脱落。 2. 严格执行无菌操作,防止逆行感染。

（二）脑室引流管护理技术

1. 目的 维持有效引流,防止颅内逆行感染。观察脑室引流液颜色、性质、量,为诊疗提供依据。

2. 适应证

（1）任何原因造成的脑积水并发颅内压增高,尤其是急性颅内压增高者。

（2）抢救急性枕骨大孔疝垂危病人时的首选措施。

（3）中线和颅后窝占位性病变、脑干损伤、小脑损伤等出现急性颅内压增高病人。

（4）丘脑-脑干出血、原发性与继发性脑室出血、外伤性脑出血、蛛网膜下腔出血等。

（5）第三脑室、颅后窝肿瘤和枕骨大孔区术后并发出血或/和急性脑积水的抢救,以缓解症状,为进一步治疗赢得时间。

（6）脑积水分流术后分流管梗阻。

（7）需要做脑室体外引流,并向脑室内注入药物者。

操作流程

简要步骤	操作要点
核对与 解释	1. 核对 病人身份(姓名、病案号)与医嘱。 2. 解释 脑室引流管护理技术的目的、操作过程、注意事项与配合要点。

简要步骤	操作要点
评估	1. 评估病人意识、瞳孔、生命体征及头痛、呕吐情况。 2. 观察引流管内液面有无波动,引流液的颜色、性状、量。 3. 观察伤口敷料有无浸染。
操作准备	1. 护士　着装整洁、七步洗手法洗手、戴口罩。 2. 用物　密闭式无菌引流袋、无菌纱布、止血钳、棉签、安尔碘、胶布、别针、无菌治疗巾。 3. 环境　光线适宜。
安置体位	病人平卧或半卧位。
操作流程	1. 携用物至床旁,评估病人病情、生命体征。 2. 询问病人有无头痛等主观感受。 3. 严密观察脑脊液引流量、颜色、性质及引流速度。 4. 止血钳夹闭引流管,消毒引流管接头,在无菌操作下更换引流袋。 5. 更换完毕,无菌纱布包裹接头,将引流袋悬挂于高于脑平面10~15cm,以维持正常的颅内压。 6. 检查引流液是否通畅,颜色量是否正常,脑室引流管液面波动情况。 7. 病人体位舒适。
操作后处理	整理用物,洗手,准确记录脑室引流量、颜色和性质。
效果评价	1. 引流袋悬挂高度准确。 2. 引流管通畅。 3. 标识清楚。 4. 无打折、受压、扭曲。

简要流程图	注意事项
核对与解释 ⇩ 评估:病情、生命体征、引流液、伤口敷料 ⇩ 准备:护士、物品、环境 ⇩ 操作:病人平卧或半卧位 ⇩ 引流液观察 ⇩ 更换引流袋 ⇩ 纱布包裹接头 ⇩ 引流袋悬挂于高于脑平面10~15cm ⇩ 取下止血钳 ⇩ 检查引流液及液面波动情况 ⇩ 取舒适体位,整理用物,洗手,记录 ⇩ 效果评价:引流管通畅、悬挂高度准确、标识清楚	1. 病人头枕无菌治疗巾。 2. 脑室引流管拔管前遵医嘱先夹闭引流管24~48h,观察病人有无头痛、呕吐等颅内高压症状。 3. 翻身时避免引流管牵拉、扭曲、受压。 4. 精神症状、意识障碍应适当约束。 5. 引流早期(1~2h)特别注意引流速度,切忌引流过快、过多。 6. 如果病情需要改变床头抬高角度,应遵医嘱对应调整脑室引流袋悬挂高度。

（三）血浆高负压瓶引流护理技术

1. 观察及记录引流液的颜色、性质、量。

2. 维持有效引流，防止逆行感染。

操作流程

简要步骤	操作要点	图示
核对与解释	1. 核对　病人身份(姓名、病案号)与医嘱。 2. 解释　血浆高负压瓶引流护理技术的目的、操作过程、注意事项与配合要点。	
评估	病人病情及伤口情况。	
操作准备	1. 护士　着装整洁、七步洗手法洗手、戴口罩。 2. 用物　H形敷料(优力舒制作而成)、导管标识、弯盘、引流量记录贴、治疗单。 3. 环境　安静、整洁、光线充足、室温适宜。	
操作	1. 核对　病人身份(姓名、病案号)。 2. 体位　协助病人取舒适体位。 3. 检查高负压引流瓶内压力是否在正常范围内(蓝色压力观察阀在"min"和"max"之间属于压力正常范围;高于"min"刻度,需更换高负压引流瓶)(图2-1-19)。 4. 观察病人切口敷料情况。 5. 检查血浆引流管是否通畅,观察引流管颜色、性质。 6. 使用H形敷料,高举平台固定法固定血浆引流管(见图2-1-17)。 7. 观察引流液,记录引流量。将记录的引流量,写在引流量记录贴上,并贴于瓶体上(避开瓶体刻度)。 8. 贴导管标识。 9. 协助病人取合适体位,健康宣教,整理床单位。 10. 按院感要求分类处置用物。 11. 洗手、核对、记录。	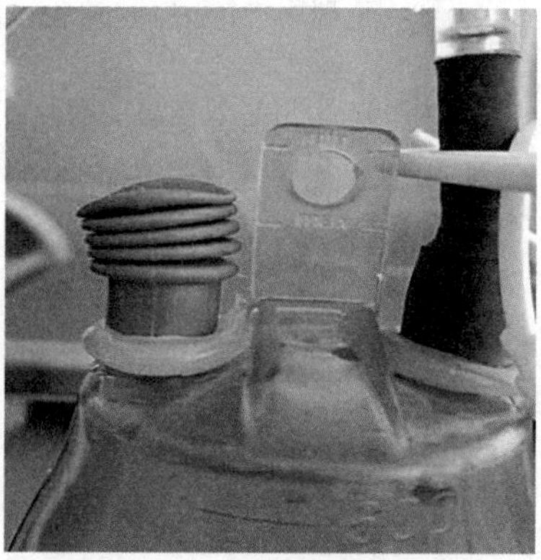 图2-1-19　**检查高负压引流瓶内压力是否在正常范围内**
效果评价	1. 病人及家属知晓护士操作的目的,对操作满意。 2. 动作轻柔,不拉扯血浆引流管。 3. 病人出现异常情况时,护士处理及时。 4. 引流管通畅。	

简要流程图	注意事项
核对与解释 ⇩ 评估:病人病情与伤口 ⇩ 准备:护士、用物、环境 ⇩ 操作:核对、体位安置、检查负压、切口敷料观察、引流管检查与固定 ⇩ 引流液观察与记录 ⇩ 分类处置用物 ⇩ 洗手、记录 ⇩ 效果评价:病人感受与认知、操作轻柔、处理及时、引流通畅	1. 保持引流管密闭、通畅,避免血浆引流管扭曲、打折、脱落。 2. 记录引流量时,将引流瓶放置于平坦表面(最好保持一定高度,便于读数),目光与液平面呈水平,按照引流瓶体上标注的刻度读取液平面所示读数做记录。记录于病历时减去之前数日所记引流液量的总数,即病人24h引流量。 3. 在留置引流期间,如引流瓶未满,一般无需更换。

九、口腔肿瘤术后代金氏管进食技术

(一) 目的

用于辅助口腔肿瘤手术后,张口受限及咀嚼困难病人进食。

(二) 适应证

部分口腔肿瘤术后的病人。

(三) 禁忌证

1. 无咀嚼及吞咽功能的病人。

2. 口腔伤口有活动性出血的病人。

操作流程

简要步骤	操作要点	图示
核对与解释	1. 核对　病人身份(姓名、病案号)与医嘱。 2. 解释　口腔肿瘤术后代金氏管进食的目的、操作过程、注意事项与配合要点。	
评估	1. 病人口腔手术部位、咀嚼吞咽功能、伤口出血情况等。 2. 病人的口腔清洁度、进食情况。 3. 病人及家属的配合度。	
操作准备	1. 病人　协助病人用清水漱口,保持口腔清洁。 2. 护士　着装整洁、洗手、戴口罩。 3. 用物　治疗盘、治疗巾、20ml注射器1支,30cm硅胶管1根(胃管制成),纸巾,温凉流质食物(约37℃左右)200ml,温开水50ml。 4. 环境　安静、整洁、光线充足、室温适宜。	

简要步骤	操作要点	图示
操作	1. 核对　病人姓名、病案号。 2. 体位　协助病人取半卧位或坐位,铺治疗巾于颌下。 3. 将硅胶管与注射器连接,制成代金氏管(图2-1-20)。 4. 抽取流质20ml待用,嘱病人张口,从病人健侧口角处将代金氏管缓慢插入至磨牙后间隙(避开口内伤口),缓慢注入流质,嘱病人做吞咽动作(图2-1-21)。重复以上操作,直至流质注完。 5. 流质注完后,注入少量温开水,以冲洗食物残渣。 6. 取出代金氏管,用纸巾擦净病人唇部、面部。 7. 分类并清洗硅胶管与注射器,用开水烫洗或煮沸消毒后收藏备用。 8. 协助病人取舒适体位,整理床单位。 9. 分类处置用物。 10. 洗手、记录。	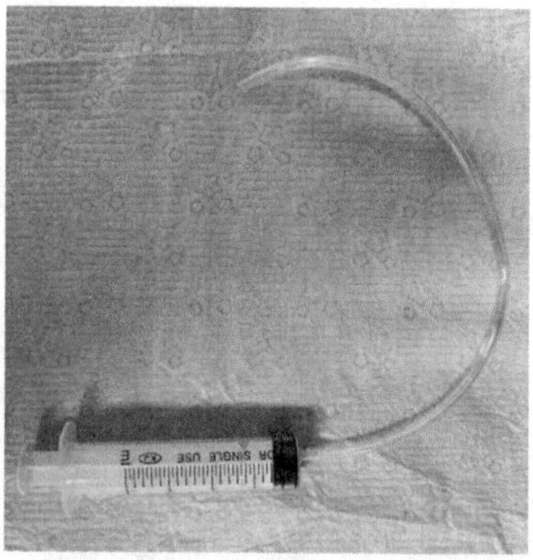 图2-1-20　制代金氏管 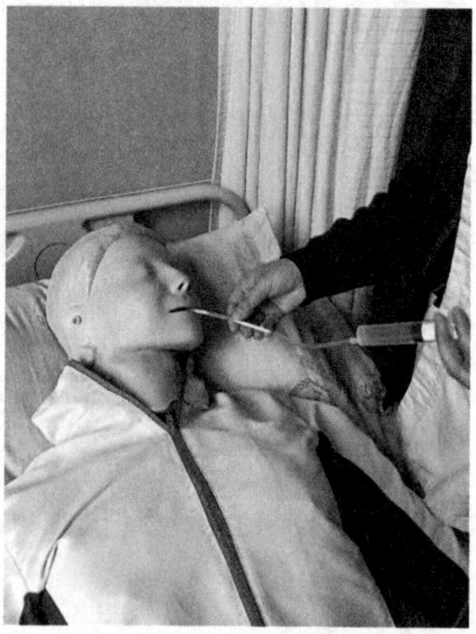 图2-1-21　注入流质
效果评价	1. 病人及家属知晓护士操作的目的,对操作满意。 2. 操作熟练、动作轻柔,咽喉部无刺激,无恶心呕吐等不适。	

简要流程图	注意事项
核对与解释 ⇩ 评估:切口、咀嚼功能、口腔、进食、配合度 准备:病人、操作者、物品、环境 操作:核对、体位安置、制代金氏管 缓慢注入流质,病人做吞咽动作 注入温开水,冲洗食物残渣 分类清洗用物 ⇩ 洗手、记录 ⇩ 效果评价:动作轻柔、病人感受与认知	1. 制作代金氏管时,注意硅胶管与注射器连接紧密,避免脱落影响操作。 2. 每次缓慢注入食物200ml,时间大于10min。注入时,请病人配合做吞咽动作,以免引起呛咳。 3. 硅胶管长度不得短于30cm,否则代金氏管不能置于磨牙后间隙,影响操作效果,增加感染机会。 4. 代金氏管插入口腔时,应避开患侧伤口,选择健侧,以避免伤口出血、感染。

十、头颈肿瘤术后康复运动训练技术

（一）颈清扫术后早期康复训练技术

1. **目的** 促进静脉及淋巴回流,防止水肿,促进伤口愈合,同时能有效预防肩关节及周围组织粘连、肩周肌肉萎缩。

2. **适应证**

（1）颈淋巴结清扫术后。

（2）颈椎病病人。

3. **禁忌证** 前臂游离皮瓣病人慎用,需在护理人员指导下完成。

操作流程

简要步骤	操作要点	图示
核对与解释	1. 核对 病人身份(姓名、住院号)与医嘱。 2. 解释 颈清扫术后早期康复训练的目的、操作过程、注意事项与配合要点。	
评估	1. 手术方式及术中出血情况。 2. 手术部位伤口敷料、血浆引流情况、面部水肿、咽喉疼痛、术侧手臂肌力。 3. 病人配合度。	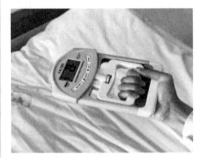
操作准备	1. 病人 着装整洁,饭后半小时,坐位。 2. 护士 着装整洁,洗手。 3. 用物 握力计、舒缓音乐。 4. 环境 安静、整洁、光线充足、室温适宜。	
训练前操作	1. 解释目的。 2. 体位 坐位。 3. 用握力计测量患侧手臂肌力并记录(图 2-1-22)。 4. 病人双肩自然下垂,全身放松,跟着音乐做深呼吸 1min。	图 2-1-22 **测量患侧手臂肌力**
第一节 准备运动	1. 术后 24h 开始进行,每次 5min,每日 3 次。 2. 饮少量温开水。 3. 吞咽运动 做吞咽动作 10 次。 4. 握拳运动 双手五指同时屈伸、握拳 10 次,与吞咽运动交替进行,重复 3 遍。 5. 手腕运动 双手同时屈腕、旋转手腕 10 次。与吞咽运动交替进行,重复 3 遍。 6. 前臂运动 双手臂做旋腕运动、屈肘运动各 10 次,与吞咽运动交替进行,重复 3 遍。	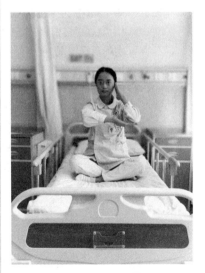
第二节 肘部运动	1. 术后 2~3d,每次大于 5min,每日 3 次。 2. 复习第一节的运动 1 遍。 3. 双手摸同侧耳(术侧手不能完成者可健侧手协助完成)10 次,重复 3 遍(图 2-1-23)。双手摸对侧肩(术侧手不能完成者可健侧手协助完成)10 次,重复 3 遍(图 2-1-24)。	图 2-1-23 **摸同侧耳**

续表

简要步骤	操作要点	图示
第三节 抬肩运动	1. 术后 4d 开始,每次 10min,每日 3 次。 2. 复习 1、2 节运动 1 遍。 3. 双手放于颈后,头从低位到抬头挺胸位 10 次,重复 3 遍。患侧手越过头顶摸对侧耳(术侧手不能完成者可健侧手协助完成)10 次,重复 3 遍(图 2-1-25)。 4. 1、2、3 节运动按顺序进行 10 次,重复 2 遍。	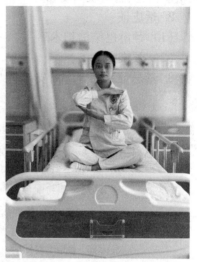
第四节 肩部运动	1. 术后 5~6d 开始,每次 15min,每日 3 次。 2. 复习 1、2、3 节的运动 1 遍。 3. 颈部保持直立,做梳头运动 10 次,重复 3 遍。 4. 耸肩运动,双手叉腰,双肩上耸,停留 3s 后放松,做 10 次,重复 3 遍。 5. 1~4 节运动按顺序进行 10 次,重复 2 遍。	图 2-1-24　摸对侧肩
第五节 颈部运动 爬墙运动	1. 术后 10d 开始,每次 20min,每天 3 次。 2. 复习 1~4 节运动 1 遍。 3. 双手叉腰,头部保持直立,调整呼吸,头向前曲、停顿 3s、复位,头向后仰(30° 为宜),停顿 3s,复位,连续做 10 次,重复 2 遍。 4. 双手叉腰,头向左侧弯,停留 5s,复位,头向右侧弯,停留 5s,复位,连续做 10 次,重复 2 遍。 5. 双手叉腰,头部顺时针旋转及逆时针旋转,10 次,重复 2 遍。 6. 正爬墙运动　直立位。面对墙面,术侧手臂上抬 90°。示指、中指指尖触及墙面,向上做爬墙动作,双脚缓慢前移,直到手臂上举 120°~180°(以实际耐受情况,可以循序渐进最终达到 180°)做 10 次,重复 2 遍。 7. 侧爬墙运动　直立位。术侧手臂侧面对墙,术侧手臂侧面上抬 90°。示指、中指指尖触及墙面,向上做爬墙动作,双脚缓慢前移,直到手臂上举 100°~180°(以实际耐受情况,可以循序渐进最终达到 180°)做 10 次,重复 2 遍。	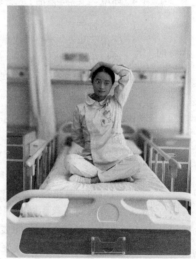 图 2-1-25　越过头顶摸耳朵
效果评价	1. 操作熟练。 2. 每个运动规范、有效。 3. 操作中关心病人、注意沟通。 4. 病人无疼痛等不适发生情况,对操作满意。 5. 病人对康复运动已经掌握。	

简要流程图	注意事项
核对与解释 ⇩ 评估:手术情况、切口、引流情况及其他症状、病人配合度 ⇩ 准备:病人、操作者、物品、环境 ⇩ 操作前:核对、体位安置、肌力测量、深呼吸训练、吞咽训练 ⇩ 第一节:吞咽运动、握拳运动、手腕运动 ⇩ 第二节:肘部运动 ⇩ 第三节:抬肩运动 ⇩ 第四节:肩部运动 ⇩ 第五节:颈部运动、爬墙运动 ⇩ 效果评价:评估、运动有效性、运动规范性、循序渐进	1. 向病人做好解释工作,使病人放松,配合操作,确保顺利完成康复运动。 2. 掌握正确的方法,早期头部不可后仰大于30°和双上肢过度伸展运动,避免牵拉伤口引起出血。 3. 运动过程中,注意调整呼吸,全身放松,以本人能耐受为度,循序渐进逐渐增加到规定的次数,时间保持在 5min 以上。 4. 操作者熟练地掌握此运动,前期每日行示范练习,后期病人熟练后可进行集体运动。

（二）颈部米字操训练技术

1. **目的**　促进静脉及淋巴回流,防止水肿,促进伤口愈合,同时能有效预防颈部切口及周围组织粘连、肌肉萎缩。

2. **适应证**

（1）甲状腺癌术后。

（2）颈淋巴结清扫术后。

操作流程

简要步骤	操作要点
核对与 解释	1. **核对**　病人身份(姓名、病案号)与医嘱。 2. **解释**　颈部米字操训练的目的、操作过程、注意事项与配合要点。
评估	1. 手术方式及术中出血情况。 2. 病人伤口恢复情况、疼痛表现。 3. 病人配合度。
操作准备	1. **病人**　着装整洁,饭后半小时,坐位。 2. **护士**　着装整洁、洗手。 3. **用物**　舒缓音乐。 4. **环境**　安静、整洁、光线充足、室温适宜。
训练前 操作	1. **核对**　确认病人颈部伤口已愈合。 2. **体位**　直立。 3. 病人双肩自然下垂,全身放松,跟着音乐做深呼吸 1min。 4. 术后 14d,颈部伤口愈合后开始进行。

续表

简要步骤	操作要点
训练内容	1. 双手叉腰,由头部带动颈部做米字操活动。 (1) 左点,头部向左下画一点 1 拍。 (2) 右点,头部向右下画一点 1 拍。 (3) 一横,头部从左向右画一横 2 拍。 (4) 一竖,头部从后向前画一横 2 拍(以免伤口出血或留瘢痕)。 (5) 一撇,头部向左后画一撇 1 拍。 (6) 一捺,头部向右后画一捺 1 拍。 2. 以上动作重复 10 遍,每日 3 次,每次持续时间 10min。
效果评价	1. 每个运动规范、有效。 2. 循序渐进,病人能耐受。 3. 病人无疼痛等不适情况发生,对操作满意。 4. 病人对康复运动已经掌握。

简要流程图	注意事项
核对与解释 ⇩ 评估:手术情况、切口、病人配合度 ⇩ 准备:病人、护士、物品、环境 ⇩ 操作前:核对、体位、深呼吸练习 ⇩ 操作中:头部带动颈部做米字操活动,顺序进行 ⇩ 结束:调整呼吸、深呼吸 ⇩ 效果评价:运动有效、规范,病人感受,健康指导	1. 向病人做好解释工作,使病人放松,配合操作,确保顺利完成康复运动。 2. 掌握正确的方法,确保有柔和、缓慢、自如的动作,注意节拍与韵律。 3. 运动过程中,注意调整呼吸,全身放松,以本人能耐受为度,循序渐进逐渐增加到规定的次数,时间保持在 5min 以上。 4. 操作者熟练地掌握此运动,前期每日行示范练习,后期病人熟练后可进行集体运动。

(三) 口腔肿瘤术后病人口腔功能训练技术

1. 目的　指导病人口腔功能锻炼,可预防或减轻张口受限或语言、吞咽功能障碍。

2. 适应证

(1) 口腔颌面部组织瓣移植术后。

(2) 头颈部放疗后。

操作流程

简要步骤	操作要点	图示
核对与解释	1. **核对**　病人身份(姓名、住院号)与医嘱。 2. **解释**　肿瘤意识、瞳孔专项评估的目的、操作过程、注意事项与配合要点。	
评估	1. 口腔有无溃疡。 2. 口腔是否有活动性出血。 3. 口腔及舌活动度。 4. 说话清楚与否。	

简要步骤	操作要点	图示
前期准备	1. 用温开水或淡盐水漱口,鼓颊及吸吮动作交替进行(含漱 3~5min)。 2. 微张开口,让舌头在口腔里弹动,发出"哒哒"的响声(图 2-1-26)。通过舌头在口腔的运动,锻炼其灵活性,预防舌肌发生萎缩而功能退化。 3. 上下牙齿轻轻叩齿(图 2-1-27),每次 100 次,2~3次/d。	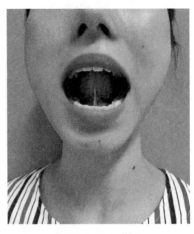 图 2-1-26 弹舌
口腔操	1. 术后第 2 周开始指导病人做口腔操 (1) 上下唇微闭,舌自然放平,像口腔内有食物一样进行咀嚼运动,使颊部肌肉和下颌骨活动,同时使磨牙做上下左右的着力运动,以引起的疼痛能耐受为度。 (2) 口腔操由于运动幅度小,适合不同程度张口受限的病人进行训练,每次 5~10s,休息 1min,反复练习 15~20min,每日练习 3~4 次。 2. 术后第 3 周开始主动张口训练 对轻度张口受限者采用主动张口训练,指导病人张口至颞部肌肉稍有胀感,保持此姿势 5~10min,休息 1min,重复此动作,练习 3~4 个循环,每日训练 3 次。	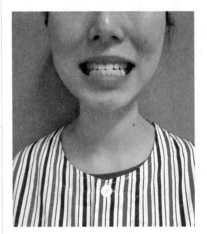 图 2-1-27 叩齿
再造舌功能训练	术后第 3 周开始舌部运动练习 (1) 先指导病人伸舌(图 2-1-28)、缩舌(图 2-1-29)、顶舌(图 2-1-30)、弹舌、舔舌(图 2-1-31)、卷舌训练(图 2-1-32)。 (2) 指导病人用吸管吸取液体或是吸吮动作(图 2-1-33),开始时每日 3~4 次,每次 15~20min,逐渐增加训练次数,鼓励病人多说话,通过讲话以增加舌体的自然活动,尽快恢复舌体功能。	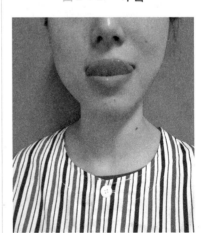 图 2-1-28 伸舌

续表

简要步骤	操作要点	图示
再造舌功能训练		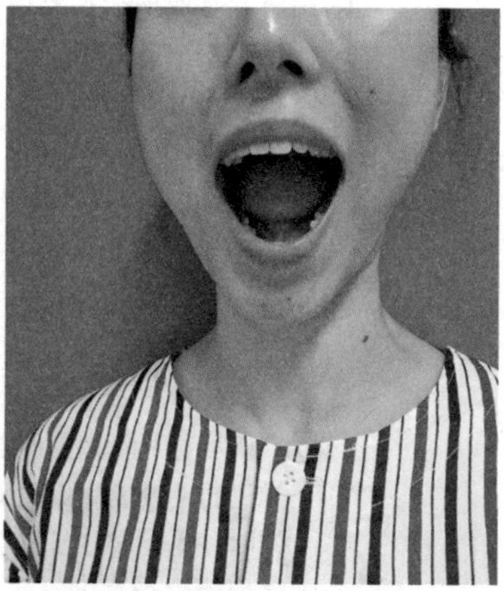 图 2-1-29　缩舌 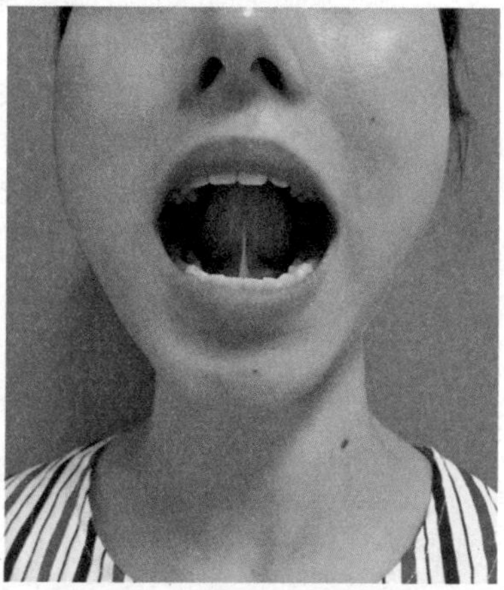 图 2-1-30　顶舌 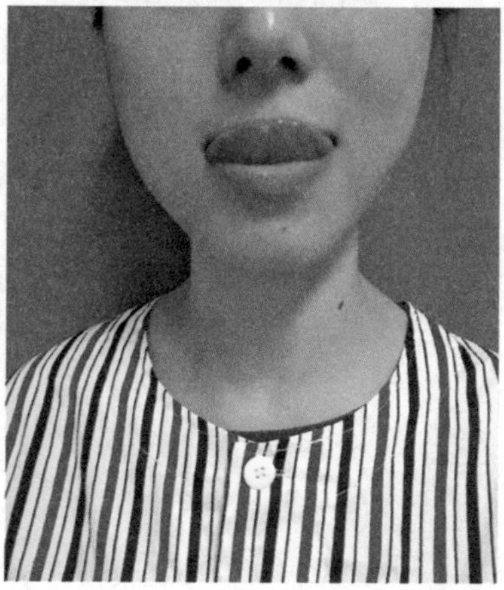 图 2-1-31　舔舌

续表

简要步骤	操作要点	图示
再造舌功能训练		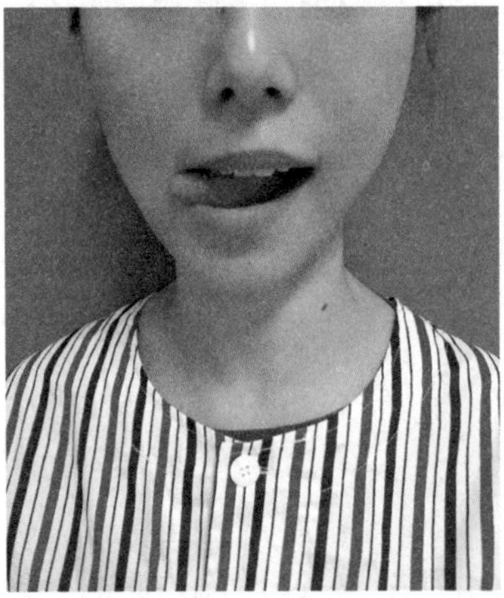 图 2-1-32 **卷舌训练** 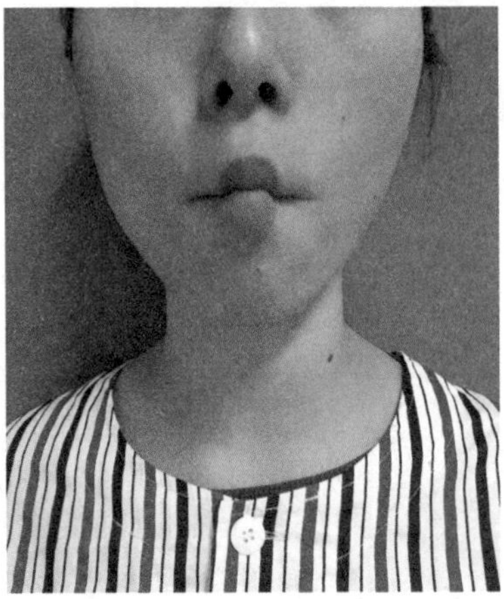 图 2-1-33 **吸吮动作**

简要流程图	注意事项
核对与解释 ⇩ 评估：口腔情况、口腔及舌活动度 ⇩ 温水漱口 ⇩ 弹舌 ⇩ 叩齿 ⇩ **口腔操** 术后 2 周咀嚼运动 ⇩ 术后 3 周张口练习 ⇩ **再造舌功能训练** 术后 3 周伸舌、缩舌、顶舌、弹舌、舔舌、卷舌训练 ⇩ 吸吮动作	1. 对术后口腔功能锻炼要遵循循序渐进的原则，速度慢、动作轻、幅度由小到大，防止术后口腔出血或达不到运动效果。 2. 对术后的口腔功能训练要专人指导，避免不规范锻炼造成术后第二次损害。 3. 对口腔术后功能锻炼病人，要做到规范指导、及时纠正、及时指导、及时观察。 4. 功能锻炼要持之以恒、坚持不懈。

（四）下肢游离皮瓣移植术后肢体功能训练技术

1. **目的**　促进下肢皮瓣移植术后肢体功能的恢复,预防下肢深静脉血栓的发生。
2. **适应证**　下肢行皮瓣移植取皮手术后的病人。
3. **禁忌证**　已形成深静脉血栓,医嘱卧床休息、制动的病人。

操作流程

简要步骤	操作要点	图示
核对与解释	1. 核对　病人身份(姓名、病案号)、医嘱。 2. 解释　功能锻炼目的、操作过程及配合要点。	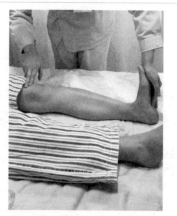
评估	1. 病人的年龄、病情、精神状态等。 2. 评估下肢皮瓣移植术后切口的情况。	
操作准备	1. 病人　排空大小便。 2. 护士　着装整洁、七步洗手法洗手、戴口罩。 3. 环境　安静、整洁、光线充足、室温适宜。	
安置体位	再次核对后安置平卧位或半卧位。	
被动运动 术后当天	1. 下肢按摩　病人平卧位,双腿自然放松,患肢抬高制动,从足部开始进行向心性按摩,先足底后小腿再大腿;伤口处禁止按摩。 2. 足被动屈伸运动　一手扶住病人运动侧肢体,另一手帮助病人做被动趾屈(图2-1-34),被动背伸运动(图2-1-35),每分钟15~20次,双足交替进行,持续5min,每日3次。 3. 挤压小腿肌群　一手托住病人足后跟,另一手从下向上挤压小腿肌群(图2-1-36),每分钟15~20次,双侧交替进行,持续5min。 4. 被动健侧肢体直腿抬高　病人平卧于床,患侧腿伸直,一手托住病人患侧脚踝,一手托住病人同侧腘窝,抬腿,动作缓慢,并保持下肢伸直(图2-1-37)。抬高腿时,可适当停留数秒,持续3~5min,两侧交换。	图2-1-34　**被动趾屈** 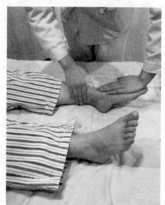 图2-1-35　**被动背伸运动**
主动运动 术后1~3d	1. 双足主动屈伸运动　病人配合呼吸主动进行踝关节趾屈、背伸运动,每分钟15~20次,持续3~5min。 (1) 主动趾屈:躺或坐在床上,下肢伸展,大腿放松,吸气时缓缓勾起脚尖,尽力使脚尖朝向自己(图2-1-38),至最大限度时保持10s。 (2) 主动背伸:呼气时脚尖缓缓下压(图2-1-39),至最大限度时保持10s,然后放松。 2. 双足主动旋转运动　病人下肢伸展,大腿放松,主动进行踝关节旋转运动,逆时针顺时针交替进行,每分钟15~20次,持续3~5min。	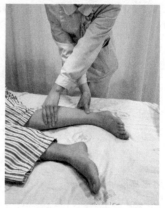 图2-1-36　**挤压小腿肌群**

续表

简要步骤	操作要点	图示
主动运动术后 1~3d		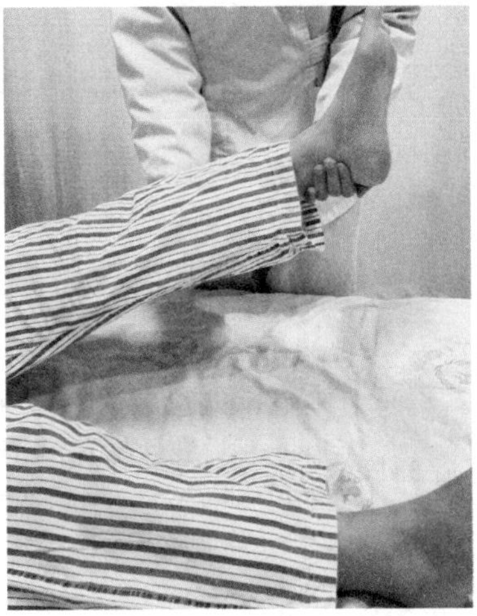 图 2-1-37 被动健侧肢体直腿抬高 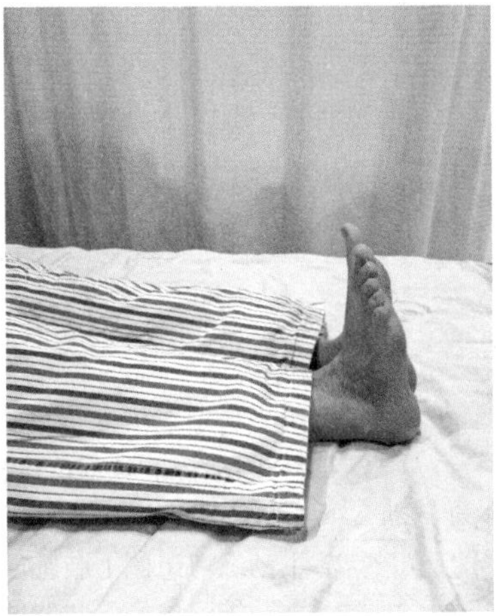 图 2-1-38 主动趾屈 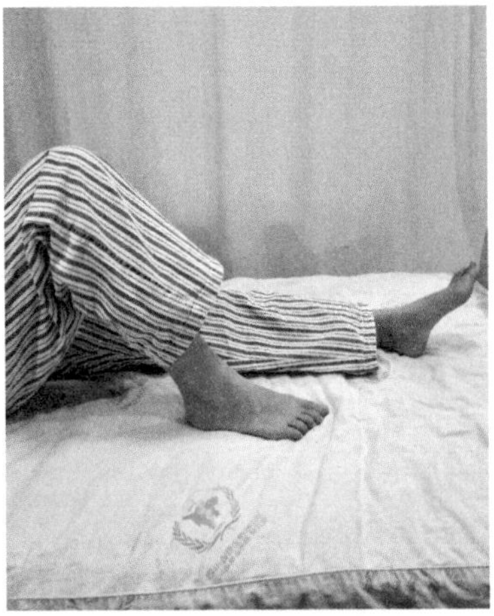 图 2-1-39 主动背伸

简要步骤	操作要点	图示
主动运动 术后 3~5d	1. 屈膝足跟滑动运动　病人平卧于床,足后跟紧贴床面,做屈膝足跟滑动运动(图 2-1-40),双下肢交替进行,每次 15~20 次,持续 3~5min。 2. 主动直腿抬高　病人平卧于床,两腿伸直,交替抬腿,动作缓慢,并保持下肢伸直(图 2-1-41)。抬高腿时,可适当停留数秒,双下肢交替进行,持续 3~5min。	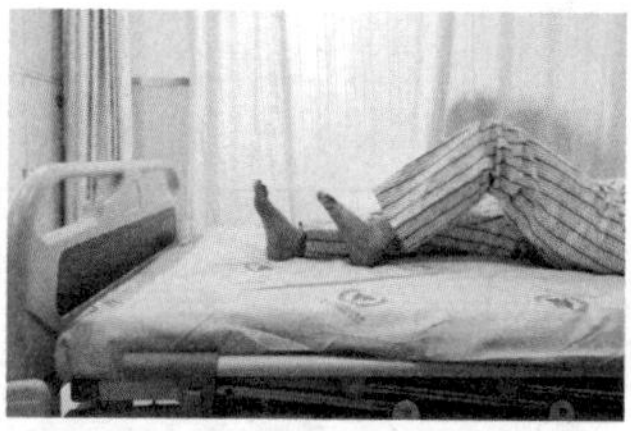 图 2-1-40　屈膝足跟滑动
主动运动 术后 5~7d	坐位下肢运动:病人坐于床边,双腿自然下垂,晃动 1min,然后进行踝关节屈伸运动(图 2-1-42),每分钟 15~20 次,持续 3~5min。	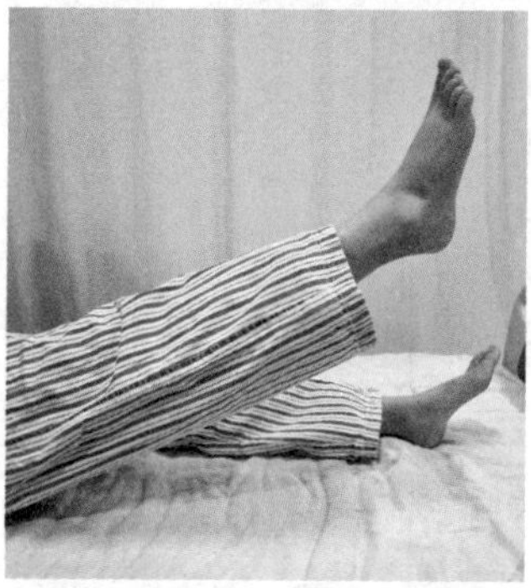 图 2-1-41　主动直腿抬高
主动运动 术后 7d	1. 医生指导下借助拐杖或助行器下床站立并逐渐行走,但患肢暂不负重,脚尖着地后跟抬起(图 2-1-43),站立和行走时间由少到多。 2. 主动练习患侧下肢趾屈,增加股四头肌的肌力。 3. 主动练习患侧下肢背伸,增加股四头肌的肌力。 4. 踝关节旋转练习。	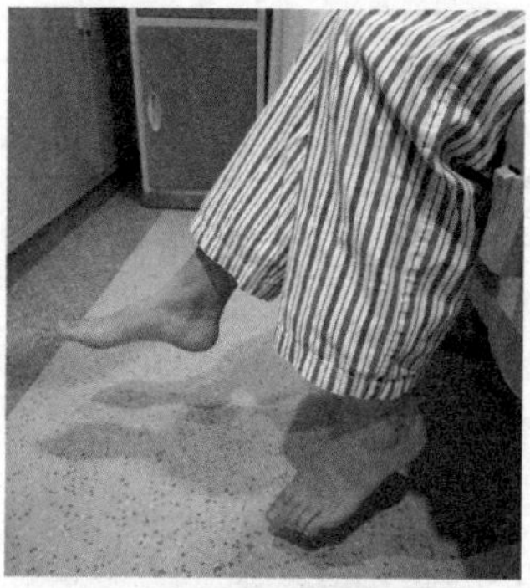 图 2-1-42　坐位下肢运动 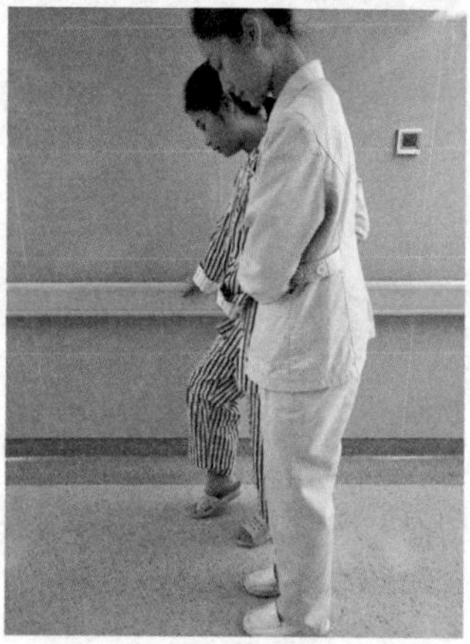
效果评价	1. 病人无血栓形成。 2. 病人理解指导并依从。	图 2-1-43　借助拐杖或助行器下床站立行走

简要流程图	注意事项
核对与解释 ⇩ 被动运动:术后当天 ⇩ 按摩小腿 ⇩ 足被动屈伸运动 ⇩ 被动挤压小腿 ⇩ 健侧肢体被动直腿抬高 ⇩ 主动运动:术后 1~3d ⇩ 双足主动屈伸运动 ⇩ 双足主动旋转运动 主动运动:术后 3~5d ⇩ 双足主动屈伸运动 ⇩ 双足主动旋转运动 ⇩ 屈膝运动 ⇩ 主动直腿抬高 主动运动:术后 5~7d ⇩ 双足主动屈伸运动 ⇩ 双足主动旋转运动 ⇩ 屈膝运动 ⇩ 主动直腿抬高 ⇩ 坐位下肢运动 ⇩ 主动运动:术后>7d ⇩ 协助行走 ⇩ 下肢屈伸 ⇩ 下肢外展、内收 ⇩ 效果评价:静脉血栓、健康指导	1. 向病人做好解释工作,使病人放松,配合操作,确保锻炼时最佳状态。 2. 功能锻炼以伤口部位不发生疼痛,病人不感到疲劳为原则。锻炼后患肢轻度肿胀,经晚间休息后能够消肿的可以坚持锻炼。如肿胀较重伴有疼痛,应抬高患肢,减少活动,待肿胀、疼痛消失后再恢复锻炼。如果肿胀疼痛加重,经过对症处理无明显好转并伴关节活动范围减少或伤口部位突发疼痛时,应暂停训练,并进一步检查,防止发生新的损伤。 3. 每次操作前后观察患侧肢体远端的皮温,感觉,触摸足背动脉搏动情况,尤其是腓骨皮瓣取皮术后病人。 4. 手术后,因长时静卧,下肢血液循环不畅,肌腱会有不同程度的萎缩,绕环动作的幅度会受限,甚至出现疼痛感。如体力不够,或疼痛感剧烈,只做屈伸动作效果也不错。疼痛减轻后,再加做绕环动作会加快肢体功能的恢复。 5. 踝泵运动练习看似简单,但对预防、帮助消退下肢伤病术后肿胀作用非常大。一般下肢手术麻醉消退之后就可以进行练习(踝关节术后、足部有石膏固定除外)。刚开始练习时用较小的力量,逐渐适应后再增加强度。练习中如感觉疼痛明显,可减少练习的时间、次数。

（五）助便计划

1. 目的

（1）预防和缓解便秘,减轻腹痛、腹胀,食欲缺乏,甚至烦躁、焦虑等痛苦;

（2）避免用力排便导致的颅内压增高。

2. 适应证

（1）长期卧床病人。

（2）习惯性便秘病人。

（3）颅脑肿瘤术后病人。

操作流程

简要步骤	操作要点	图示
核对与解释	1. 核对　病人身份（姓名、病案号）与医嘱。 2. 解释　助便计划的目的、操作过程、注意事项与配合要点。	
评估	1. 便秘指征 排便频率:1 周内大便次数少于 2~3 次,或者 2~3d 才大便 1 次,粪便量少且干结。但有少数人平素一贯是 2~3d 大便 1 次,且大便性状正常,此种情况不应认为是便秘。对同一人而言,如大便由每日 1 次或每 2d 1 次变为 2d 以上或更长时间才大便 1 次时,应视为便秘。 2. 进食情况及助便次数 （1）进食 4 两以上:助便每日 1 次。 （2）进食 3~4 两:助便每日 1 次/隔日 1 次。 （3）进食 2~3 两:助便隔日 1 次。 （4）进食 1~2 两:助便每 3d 1 次。 （5）不能进食:4d 以上。	
操作准备	1. 护士　着装整洁、七步洗手法洗手、戴口罩。 2. 环境　光线、温度适宜。 3. 病人　核对病人住院号、姓名。	
操作流程	1. 病人调整呼吸。 2. 操作者将手搓热后,将一手掌置于病人脐部,稍加力,以脐为中心做顺时针环状按摩,由内向外扩展,直至上达剑突、下抵耻骨为止。重复按摩 40 次。 3. 根据病情调整病人呼吸。 4. 将手搓热后,双手由脐向下按摩 30~40 次。	
效果评价	1. 操作正确。 2. 病人大便通畅。	

简要流程图	注意事项
核对与解释 ⇩ 准备:护士、环境、病人 ⇩ 病人调整呼吸 ⇩ 操作者将手搓热 ⇩ 将一手掌置于脐部 ⇩ 以脐为中心做顺时针环状按摩 ⇩ 由内向外扩展,直至上达剑突、下抵耻骨为止 ⇩ 顺时针按摩 40 次 ⇩ 根据病情调整病人呼吸 ⇩ 操作者将手搓热 ⇩ 双手由脐向下按摩 30~40 次 ⇩ 效果评价:操作、便秘情况	1. 按摩过程中密切观察病人反应,如有不适,暂停操作。 2. 按摩用力,配合呼吸进行。 3. 做好预防便秘的健康指导,生活中不喝酒,少吃辣椒等刺激性食物,多喝开水,多吃富含植物纤维素的蔬菜,养成每天按时大便的习惯等。 4. 可配合药物治疗。

十一、颌面部暴露伤口护理技术

1. **目的**　清除手术切口分泌物,保持创面清洁无血痂附着,减少感染,促进伤口愈合。

2. **适应证**

（1）面部伤口暴露的病人。

（2）颈部伤口暴露的病人。

操作流程

简要步骤	操作要点
核对与 解释	1. 核对　病人身份(姓名与病案号)与医嘱。 2. 解释　操作目的、操作过程及配合要点。
评估	1. 病人的病情。 2. 面颈部伤口情况、皮肤和缝线情况。 3. 有无酒精过敏史。
操作准备	1. 病人　排空大小便。 2. 护士　着装整洁、七步洗手法洗手、戴口罩。 3. 用物　一次性使用治疗碗、75%酒精、3%过氧化氢、生理盐水 500ml、棉签(妇科大棉签和普通小棉签)、纱布、弯盘,所有用物均在有效期内。 4. 环境　安静、整洁、光线充足、室温适宜。

续表

简要步骤	操作要点
切口护理	1. 核对 病人身份(姓名、病案号)。 2. 安置体位 半卧位,床头抬高 15°~30°。 3. 清洗切口 (1) 用生理盐水清洗伤口及周围皮肤。 (2) 根据伤口形状和缝线的方向,用75%酒精棉签擦洗伤口上部,从上到下,由左到右横行呈一字形擦洗。 (3) 用75%酒精棉签擦洗伤口中部,由内到外根据缝线方向呈一字形擦洗。 (4) 用75%酒精棉签擦洗伤口下部,从上到下根据缝线方向呈一字形擦洗。
效果评价	1. 伤口清洁度。 2. 切口愈合情况。 3. 切口疼痛情况。 4. 病人满意度。

简要流程图	注意事项
核对与解释 ↓ 评估:病情、面颈部情况、酒精过敏史 ↓ 准备:病人、操作者、物品、环境 ↓ 核对、体位安置 ↓ 一字形清洗切口 ↓ 效果评价:切口愈合、疼痛情况、病人满意度	1. 切口有结痂或是脓性分泌物的病人,第 1 次用少量 3%过氧化氢稀释液清洗,第 2 遍用生理盐水清洗干净后再用 75%酒精擦洗。 2. 对酒精过敏者可选用 1%碘伏。 3. 避开眼睛清洗眼睛周边切口,可用生理盐水清洗,消毒液视病情酌情使用或不用。 4. 告知病人保持切口局部清洁干燥,不要擅自用棉签或纸巾擦拭,避免切口污染。

（田仁娣 唐媛）

参 考 文 献

[1] 蓬勃,卞苏环,杨冬艳,等.气管切开病人气道细菌培养及套管消毒方法相关因素的研究[J].中华现代护理杂志,2008,14(14):1544-1546.

[2] 王令焕,徐梅,王秀珍,等.不同类型气管套管消毒方法的选择及护理[J].护士进修杂志,2014,29(22):2094-2095.

[3] 陈桂兰,潘鹏飞,陈怀祥,等.口咽通气管在院前急救与转运中的应用研究[J].护士进修杂志,2011,26(4):346-347.

[4] 关晋英,晋云花.眼、耳鼻咽喉、口腔常见疾病临床护理工作指引[M].成都:西南交通大学出版社,2012.

[5] 蒋红英,余蓉,谭其玲.鼻咽癌晚期鼻咽部大出血的护理[J].护士进修杂志,2007,22(9):809-811.

[6] 刘加林,梁传余,王力红,等.对鼻腔大出血评价标准的浅见[J].临床耳鼻喉科杂志,2006,20(2):95-96.

[7] 茆瑛盈.乳腺癌改良根治术后两种引流装置引流效果的比较研究[J].中华现代护理杂志,2009,28:2920-2922.

[8] 罗芳,熊茂婧.代金氏管喂食流食在颌间牵引中的应用和护理体会[J].当代护士,2017,4:117-118.

[9] 杨立群,高国贞.基础护理学[M].2 版.北京:人民卫生出版社,2018.

[10] 蒋红,高秋韵.临床护理常规[M].上海:复旦大学出版社,2010.

[11] 杨莘.神经疾病护理学[M].北京:人民卫生出版社,2011.

[12] 石磊.洼田饮水试验和 Gugging 吞咽功能评估量表在老年亚急性脑出血病人中的应用价值[J].中国

老年学杂志,2017,37(11):2688-2690.

[13] 武文娟,毕霞,宋磊,等.洼田饮水试验在急性脑卒中后吞咽障碍病人中的应用价值[J].上海:上海交通大学学报(医学版),2016,36(07):1049-1053.

[14] 邵丽红.口腔颌面部游离组织皮瓣移植术后45例功能训练[J].护理与康复,2016,15(7),649-650.

[15] 黄素素.一种助便包的设计与应用[J].护理研究,2016,30(15):1921.

第二节　胸部肿瘤外科专科护理技术

一、胸腔引流护理技术

(一) 水封式胸腔闭式引流护理技术

1. 目的

(1) 引流胸膜腔内的气体、液体、血液、脓液,重建胸膜腔负压。

(2) 维持胸腔正常负压,预防术后并发症。

(3) 促进肺复张,防止感染。

2. 适应证

(1) 中、大量气胸。

(2) 胸腔积液、血胸、脓胸。

(3) 胸部手术后。

操作流程

简要步骤	操作要点	图示
核对与解释	1. 核对　病人身份(姓名、病案号)与医嘱。 2. 解释　操作目的、操作过程及配合要点。	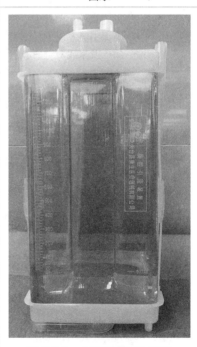
评估	1. 病人的病情及治疗情况。 2. 引流管是否通畅,引流液的颜色、性质及量。 3. 引流装置密闭性及水柱波动情况。 4. 引流管固定是否妥当。 5. 周围皮肤和敷料情况。 6. 有无皮下气肿。	
操作准备	1. 病人　取便于操作的舒适体位。 2. 护士　着装整洁、洗手、戴口罩。 3. 用物 (1) 物品:一次性使用胸腔引流装置,止血钳2把,治疗巾,手套,棉签,消毒液,弯盘,启瓶器,500ml无菌生理盐水1瓶。 (2) 水封瓶准备:打开水封瓶,打开无菌生理盐水,冲洗无菌生理盐水瓶口,倒入无菌生理盐水至"0"刻度,长管浸没于水下3~4cm(图2-2-1),将连接管一端与水封瓶连接紧密。 4. 环境　关门窗、拉围帘,便于操作和病人隐私保护。	图 2-2-1　水封瓶内倒入无菌生理盐水至"0"刻度线

续表

简要步骤	操作要点	图示
更换引流装置	1. 铺巾 引流管连接处铺治疗巾,置无菌纱布于治疗巾上备用。 2. 夹闭胸引管 用两把止血钳双重夹闭近侧端胸引管(图2-2-2),以免空气进入胸膜腔。 3. 手消毒、戴手套。 4. 用无菌纱布包裹分离引流管,消毒引流管连接口。 5. 连接水封瓶,检查连接是否牢固,不可漏气。 6. 操作过程中注意观察病人有无不适。	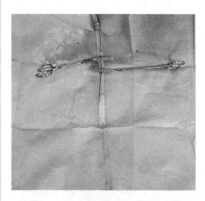 图2-2-2 **双钳夹闭近端胸引管**
更换引流装置后	1. 松开止血钳,再次观察评估。 (1) 嘱病人咳嗽,观察引流是否通畅、病人的反应及水柱波动情况。 (2) 引流液的颜色、性质及量。 (3) 固定是否妥当:保持水封瓶低于引流口平面60~100cm,将水封瓶置于安全处。 (4) 有无皮下气肿。 (5) 周围皮肤和敷料情况。 2. 高举平台法固定胸引流管(图2-2-3)。 3. 取舒适卧位,整理床单元。 4. 健康教育。 5. 分类处理用物,并记录引流液颜色、性质、量。	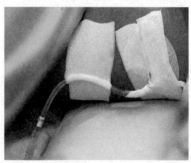 图2-2-3 **高举平台法固定胸引管**
效果评价	1. 完整、正确进行操作前和操作后的专科评估。 2. 关爱病人、保护病人隐私。 3. 正确执行无菌技术。 4. 确保引流系统的密闭性。 5. 病人及家属对健康教育的理解并配合操作。	

简要流程图	注意事项
评估:病情、引流管情况、有无皮下气肿、敷料、周围皮肤 ⇩ 准备:病人、操作者、物品、环境 ⇩ 更换引流装置:夹闭胸引流管、戴手套、消毒、连接装置 ⇩ 更换引流装置后:松止血钳、撤巾、观察、固定、健康宣教、记录 ⇩ 效果评价:无菌技术、隐私保护、操作熟练、双钳夹闭、健康指导	1. 保持引流系统的密闭和无菌状态。 2. 保持引流管长度适宜,翻身活动时防止受压、扭曲、脱出。 3. 保持引流管通畅,注意观察记录引流液颜色、性质、量。 4. 如病人血压平稳,应取半卧位,利于呼吸和引流。 5. 搬动病人时应双重夹闭引流管,防止空气进入。 6. 拔管后24h内应密切观察病人有无胸闷、呼吸困难、切口漏气、皮下气肿等。

（二）中心静脉导管胸腔引流护理技术

1. 目的

（1）引流胸膜腔内的液体、气体。

（2）促使肺复张,防止感染。

2. 适应证 各种原因造成胸膜腔内积液的持续引流。

操作流程

简要步骤	操作要点	图示
核对与解释	1. 核对　病人身份(姓名、病案号)与医嘱。 2. 解释　操作目的、操作过程及配合要点。	
评估	1. 病人的病情及治疗情况。 2. 引流及引流管周围情况。 (1) 引流通畅性。 (2) 引流液的颜色、性质及量。 (3) 引流管固定是否妥当。 (4) 周围皮肤和敷料情况。 3. 有无皮下气肿。	
操作准备	1. 病人　取便于操作的舒适体位。 2. 护士　着装整洁、洗手、戴口罩。 3. 用物　引流袋,治疗巾,纱布,手套,棉签,消毒液,弯盘,别针。 4. 环境　安静、整洁。	
更换引流袋前操作	1. 关门窗、拉围帘。 2. 铺巾　引流管连接处下方铺无菌治疗巾,置无菌纱布于治疗巾上备用。 3. 打开引流袋置于治疗巾上备用。	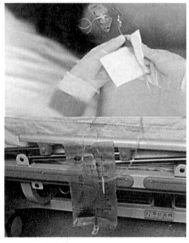
更换引流袋	1. 用卡子夹闭引流导管,以免空气进入胸膜腔。 2. 手消毒,戴手套。 3. 用无菌纱布包裹分离引流管(图2-2-4)。 4. 消毒连接口。 5. 更换引流袋。 6. 检查连接是否牢固。	图2-2-4　**用无菌纱布包裹分离引流管**
更换引流袋后	1. 松开卡子。 2. 撤去治疗巾。 3. 再次评估引流及引流管周围情况。 (1) 引流通畅性。 (2) 引流液的颜色、性质及量。 (3) 引流管固定是否妥当。 (4) 周围皮肤和敷料情况。 (5) 有无皮下气肿。 4. 固定引流袋。 5. 协助病人取舒适卧位,整理床单位。 6. 行健康教育。 7. 分类处理用物,并记录引流液颜色、性质、量。	
效果评价	1. 完整、正确进行操作前和操作后的专科评估。 2. 关爱病人、保护病人隐私。 3. 正确执行无菌技术。 4. 病人及家属对健康教育的理解并配合操作。	

续表

简要流程图	注意事项
评估:病情、引流管、引流液、有无皮下气肿、敷料、周围皮肤 ⇩ 准备:病人、操作者、物品、环境 ⇩ 更换引流袋前:核对、解释、关门窗、拉围帘、 体位、铺巾、准备引流袋 ⇩ 更换引流袋:夹闭胸管、戴手套、消毒、连接装置 ⇩ 更换引流装置后:打开卡子、撤巾、观察、 固定、健康宣教、记录 ⇩ 效果评价:无菌技术、隐私保护、操作熟练、 更换前夹闭导管、健康指导	1. 保持引流系统的密闭和无菌状态。 2. 保持引流管长度适宜,翻身活动时防止受压、扭曲、脱出。 3. 保持引流管通畅,注意观察记录引流液颜色、性质、量。 4. 如病人血压平稳,应取半卧位,利于呼吸和引流。 5. 搬动病人时应夹闭引流管,防止逆行感染。 6. 拔管后24h内应密切观察病人有无胸闷、呼吸困难、切口漏气、皮下气肿等,若有异常及时通知医生处理。

二、呼吸功能康复技术

(一) 腹式呼吸训练技术

1. 目的

(1) 增加呼吸肌顺应性。

(2) 增加肺活量,改善心肺功能。

(3) 预防肺部感染。

2. 适应证

(1) 胸部、腹部的术前、术后呼吸功能康复。

(2) 需要改善呼吸功能的其他情况。

操作流程

简要步骤	操作要点
评估	1. 病人病情、治疗情况及配合程度。 2. 适应证。
操作准备	1. 病人 取卧位、坐位或立位。 2. 护士 着装整洁、洗手、戴口罩。 3. 环境 安静、整洁。
操作流程	1. 解释 腹式呼吸的目的、注意事项、配合方法。 2. 体位 半卧位、坐位或立位,全身放松。 3. 病人一手放在腹部,一手放胸部。 4. 用鼻缓慢吸气时,最大限度地向外扩张腹部,膈肌松弛,胸部保持不动,腹部的手有向上抬的感觉。呼气时,最大限度地向内收缩腹部,胸部保持不动,腹部的手有下降感。 5. 循环往复,保持每一次呼吸的节奏一致。 6. 观察病人反应及病情变化。 7. 每次做5~15min,每分钟以5~7次为宜。
效果评价	病人掌握正确的练习方法。

续表

简要流程图	注意事项
评估:病人病情、适应证 ⇩ 准备:病人、操作者、环境 ⇩ 训练:解释、体位、姿势、吸气、呼气、观察、健康指导 ⇩ 效果评价:病人掌握正确的练习方法	1. 呼吸要深长而缓慢。 2. 用鼻吸气、用口呼气。 3. 姿势正确,重在"呼"字。吸呼时间比为 1:2 或 1:3。

（二）深呼吸训练器（容量型）使用技术

1. 目的　用于深呼吸训练,提高肺部顺应性,改善呼吸功能,减少和预防术后肺部并发症。

2. 适应证

（1）手术前后呼吸功能锻炼。

（2）肺部疾病康复期。

（3）各种原因导致的肺部功能下降。

操作流程

简要步骤	操作要点	图示
核对与解释	1. 核对　病人身份(病案号、姓名)与医嘱。 2. 解释　操作目的、注意事项与配合要点。	
评估	1. 测算目标值　横坐标:病人身高(单位 cm)/2.54,纵坐标:病人年龄。横纵坐标相交处的数值为目标值(单位 ml)。 2. 评估仪器性能。 3. 病人病情及治疗情况。	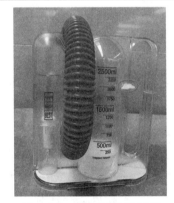
操作准备	1. 病人　取坐位或立位。 2. 护士　着装整洁、洗手、戴口罩。 3. 用物　深呼吸训练器。 4. 环境　安静、整洁、光线充足。	图 2-2-5　将粗柱边的指示箭头移到目标值的高度
操作流程	1. 打开并连接呼吸训练器装置,向病人及家属讲解呼吸训练器的结构和作用。 2. 将指示箭头移到目标值的高度(图 2-2-5)。 3. 指导病人含住咬嘴呼气后,用力吸气。吸气时尽可能使吸气量达到目标值,并使流速活塞在整个吸气过程中保持在达标的范围内(图 2-2-6)。 4. 吸气完成后尽力屏气,缓慢做缩唇呼气。 5. 重复练习,每日练习 5~6 次,每次练习 10~15min。根据呼吸功能恢复情况酌情调整。 6. 训练完毕协助病人取安全、舒适体位。 7. 用物处理　咬嘴用水清洗,晾干备用。 8. 记录病人训练的目标值及实际值。	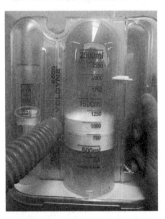 图 2-2-6　吸气时指示流速的黄色活塞在整个吸气过程中保持在"最好"范围内

续表

简要步骤	操作要点	图示
效果评价	1. 目标值计算正确。 2. 病人掌握正确的使用方法并依从练习。 3. 病人呼吸功能改善。	

简要流程图	注意事项
评估:身高、年龄、病人信息、仪器性能 ⇩ 准备:病人、操作者、物品、环境 ⇩ 训练:核对、解释、体位安置、连接仪器、指导训练、 健康指导、记录 ⇩ 效果评价:目标值计算、病人正确执行、吸气量改善	1. 按性别计算目标值。 2. 每做 1 次深呼吸后平静呼吸 1~2 次再进行,以免换气过度。 3. 练习时出现头晕、心跳过快、胸闷、口唇发麻等现象,需暂停休息至情况恢复再做练习。 4. 循序渐进,以个体可耐受的强度为准。

(三) 咳嗽咳痰训练技术

1. 目的

(1) 保持呼吸道通畅。

(2) 预防肺部感染。

2. 适应证　需要咳嗽排痰,神志清楚,身体情况允许、能够配合的病人。

3. 禁忌证　有大咯血、自发性气胸、心力衰竭等风险的病人。

操作流程

简要步骤	操作要点
核对与 解释	1. 核对　病人身份(病案号、姓名)与医嘱。 2. 解释　咳嗽咳痰目的、注意事项与配合要点。
评估	1. 适应证及禁忌证。 2. 病人病情及咳嗽、咳痰能力。 3. 就餐时间。
操作准备	1. 病人　取合适的体位。 2. 护士　着装整洁、洗手、戴口罩。 3. 用物　听诊器,纸巾,枕头(必要时)。 4. 环境　安静、整洁。
操作流程	1. 体位　一般取坐位,上身微向前倾,必要时双手环抱枕头。 2. 听诊　听诊肺部呼吸音情况,听诊顺序为从上到下,从前胸到侧胸,再到背部。 3. 咳嗽咳痰 (1) 指导深呼吸数次后,深吸气,屏气数秒,然后进行 2~3 次短促有力的咳嗽,缩唇将余气尽量呼出,循环做 2~3 次(如有伤口和引流管,应注意保护)。 (2) 爆发性咳嗽:深吸一口气后使声带关闭,胸腹肌骤然收缩,用力将气体冲出。 (3) 分段咳嗽:先进行一连串的小声咳嗽,驱使支气管分泌物脱落,将痰液引致大气管,再用力咳嗽将痰液咳出。 (4) 发声性咳嗽:先做深吸气,然后张大口并保持声门开放进行咳嗽。

简要步骤	操作要点
操作流程	（5）叩背法：病人取坐位或侧卧位。操作者站于床边，将手固定呈背隆掌空状（杯状），从肺底部开始，自下而上，由外向内在胸壁或背部轻轻叩击，避免在肋骨以下、脊柱、切口、乳房及裸露的皮肤处拍打。 （6）指压气管法：一手扶住病人后背，另一只手的拇指放在胸骨上窝气管处，在吸气末按压气管使其因刺激产生咳嗽。 4. 病人痰液咳出后，协助病人擦痰，保持面部清洁。 5. 观察病人病情变化及痰液的颜色、性质、量及气味。 6. 再次听诊肺部呼吸音情况，评估咳痰效果。 7. 指导病人漱口、整理床单元，行健康指导。 8. 洗手、记录。
效果评价	1. 听诊方法正确。 2. 病人掌握咳嗽、咳痰的方法。 3. 病人痰液能有效咳出。

简要流程图	注意事项
评估：咳嗽咳痰能力、就餐时间、适应证、禁忌证 ⇩ 准备：病人、操作者、物品、环境 ⇩ 咳嗽咳痰：解释、体位、听诊、咳嗽咳痰、观察、听诊、记录 ⇩ 效果评价：听诊、方法掌握情况、咳痰效果	1. 根据病人体型、营养状况、耐受能力，合理选择叩击方式、时间和频率。 2. 操作应在餐前 30min 或餐后 2h 进行。 3. 操作过程中密切观察病人病情变化。 4. 有窒息危险的病人，备好吸氧、吸痰装置，做好抢救准备。

（四）超声电导仪排痰技术

1. **目的**　以超声波为主要动力，将药物透过皮肤进入体内，促进排痰。

2. **适应证**　术后、肺部感染的病人。

3. **禁忌证**

（1）各种损伤皮肤部位。

（2）孕妇。

（3）心脏病、心脏搭桥、安装心脏起搏器、人工支架和人工瓣膜病人。

（4）严重心力衰竭、呼吸衰竭的病人。

（5）严重脑水肿和颅内高压病人。

（6）0~6 个月婴儿。

操作流程

简要步骤	操作要点	图示
核对与解释	1. 核对　病人身份（病案号、姓名）与医嘱。 2. 解释　超声排痰的目的、注意事项与配合要点。	
评估	1. 病人病情。 2. 治疗局部（距病变部位近、相对平坦、活动度小）皮肤情况。 3. 评估仪器性能及导线连接是否完整。	

续表

简要步骤	操作要点	图示
操作准备	1. 病人 清洁治疗部位皮肤保持局部干燥。 2. 护士 着装整洁、洗手、戴口罩。 3. 用物 超声电导仪,理疗用电极,超声耦合剂,药液,纱布,弯盘,绑带,必要时备电插板。 4. 环境 安静、整洁、无电磁波干扰。	
排痰治疗	1. 体位 病人取舒适体位。 2. 检查 仪器性能、导线连接是否完整。 3. 调节参数 打开超声电导仪,根据情况调整参数。治疗时间一般为 30min,小儿及年老体弱者 20min 或将输出控制调为半输出。 4. 在超声治疗头圆凹内加入适量超声耦合剂,将两只电极贴片凸面分别装入两只治疗头圆凹内,牢固扣正,再将凝胶贴片装入电极贴片内。 5. 加药 根据医嘱将药物 0.5~2.5ml 分别均匀加入两只凝胶贴片内(图 2-2-7)。 6. 撕去贴片凹面的防黏纸,将装配好的治疗头、凝胶贴片和电极贴片一起黏于治疗部位,用绑带固定使各组件连接紧密(图 2-2-8)。 7. 按开始/停止键,开始治疗。治疗过程中注意观察仪器运行情况和病人的反应。 8. 治疗结束将治疗头取下,撤回仪器,电极片保留原处 1~4h 后去除。 9. 协助病人取安全、舒适体位。 10. 整理用物,洗手记录。	 图 2-2-7 将药物加入凝胶贴片内 图 2-2-8 绑带固定粘贴好的治疗头
效果评价	1. 对病人治疗局部皮肤情况进行评估。 2. 电极片牢固扣正。 3. 治疗过程中仪器运行无异常。 4. 参数调节正确。	

简要流程图	注意事项
评估:病人信息、局部皮肤情况、环境、仪器性能 ⇩ 准备:病人、操作者、物品、环境 ⇩ 治疗:核对、解释、体位安置、调节参数、安装电极片、加药、粘贴、开始治疗、撤回仪器、记录、取下电极片 ⇩ 效果评价:局部皮肤评估、电极片的安置、仪器功能、参数调节	1. 在操作过程中,治疗头两极不能对接,在关机的情况下除外。 2. 严禁设备不用电极贴片直接用于病人治疗。 3. 操作过程中询问病人感受,根据病人的主观感受调节参数。

(五) 振动式物理排痰技术

1. **目的** 使呼吸道分泌物松脱而有利于排出体外,预防、减少呼吸系统并发症的发生。

2. **适应证** 术后或痰液不易排出的病人。

3. **禁忌证**

（1）排痰区域皮肤及皮下感染。

（2）有自发性气胸、大咯血、肺出血风险病人，肺部血栓病人。

（3）不能耐受振动的病人：心肌梗死、心律失常、极度衰弱等。

操作流程

简要步骤	操作要点	图示
核对与解释	1. 核对 病人身份（病案号、姓名）与医嘱。 2. 解释 振动式物理排痰的目的、注意事项与配合要点。	
评估	1. 病人是否进餐及进餐时间、雾化情况。 2. 病人病情、肺部情况、咳嗽和活动能力及配合程度。 3. 适应证及禁忌证。 4. 振动排痰仪功能是否正常。	
操作准备	1. 病人 取合适的体位。 2. 护士 着装整洁、洗手、戴口罩。 3. 用物 振动排痰仪一台，一次性叩击帽。 4. 环境 安静、整洁。	
操作流程	1. 安置仪器 将振动排痰仪置于稳定、不易绊倒的地方。 2. 开机 接通电源，打开开关。 3. 调节档位 视病人情况调节合适档位和时间。 4. 排痰 将叩击头放置病人的胸背部充分紧密贴合，按开始键开始工作，治疗时平稳握住叩击头，沿肋缘由下而上、由外向内叩击，每个叩击部位叩击30s左右，然后移动到下一个部位，直至整个胸背部（图2-2-9）。在肺下叶及重点感染部位，可适当延长叩击时间，同时加大一些压力，可增加频率，促进痰液排出。 5. 振动完毕后关机拔电源，整理用物，协助病人取舒适体位，整理床单位。 6. 5~10min后鼓励并指导病人咳嗽，气管切开病人给予吸痰。 7. 处理用物 将一次性叩击帽放入医疗垃圾桶内，将振动排痰机用中性消毒剂进行清洁风干后物归原处。 8. 清洗、记录。	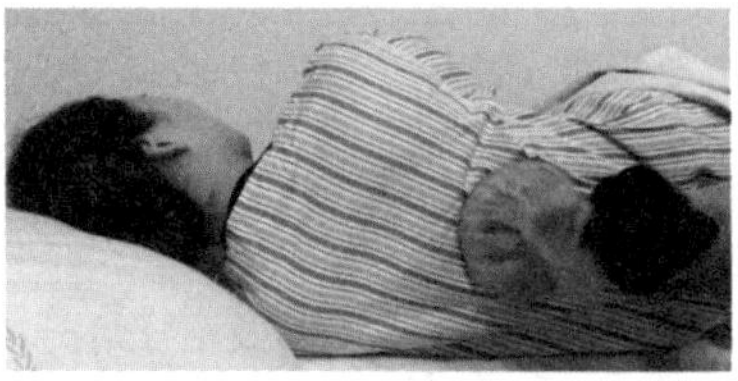 图2-2-9 由下而上由外向内叩击背部
效果评价	1. 操作时机正确。 2. 档位的调节适合病人需要。 3. 排痰方法正确。 4. 仪器排痰结束后指导病员有效咳嗽。	

简要流程图	注意事项
评估:病人信息、进食情况、肺部情况、适应证、禁忌证 ⇩ 准备:病人、操作者、物品、环境 ⇩ 排痰:核对、解释、体位、安置仪器、开机、调节档位、排痰、关闭电源、记录 ⇩ 效果评价:排痰时间、档位调节、排痰方法、指导咳痰	1. 叩击头避开切口、心脏等部位。 2. 观察病人病情变化,如有不适或异常立即停止操作。 3. 基本治疗频率为 15~35CPS,振动时间一般一侧 3~10min,可视病情给予调节。 4. 为避免交叉感染,叩击头帽一人一换。 5. 在餐前 1~2h 或餐后 2h 进行治疗,治疗前进行 20min 雾化治疗,治疗后 5~10min 指导咳嗽或吸痰。

（六）氧气雾化吸入护理技术

1. 目的

（1）治疗呼吸道炎症。

（2）稀释痰液,帮助祛痰。

（3）解痉平喘,改善通气功能。

（4）湿化气道。

2. 适应证

（1）气管插管或气管切开术后。

（2）呼吸道感染。

（3）痰液黏稠,排痰困难或有支气管痉挛呼吸困难者。

3. 禁忌证 自发性气胸及肺大疱病人慎用。

操作流程

简要步骤	操作要点
核对与解释	1. 核对 病人身份(病案号、姓名)与医嘱。 2. 解释 氧气雾化吸入的目的、注意事项与配合要点。
评估	1. 病人病情及治疗情况、用药史、药物过敏史、呼吸道通畅情况、合作程度。 2. 口腔黏膜情况。 3. 氧气装置及周围环境。
操作准备	1. 病人 漱口。 2. 护士 着装整洁,洗手,戴口罩。 3. 用物 一次性雾化喷雾装置、治疗盘、雾化液、弯盘、治疗卡、电筒。 4. 环境 无火源、安静、光线适宜。
雾化吸入	1. 体位 坐位或卧位。 2. 洗手、开盘,核对雾化药液,将药物注入小药杯。 3. 连接 导管一端连接至吸氧装置,另一端连接至雾化吸入器底部接口。 4. 调节氧流量 5~8L/min。 5. 嘱病人手持雾化器,将口含嘴放入口中,紧闭嘴唇深吸气,屏气 1~2s,用鼻呼气。重复此步骤直至药液全部雾化完毕。 6. 观察氧气装置有无漏气,雾化效果,病人反应。 7. 雾化结束,取下雾化器,关闭氧气开关。 8. 指导病人漱口,取舒适体位,整理床单位。 9. 分类处理用物,洗手,记录。

简要步骤	操作要点
效果评价	1. 周围环境安全。 2. 病人掌握正确吸入方法。 3. 氧流量调节正确。

简要流程图	注意事项
评估:病人信息、病情、药物过敏史、呼吸道 情况、口腔黏膜 ⇩ 准备:病人、操作者、物品、环境 ⇩ 雾化吸入:核对、解释、体位、加药、连接装置、调节 流量、开始雾化、观察、结束雾化、漱口、记录 ⇩ 效果评价:周围环境、吸入方法、氧流量、 湿化瓶内是否加水	1. 避免在氧源附近吸烟或用明火。 2. 湿化瓶内不盛水。 3. 雾化前后半小时尽量不进食,避免恶心、 呕吐。 4. 观察病人痰液排出情况,如痰液仍未咳出,可 予拍背、吸痰等方法协助排痰。 5. 雾化时间 10~15min 为宜。

（七）经口/鼻吸痰护理技术

1. **目的**　清除呼吸道分泌物,保持呼吸道通畅。
2. **适应证**　不能有效咳嗽排痰者。
3. **禁忌证**　气道、声门痉挛者慎用。

操作流程

简要步骤	操作要点
核对与 解释	1. 核对　病人身份(病案号、姓名)与医嘱。 2. 解释　吸痰的目的、注意事项与配合要点。
评估	1. 适应证与禁忌证。 2. 病人病情、生命体征、意识状态,血氧饱和度。 3. 痰液情况。 4. 负压吸引器或中心负压吸引装置性能。
操作准备	1. 护士　着装整洁,洗手,戴口罩。 2. 用物　中心负压装置或负压吸引器、吸痰连接管、吸痰管、生理盐水、无菌手套、听诊器、治 疗巾、弯盘、手电筒等,必要时备压舌板、开口器、舌钳。 3. 环境　安静、宽敞、光线充足。
操作前	1. 体位　取安全舒适卧位,将病人头偏向操作者一侧。 2. 检查病人口腔情况,如有活动性义齿应取出。 3. 连接吸引装置,调节负压(成人 0.04~0.053MPa)。 4. 铺巾　铺治疗巾于病人胸前。 5. 治疗碗内备生理盐水。 6. 戴手套,将吸痰管根部与吸引装置相连,试吸生理盐水,检查其是否通畅。 7. 再次观察生命体征和氧饱和度情况。
操作中	1. 吸痰管轻轻插入口/鼻腔,插管深度适宜,放开负压,吸痰时轻轻左右旋转吸痰管上提吸 痰,避免反复提插。 2. 冲洗吸痰管及负压吸引管。 3. 吸痰过程中观察病人病情、生命体征、血氧饱和度和痰液情况,每次吸痰时间不超过 15s。 4. 吸痰结束,脱下手套并将吸痰管包裹扔进医疗垃圾带内(如再次吸痰,则要更换吸痰管)。

简要步骤	操作要点
操作后	1. 擦去病人口周和鼻部分泌物。 2. 撤去治疗巾。 3. 手消毒,询问病人感受,观察生命体征及氧饱和度情况,呼吸是否通畅。 4. 听诊双肺呼吸音,告知病人痰液情况及注意事项。 5. 病人取安全、舒适体位,行健康指导。 6. 收拾整理用物,洗手,记录。
效果评价	1. 吸痰时机正确。 2. 负压调节合适。 3. 吸痰手法及力度正确。 4. 正确落实无菌技术。

简要流程图	注意事项
评估:病人信息、意识、痰液情况、吸痰器性能 ⇩ 准备:病人、操作者、物品、环境 ⇩ 吸痰:核对、解释、体位、连接吸痰管、试吸、 吸口鼻、观察病情、冲洗、记录 ⇩ 效果评价:吸痰时机、负压压力、手法、 无菌观念、病人感受	1. 按照无菌操作原则,插管动作轻柔,敏捷。 2. 吸痰前后应当给予高流量吸氧,吸痰时间不宜超过 15s,如痰液较多,需要再次吸引,应间隔 3~5min。1 根吸痰管只能使用 1 次。 3. 如病人痰稠,可以配合翻身叩背、雾化吸入。 4. 吸痰时病人发生缺氧的症状,如发绀、心率下降等症状时,应当立即停止吸痰,休息后再吸。 5. 观察病人痰液性状、颜色、量。

三、专科标本采集技术

(一) 痰标本采集技术

收集痰液做细菌培养、细胞学等检查。

操作流程

简要步骤	操作要点	图示
核对与解释	1. 核对　病人身份(病案号、姓名)、医嘱、检验单与标本容器信息。 2. 解释　痰标本采集的目的、注意事项与配合要点。	
评估	1. 病人年龄、病情、治疗情况、排痰情况及配合程度。 2. 病人口腔黏膜有无异常。	
操作准备	1. 病人　漱口。 2. 护士　着装整洁,洗手,戴口罩。 3. 用物　检验单帖、集痰器、无菌手套,必要时备吸痰用物(吸引器、吸痰管)。 4. 环境　整洁、光线明亮。	

简要步骤	操作要点	图示
吸痰操作	1. 收集痰标本 （1）病人能自行咳嗽者，协助病人清晨起来漱口，数次深吸气后用力咳出气管深处的痰液，盛于集痰器中，盖好盖子（如留取痰培养标本，要保持标本容器的无菌）。 （2）无法咳嗽或不合作的病人，由下向上叩击病人背部。戴无菌手套，将无菌集痰器一端与负压吸引连接，另一端插入口腔（图 2-2-10）。按吸痰法将痰吸入无菌集痰器中，取下集痰器顶部的盖子，然后将底部的盖子取下盖于顶部后送检（图 2-2-11）。 （3）24h 痰标本采集：请病人留取痰液在广口集痰器内，从清晨起来（7 时）进餐前，漱口后第一口痰起，至次日晨（7 时）进餐前，漱口后第一口痰作为结束，加盖。 2. 观察痰液的颜色、性质、量。 3. 留取标本后指导或协助病人漱口或行口腔护理。 4. 了解病人感受，行健康教育。 5. 协助病人取舒适卧位，整理床单元。 6. 处理用物，按要求及时送检标本，洗手、记录。	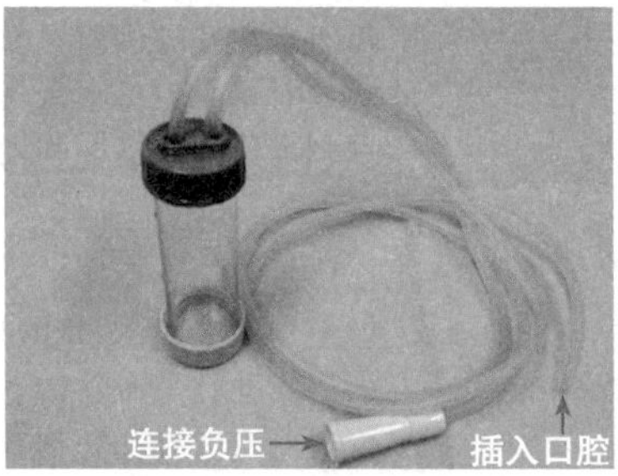 连接负压　插入口腔 图 2-2-10　集痰器连接负压经口吸痰 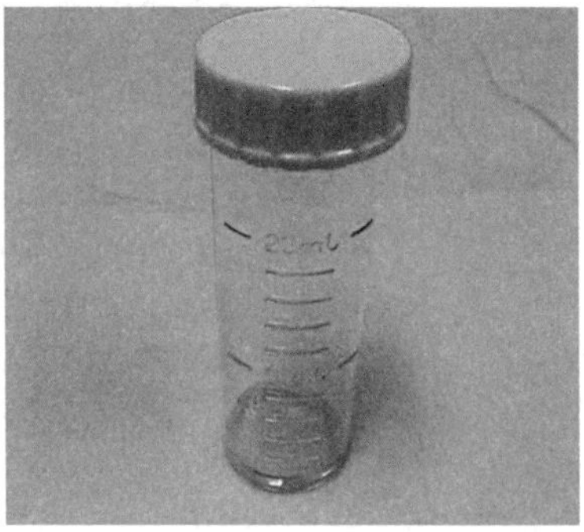 图 2-2-11　盖好集痰器盖子
效果评价	1. 查对内容完整、正确。 2. 痰标本留取方法正确，无菌技术采集细菌学培养痰标本。 3. 送检及时。	

简要流程图	注意事项
评估:病人信息、排痰情况、口腔黏膜 ⇩ 准备:病人、操作者、物品、环境 ⇩ 标本留取:核对、解释、体位、咳痰/吸痰、漱口、送检、记录 ⇩ 效果评价:查对内容、无菌技术、留取方法、送检时间	1. 根据检查目的选择正确的容器。 2. 晨痰为佳，漱口后咳深部痰液。 3. 标本量不少于 1ml;如采用吸痰，标本量为 2~5ml。 4. 留取 24h 痰液时，要注明起止时间 5. 不可将唾液、漱口水、鼻涕等混入痰液中。

（二）动脉采血技术

进行血气分析检验，了解呼吸功能和酸碱平衡状态。

操作流程

简要步骤	操作要点	图示
核对与解释	1. 核对　病人姓名、病案号，确认与执行单、检验标签一致。 2. 解释　动脉血标本采集的目的、方法、临床意义、注意事项及配合要点。	

简要步骤	操作要点	图示
评估	1. 病人病情、治疗情况、意识状况、肢体活动能力。 2. 吸氧状况或呼吸机参数的设置。 3. 病人对动脉血标本采集的认识和合作程度。 4. 穿刺部位皮肤情况和动脉搏动情况。	
操作准备	1. 病人　取坐位或卧位,暴露穿刺部位,清洁穿刺部位皮肤。 2. 护士　着装整洁,修剪指甲,洗手,戴口罩。 3. 用物　动脉采血器(或无菌注射器、肝素钠、无菌软木塞或橡胶塞)、棉签、消毒液、无菌手套、治疗巾、无菌纱布等。 4. 环境　安静、整洁、光线适宜。	
操作过程	1. 根据病人病情和动脉搏动强度选择穿刺部位,如果选择股动脉,注意病人隐私保护和保暖。 2. 体位 (1) 桡动脉穿刺:病人将上肢稍外展,腕部伸直,掌心向上,手自然放松,穿刺点位于前臂掌侧腕关节上 2cm 动脉搏动明显处,下方垫小枕。 (2) 股动脉穿刺:病人取仰卧位,穿刺侧大腿略外旋,穿刺点位于腹股沟内动脉搏动明显处。 3. 消毒　以穿刺点为中心,消毒穿刺部位 2 遍,直径>5cm;戴无菌手套。 4. 穿刺采血 (1) 采血操作 1) 普通注射器:穿刺前先抽吸肝素钠 0.5ml,使注射器管腔均匀附着肝素钠,排尽空气,弃去余液。 2) 动脉采血器:取出并检查动脉采血器,将采血器活塞拉至所需的标本量刻度,采血器自动形成吸引等量血液的负压。 (2) 再次核对病人、医嘱、检验单。 (3) 用已戴无菌手套左手示指和中指触摸动脉的准确位置,两指分开,绷紧皮肤固定血管。 (4) 右手持针在左手两指指间处进针并调整穿刺的深度。 (5) 桡动脉穿刺时针尖斜面朝上,与皮肤成 40° 角,逆血流方向进针;股动脉穿刺时垂直进针,进针幅度不宜过大,以免刺破对侧血管壁。 (6) 使用注射器采血量 1~2ml,动脉采血器推荐采血量 1.6ml。 (7) 采血毕,迅速拔出针头,局部用无菌纱布压迫止血 5~10min。对有出血倾向、凝血机制不良或高血压病人压迫时间延长,必要时用沙袋压迫止血。 (8) 针头拔出后立即刺入橡胶塞(图 2-2-12)或使用采血器专用盖帽(图 2-2-13),以隔绝空气,并轻轻搓动注射器 4~5 次使血液与肝素钠混匀。 (9) 再次核对病人、医嘱、检验单。 (10) 行健康指导。	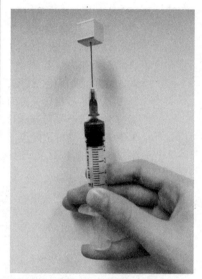 图 2-2-12　注射器采集好血液后刺入橡胶塞以隔绝空气 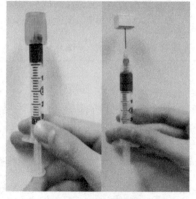 图 2-2-13　采血器采集好血液后刺入橡胶塞或取下针头盖上针帽盖以隔绝空气

续表

简要步骤	操作要点	图示
操作后	1. 协助病人取舒适卧位,整理床单元。 2. 正确处理用物。 3. 洗手,记录并执行签字。 4. 将标本连同检验单及时送检。	
效果评价	1. 查对制度执行正确。 2. 无菌技术有效落实。 3. 进针角度正确。 4. 采集后及时隔绝空气。	

简要流程图	注意事项
评估:病人信息、病情、配合程度、穿刺部位 ⇩ 准备:病人、操作者、物品、环境 ⇩ 穿刺前:核对、解释、体位安置、部位选择、 注射器准备、消毒 ⇩ 穿刺:核对、固定血管、穿刺、采血、压迫 止血、隔绝空气 ⇩ 穿刺后:核对、用物处理、记录、送检 ⇩ 效果评价:查对制度执行、无菌技术、进针 角度、空气隔绝	1. 严格执行查对制度和无菌操作原则。 2. 平静休息 30min 后再取血,避免影响结果。 3. 新生儿宜选择桡动脉穿刺,因股动脉穿刺垂直进针时易伤及髋关节。 4. 有出血倾向者慎用动脉穿刺法采集动脉血标本。

四、肺癌全肺切除护理技术

1. **概念** 全肺切除是指一侧病肺全部切除,即切除整个左肺全叶或者右肺全叶。全肺切除术后并发症的发生率高达 11%～49%,死亡率为 3%～25%,常见的并发症主要有:心律失常、肺部感染、支气管胸膜瘘、出血、呼吸功能不全、急性肺水肿、全肺切除术后综合征等。

2. **术前护理**

(1) 了解病人血常规、大小便常规、心电图、CT、胸片、肺功能等相关检查的完成情况及结果。

(2) 营养评估与支持。

(3) 心理评估与干预。

(4) 呼吸道准备:戒烟 2 周,呼吸功能锻炼,遵医嘱行雾化吸入治疗,预防和控制感染。

(5) 术前一日监测体温、脉搏、呼吸、血压,如有感冒、发热及月经来潮应及时通知主管医生。

(6) 术前禁食 6h、禁饮 2h。

(7) 根据手术范围备皮,交叉配血实验与备血,抗生素皮试等。

3. **术后护理**

操作流程

	简要步骤	处理要点
评估	手术类型	1. 左肺全叶切除。 2. 右肺全叶切除。
	管道情况	1. 管道种类。 2. 引流及固定情况。 3. 非计划拔管风险。
术后护理	监测生命体征	术后 6h 内每 15~30min 测量一次生命体征,病情稳定后 24h 内隔 1~2h 测量 1 次。
	体位	1. 全麻未醒　平卧位,头偏向一侧。 2. 全麻清醒后　仰卧位、1/4 侧卧位。生命体征平稳后逐渐抬高床头取半坐卧位,以免压迫健侧肺和/或纵隔移位,引起呼吸循环功能衰竭。
	呼吸道管理	1. 持续吸氧　根据血氧饱和度选择吸氧方式和调节氧流量。 2. 观察呼吸频率、幅度及节律,听诊双肺呼吸音。 3. 有效咳嗽咳痰,保持呼吸道通畅。痰液黏稠不易咳出者,可行氧气雾化吸入治疗,必要时经支气管镜吸出分泌物。 4. 呼吸功能训练　深呼吸训练或呼吸功能训练器训练。
	气管位置观察	1. 观察方法　面向病人,示指、无名指分别放于病人的左右锁骨头,中指放于病人气管位置,判断中指与示指和无名指之间的距离。 2. 临床意义　气管位置居中:胸腔两侧压力平衡。气管位置偏移:观察有无呼吸困难,心慌、胸闷等不适,报告医生。
	胸腔引流管护理	1. 胸引流管常规夹闭,保证胸腔内有一定的渗液,维持左、右胸腔压力平衡,预防纵隔移位。 2. 动态评估气管位置,异常时报告医生,酌情开放胸引管引流、调节压力。 3. 每次放液量不宜超过 100ml,速度宜慢,避免纵隔突然移位,导致心脏骤停。
	输液治疗	1. 全肺切除术后,病人体内储存水的能力减少,若输液量过大或输液速度过快,容易发生肺水肿。 2. 输液量及速度的控制　24h 输液总量 ≤2 000ml;输液速度 20~30 滴/min,宜选择输液泵来控制。
	疼痛护理	1. 疼痛评估。 2. 采用多模式止痛　转移注意力、胸引流管固定、伤口护理、止痛药。
	营养支持	1. 营养评估。 2. 饮食均衡,全面。 3. 低钠饮食,少食多餐。
	活动指导	1. 根据情况决定病人活动时间、方式和活动度。 2. 早期床上活动,循序渐进增加活动强度。 3. 逐步下床活动,直立功能位,促进恢复正常姿态、防止脊柱侧弯。 4. 患侧上肢及肩关节康复运动。
并发症观察	出血	1. 原因　止血不彻底或血管结扎线脱落,凝血功能障碍等。 2. 临床表现　面色苍白、烦躁不安、脉搏细弱而快速、血压下降明显、胸腔引流管内持续有血液引出(100~200ml/h)、血红蛋白、血细胞比容下降等。 3. 护理　观察意识及生命体征、切口敷料、胸引流量、尿量、皮温等,予补液、输血,必要时做好手术准备。

简要步骤		处理要点
并发症观察	心律失常	1. 原因　心脏负荷增加、缺氧、出血、水电解质酸碱失衡等。 2. 护理 （1）监测心率及心律。 （2）防范诱因:如缺氧、疼痛、出入量平衡等。
	支气管胸膜瘘	1. 原因　缝合不严、支气管残端血运不良、感染等导致吻合口愈合不良。 2. 临床表现　典型表现为咳出胸水样痰及皮下气肿,可伴有发热、刺激性干咳及顽固性嗝逆等。多发生于术后7~14d。 3. 护理 （1）心理支持 （2）配合医生做好胸腔闭式引流、抗感染、营养支持及呼吸道管理等。
	急性肺水肿	1. 原因　单位时间内输液过多、过快。 2. 临床表现　突感呼吸困难,被迫端坐呼吸面色发绀,大汗淋漓,阵发咳嗽,咳粉红色泡沫痰。 3. 处理方法 （1）立即控制输液量及速度。 （2）高流量供氧(6~8L/min),用20%~30%酒精湿化。 （3）遵医嘱给予强心、利尿、镇静、平喘及扩血管药。 （4）必要时行四肢轮扎。
	全肺切除术后综合征	1. 原因　纵隔移位或健侧肺过度膨胀,导致健侧支气管树的过伸和压迫,从而引起呼吸困难、喘鸣和反复呼吸道感染、气道阻塞等症状。 2. 临床特点　为远期并发症,发生率低,起病隐匿,以进行性呼吸困难为主要症状。
出院指导		1. 持续进行呼吸功能康复。 2. 预防感冒。 3. 保持良好的营养状况及休息,半年内不得从事重体力劳动。 4. 出现伤口疼痛、剧烈咳嗽及咯血等症状,及时就诊。 5. 定期到医院复查。

五、气胸护理技术

1. **概念**　胸膜腔内积气称为气胸。根据气胸的发生机制及原因,分为闭合性气胸、开放性气胸和张力性气胸。

2. **临床表现**

（1）闭合性气胸:轻者胸闷、胸痛,重者出现呼吸困难。

（2）开放性气胸:明显呼吸困难、口唇发绀、鼻翼扇动;两侧胸膜腔压力不均匀,可出现纵隔摆动,引起心脏、大血管移位扭曲,导致循环功能紊乱,伴有休克症状。

（3）张力性气胸:患侧肺萎陷胸膜腔成正压后,可压迫腔静脉和左、右心房,加之纵隔移位,可引起心脏摆动和大血管扭曲。与此同时,病人健侧肺受压,病人表现为严重或极度呼吸困难、烦躁、发绀、意识障碍、大汗淋漓、昏迷、休克,甚至窒息。

处理流程

简要步骤		处理要点
评估	外伤史	如锐器伤、挤压伤、医源性损伤等。
	临床表现	结合症状体征观察病人是否有相关表现,少量气胸时病人可无明显症状,需进行针对性检查。
	辅助检查	1. 影像学检查　主要为胸部 X 线检查。 2. 诊断性穿刺。
	分度	小量气胸:肺萎陷 30% 以下。 中量气胸:肺萎陷 30%~50%。 大量气胸:肺萎陷 50% 以上。
处理方法	闭合性气胸	1. 少量气胸　一般在 1~2 周内自行吸收。嘱病人卧床休息,无需处理,加强观察。 2. 中量及大量气胸　根据病人肺复张情况,选择胸腔穿刺或胸腔闭式引流术。 3. 应用抗生素防治感染。
	开放性气胸	1. 紧急封闭伤口　可先用无菌敷料,如纱布、凡士林纱布、棉垫等封盖伤口,再用胶布、绷带等包扎固定,将开放性伤口变为闭合性伤口。 2. 再根据情况选择胸腔闭式引流术、开胸探查等。 3. 预防和处理并发症,应用抗生素预防感染。
	张力性气胸	1. 急救处理　必要时需就地抢救,迅速排气减压。 2. 胸腔闭式引流。 3. 开胸探查　若病人仍不断漏气,呼吸困难未改善,肺压缩明显,应怀疑有严重的肺裂伤或气管支气管撕裂。 4. 应用抗生素预防感染。
护理措施	吸氧	气促、呼吸困难和发绀病人,根据情况供氧。
	体位	病情稳定取半卧位。
	病情观察	1. 呼吸频率、节律和幅度。 2. 气管位置和皮下气肿。
	疼痛护理	1. 咳嗽时双手按压患侧胸壁。 2. 遵医嘱给予止痛。
	预防肺部和胸腔感染	1. 监测体温。 2. 严格无菌操作。 3. 协助病人咳嗽、咳痰。 4. 遵医嘱合理使用抗菌药物。

简要步骤		处理要点
护理措施	胸腔闭式引流护理	1. 保持密闭 （1）水封瓶长管没入水中 3~4cm 并直立。 （2）搬动病人或更换引流瓶时，应双重夹闭引流管。 （3）避免引流管松脱。 2. 严格无菌操作 （1）保持引流装置无菌，及时更换引流口敷料。 （2）引流瓶低于引流口平面 60~100cm。 （3）定时更换引流瓶，操作时严格遵守无菌技术。 3. 保持引流通畅 （1）定时挤压胸腔引流管。 （2）防止胸引管受压、打折、扭曲。 （3）鼓励病人咳嗽和深呼吸，促进肺扩张。 4. 观察和记录 （1）观察长玻璃管中水柱随呼吸波动情况，正常波动 4~6cm；若水柱波动过大，提示可能存在肺不张；若无波动，提示引流管不通畅或肺已完全扩张。 （2）观察并记录引流液的颜色、性质和量。 5. 拔管　拔管后 24h 密切观察是否有胸闷、呼吸困难、发绀、渗液、出血、切口漏气和皮下积气。

六、胸部肿瘤特殊并发症护理技术

（一）吻合口瘘护理技术

吻合口瘘是食管癌术后最常见的并发症之一，死亡率较高。狭义的吻合口瘘是指吻合线的瘘、吻合口闭合或者愈合不良；广义的吻合口瘘是指各种原因造成的吻合口及其上下方组织损伤导致吻合口闭合或者愈合不良，可分为颈部吻合口瘘、胸内吻合口瘘、食管胃吻合口瘘。

处理流程

简要步骤		处理要点
评估	手术史	手术部位及手术方式。
	临床表现	发热、呼吸困难、胸闷咳嗽、脉搏增快、烦躁不安、尿少，甚至休克等症状。颈部吻合口瘘可表现为颈部皮下感染、蜂窝织炎。
	辅助检查	1. 影像学检查　胸部 X 线检查。 2. 胸膜腔穿刺。 3. 口服亚甲蓝（美蓝）。 4. 口服碘油检查。
	分期	早期瘘：术后 5d 内出现，占 10%。多与手术有关。 中期瘘：术后 6~14d 出现，占 80%。多与食管或胃壁小的坏死穿孔、组织愈合能力低下、炎症控制不到位、缝线感染等有关。 晚期瘘：术后 2 周以上发生，占 10%。多与局部缝线慢性感染有关。
预防	营养支持	术前纠正营养不良，术后有效落实目标营养。

简要步骤		处理要点
预防	体位	减小吻合口张力,如颈部吻合口的病人限制颈部活动,避免过早采取半卧位。
	胃肠减压	保持胃肠减压通畅。
	健康宣教	早期严格禁饮禁食,后期遵医嘱循序渐进进食。
处理方法	非手术治疗	1. 立即禁食。 2. 充分引流。 3. 营养治疗。 4. 纠正水电解质紊乱。 5. 控制感染。
	手术治疗	病人一般状况好、吻合口瘘发生时间短、胸腔感染症状轻,胸胃的长度能再次行高位吻合以及估计保守治疗难以愈合者。
护理措施	病情观察	观察病人生命体征及有无呼吸困难、胸腔积液、全身中毒症状。
	饮食	禁饮、禁食。
	管道引流	1. 保持胃肠减压、胸腔闭式引流通畅。 2. 妥善固定瘘口引流管,持续低负压吸引。
	心理护理	给予心理支持与疏导、信息支持、自我照护能力培养。

（二）乳糜胸护理技术

1. **概念**　由于创伤、手术使胸导管及其分支破裂,乳糜液积存于胸膜腔中称为乳糜胸。是胸外科手术较少见但是严重的并发症之一。

2. **临床表现**

（1）肺癌并发乳糜胸:胸腔引流管。

（2）食管癌并发乳糜胸:禁食阶段,胸腔闭式引流管内引流液可为淡血性或淡黄色,但量较多。乳糜液在胸腔内聚集,病人可表现为心动过速、呼吸急促、低血压和休克。

护理流程

简要步骤		处理要点
评估	手术史	手术名称、手术部位、手术时间等。
	临床表现	引流液由清亮变浑浊、由淡红色变为乳白色,且随着进食增多(特别是高脂饮食)而增加,病人可表现为心率增快、血压降低、头晕、乏力及营养不良。苏丹Ⅲ染色阳性是诊断的有力证据。食管癌病人术后常有禁饮、禁食的阶段,乳糜胸的临床表现没有肺癌并发乳糜胸的典型。
	辅助检查	1. 影像学检查　主要为胸部 X 线检查。 2. 胸腔诊断性穿刺。 3. 胸腔积液实验室检查。

	简要步骤	处理要点
处理方法	肺癌并发乳糜胸	1. 保守治疗 为主要手段,连续治疗 1 周左右。若无好转才考虑手术治疗。适用于病人一般状况好,胸腔引流管内 24h 乳糜液量≤300~500ml。营养方面给予高蛋白高热量低脂肪饮食和/或肠外营养。 2. 手术治疗 结扎破裂的胸导管及其分支。适用于 24h 乳糜液量>1 500ml、保守治疗 2 周无效、出现急性营养不良并发症等。术后 2~3 周给予低脂饮食。
	食管癌并发乳糜胸	1. 保守治疗 禁食、服用含有中链甘油酯的饮食,常规静脉高营养。14d 内的 24h 胸液量>500ml,考虑手术治疗。 2. 手术治疗 主要有效手段。适用于 24h 胸液量>1 000ml、无减少趋势、保守治疗无效者。 3. 放射治疗 多用于恶性乳糜胸的治疗。
护理措施	病情观察	监测生命体征,注意病人有无胸闷、气急、心悸,甚至血压下降。
	胸引管护理	保持通畅,密切观察胸引流液的颜色、性质和量。
	饮食	1. 禁食,病情允许者进食无脂或低脂、高糖、高蛋白饮食,减少乳糜液的漏出,避免体内蛋白大量丢失。 2. 需手术结扎胸导管者,术前 2h 进食高脂肪饮食,如牛奶及动物油等,便于术中查找乳糜液瘘口。
	营养支持	静脉营养支持,维持病人的营养,减少乳糜液的丢失,保持水和电解质平衡。
	防治感染	给予抗菌药物预防或治疗感染。
	心理护理	耐心解释治疗饮食或禁食的必要性和意义,聆听病人诉说,缓解不良情绪,帮助病人树立战胜疾病的信心。
	基础护理	病人长期应用抗菌药物,做好口腔护理,预防口腔真菌感染。

（蒋艳华 王雅琴）

参 考 文 献

［1］ 李乐之,路潜. 外科护理学［M］. 5 版. 北京:人民卫生出版社,2015.

［2］ 褚秀美,祝凯,魏丽丽. 胸外科临床护理手册［M］. 15 版. 北京:人民卫生出版社,2015.

［3］ 王国蓉,皮远萍. 肿瘤专科护理与循证实践［M］. 北京:人民卫生出版社,2016.

［4］ 李小寒,尚少梅. 基础护理学［M］. 5 版. 北京:人民卫生出版社,2016.

［5］ 任光国,樊晋川,宋争放. 肿瘤病人手术前后注意事项［M］. 北京:人民卫生出版社,2009.

［6］ 李高峰,黄云超,谭晶. 胸部肿瘤外科诊断治疗学［M］. 昆明:云南教育出版社,2014.

［7］ 杨瑞森,陈久成. 食管、贲门癌、肺癌术后自发性气胸 13 例临床分析［J］. 实用癌症杂志,1992,(4):300-301.

［8］ 张振法. 食管、贲门癌术后并发健侧气胸 9 例诊治体会［J］. 中国误诊学杂志,2009,9(19):4764-4765.

［9］ 曹伟新,李乐之. 外科护理学［M］. 4 版. 北京:人民卫生出版社,2008.

［10］ 李辉. 胸外科学［M］. 北京:北京大学医学出版社,2010.

［11］ 胡雁,陆箴琦. 实用肿瘤护理［M］. 2 版. 上海:上海科学技术出版社,2016.

［12］ 田烨,周凌霄,任光国. 1208 例食管癌病人术后吻合口瘘风险因素分析［J］. 重庆医学,2014(15):1924-1927.

[13] 赵峻,张德超,汪良骏,等.肺癌与食管癌术后乳糜胸的比较[J].中华外科杂志,2003,41(1):47-49.

[14] 张仁泉,刘伟,王云海,等.食管癌和肺癌术后乳糜胸的诊治[J].安徽医科大学学报,2010,45(3):430-431.

[15] 陈孝平,汪建平.外科学[M].8版.北京:人民卫生出版社,2013.

第三节 胃肠肿瘤外科

一、腹腔引流管护理技术

目的

1. 观察胃肠肿瘤术后引流液量、颜色及性质,判断腹腔内有无活动性出血、感染及胃瘘、肠瘘、胆瘘、胰瘘等并发症的发生。

2. 更换引流袋,预防逆行感染。

操作流程

简要步骤	操作要点	图示
核对与解释	1. 核对 病人身份(姓名与病案号)及医嘱。 2. 解释 引流管护理目的、操作过程及配合要点。	
评估	1. 生命体征、意识状况及合作程度。 2. 引流情况(图2-3-1) (1) 引流管固定是否妥当。 (2) 由近端向远端挤压引流管,判定引流管通畅性。 (3) 观察引流液的引流液量、颜色及性质。 (4) 观察敷料是否清洁、干燥。	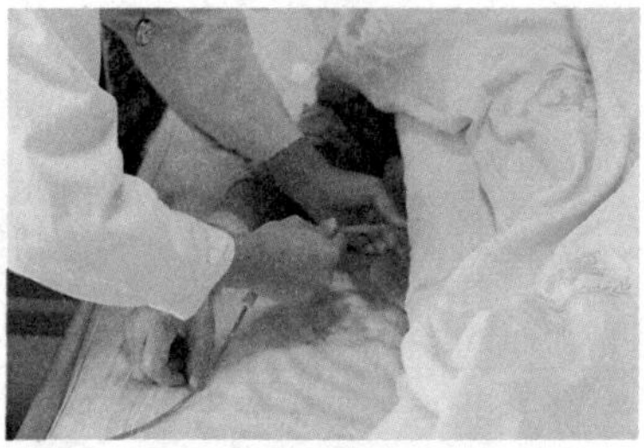 图2-3-1 引流情况
操作准备	1. 护士 着装整洁、洗手、戴口罩。 2. 病人 理解腹腔引流护理的目的。 3. 用物 一次性无菌引流袋、无菌手套、PE手套、纱布、棉签、安尔碘、治疗巾、量杯、止血钳、弯盘,必要时备胶布、管道标识、别针。 4. 环境 安静、整洁,光线充足。	
操作过程	1. 体位 根据病人病情采取利于引流的体位。 2. 夹闭 用止血钳夹闭引流袋连接处上方(图2-3-2)。 3. 测量 倾倒并测量引流液量。 4. 铺巾 铺治疗巾于引流袋连接处下面,治疗巾上依次放置一次性无菌引流袋、纱布、弯盘。 5. 消毒 戴无菌手套,分离引流袋,并以引流袋连接口为中心做环形消毒。 6. 更换 更换并固定引流袋,连接紧密后松开止血钳。 7. 检查 挤压引流管确保通畅,管道标识清楚、正确。 8. 整理 协助病人取舒适卧位,整理床单元,分类处理用物。 9. 病人健康教育。 10. 记录引流液颜色、性质、量。	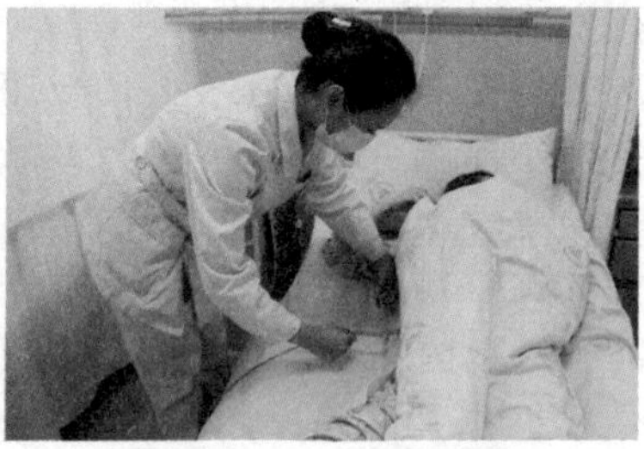 图2-3-2 夹闭引流管

简要步骤	操作要点	图示
效果评价	1. 引流管固定妥当,引流通畅,无打折扭曲。 2. 引流液测量及记录准确。 3. 无非计划拔管等不良事件发生。	

简要流程图		注意事项
评估:病人信息、病情、环境 ⇩ 准备:病人、操作者、物品、环境 ⇩ 操作要点:铺巾、消毒、更换引流袋、检查、固定、贴标签 ⇩ 整理:整理床单元、健康宣教、处理用物、洗手、记录 ⇩ 效果评价:固定妥善、引流通畅		1. 严格执行无菌操作。 2. 动作轻柔,避免牵拉拔管。 3. 根据引流装置要求定期更换引流袋。 4. 定期检查引流管通畅情况,观察引流液性状。

二、超声促进肠功能恢复技术

（一）目的

1. 促进胃肠道手术后胃肠功能恢复。

2. 预防和治疗腹胀、便秘。

（二）适应证

1. 胃肠道手术后病人。

2. 腹胀、便秘病人。

（三）禁忌证

包括0~6个月婴儿、孕妇、心脏病病人、心脏搭桥病人、安置心脏起搏器者、严重心力衰竭或呼吸衰竭病人、严重脑水肿或颅内高压病人。

操作流程

简要步骤	操作要点	图示
核对与解释	1. 核对　病人身份(姓名与病案号)及医嘱。 2. 解释　超声波治疗的目的、操作过程及配合要点。	
评估	1. 适应证与禁忌证。 2. 病人合作程度,对超声波治疗的理解程度。 3. 治疗局部的皮肤情况。 4. 超声电导仪的性能情况。	
操作准备	1. 护士　着装整洁、洗手。 2. 病人　清洁局部皮肤。 3. 用物　超声电导仪、理疗用电极片、超声耦合剂、胃肠宁药片、纱布、弯盘,必要时备用电插板。 4. 环境　安静、整洁、光线充足,无电磁波干扰。	

简要步骤	操作要点	图示
操作方法	1. 体位　平卧位或半卧位。 2. 开机　超声电导仪连接电源、开机,根据治疗目的及病人耐受情况调整参数。 3. 选择部位　选择距离手术部位较近,局部平坦,皮下组织相对丰厚、活动较小的部位。 4. 连接 (1) 在超声电导仪治疗头凹槽内加入适量超声耦合剂(如图 2-3-3)。 (2) 将两只电极贴片凸面分别装入凹槽,并固定稳当。 (3) 将促进肠功能恢复药片装入电极贴片内(如图 2-3-4)。 5. 粘贴　去除贴片凹面的防黏纸,将装配好的治疗头、药片和电极贴片一起,粘贴于治疗部位。 6. 治疗　按开始键,启动治疗。 7. 结束　结束时将治疗头取下,撤回仪器,电极片保留原处 1h 后去除。 8. 整理　协助病人取舒适卧位,整理床单元,分类处理用物。 9. 病人健康教育。	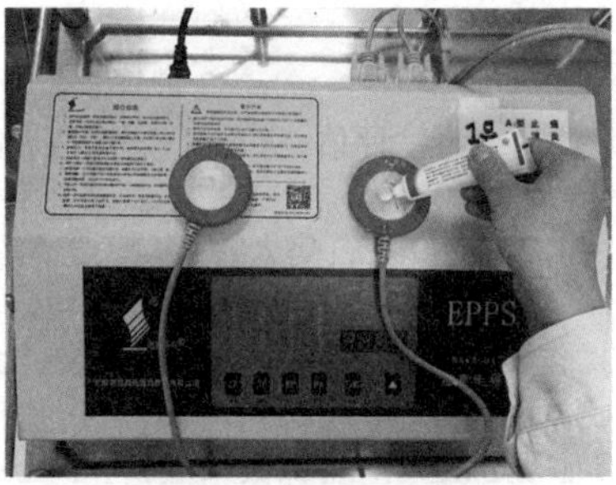 图 2-3-3　加入耦合剂 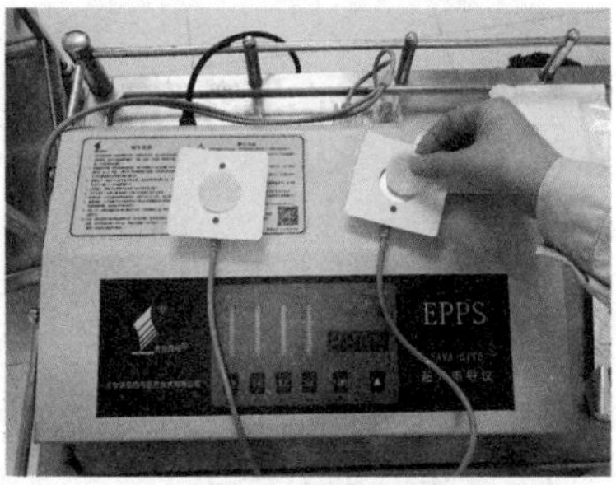 图 2-3-4　放入药片
效果评价	1. 沟通有效,关爱病人,注意病人隐私保护。 2. 设备连接及电极片安置正确、固定牢固。 3. 健康指导有效,病人接受治疗,配合良好。 4. 病人出现肠鸣音,无腹胀、便秘或腹胀、便秘缓解。	

简要流程图	注意事项
评估:病人信息、适应证、禁忌证 ⇩ 准备:病人、操作者、物品、环境 ⇩ 操作要点:开机、调整参数、选择部位、连接、粘贴、保留电极片 ⇩ 整理:整理床单元、健康宣教、处理用物、洗手、记录 ⇩ 效果评价:肠鸣音恢复、有排气排便、无腹胀腹痛	1. 严格掌握禁忌证。 2. 电极片禁止粘贴于皮肤损伤部位。 3. 治疗中动态观察病人情况,如周围皮肤有温热和轻微针刺的感觉属正常;如果皮肤灼热,不能忍受则降低治疗档位或暂停治疗。

三、肠造口护理技术

目的

1. 收集造口大便。
2. 保持造口周围皮肤清洁、干燥。
3. 帮助病人掌握护理造口的方法。

操作流程

简要步骤	操作要点	图示
核对与解释	1. 核对　病人身份(姓名与病案号)及医嘱。 2. 解释　造口护理的目的、操作过程及配合要点。	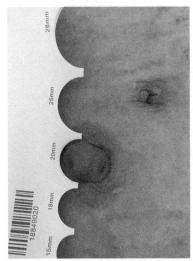
评估	1. 病人的配合程度。 2. 病人造口功能状况及心理接受程度、造口类型、造口黏膜及周围皮肤、排便情况。 3. 病人自理程度。	
操作准备	1. 护士　着装整洁、洗手、戴口罩。 2. 病人　知晓肠造口护理的目的,积极配合,必要时家属参与护理。 3. 用物　造口袋、剪刀、造口尺、防漏膏、皮肤保护膜、造口护肤粉、纱布或棉球(可自备小毛巾)、弯盘、治疗碗、治疗巾、温开水、手套。 4. 环境　安静、整洁、光线充足,关闭门窗、拉床帘。	图 2-3-5　**测量尺寸**
操作过程	1. 体位　平卧位或半卧位。暴露造口部位。 2. 分离　铺治疗巾,戴手套,由上向下撕去造口袋,观察造口袋内容物及造口底盘有无大便浸渍。 3. 清洗　温水擦洗造口及周围皮肤,观察周围皮肤及造口黏膜的情况。 4. 裁剪　用造口尺测量造口大小、形状(图 2-3-5),修剪造口底盘中心孔(略大于造口黏膜 1~2mm),用手指磨平裁剪孔边缘(图 2-3-6)。 5. 涂粉　将造口护肤粉涂抹于造口周围皮肤,涂匀(图 2-3-7)。 6. 涂膜　将皮肤保护膜涂抹于造口周围皮肤,待干(图 2-3-8)。 7. 防漏　将防漏膏涂在造口周围,用湿棉签抹平(图 2-3-9)。 8. 粘贴　撕去粘贴纸,根据造口位置由下向上将造口袋贴上,轻轻按压底盘,使底盘与皮肤紧密粘贴,夹好袋夹。 9. 整理　协助病人舒适体位,整理衣服及床单元,分类处理用物。 10. 病人健康教育。	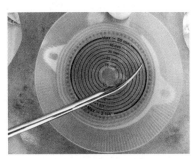 图 2-3-6　**裁剪造口底盘** 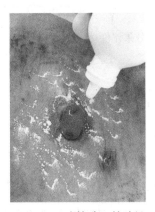
效果评价	1. 造口护理产品选择适宜。 2. 造口周围皮肤及造口黏膜正常。 3. 病人及家属掌握造口护理技术,知晓健康教育内容。	图 2-3-7　**涂抹造口护肤粉**

简要步骤	操作要点	图示
效果评价		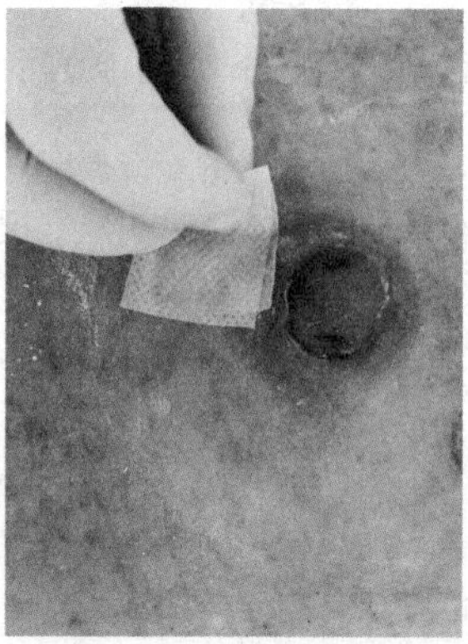 图 2-3-8 **涂抹皮肤保护膜** 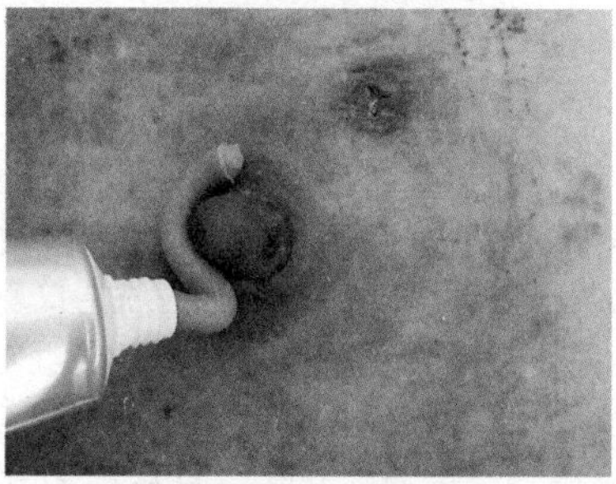 图 2-3-9 **涂抹防漏膏**

简要流程图	注意事项
评估:病人信息、造口类型、排便情况、周围皮肤情况 ↓ 准备:操作者、病人、物品、环境 ↓ 操作要点:去除、清洗、测量、裁剪、粘贴 ↓ 整理:整理床单元、健康宣教、处理用物、洗手、记录 ↓ 效果评价:大便无渗漏、造口周围皮肤完好、造口黏膜红润	1. 造口护理时应注意防止造口袋的内容物污染伤口。 2. 去除造口袋时注意保护皮肤,防止皮肤损伤。 3. 不规则造口根据造口形状剪裁。 4. 造口袋底盘的裁剪孔与造口黏膜缝隙大小适宜,防止造口周围皮炎或与造口黏膜摩擦引起出血。

四、灌肠技术

（一）大量不保留灌肠技术

1. 目的 解除便秘,为肠道手术病人做肠道准备。

2. 适应证

（1）为手术或者检查的病人进行肠道准备。

（2）刺激肠蠕动,软化粪便,解除便秘,排除肠内积气,减轻腹胀。

（3）稀释和清除肠道内有害物质。

（4）灌入低温液体，为高热病人降温。

3. **禁忌证**　急腹症、妊娠早期、消化道出血的病人。

操作流程

简要步骤	操作要点
核对与解释	1. 核对　病人身份（姓名与病案号）及医嘱。 2. 解释　灌肠的目的、操作过程及配合要点。
评估	1. 适应证与禁忌证。 2. 病人的病情、心理反应、排便情况。 3. 病人配合程度。 4. 签署灌肠知情同意书。
操作准备	1. 护士　仪表端庄，着装整洁，洗手，戴口罩。 2. 病人　知晓灌肠的目的，配合治疗，排小便。 3. 用物　根据医嘱准备灌肠液（39～41℃），一次性灌肠包、量筒、水温计、石蜡油、纱布、弯盘、中单或者治疗巾、便盆、纸巾。 4. 环境　安静、整洁，关闭门窗、拉床帘。
操作过程	1. 体位　协助病人左侧卧位，双膝屈曲，脱裤至膝部，臀部移至床沿。 2. 铺巾　洗手，戴手套，铺治疗巾于臀下，置弯盘于肛周。 3. 排气　准备灌肠液，将灌肠袋挂于输液架上，距肛门高度为40～60cm，排气后夹管。 4. 灌肠　指导病人深呼吸，暴露肛门，润滑肛管前段，将肛管插入7～10cm，左手固定肛管，右手开放管夹。 5. 拔管　灌肠液缓慢流入完毕后夹闭，用纱布包裹肛管，缓慢拔出，清洁肛门。 6. 整理　协助病人穿裤，取舒适体位，分类处理用物。 7. 健康教育　嘱病人尽量保留5～10min后再排便（必要时协助病人排便）。
效果评价	1. 病人排出大便。 2. 病人无腹痛腹胀。

简要流程图	注意事项
评估：病人信息、病情、适应证、禁忌证、环境 ⇩ 准备：操作者、病人、物品、环境 ⇩ 操作要点：体位、铺巾、备灌肠液、排气、插管、开放、拔管 ⇩ 整理：整理床单元、处理用物、健康宣教、洗手、记录 ⇩ 效果评价：病人排便情况	1. 注意病人保暖，防止受凉。 2. 肝性脑病病人禁用肥皂水灌肠；充血性心力衰竭病人和水钠潴留病人禁用0.9%氯化钠溶液灌肠；伤寒病人灌肠量不能超过500ml。 3. 液面距肛门不得超过20cm用于降温的灌肠，需保留30min再排便，排便后30min复测体温。 4. 操作过程中如溶液流入受阻，可调整肛管，检查有无粪便阻塞。如病人有便意，嘱其深呼吸，降低灌肠袋高度。如病人有心慌、气紧等不适，立即停止灌肠。

（二）术后小量保留灌肠

1. **目的**　将药液灌入直肠或结肠内，通过肠黏膜吸收达到治疗的目的。
2. **适应证**　镇静、催眠、降温等治疗用药。
3. **禁忌证**　肛门、直肠、结肠手术的病人及大便失禁的病人。

操作流程

简要步骤	操作要点
核对与解释	1. 核对 病人身份(姓名与病案号)及医嘱。 2. 解释 灌肠的目的、操作过程及配合要点。
评估	同大量不保留灌肠。
操作准备	同大量不保留灌肠。
操作过程	1. 体位 根据病情采取合适卧位(慢性菌痢病人取左侧卧位;阿米巴病人取右侧卧位),抬高病人臀部10cm。 2. 铺巾 洗手,戴手套,铺治疗巾于臀下,置弯盘于肛周。 3. 排气 准备灌肠液,将准备好的灌肠袋挂于输液架上,液面距肛门小于30cm,排气后夹闭。 4. 灌肠 指导病人深呼吸,暴露肛门,润滑肛管,插入15~20cm,固定肛管,开放管夹,缓慢滴入药液。 5. 拔管 药液滴入完毕后夹管。用纱布包裹肛管,缓慢拔出,擦拭肛门,嘱病人尽可能保留药液1h以上,便于药物吸收。 6. 整理 协助病人穿裤,取舒适体位,整理床单元。 7. 用物分类处理,洗手、记录。 8. 病人健康教育。
效果评价	1. 病人症状缓解。 2. 药物达到治疗目的。

简要流程图	注意事项
评估:病人信息、适应证、禁忌证、病情、环境 ⇩ 准备:操作者、病人、用物、环境 ⇩ 操作要点:体位、铺巾、备灌肠液、排气、润滑、插管、开放、拔管 ⇩ 整理床单位 ⇩ 记录宣教:健康宣教、洗手、记录 ⇩ 效果评价:观察药物效果	1. 保留灌肠时间以晚上睡前为佳。因为此时活动减少,药液易于保留吸收。 2. 根据灌肠目的和病变部位,确定病人的卧位和插入肛管的深度。如慢性菌痢病人病变多在直肠或乙状结肠,取左侧卧位。阿米巴病人病变多在回盲部,取右侧卧位。 3. 选择肛管要细,插入要深,液量不宜过多,压力要低,速度要慢,以减少刺激,使灌入的药液能保留较长的时间,以利于肠黏膜的吸收。 4. 灌肠液少于200ml,温度为38℃。

五、冰盐水管喂止血护理技术

（一）目的

上消化道出血时止血治疗。

（二）适应证

1. 食管、胃、十二指肠或者胆胰等部位病变引发的出血。

2. 胃空肠吻合术后空肠病变引起的出血。

（三）禁忌证

对去甲肾上腺素过敏的病人。

操作流程

简要步骤	操作要点
核对与解释	1. 核对 病人身份(姓名与病案号)、医嘱,确认病人有出血症状。 2. 解释 向病人解释冰盐水管喂止血的目的、操作过程及配合要点。
评估	1. 适应证与禁忌证。 2. 配合程度、鼻腔外伤史与消化性溃疡病史。 3. 病人生命体征、出血情况,呕血和便血的量、次数、性状,有无头晕、出汗等不适。 4. 病人有无腹胀、肠鸣音活跃等出血先兆。
操作准备	1. 护士 着装整洁,洗手,戴口罩。 2. 病人 情绪稳定,胃管固定妥善,排便。 3. 用物 2~8℃生理盐水(100ml/袋,需要提前存放在冰箱),去甲肾上腺素8mg、20ml和50ml空针、贴瓶签、胃管标识、消毒液、棉签、胃管、胃肠减压器、别针、乳胶手套、胶布、听诊器、电筒、弯盘、纱布、洗手液。 4. 环境 安静、整洁、光线充足、室温适宜。
操作过程	1. 体位 半卧位或平卧位,头偏向一侧。 2. 铺巾 操作者站病人右侧,戴手套,铺治疗巾于下颌及右肩部,下颌处放置弯盘,检查及清洁双侧鼻腔,备胶布。 3. 测量 测量胃管安置长度的方法有两种: (1) 从发际到剑突。 (2) 鼻尖-耳垂-剑突。 4. 润滑 将胃管盘圈于左手,纱布上蘸取石蜡油,润滑胃管前段。 5. 置管 操作者右手持胃管前段,从病人鼻腔缓缓插入,当插入15~20cm时,嘱病人做吞咽动作,进行固定。 6. 检查 观察病人有无面色发绀、呼吸困难等症状。嘱病人张嘴,观察有无胃管盘踞在口腔。检查胃管位置,方法有三种: (1) 空针抽吸有胃液。 (2) 向胃管内注空气,听诊器放于胃部,听到气过水声。 (3) 末端放于水杯,观察无气泡溢出。 7. 固定 去除起初固定的胶布后妥善固定。 8. 抽吸 接胃肠减压器或者用空针尽量抽吸胃内物。 9. 注药 用空针抽吸配置好的药液(去甲肾上腺素8mg+生理盐水100ml)从胃管注入。夹闭胃肠减压器30min,4~6h重复注药,连续使用3d。 10. 整理 协助病人取舒适体位,整理床单元。收拾用物,洗手,记录。 11. 病人健康教育。
效果评价	1. 用药36h内呕血、黑便停止,大便隐血转阴性,出血伴随症状消失为显效。 2. 用药36~72h内呕血、黑便停止,大便隐血转阴性,出血伴随症状消失为有效。 3. 用药超过72h仍出血不止为无效。

简要流程图	注意事项
评估:病人信息、适应证、禁忌证、病情 ⇩ 准备:操作者、病人、物品、环境 ⇩ 操作要点:测量长度、插管、检查、固定、抽吸、注药、夹闭 ⇩ 整理:整理床单元、处理用物、健康宣教、洗手、记录 ⇩ 效果评价:观察是否再出血	1. 食管出血者,直接口服去甲肾上腺素冰盐水100ml即可。 2. 每次注入药液不宜太多,避免引起病人腹痛等不适。 3. 指导病人多变换体位,促进药物吸收。 4. 去甲肾上腺素收缩血管的作用很强,可造成局部黏膜坏死,故配置溶液时特别注意药物浓度。 5. 待病人呕血停止2d停服去甲肾上腺素冰盐水。

六、胃肠道梗阻特殊洗胃技术

（一）目的

1. 减轻胃黏膜水肿。

2. 降低胃肠道压力。

3. 促进胃肠蠕动。

（二）适应证

幽门梗阻。

（三）禁忌证

消化道出血者、高钠血症者。

操作流程

简要步骤	操作要点	图示
核对与解释	1. 核对　病人身份（姓名与病案号）和医嘱。 2. 解释　向病人解释操作的目的、操作过程及配合要点。	
评估	1. 适应证和禁忌证。 2. 检查胃肠减压通畅程度，观察胃液颜色、性质及量。 3. 病人配合程度，有无恶心、呕吐等不适。	
操作准备	1. 护士　着装整洁，洗手，戴口罩。 2. 病人　理解操作目的，取得配合。 3. 用物　0.9%生理盐水 250ml、浓氯化钠 80ml、输液器、20ml 注射器、棉签、弯盘、纱布、消毒液、砂轮、手套、胶布、标签、洗手液。 4. 环境　安静、整洁、光线充足。	
操作过程	1. 体位　半卧位。 2. 配液　遵医嘱配置洗胃溶液，连接输液器，排气。 3. 消毒　夹闭胃肠减压器，消毒胃肠减压连接处橡胶软管，放于纱布上。 4. 连接　输液器头皮针穿刺胃肠减压器橡胶软管处并固定（图 2-3-10）。 5. 冲洗　打开输液器开关，调节滴速。 6. 吸引　洗胃溶液输注完毕 30~60min 后，打开胃肠减压器开关吸引胃内液体。 7. 整理　协助病人取舒适卧位，整理床单元，用物分类处理。洗手，记录。 8. 病人健康教育。	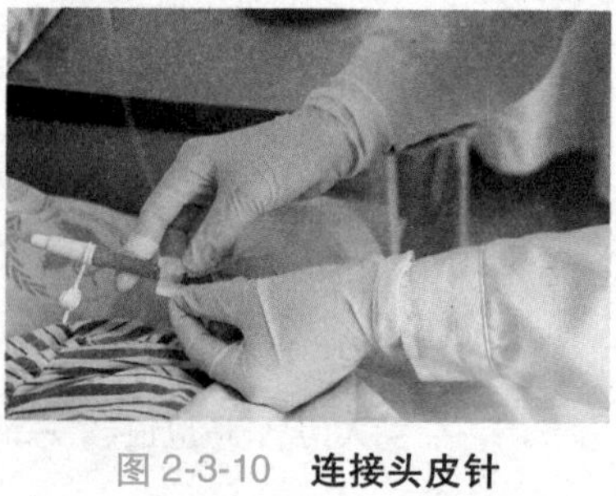 图 2-3-10　连接头皮针
效果评价	1. 胃肠减压器抽吸出胃内容物。 2. 病人恶心、呕吐缓解。	

简要流程图	注意事项
评估：病人信息、适应证、禁忌证、病情 ⇩ 准备：操作者、病人、物品、环境 ⇩ 操作要点：体位、配液、连接、固定、夹闭、冲洗、吸引 ⇩ 整理：整理床单元、处理用物、健康宣教、洗手、记录 ⇩ 效果评价：恶心、呕吐及腹胀情况。	1. 洗胃液浓度大于3%，溶液量大于250ml。 2. 灌入洗胃液后保留30min以上。

七、管周漏液护理技术

（一）目的

1. 收集管周的漏出液，以便于准确记录漏液的量，为下一步治疗提供依据。

2. 保持管周皮肤的干燥、清洁。减轻病人痛苦、经济负担，提高舒适度。

3. 减少医务人员反复换药，减少职业暴露。

（二）适应证

1. 引流管周围渗液多。

2. 引流管拔除后窦道、切口继续渗液。

（三）禁忌证

1. 对医用黏胶、造口袋底盘黏胶过敏病人。

2. 引流管周围皮肤不适合粘贴造口袋。

操作流程

简要步骤	操作要点	图示
核对与 解释	1. 核对　病人身份（姓名与病案号）和医嘱。 2. 解释　向病人解释操作的目的、操作过程及配合要点。	
评估	1. 引流管是否通畅、固定妥善、引流液颜色、性质、量。 2. 引流管口周围渗液情况及皮肤是否完好。	
操作准备	1. 护士　着装整洁，洗手，戴口罩。 2. 病人　取舒适卧位，排便。 3. 用物　1.8%～2.2%葡萄糖酸氯己定消毒液、生理盐水、棉签、造口袋、拆线剪、5cm×7cm水胶体敷料、引流管标识、引流袋、纱布、皮肤保护剂、量杯、无菌治疗巾、一次性手套、橡胶手套、弯盘、止血钳、洗手液、必要时备防漏膏。 4. 环境　安静、整洁、光线充足。	

简要步骤	操作要点	图示
操作过程	1. 体位 平卧位或者半卧位。 2. 倾倒 戴手套,倾倒并观察引流液颜色、性质、量,去除引流管口敷料,脱手套,洗手。 3. 铺巾 铺无菌治疗巾于病人引流管下,将生理盐水、纱布、造口袋、拆线剪、水胶体敷料、皮肤保护剂、引流袋放于治疗巾右上方,弯盘放于床尾(图2-3-11)。 4. 测量 测量引流管或腹壁穿刺处直径,去除管道标识。 5. 消毒 (1) 洗手:准备消毒棉签,戴无菌手套,以引流管口为中心,环形摩擦消毒管口皮肤3遍,待干。 (2) 由近侧向远侧消毒引流管。 6. 夹闭 用止血钳夹闭引流管。 7. 涂擦 根据伤口局部情况涂擦皮肤保护剂,必要时使用防漏膏。 8. 裁剪造口袋 (1) 使用无菌剪裁剪合适的造口袋底盘,以大于腹壁戳孔口直径0.2cm左右为宜。 (2) 在造口袋透明袋外侧偏上方处顺着引流管伸出的位置做一个标记,在标记处贴一块5cm×7cm水胶体敷料。 (3) 在水胶体敷料标记处用剪刀剪开一个小口,长度小于引流管直径0.2~0.3cm。 9. 牵拉 将无菌镊子前端自透明袋外侧小口处伸入造口袋内,夹紧引流管末端,自小口处缓慢拉出造口袋(图2-3-12)。 10. 换袋 按照常规方式更换引流袋,松开止血钳。 11. 固定 撕开造口袋黏贴纸,将造口袋倾斜35°~45°,造口袋中央孔对准引流管口,与皮肤完全粘贴妥善,夹闭造口袋末端。 12. 检查 用手由内向外抚平并按压造口袋底2~3min,挤压检查引流管是否通畅,贴管道标识。 13. 整理 整理床单元、处理用物。洗手、记录。 14. 病人健康宣教。	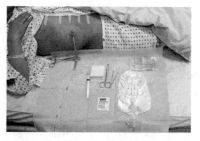 图2-3-11 用物准备 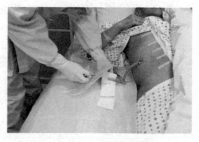 图2-3-12 拉出引流管
效果评价	1. 造口袋底盘周围无漏液现象。 2. 管道周围无感染征兆、无疼痛等不适。 3. 渗液量统计准确。 4. 病人对漏液管理的满意度。	

简要流程图	注意事项
评估:适应证、禁忌证、病人信息 ⇩ 准备:病人、操作者、物品、环境 ⇩ 操作要点:倾倒、准备造口袋、拉出引流管、更换、黏贴、封闭检查 ⇩ 整理:收拾用物、健康宣教、洗手、记录 ⇩ 效果评价:有无漏液、感染征兆,记量准确	1. 严格无菌技术操作,预防感染。 2. 裁剪造口袋管口大小适宜,避免造口袋孔径过大或过小、连接不紧密。 3. 贴造口袋过程中避免过度牵拉引流管,以免将引流管拔出。 4. 管口分泌物多时,可以用 10ml 无菌生理盐水冲洗伤口。 5. 固定造口袋时紧贴病人皮肤,注意不留缝隙,以防渗漏。

八、大便失禁管理技术

(一) 目的

1. 保持局部皮肤清洁。
2. 增加病人的舒适度。
3. 预防和治疗肛周皮肤受损。

(二) 适应证

1. 大便失禁病人。
2. 急危重症、昏迷、瘫痪病人。

操作流程

简要步骤	操作要点	图示
解释与核对	1. 核对　病人身份(姓名与病案号)和医嘱。 2. 解释　向病人解释操作的目的、操作过程及配合要点。	
评估	1. 病人的身体状况。 2. 评估病人失禁原因及局部情况。	
操作准备	1. 护士　着装整洁,洗手,戴口罩。 2. 病人　了解目的,排大小便。 3. 用物　一次性治疗巾、弯盘、棉签、软布、生理盐水、护肤粉、皮肤保护膜(不含酒精)、水胶体敷料、造口袋、剪刀、优力舒。 4. 环境　安静、整洁、光线充足。	
操作流程	1. 体位　病人取俯卧位或侧卧位。 2. 铺巾　铺一次性治疗巾于臀下,放弯盘于床尾。 3. 清洗　用生理盐水清洗肛周皮肤,特别是皮肤皱褶处,待干。 4. 涂粉　在皮肤红肿破溃处涂抹护肤粉,擀匀,待吸收。 5. 涂膜　在红肿破溃处皮肤涂皮肤保护膜。	

简要步骤	操作要点	图示
操作流程	6. 裁剪 裁剪水胶体敷料贴于肛周,隔离粪水(图2-3-13)。 7. 粘贴 根据肛门大小裁剪尿路造口袋,将尿路造口袋粘贴于水胶体敷料上,并连接抗反流引流袋,必要时造口底盘可使用优力舒进行外固定(图2-3-14)。 8. 整理 协助病人取舒适卧位,整理床单元,用物分类处理。洗手,记录。 9. 病人健康教育。	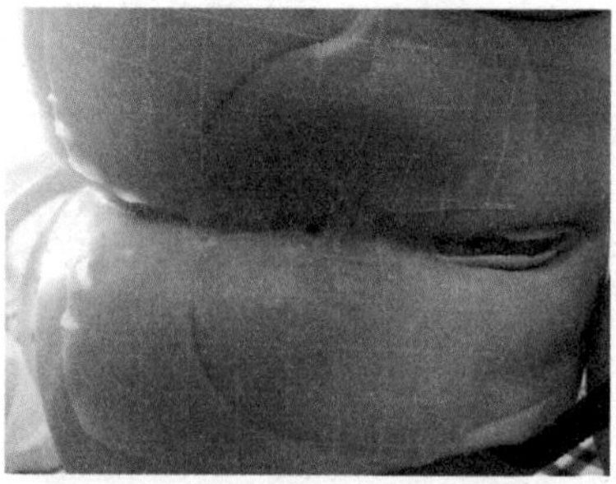 图 2-3-13 粘贴水胶体敷料 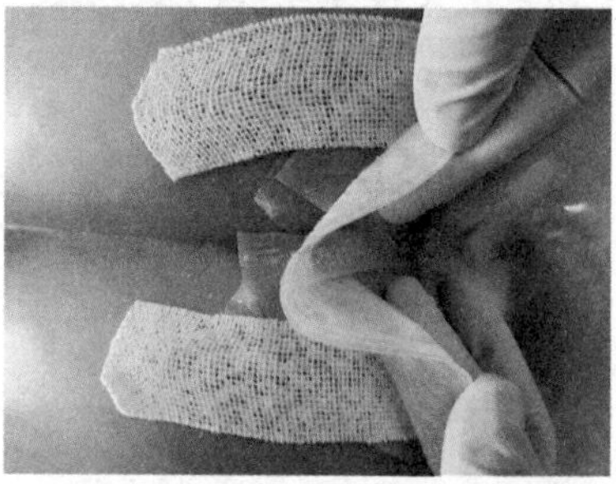
效果评价	1. 收集粪便,无外漏。 2. 会阴皮肤逐渐好转。 3. 病人疼痛减轻或者无痛,舒适度高,满意度提升。 4. 病人掌握对失禁皮肤的护理。	图 2-3-14 优力舒外固定造口底盘

简要流程图	注意事项
评估:适应证、病人信息 ⇩ 准备:操作者、病人、物品、环境 ⇩ 操作要点:清洗、润肤、隔离保护、贴造口袋 ⇩ 整理:处理用物、健康宣教,洗手、记录 ⇩ 效果评价:收集粪水、会阴及肛周皮肤干燥	1. 清洗皮肤动作轻揉,勿用力摩擦。 2. 不使用含酒精的皮肤保护剂。

(马洪丽 杨慧)

参 考 文 献

[1] 张春舫,任景坤.护士岗位技能训练[M].北京:人民军医出版社,2008,9(1):116.

[2] 章泾萍.临床实用引流管护理及置管操作规程[M].合肥:安徽科学技术出版社,2009,8(1):79.

[3] 吴孟超,吴在德.黄家驷外科学[M].7版.北京:人民卫生出版社,2008.

[4] 李乐之,路潜.外科护理学[M].6版.北京:人民卫生出版社,2017.

[5] 王飞,王青萍,戚利娟,等.胃癌根治性胃大部切除术后胃瘫的危险因素分析[J].中国普通外科杂志,2014,23(4):556-558.

［6］吕振晔,钱振渊,叶再元,等.远端胃癌术后胃瘫多因素分析［J］.中国中西医结合外科杂志,2013,19（1）:9-11.

［7］黄漫容,肖萍,吴少云,等.一件式造口袋在引流管渗漏护理中的应用［J］.中华护理杂志,2011,10:1022-1023.

［8］罗迎春.造口袋在胃肠手术后腹腔引流管周围渗液处理中的应用［J］.全科护理,2012,10（10）:2604-2605.

［9］乔莉娜,车文芳,阮瑞霞,等.造口袋在腹部渗漏伤口护理中的应用［J］.护理研究,2010,24（9B）:2398-2399.

［10］周晓敏,窦新宇.两件式尿路造口袋在胃肠外科腹腔双套管渗液中的应用体会［J］.实用临床护理学电子杂志,2017,2（29）:96-97.

［11］税方,张菊,何谦.造口袋在管理引流管周围渗液的护理体会［J］.医药前沿,2017,7（7）:276-277.

［12］张晓平.造口袋联合护肤品在腹部引流管周围渗液的应用［J］.医药前沿,2015(25):217-218.

［13］徐慧.泌尿造口袋在腹部外科术后渗液收集中的应用及进展［J］.全科护理,2014,11（12）:3082-3083.

第四节　肝胆胰外科专科护理技术

一、肝癌射频消融治疗护理技术

（一）概念

射频消融（radiofrequency ablation,RFA）是将射频电极针（或电极导管）直接插入到肿瘤组织中,利用460kHz射频电流在组织中产生的热效应（90～110℃）直接杀灭肿瘤细胞的一种微创治疗技术。

（二）适应证

1. 各种原因不能耐受手术切除的原发性肝癌,直径小于5cm,数目少于3个的肝癌可一次性杀灭;直径小于10cm且有明显板层的孤立性病灶,可分次重复治疗,肝动脉化疗栓塞术（TACE）+射频消融（RFA）疗效更佳。

2. 手术未能切除或术后复发性肝癌。

3. 年老体弱不宜手术的肝癌。

4. 中心性微小肝癌。

5. 转移性肝癌。

（三）禁忌证

1. 病人已有极度重度黄疸及腹水者。

2. 严重肝肾功能损害者。

3. 装有心脏起搏器者。

4. 不可纠正的凝血功能障碍者。

护理流程

简要步骤		护理要点	图示
术前准备	护士	向病人解释该项治疗的原理、方法、效果以及成功的病例,使病人能积极配合治疗。	

简要步骤		护理要点	图示
术前准备	病人	1. 术前检查　心电图、胸片、超声、CT、三大常规(血常规、尿常规、大便常规)检查、凝血酶原时间、肝功能及肾功能检查等。 2. 练习屏气动作,以配合手术操作。 3. 肥皂水清洁皮肤 3~5 遍。 4. 术前禁食 2h,以防止术中恶心、呕吐。 5. 排空大小便。 6. 取下金属物品及饰品,如体内有金属异物应向医生说明。 7. 术前 30min 遵医嘱使用镇静、镇痛剂。 8. 测量病人生命体征。	
	用物	射频针、电极贴、活检针、刀片、缝线、换药包、敷贴、消毒液(碘伏/安尔碘/肤必净)、各型号空针、锐器盒、治疗巾、纱布、手套、棉签、胶布、砂轮、口罩、帽子、2%利多卡因注射液、0.9%生理盐水 100ml 及 0.9%生理盐水 500ml、氧气装置、心电监护仪(必要时)。	
	环境	保持射频室整洁,更换清洁床单,空气消毒。	
术中护理	病人体位	取仰卧位或左侧卧位。充分暴露穿刺部位。	
	健康指导	指导病人屏气、体位固定配合要点。	
	操作要点	1. 建立静脉通道,必要时予以吸氧及心电监护。 2. 贴电极片于皮肤肌肉丰富处(如双侧大腿),距离穿刺点直线距离 20cm(图 2-4-1)。 3. 电极片连接射频仪。 4. 再次行超声定位。 5. 双人配合,定穿刺点,消毒,并进行局部麻醉。 6. 切开皮肤,在超声引导下进射频针,消融治疗。操作过程中密切观察病情,观察病人面色,心率、血压及呼吸的变化。 7. 治疗完毕,拔针。穿刺点再次消毒,包扎。	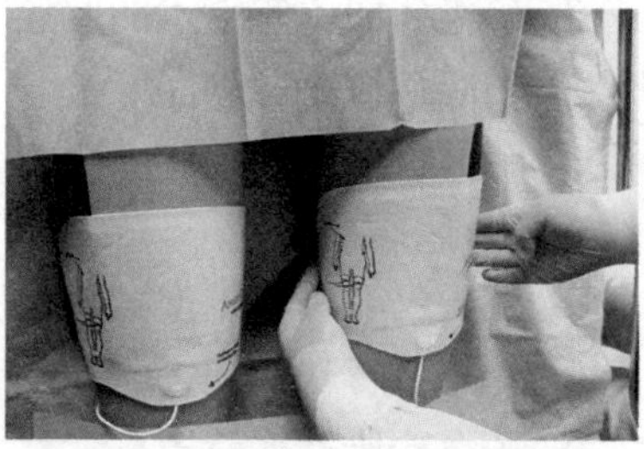 图 2-4-1　射频电极粘贴位置

简要步骤		护理要点	图示
术后护理	术后监测	1. 平车转运病人回病房,吸氧、生命体征监测。 2. 观察穿刺点敷料有无渗血渗液,贴电极片处皮肤有无灼伤及损伤情况,观察有无腹痛、腹胀等腹部体征。 3. 遵医嘱给予止血、护肝治疗。	
	病人健康教育	1. 饮食　常规禁食 4h 后进高热量、高维生素、高蛋白等营养丰富易消化的饮食。 2. 休息与活动　卧床休息 24h,2h 翻身 1 次。	
	并发症观察与护理	1. 疼痛 (1) 疼痛与治疗区域发热膨胀刺激肝包膜有关,一般持续 3~5d,多表现为肝区胀痛或放射性肩部疼痛。 (2) 可进行放松训练,包括深呼吸、慢节律呼吸等,根据疼痛程度阶梯用药。 2. 腹腔出血　肝癌合并肝硬化者凝血功能机制差,肝癌组织的血管丰富,一旦血管破裂止血困难。术中、术后密切观察生命体征、腹部体征、查看有无腹部隆起及急腹症症状、检验结果等可疑出血征象。必要时可行床旁彩超检查。及时补液、止血等治疗。 3. 皮肤烧伤　射频治疗时询问病人感受,治疗完后及时撤除电极板。术后观察附着处皮肤情况,如出现烧伤应及时处理。 4. 恶心、呕吐　射频消融后可能出现反射性恶心、呕吐,一般较轻。呕吐时将头偏向一侧,以免误吸引起呛咳或窒息。呕吐剧烈可遵医嘱对症处理。 5. 发热 (1) 大多数病人在术后会出现体温升高,一般在 38.5℃以下,1 周左右。 (2) 病人多饮水,饮食宜清淡。注意个人卫生,防止感冒。出汗较多注意及时补充液体,保持体液平衡,若达到 39℃及时对症处理。	

简要步骤		护理要点	图示
术后护理	并发症观察与护理	6. 血压升高 多与紧张、疼痛等有关。病人保持平和、放松,一般均可缓解,血压过高或疼痛明显者遵医嘱处理。 7. 肝功能异常 多为暂时性。一般 1 ~ 2 周肝功能均可恢复到术前水平,定期检测肝功能。 8. 误穿其他脏器 (1) 误穿肺:有可能出现呼吸困难、胸痛等气胸症状。 (2) 误穿肾脏:可能出现小便颜色改变,如出现血尿,并发腰痛。 (3) 误穿胃肠道:可出现胃肠穿孔等症状。 9. 血红蛋白尿 射频消融肿瘤细胞坏死,大量蛋白质分解,分解产物血红蛋白被吸收入血产生血红蛋白尿,术后应观察病人小便颜色、量、性质,多饮水,保证尿量 2 000ml/24h 以上。	
出院指导		1. 病人保持乐观平和心态,3 个月内避免重体力劳动和剧烈体育活动等。 2. 遵医嘱服药。 3. 少量多餐,进高能量、高蛋白、丰富维生素、易消化的软食,忌烟酒,推荐每日口服全营养素 400 ~ 600kcal 维持体重。 4. 定期复查 前 2 个月每月复查;之后每 2~3 个月复查;两年后每 3~6 个月复查。	

注意事项

1. 术中防坠床。
2. 低蛋白血症、肝功能异常、糖尿病、治疗时间过长,应特别注意预防电极附着处皮肤烧伤。
3. 倾听病人主诉,及早发现腹腔出血、误穿脏器等严重、少见的并发症。

二、PTCD 护理技术

（一）概念

经皮经肝胆道引流术（percutaneous transhepatic cholangial drainage,PTCD）是继经皮经肝胆道造影（PTC）基础上,借助导丝向肝内胆管置入导管减压并引流胆道,既可达到诊断的目的,又可术前减轻黄疸;对不能手术的梗阻性黄疸病人还可作为永久性的治疗措施。

（二）适应证

1. 肿瘤引起的恶性胆道梗阻,行胆道引流。

2. 深度黄疸病人的术前准备(包括良性和恶性病变)。

3. **急性胆道感染**　如急性梗阻性化脓性胆管炎,行急诊胆道减压引流,使急诊手术转为择期手术。

4. **良性胆道狭窄**　经多次胆道修补,胆道重建及胆肠吻合口狭窄等。

5. 通过引流管行化疗、放疗、溶石、细胞学检查及经皮行纤维胆道镜取石等。

（三）禁忌证

1. 对碘过敏,有严重凝血功能障碍,严重心、肝、肾功能衰竭者。

2. 肝内胆管被肿瘤分隔成多腔,不能引流整个胆管系统者。

3. 超声波检查证实肝内有大液平面,Casoni 试验阳性,疑为肝包虫病者。

处理流程

简要步骤		护理要点	图示
术前护理	术前检查	治疗前行心电图、胸片、超声、CT、三大常规(血常规、尿常规、大便常规)检查、凝血酶原时间、肝功能及肾功能检查等。	
	术前准备	1. 肥皂水清洁皮肤 3~5 遍。 2. 指导放松,因紧张会引起胆道平滑肌收缩,影响置管。 3. 去除身上金属物品及饰品。	
	健康宣教	1. 向病人解释该项治疗的原理、方法、效果以及成功的病例,使病人能积极配合治疗。 2. 排空大小便。 3. 术前测量病人生命体征。	
术后护理	观察要点	1. 遵医嘱吸氧、监护。 2. 行健康宣教 （1）饮食　常规禁食 2h 后进高热量、高维生素、高蛋白等营养丰富易消化的饮食; （2）休息与活动　卧床休息 24h,2h 翻身 1 次; （3）并发症(见下页并发症观察与护理)。 3. 观察穿刺点敷料有无渗血、渗液。 4. 观察腹部体征。 5. 密切观察病人生命体征。 6. 遵医嘱给予止血、护肝治疗。 7. 观察病人皮肤情况、黄疸消退情况、关注血清胆红素及肝功能。	

简要步骤		护理要点	图示
术后护理	引流管护理	1. 妥善固定,防止脱落。引流袋低于穿刺点至少30cm,固定于床旁防止胆汁倒流,下床活动时应先将引流袋固定于衣角。避免管道扭曲、折叠、受压,如出现引流不畅,导管阻塞,应配合医生做进一步检查处理。 2. 保持穿刺处局部敷料清洁干燥,如周围出现渗液,在医生做出进一步处理之前,应保持引流液自由渗出,可以用无菌敷料轻轻覆盖,但不能加压包扎或堵塞,避免胆汁流入腹腔引起胆汁性腹膜炎(图2-4-2)。 3. 观察引流液的颜色、性质、量:PTCD术后或胆道支架植入术后1~2d,由于胆道损伤或肿瘤破坏,少数病人可能出现血性胆汁,约每日600~800ml。如血性胆汁每日大于1000ml,出现低血容量症状和生命体征改变要及时报告医生。正常情况下,术后胆汁会逐渐由墨绿色变为金黄色,由多变少,由稠变稀。 4. 夹管、拔管。	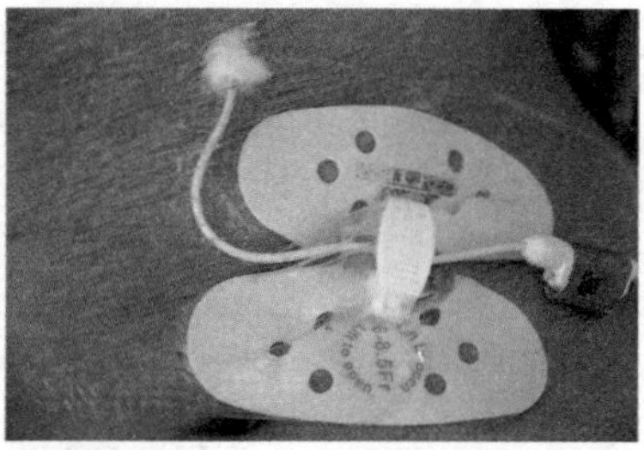 图2-4-2　PTCD引流管穿刺点与固定
并发症的观察及护理	出血	因穿刺损伤、胆道梗阻导致维生素吸收障碍,肝合成凝血因子受阻出血,病人可出现头晕乏力,重者可出现生命体征变化,引流管口渗血,引流液颜色改变。病人应卧床休息,观察生命体征及意识变化,观察引流液颜色、性质及量的变化,及时止血治疗。	
	感染	引流管与外界相通,增加细菌进入胆道的机会,病人可出现发热、寒战、腹部疼痛、中性粒细胞计数增高、黄疸加深等情况。病人卧床休息,观察生命体征及腹部体征,应用抗生素,保持引流通畅,必要时进行胆道冲洗。	
	管道阻塞	管道细长易扭曲、打折及血凝块均易造成管道阻塞,引流液减少或无引流液引出,病人腹胀明显。做好管道护理,固定妥当,引流通畅,出现异常及时排查原因,积极处理。	
	脱管	做好导管固定,健康宣教,每班巡视检查。	

简要步骤	护理要点	图示
出院指导	1. 引流管及引流袋固定妥当、预防脱出,保持引流通畅。 2. 严密观察引流液颜色、性质及量。突然量减少,颜色变深变浑浊,腹痛、腹胀、发热,及时就近消化科就诊。 3. 每周更换引流袋 1~2 次。	

三、肝癌介入治疗(肝动脉化疗栓塞)的护理

(一)概念

肝动脉化疗栓塞术(transcatheter arterial chemoembolization,TACE)是经股动脉插管,选择性插入肝癌供血动脉,进行栓塞及灌注化疗药物的一种肿瘤血管性介入治疗方法。创伤小、不良反应轻、可以反复多次治疗、提高生存质量,延长生命。

(二)适应证

1. 不能切除的中晚期肝癌。

2. **巨块型肝癌**　肿瘤占整个肝脏的比例<70%。

3. 肝内多发癌结节者。

4. 肝癌手术前的减瘤治疗,以降低肿瘤分期,为手术切除创造机会。

5. 肝功能 Child-Pugh 分级 A、B 级,ECOG 评分 0~2 分。

6. 外科手术失败,或切除术后复发者。

7. 肝癌破裂出血及肝动脉-门静脉分流造成的门静脉高压出血。

8. 肝癌切除术后预防复发。

9. 小肝癌,但不适合或不愿意进行手术、局部射频或微波治疗者。

(三)禁忌证

1. 肝功能属 Child-Pugh C 级。

2. 凝血功能严重减退,且无法纠正。

3. 门静脉主干完全由癌栓阻塞,侧支血管形成少或门静脉高压伴逆向血流。

4. 合并感染不能同时得到治疗。

5. 肿瘤全身广泛转移,估计病人生存期<3 个月者。

6. 病人恶病质、多器官功能衰竭。

7. 肿瘤占全肝的比例大于 70%(若肝功能基本正常,可采用少量碘油乳剂分次栓塞)。

处理流程

简要步骤		护理要点	图示
术前护理	术前准备	1. 病人 (1) 完成术前常规检查。 (2) 训练床上大小便。 (3) 皮肤准备:双侧大腿上 1/3 至腹股沟部。 (4) 术前 4h 禁食、2h 禁饮。 2. 用物　遵医嘱准备术中所需的栓塞剂、化疗药、利多卡因、肝素、止痛药、止吐药等。	

简要步骤		护理要点	图示
术前护理	健康宣教	讲解 TACE 的目的、意义与优点,介绍手术过程及术后可能出现的特殊情况及并发症。	
术后护理	护理要点	1. 吸氧、监护。 2. 穿刺点加压包扎,盐袋(1kg)压迫 4~6h。 3. 穿刺侧(一般为右侧)肢体制动 6~8h,若采用缝合器或其他止血器,下肢制动时间缩短至 2h(图 2-4-3)。 4. 密切观察术侧肢体血循环情况(图 2-4-4)。 5. 观察穿刺点有无渗血渗液,皮下有无血肿及瘀斑等,保持敷料清洁干燥。 6. 健康宣教 (1) 饮食:常规禁食 4h 后进高热量、高维生素、高蛋白等营养丰富易消化的饮食。 (2) 休息与活动　卧床休息 24h,2h 翻身 1 次。 (3) 并发症(见下页并发症观察与护理)。 7. 密切观察病人生命体征。 8. 观察栓塞后不良反应及并发症。 9. 观察化疗副反应。 10. 遵医嘱保肝、抑酸保胃、补液、止吐、镇痛等对症治疗。 11. 48~72h 后取下穿刺点敷料,并观察局部皮肤情况。	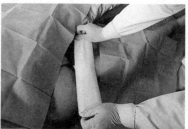 图 2-4-3　穿刺点加压包扎 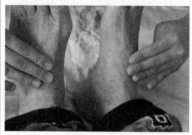 图 2-4-4　观察肢端血循环
并发症观察与护理	化疗栓塞综合征	化疗栓塞后病人可出现恶心、呕吐、肝区疼痛、腹胀、厌食等症状,可给予支持疗法、止吐、吸氧、镇痛等处理。	
	穿刺部位出血及血肿	1. 术中反复穿刺或穿刺点压迫不当、肝素用量过大或病人自身凝血机制障碍引起。 2. 要适当延长压迫时间和行加压包扎。 (1) 指导病人咳嗽或用力排便时应压迫穿刺点,穿刺点如有出血应重新加压包扎。 (2) 小血肿可再用沙袋压迫 6~8h,大血肿可用无菌注射器抽吸。 (3) 遵医嘱适当用止血药,24h 后可行热敷,以促进吸收。 (4) 动脉压迫止血器使用期间特别注意观察穿刺部位有无渗血或血肿形成。 (5) 观察术侧肢体远端的血液循环情况,包括皮温、颜色、足背动脉搏动、病人主诉。 (6) 正常情况下压迫 6~8h,每 3h 松半圈,松解时用剪刀剪开,压迫纱布后贴优力舒,黏胶用温热毛巾浸湿后 180° 去除,注意观察皮肤情况。	

简要步骤		护理要点	图示
并发症观察与护理	发热	1. 一般肝癌介入术后病人在 4~24h 内发热,体温波动在 37.5~39.9℃,可持续 1 周。 2. 体温如果不超过 38.5℃,且病人能耐受,不需要做特殊处理,嘱其多饮水,因为发热有助于增强机体免疫功能。 3. 体温超过 39.0℃,可给予物理降温、输液或药物降温。 4. 出汗较多时应及时更换衣裤和床单,同时保持皮肤干燥、舒适,鼓励病人多饮水,防止虚脱。 5. 对于继发性感染引起的发热者应及时应用抗生素处理。	
	上消化道出血	1. 可能系溃疡出血或门静脉高压性出血,前者按溃疡出血处理。 2. 后者除给予止血药及制酸药外,还需使用降低门脉压力的药物(如醋酸奥曲肽)。 3. 若系大量出血,需用三腔管压迫止血,或急诊内镜下注射硬化剂和/或结扎曲张静脉团。	
	肝功能损害	介入术后肝功能有不同程度的损害,以转氨酶、胆红素升高为主要表现,应及时向病人及家属解释转氨酶及胆红素升高的原因,消除不良心理,并告知要注意休息,同时观察病人的皮肤、巩膜有无黄染,定期进行肝功能及电解质监测。	
	股动脉栓塞	1. 股动脉栓塞是 TACE 术后最严重的并发症。 2. 术后每小时观察穿刺侧肢体皮肤颜色、温度、感觉及足背动脉搏动情况。 3. 发现患肢肢端苍白、感觉迟钝、皮温下降、小腿剧烈疼痛,提示有股动脉栓塞的可能,可进一步做超声波检查确诊,同时抬高患肢,遵医嘱予解痉及扩血管药物,禁忌按摩,以防栓子脱落,必要时行动脉切开取栓术。	
	骨髓抑制	1. 表现　为白细胞、血小板或全血细胞减少。 2. 原因　为化疗药物或脾功能亢进所致。 3. 处理　观察病人有无发热、出血倾向,遵医嘱使用升白细胞和血小板药物,做好基础护理。	

简要步骤		护理要点	图示
并发症观察与护理	脊髓损伤	TACE 术后引起脊髓损伤致截瘫,术后观察双下肢皮肤感觉、痛觉有无异常,一旦发现下肢麻木、活动受限、大小便失禁等及时报告医生。	
	尿潴留	由于肢体制动,且不习惯床上排便,给予心理疏导,消除紧张情绪,让病人听流水声或热敷腹部,按摩膀胱,腹部加压,必要时行导尿术。	
	过敏反应	1. 由于个体差异及使用超液态碘油时,均可能发生过敏反应,因此术前应详细询问过敏史,并做碘过敏试验。 2. 严格掌握禁忌证及病人对造影剂不良反应的危险因素,如肾功能不佳、哮喘病史、荨麻疹、糖尿病、心脏病等。 3. 推注造影剂时要严格控制注射速度,尽量减少用量,若发现异常,立即停止注射,并给予对症处理,一旦发生过敏,应及时抢救。	
出院指导		1. 随访　术后 5~7 周进行影像、肿瘤相关标志物、肝肾功能和血常规复查。 2. 生活指导　保持生活规律,注意劳逸结合,避免情绪剧烈波动和劳累,以减少肝糖原分解,减少乳酸和血氨的产生。指导病人合理进食,增强机体抵抗力。戒烟酒,减少对肝脏的损害。注意饮食和饮水卫生。按医嘱服药,忌服损肝药物。 3. 心理指导　指导病人保持乐观情绪,建立积极的生活方式,有条件者可参加社会性抗癌组织活动,增强精神支持,以提高机体抗癌功能。	

四、肝储备功能检测的护理技术

概念

肝储备功能(ICG)清除试验是目前最能反映有功能肝细胞量的评估方法。吲哚菁绿清除试验作为动态检测,具有实时、定量评估肝功能的优势,可评估肝脏外科手术病人围术期的肝脏储备功能,可预测和避免术后肝脏衰竭,评价肝纤维化及慢性肝病治疗后的效果,协助确定治疗方向。

处理流程

简要步骤	操作要点	图示
操作前护理	1. 病人 检测前关注病人凝血功能,血常规检测是否正常。 2. 护士 (1) 解释操作目的、过程及配合要点。 (2) 着装整洁、洗手、戴口罩、戴圆帽。 3. 用物 检测仪、吲哚菁绿、消毒液、10ml 空针、头皮针、无菌生理盐水、胶布。 4. 核对 病人身份(姓名、病案号)、身高、体重、血红蛋白)(图 2-4-5)。 5. 询问病人过敏史,备齐急救物品及药品,对过敏性体质者慎重使用,因 ICG 含有碘成分,对碘过敏者不能做此检查,必要时做泛影葡胺过敏试验。 6. 全程关闭手机等无线设备,检测探头安置位置是否良好,病人脉率,血氧是否稳定。 7. 行心理护理,减轻病人的恐惧,以提高病人心理舒适度。	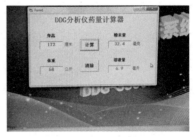 图 2-4-5 输入患者信息
操作中护理	1. 应嘱病人平卧位,操作中身体不要随意翻动,活动。 2. 正确安装氧探头,予以胶布固定。告知病人不要触碰探头,不要拔掉导线。 3. 吲哚菁绿具有光感性,配置后应即刻使用,建立静脉通路,确保针尖在血管内后方可进行推注吲哚氰绿药液。ICG 检测要求精准,推注药液要求在 10s 内注入完成,并且与仪器保持同步(图 2-4-6)。 4. 在推注药液的过程中应密切观察病人的情况,询问其有无不适。注射 ICG 后应注意观察有无口麻、气短、胸闷、眼结膜充血、水肿等症状。一旦发生休克反应立即中止 ICG 试验,迅速采取急救措施。如遵医嘱输液、给升压药、强心剂、皮质激素、吸氧、人工呼吸等。 5. 操作过程中应加强与病人的沟通,嘱病人深呼吸,缓解病人的心理紧张程度。	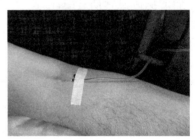 图 2-4-6 快速推注吲哚菁绿
操作后护理	1. 检测结束后,嘱病人平卧位休息 15min,观察有无头痛、头晕、恶心、呕吐、心慌、胸闷等不良反应。 2. 重点观察注射部位有无疼痛、红肿或色素沉着。 3. 取下探头,将探头及仪器用 75% 酒精擦拭,待干后保存,处于备用状态。 4. 协助病人回病房休息。	

简要流程图
核对受试者基本信息
⇩
所需物品的准备到位
⇩
输入受试者基本信息
⇩
受试者平卧,检测通路,连接探头,计算药物剂量
⇩
抽吸所需 ICG 溶液,建立肘静脉通路
⇩
开始检测,注射 ICG,观察检测的进行情况及受试者的反应
⇩
检测完毕,传输数据、询问受试者有无不适、取下探头、消毒处理
⇩
协助病人回病房休息
⇩
相关信息录入工作站、处理分析,打印报告、进行后续检测,关机

五、经埋植式肝动脉门静脉化疗泵的护理

(一) 目的

肝癌术后皮下留置化疗泵区域性化疗是近年来临床上推广应用的一种技术。是利用肿瘤的供血血管插管灌注,使化疗药物有足够的剂量直接达到所需部位,进行区域性化疗的一种治疗方法。操作简单,并发症及手术风险少,术后给药方便,减少病人全身化疗的痛苦。

(二) 适应证

1. 原发性肝癌需行门静脉联合化疗或栓塞。
2. 肝动脉闭塞需行门静脉化疗栓塞。
3. 少血供型转移性肝癌经门静脉化疗。

(三) 禁忌证

1. 有明显出血倾向而不能纠正者。
2. 肝、肾功能衰竭。
3. 大量腹水。
4. 严重感染。
5. 碘造影剂过敏者。

操作流程

简要步骤	操作要点	图示
核对与解释	1. 核对 病人身份(姓名与病案号)、医嘱。 2. 解释 操作目的、操作过程及配合要点。	
评估	1. 适应证与禁忌证。 2. 配合度、穿刺部位皮肤情况。	

简要步骤	操作要点	图示
操作准备	1. 病人　清洁穿刺部位皮肤。 2. 护士　着装整洁,洗手,戴口罩,戴圆帽。 3. 用物　一次性手术包、安尔碘或 2% 葡萄糖酸氯己定消毒液、棉签、棉球、纱布、无损伤针、输液器、输液泵、肝素帽、10cm×12cm 透明敷贴、输液泵或电子化疗泵、生理盐水、肝素钠稀释液 20ml、利多卡因稀释液 10~20ml。 4. 环境　安静、整洁、光线充足、室温适宜。	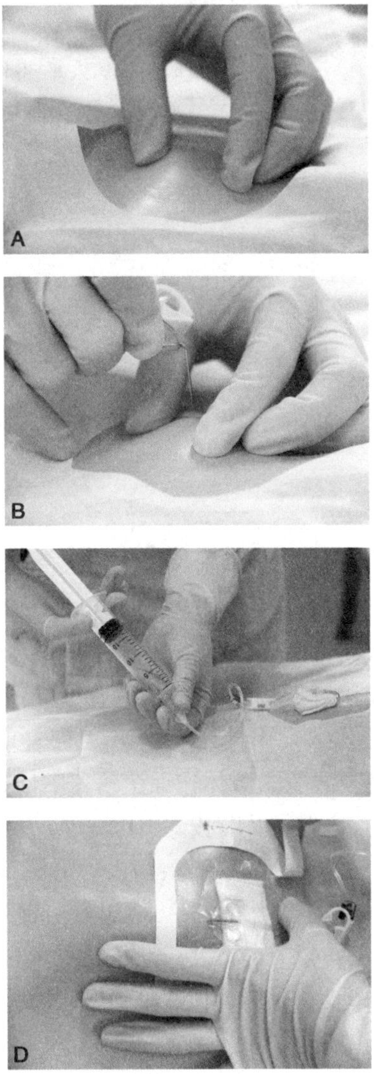
操作步骤	1. 核对　病人身份(姓名与病案号)、化疗药物,解释操作目的并取得合作。 2. 病人平卧,暴露腹部置泵部位。 3. 评估药泵注射座周围皮肤有无压痛、肿胀、感染;注射座有无移位。 4. 消毒 (1) 以穿刺点为中心,摩擦消毒注射座周围皮肤 3 遍,消毒范围直径≥20cm,待干。 (2) 打开一次性手术包,将肝素帽、无损伤针、敷贴开包按无菌手法放无菌盘内。 (3) 戴手套,铺洞巾,建立无菌区域。 5. 穿刺 (1) 用非主力手的拇指、示指和中指固定注射座,将注射座拱起(注:注射座埋置较深的病人无法完全拱起)(图 2-4-7A)。 (2) 主力手持无损伤针,自三指中心垂直刺入,穿过隔膜,直达储液槽底座(图 2-4-7B)。 6. 肝素盐水 3~5ml 冲管,再推注生理盐水 20~40ml (图 2-4-7C),并观察穿刺点局部有无肿胀、疼痛等异常,连接肝素帽,在无损伤针下方垫适宜厚度的小方纱,固定针翼,移去洞巾。 7. 用 10cm×12cm 透明敷料固定无损伤针,连接化疗药物通路,纱布包裹肝素帽并固定(图 2-4-7D)。 8. 化疗结束,推注生理盐水 10~20ml,肝素盐水 (100 单位/ml)3~5ml,正压封泵,迅速拔除无损伤针,以防血液回流导致导管末梢血栓。拔出针头时,还应注意稳住泵体,局部按压至无出血。	图 2-4-7　无损伤针置入 A. 固定泵体;B. 穿刺;C. 冲管; D. 固定无损伤针
健康宣教	1. 化疗时尽量卧床,如穿刺局部肿胀、疼痛,及时告知护士。 2. 化疗期间,加强营养,忌生、冷、硬、辛辣等刺激性食物和烟酒,多吃蔬菜水果。 3. 化疗不良反应　告诉病人化疗后会出现恶心呕吐及腹泻等不良反应,消除紧张情绪,严重者按医嘱使用镇静剂以及止吐药。	

简要步骤	操作要点	图示
健康宣教	4. 平时勿用皮带,置泵部位勿遭外力的猛烈撞击,以免引起药泵移位。 5. 定期监测血象、肝肾功能及甲胎蛋白。 6. 口服五红汤(红枣、红豆、红皮花生、枸杞、红糖),预防白细胞的降低。 7. 出院时指导病人每 30d 来院行化疗泵冲洗,保持导管通畅,预防堵塞。	

简要流程图

评估:适应证、禁忌证、病人信息、化疗泵
⇩
准备:病人、操作者、物品、环境
⇩
穿刺前:核对、体位安置、暴露化疗泵注射座
⇩
消毒、穿刺、冲管、固定
⇩
连接化疗通路、观察局部情况
⇩
化疗完毕、冲管、封管

(四) 并发症护理

(1) 导管堵塞:将注射器扎入膜内后无法将药体注入,回抽亦不出液体,病人无不适。预防措施:严格要求操作,每次化疗后用肝素盐水冲洗化疗泵,出院或院外治疗的病人应定期用肝素盐水冲化疗泵,至少每月 1 次。

(2) 化疗泵感染:病人可表现为畏寒,寒战,高热。预防措施:①无菌操作预防;②静脉血及导管内液体作细菌培养阳性,并经 IDDS 及静脉双途径行抗感染治疗;③若感染不能控制,应考虑及时拔除 IDDS。

(3) 空气栓塞:病人可诉胸部不适、呼吸困难、咳嗽、烦躁、昏迷,严重时可发生心搏骤停,甚至突然死亡。预防措施:穿刺针与注射器衔接稳妥,穿刺前需排尽注射器内空气。

(4) 栓塞性脉管炎:经反复化疗的病人在推药过程中突然出现上腹部剧烈疼痛。推入 76%泛影葡胺并摄片可确诊,多发生在肝动脉推注刺激性较强的化疗药物后,系化疗药物直接刺激血管引起。预防措施:应将化疗药物按要求稀释,并缓慢推注,然后快速推入或输入一定量的液体以减少药物对血管壁的刺激。发生栓塞性脉管炎时,应立即推注 2%的利多卡因 5ml+0.9%生理盐水 15ml,可迅速缓解疼痛并完成化疗,若导管完全堵塞,应考虑予以拔除。有报道,每次化疗前推注小剂量尿激酶,地塞米松及利多卡因,可减少栓塞性脉管炎的发生。

(5) 化疗药物渗漏致皮肤坏死:化疗药物特别是 MMC 渗漏到药泵外可引起局部皮肤红肿、出血,甚至坏死。主要由于针头未扎入膜内,药盒与导管接头松动或脱落,导管断裂所致。预防的方法:穿刺后应先推注 0.9%生理盐水 20ml,若注射顺利,局部皮肤无隆起再注射化疗药。如果能立即发现化疗药物外漏,应立即停止推药,并保留原针头于原位反复回抽,然后注入相应的解毒剂,最后拔除针头,同时应局部用 2%的利多卡因 5~10ml 皮下封闭,局部涂抹地塞米松软膏,24h 内持续冰敷或冷敷。

（6）置泵处皮肤压迫坏死、泵外露。预防措施：应避免腰带压迫，指导病人着较为宽大衣裤。治疗方法：需再手术埋植化疗泵。

（7）术后置泵化疗处局部血肿：表现为局部皮肤异常隆起，触之有波动感。处理措施：穿刺抽出积血，加压包扎。

（张丽霞　唐小丽）

参 考 文 献

［1］李乐之，路潜.外科护理学［M］.5版.北京：人民卫生出版社，2015.

［2］王国蓉，皮远萍.肿瘤专科护理与循证实践［M］.北京：人民卫生出版社，2016.

［3］孙文兵.肝癌射频消融治疗的医学人文思考［J］.中国医刊，2014，49（12）：1211-1212.

［4］陈敏山.肝癌射频消融治疗及综合治疗［J］.中华医学杂志，2015，95（27）：2174-2177.

［5］孙文兵.浅谈肝癌射频消融转化医学研究的几个重要问题［J］.中华肝胆外科杂志，2013，19（11）：804-807.

［6］牟尚东.肝癌射频消融治疗技术进展［J］.中国肿瘤临床与康复，2014，21（3）：379-381.

［7］商玉环.经皮射频消融治疗肝细胞癌发生大腿皮肤烧伤的原因分析与预防对策［J］.现代临床护理，2010，9（9）：22-23.

第五节　乳腺肿瘤外科护理专科技术

一、乳腺癌全乳切除术后义乳佩戴技术

（一）乳腺癌全乳切除术后插袋式硅胶义乳佩戴技术

1. 目的

（1）维持对称的形体，增加自信心。

（2）保护胸部和手术部位免受外力冲击。

（3）预防形体改变所导致的脊柱侧凸等问题，单侧乳房切除后，胸部重量不平衡会引起脊柱侧凸，从而引起脊柱侧弯、肩膀倾斜、肌肉疼痛萎缩等疾病。

2. 适应证　乳房单侧或双侧切除后。

3. 相对禁忌证

（1）手术切口未愈合。

（2）放疗期间。

（3）放疗后胸部皮肤损伤。

操作流程

简要步骤	操作要点	图示
评估	1. 病人手术切口恢复情况，确认是否适合佩戴义乳。 2. 病人术后时间，确认义乳的类型适合病人佩戴。 3. 如果只佩戴单侧的义乳，根据穿内衣的低围、胸围及另一侧乳房的大小、形状选择义乳。 4. 如果两侧佩戴义乳，根据病人的身高、体重、健康情况及个人喜好选择义乳。	

续表

简要步骤	操作要点	图示
操作准备	1. 准备好义乳和文胸。 2. 小心取出义乳放入专用保护套内。 3. 将装好保护套的义乳装入文胸内罩杯,以平时正常穿戴文胸方式调整好肩带松紧。	
佩戴	1. 将包有保护套的义乳放入专业义乳文胸的插袋内,并调整好义乳的位置(图2-5-1)。 2. 患侧上肢穿过肩带,将装有义乳的一侧罩杯圈起乳房,将肩带挂在肩上。 3. 前倾45°,健侧上肢穿过肩带,将肩带挂在肩上。 4. 保持前倾,挂上后扣。 5. 将健侧乳房底线和腋下的脂肪、余肉往中间收拢入文胸。 6. 抬头挺胸,将肩带调整到舒适的位置。 7. 动肩、抬手,确认义乳位置正确、对称,不会脱落。	 图 2-5-1　将义乳放入插袋
效果评价	1. 文胸松紧合适,文胸的下胸部应始终保持在同一水平线上。 2. 所有胸部组织都在罩杯以内。 3. 罩杯填满,无皱折。 4. 肩带松紧合适。	

简要流程图	注意事项
评估:义乳佩戴适应证 ⇩ 准备:义乳装保护套、调整肩带 ⇩ 佩戴:义乳放文胸插袋、将患侧罩杯圈起乳房 ⇩ 前倾、戴健侧文胸、直立、调整肩带位置 ⇩ 动肩、抬手、确认义乳位置正确 ⇩ 效果评价:检查文胸松紧、文胸下胸部保持 同一水平、罩杯填满	1. 术后切口恢复后开始佩戴义乳,一般为手术6~8周后。 2. 义乳的材质一般为硅胶。 3. 放疗期间避免佩戴硅胶义乳,可选择棉质义乳或暂不佩戴义乳。 4. 操作轻柔,防止尖锐物品破坏义乳。 5. 义乳每周清洗1次,使用32℃以下清水或中性洗涤剂冲洗,自然晾干。 6. 取下的义乳倒置平放于义乳盒内,防止变形。

(二) 乳腺癌全乳切除术后粘贴式硅胶义乳佩戴技术

1. 目的

(1) 维持对称的形体,增加自信心。

(2) 保护胸部和手术部位免受外力冲击。

(3) 预防形体改变所导致的脊柱侧凸等问题,单侧乳房切除后,胸部重量不平衡会引起脊柱侧凸,从而引起脊柱侧弯、肩膀倾斜、肌肉疼痛、萎缩等疾病。

(4) 与插袋式硅胶义乳相对比,可减轻文胸肩带对患侧肩部的压力,降低患肢淋巴水肿风险。

2. **适应证**　乳房单侧或双侧切除后。

3. **相对禁忌证**

（1）手术切口未愈合者。

（2）放疗期间。

（3）放疗后胸部皮肤损伤者。

（4）皮肤对硅胶过敏者。

操作流程

简要步骤	操作要点	图示
评估	1. 病人手术切口恢复情况,确认是否适合佩戴义乳。 2. 病人术后时间,确认义乳的类型适合病人佩戴。 3. 如果只佩戴单侧的义乳,根据穿内衣的低围、胸围及另一侧乳房的大小、形状选择义乳。 4. 如果两侧佩戴义乳,根据病人的身高、体重、健康情况及个人喜好选择义乳。
图 2-5-2　**健侧握患侧肩带,将义乳放在罩杯中**
操作准备	1. 清洁患侧胸壁皮肤,待干。 2. 修剪指甲、清洁双手。 3. 准备好义乳文胸。 4. 准备一面半身或全身镜。	
佩戴	1. 面对镜子,穿戴好文胸,将患侧文胸肩带取下,身体前倾。 2. 用健侧手握住患侧肩带,将罩杯向前拉。 3. 用患侧手拿乳,将义乳放在罩杯中,确定义乳是在合适的位置上(图 2-5-2)。 4. 把手移到罩杯外面扶住罩杯,慢慢地往胸前放,用手压紧义乳,使其粘贴在胸壁上(图 2-5-3)。 5. 戴好义乳侧肩带,再一次压紧义乳,确定义乳粘贴牢固。 6. 检查义乳位置是否合适,如有必要则把义乳取下重新佩戴。	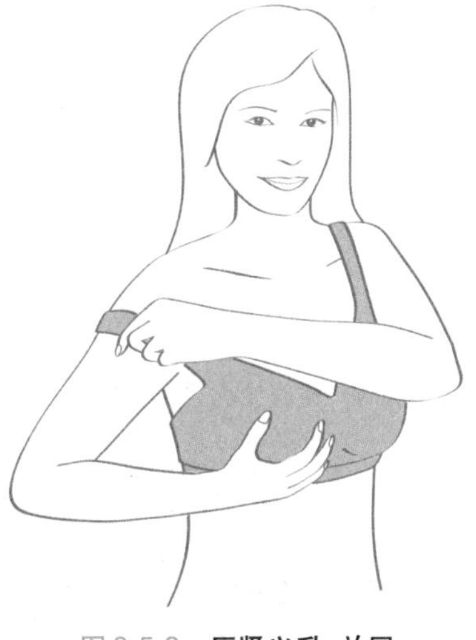
取下	1. 脱下文胸,用手托住义乳,身体前倾直到感觉义乳的重量在手上,托住义乳的指尖尽量靠近义乳边缘。 2. 将义乳往身体外拉,从离手术切口瘢痕最远处开始小心取下(图 2-5-4)。	
效果评价	1. 文胸松紧合适,不宜过紧,文胸的下胸部应始终保持在同一水平线上。 2. 所有胸部组织都在罩杯以内。 3. 罩杯填满。 4. 肩带松紧合适。 5. 取下义乳后,检查义乳的完好性,检查胸壁皮肤有无异常。	图 2-5-3　**压紧义乳,放回肩带**

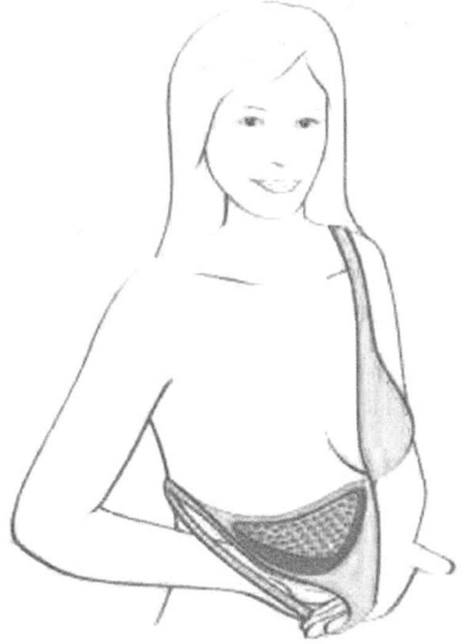

简要步骤	操作要点	图示
效果评价		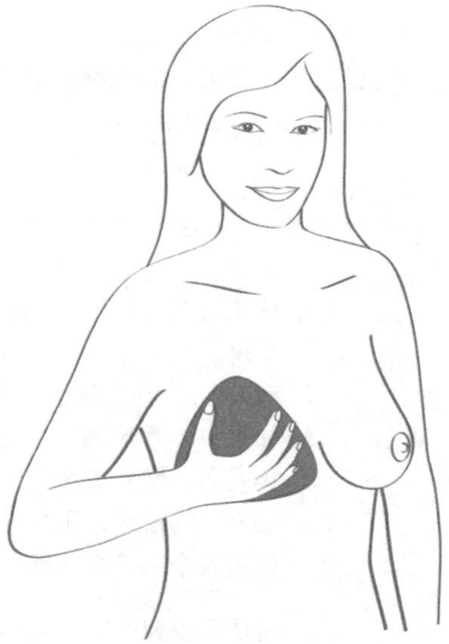 图 2-5-4 **托住义乳往身体外拉**

简要流程图	注意事项
评估:义乳佩戴适应证 ⇩ 准备:清洁胸壁和双手、准备好义乳、文胸和镜子 ⇩ 佩戴:带上文胸、取下患侧肩带、健侧手托住罩杯向前拉 ⇩ 身体前倾、将义乳放入罩杯、调整义乳位置 ⇩ 患侧手托起罩杯往胸前放、用力压紧义乳 ⇩ 戴上肩带、再次压紧义乳 ⇩ 检查义乳位置是否正确 ⇩ 取下:脱下文胸、身体前倾、用手托住义乳 ⇩ 从瘢痕最远端开始将义乳取下 ⇩ 效果评价:检查文胸松紧、文胸下胸部保持水平、罩杯填满 ⇩ 义乳完好、胸壁皮肤无异常	1. 术后切口恢复后开始佩戴义乳,一般为手术 6~8 周后。 2. 义乳的材质一般为硅胶。 3. 放疗期间避免佩戴硅胶义乳,可选择棉质义乳或暂不佩戴义乳。 4. 佩戴前检查胸壁皮肤有无异常,皮疹、过敏等异常情况不宜佩戴。 5. 操作轻柔,修剪指甲,防止指甲或尖锐物品破坏义乳。 6. 义乳每周清洗 1 次,使用 32℃ 以下清水或中性洗涤剂冲洗,自然晾干。 7. 取下的义乳倒置平放于义乳盒内,防止变形。

二、乳腺癌术后手功能评估技术

(一) 目的

评估乳腺癌术后患肢功能恢复程度。

（二）适应证

乳腺癌腋窝淋巴结清扫术后。

操作流程

简要步骤	操作要点
操作准备	1. 病人　衣着以单层衣物为宜。 2. 护士　衣着整洁,洗手。 3. 用物　量角器。 4. 环境　安静、整洁、光线充足、室温适宜。
疼痛评估	1. 采用 NRS 数字评分法评估患肢有无疼痛 　无疼痛 15 分、轻度疼痛 10 分、中度疼痛 5 分、重度疼痛 0 分。
日常生活 能力评估	2. 独立完成进食、穿衣、洗漱、如厕能力　无限制 4 分、中度受限 2 分、重度受限 0 分。 3. 娱乐限制　无限制 4 分、中度受限 2 分、重度受限 0 分。 4. 睡眠影响　无影响 2 分、偶尔影响 1 分、经常影响 0 分。
日常活动 能力评估	5. 患肢无痛活动到达位置　举过头顶部 10 分、上抬到头顶 8 分、上抬到颈部 6 分、上抬到剑突 4 分、上抬到腰际 2 分。 6. 患肢主动活动范围 （1）用量角器测量患肢前屈的最大角度:151°~180°10 分、121°~150°8 分、91°~120°6 分、61°~90°4 分、31°~60°2 分、0°~30°0 分。 （2）用量角器测量患肢外展的最大角度:151°~180°10 分、121°~150°8 分、91°~120°6 分、61°~90°4 分、31°~60°2 分、0°~30°0 分。 （3）评估患肢肩关节外旋的程度,让病人完成指令动作:手可完全举过头顶 10 分、手放于头后顶可向后 8 分、手放于头顶肘可向前 6 分、手放于头后肘可向后 4 分、手放于头后肘可向前 2 分。 （4）评估患肢肩关节内旋的程度,让病人完成指令动作:手背可达肩胛骨下角水平(T 水平)10 分、手背可达 T_{12} 椎体水平 8 分、手背可达腰部(L 水平)6 分、手背可达臀部 4 分、手背可达大腿外侧 2 分。 （5）肌力评分:Ⅴ级 25 分、Ⅳ级 20 分、Ⅲ级 15 分、Ⅱ级 10 分、Ⅰ级 5 分、0 级 0 分。
计算总分	90 分以上为优、80~90 分为良、60~79 分为中、60 分以下为差。

简要流程图	注意事项
操作准备:护士洗手、准备量角器、病人单层衣物 ⇩ 疼痛评估:数字评分法评估疼痛情况 ⇩ 日常生活能力评估:活动、娱乐受限、评估睡眠程度 ⇩ 日常活动能力评估:评估肩关节活动范围,评估肩关节前屈、外展、外旋、内旋角度,评估患肢肌力	评估时,病人应主动活动,勿用健肢帮助患肢,切记勉强达到高度,以避免增加患肢淋巴水肿的风险。

三、乳腺癌术后患肢功能锻炼技术

（一）乳腺癌改良根治术后患肢早期功能锻炼技术

1. 目的

（1）减少瘢痕挛缩的发生,恢复患肢功能。

（2）促进静脉回流,减轻术后患肢水肿。

2. 适应证 乳腺癌腋窝淋巴结清扫术后1个月内。

3. 禁忌证 患肢静脉血栓急性期。

4. 相对禁忌证 术后并发症如腋窝积液、胸壁积液、皮瓣坏死。

操作流程

时间	锻炼内容	操作要点
术后2h（麻醉清醒后）	握拳运动	平卧,上肢外展30°,伸指,握拳5~10s,松拳。10~15min/次,3次/d（根据手术时间而定）。
术后1d	屈腕运动	平卧,上肢外展30°,伸指,握拳,屈腕。10~15min/次,3次/d。
术后2d	转腕运动	平卧,上肢外展30°,伸指,握拳,内旋、外旋、屈腕。10~15min/次,3次/d。
术后3d	屈肘运动	平卧,上肢外展30°,上下屈伸前臂,上屈前臂时握拳,下屈前臂时松拳。10~15min/次,3次/d。
术后4d	摸耳、肩部练习	坐位,健肢托患肢肘关节,重复前3d的动作,增加摸对侧耳郭、肩的动作。10~15min/次,3次/d。
术后5~6d	肩部外展练习	坐位,健肢托患肢肘关节,重复前3d的动作,增加摸同侧耳郭、肩的动作,肩部外展30°~45°。10~15min/次,3次/d。
术后7~8d	上举练习	1. 指导病人用健肢将患肢托起,与身体呈60°进行握拳、腕关节屈伸和内旋、外旋、屈肘运动,逐渐过渡到90°。 2. 健肢托患肢上举30°、60°、90°,缓慢放下。 3. 10~15min/次,3次/d。
术后9~12d	绕肩运动	1. 健肢将患肢托起,与身体呈90°进行握拳、腕关节屈伸和内旋、外旋、屈肘运动。 2. 健肢托患肢上举30°、60°、90°、120°、180°,缓慢放下;小范围绕肩360°。 3. 10~15min/次,3次/d。
术后13~14d	爬墙运动	1. 重复前一日动作。 2. 病人面对墙壁将患肢抬高至与身体呈90°并放于墙上,手指沿墙壁缓慢向上爬动,使上肢尽量抬高,再缓慢向下回到原处为1次。10~15min/次,3次/d。
术后15d	摸对侧耳朵练习	1. 重复前一日动作。 2. 用健肢托住患肢肘关节并抬高,患肢手指由同侧耳郭开始沿头部曲线尽量摸至头顶为1次;若能够摸至头顶,再向上爬高从头顶绕过直至对侧耳郭为1次。10~15min/次,3次/d。
术后16~30d	重复练习	重复上举、绕肩、爬墙、摸对侧耳朵练习,10~15min/次,3次/d。

简要流程图	注意事项
术后 2h:握拳运动 ⇩ 术后 1d:屈腕运动 ⇩ 术后 2d:转腕运动 ⇩ 术后 3d:屈肘运动 ⇩ 术后 4d:坐位,握拳、屈腕、屈肘、摸耳、肩部练习 ⇩ 术后 5~6d:握拳、屈腕、屈肘、肩部外展练习 ⇩ 术后 7~8d:手托患肢 60°~90°,握拳、屈腕、屈肘、上举 90° ⇩ 术后 9~12d:手托患肢 60°~90°,握拳、屈腕、屈肘、上举 180°、绕肩 ⇩ 术后 13~14d:手托患肢 60°~90°,握拳、屈腕、屈肘、上举 180°、绕肩、爬墙 ⇩ 术后 15~30d:手托患肢 60°~90°,握拳、屈腕、屈肘、上举 180°、绕肩、爬墙、越过头顶摸对侧耳朵	1. 患肢早期功能锻炼应循序渐进、以无痛为宜。 2. 拔除血浆引流管当天肩关节应制动。 3. 具体锻炼时机应根据病人手术切口恢复情况而调整,如遇皮下积液、皮瓣坏死等并发症,应将锻炼的时间后延。

(二) 乳腺癌改良根治术后患肢中期功能锻炼技术

1. 目的

(1) 减少瘢痕挛缩的发生,恢复患肢功能。

(2) 促进静脉回流,减轻术后患肢水肿。

2. 适应证　乳腺癌腋窝淋巴结清扫术后 1~3 个月。

3. 禁忌证　患肢静脉血栓急性期。

4. 相对禁忌证　术后并发症:腋窝积液、胸壁积液、皮瓣坏死。

操作流程

简要步骤	操作要点
平伸运动	健侧拉患侧手至腹前,至胸前平屈,尽力前伸,双手放下。
举手运动	健侧拉患侧手至腹前,至胸前平屈,过头向后上举,双手放下。
侧推拉运动	健侧拉患侧手至胸前平屈,向左侧推,向右侧拉,双手放下。
环绕运动	健侧拉患侧手从胸前右上向下环绕一周。
甩手运动	双手尽量平举,双臂由前向后方向摆动,双前臂向前上摆至头侧,双手放下。
收展运动	双手向两侧展开约 45°,两手向斜下于腹前交叉,恢复成 45°,双手放下。
扩胸运动	双手半握拳至胸前平屈,用力向两侧展开,恢复至平屈,双手放下。
侧举运动	双手侧平举,屈肘,恢复至侧平举,双手放下。

续表

简要流程图	注意事项
第一节:平伸运动 ⇩ 第二节:举手运动 ⇩ 第三节:侧推拉运动 ⇩ 第四节:环绕运动 ⇩ 第五节:甩手运动 ⇩ 第六节:收展运动 ⇩ 第七节:扩胸运动 ⇩ 第八节:侧举运动	1. 每天练习九个步骤 1～2 遍,每个步骤四个八拍。 2. 根据病人手术切口恢复情况调整训练的时间和强度。 3. 如果遇皮下积液、皮瓣坏死等并发症,应将锻炼的时间后延。

(三) 乳腺癌改良根治术后患肢后期功能锻炼技术

1. 目的

(1) 减少瘢痕挛缩的发生,恢复患肢功能。

(2) 促进静脉回流,减轻术后患肢水肿。

2. 适应证 乳腺癌腋窝淋巴结清扫术后 3 个月后。

3. 禁忌证 患肢静脉血栓急性期。

4. 相对禁忌证 术后并发症:腋窝积液、胸壁积液、皮瓣坏死。

操作流程

简要步骤	操作要点
后背手运动	双手背后,用健肢托住患肢向后抬高至最大角度为 1 次,10～15 次/d。
后抱头运动	双手抬高从后脑抱住头部,双肩关节向两侧进行前后运动之最大角度为 1 次,10～15 次/d。
后外展运动	患肢向前抬高至 90°,身体保持不动,患肢逐渐向后转动尽量达到至术前功能测定水平,再恢复至原位置为 1 次,10～15 次/d。

简要流程图	注意事项
后背手运动 ⇩ 后抱头运动 ⇩ 后外展运动	1. 病人患肢抬至正常高度方可进行这三个步骤的训练。 2. 根据病人耐受情况进行训练,不可强行运动。

四、乳腺癌术后肢体淋巴水肿管理技术

(一) 概念

淋巴水肿是由于细胞外液生成和运输之间的不平衡(通常为低输出)而导致的组织空间中液体和其他成分(如蛋白质)的聚集。

（二）症状表现

以非对称性水肿为主要表现,晚期可继发纤维结缔组织增生,脂肪、筋膜硬化,皮肤过度角化,称为"象皮肿"。

处理流程

	简要步骤	处理要点
评估	治疗	手术方式、放疗部位及剂量。
	体征症状	1. 非对称性水肿、凹陷性或非凹陷性水肿、无明显压痛、可感胀痛。 2. 可出现毛孔粗大、皮肤发硬、增厚,甚至可出现破溃溢液、溃疡。 3. 合并感染时,出现发红、局部皮温增高等局部感染症状。
	功能改变	精细和/或粗大运动功能障碍。
	分期	0 期:淋巴结受损,但肿胀不明显的亚临床状态。 Ⅰ期:凹陷性水肿,可逆。 Ⅱ期:凹陷性水肿,不可逆。 Ⅱ晚期:凹陷性或非凹陷性水肿,组织纤维化明显。 Ⅲ期:非凹陷性水肿,象皮肿,皮肤变化:坚硬、皮肤皱褶增加、脂肪沉积和疣状过度生长。
预防	健康宣教	1. 保护好患肢皮肤,避免皮肤干燥。 2. 避免患肢受伤,防止患肢被割伤、刺伤、烫伤等。 3. 避免在患肢测血压、抽血、输液等操作。 4. 避免穿戴紧身内衣、服装避免袖口过紧,患肢不戴首饰。 5. 避免身体暴露在极端寒冷和炎热环境,避免冷热敷、蒸桑拿等。 6. 防晒,使用高倍数防晒霜。 7. 避免蚊虫叮咬,使用驱蚊剂。 8. 避免患肢用力过度(提重物、斩鸡),进行锻炼/运动和肢体抬高。 9. 控制好血压,避免血压过高。 10. 乘坐飞机时佩戴弹力袖套预防水肿。
	皮肤护理	1. 皮肤保持清洁,采用温水及中性洗液(如香皂)清洁患肢皮肤。 2. 可涂抹保湿乳液护理患肢皮肤,避免使用含香精的护肤品。
	饮食指导	1. 均衡饮食,保持最佳体重。 2. 饮食清淡,避免钠盐摄入过多。
处理	药物干预	采用迈之灵、地奥司明、利尿剂等进行药物干预。
	物理干预	采取手法淋巴引流(MLD)、绷带压力包扎、气压治疗等物理方法进行干预。
	手术干预	医生根据病人情况采取重建淋巴回流相关手术。
	功能锻炼	1. 伸指、握拳。 2. 屈腕运动。 3. 屈肘运动。 4. 从后向前绕肩运动。 5. 弯曲肘部,将手臂向上伸展后缓慢放下。 6. 双臂向两侧伸展后,由两侧向头部伸展后,缓慢放下。 7. 每个动作重复 10 次,2~3 次/d,逐渐增加至每个动作重复 20 次,2~3 次/d。

续表

	简要步骤	处理要点
评价	感觉症状	水肿未出现或缓解。
	功能改变	精细和/或粗大运动功能障碍未出现或减轻。
	皮肤管理	皮肤无损伤。
	感染管理	患肢无感染。

注意事项

1. 乳腺癌术后患肢水肿以预防为主,因此通过健康教育改善病人生活习惯非常重要。
2. 水肿治疗以综合治疗手段为主,且宜早不宜迟。

五、乳腺癌患肢淋巴水肿综合消肿技术

（一）目的

治疗和消除乳腺癌患肢淋巴水肿。

（二）适应证

乳腺癌患肢淋巴水肿。

（三）禁忌证

1. 胸壁复发及区域淋巴结转移。
2. 患肢血栓急性期。
3. 肾衰竭。

（四）相对禁忌证

1. 患肢皮肤完整性受损。
2. 患肢感染急性期。
3. 心功能不全者禁用绷带压力包扎。

操作流程

简要步骤	操作要点	图示
评估	1. 评估患肢水肿情况,测量臂围,从小指指甲甲床到尺骨茎(手腕)上方2cm处的距离为起始点,6cm的间隔从起始点到腋窝下方2cm处进行测量(图2-5-5)。 2. 检查患肢皮肤情况,查看局部有无发红、皮疹、破损等异常情况。	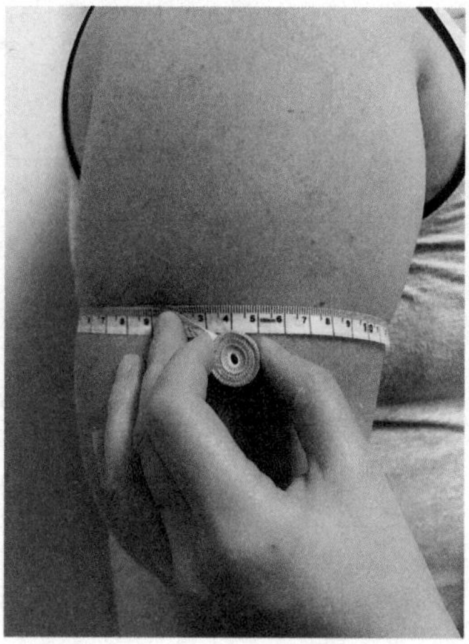
操作前准备	1. 病人脱去上衣,平卧,保暖。 2. 使病人处于放松状态。 3. 病人在操作前采用中性洗液清洁局部皮肤。 4. 护士着装整洁,洗手、戴口罩。	
皮肤护理	1. 根据皮肤情况选择合适的皮肤护理产品,对异常皮肤进行处理,如水胶体敷贴、喜辽妥软膏等。 2. 患肢涂抹润肤露。	图2-5-5 **测量臂围**

简要步骤	操作要点	图示
开通淋巴结	1. 手掌并拢,用示指、中指、无名指静止旋转抚摩浅表淋巴结,动作轻柔。 2. 开通顺序　颈部淋巴结区、锁骨上淋巴结区、胸骨旁淋巴结区、脊柱旁淋巴结区、双侧腋窝淋巴结区、患侧肘窝淋巴结区、患侧腹股沟淋巴结区。 3. 开通手法为手指定圈法　用双手(大拇指或8根手指并拢或手掌)打圈,手指轻轻压向皮肤划半圈后撤去压力,手指随皮肤自然回到原点(图2-5-6)。	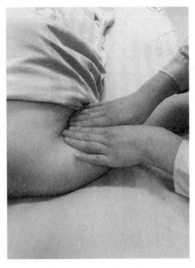 图 2-5-6　**手指定圈法**
舒缓瘢痕	1. 按压手术瘢痕,使瘢痕舒缓,疏松结缔组织。 2. 手法为士兵技术　双手8根手指并拢,排成一排,垂直下压后松开(图2-5-7)。	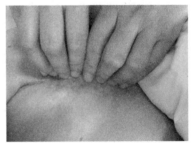 图 2-5-7　**士兵技术**
淋巴引流	1. 从远心端沿浅表淋巴管走行,用泵送法、勺状法、旋转法等手法进行抚摩。 (1) 泵送法:屈曲手腕,掌心向下,展开拇指和示指,使两指间虎口形成"按压带"并贴于皮肤,延伸手腕后手部离开皮肤(图2-5-8)。 (2) 铲状法:同泵送法,但掌心向上(图2-5-9)。 (3) 旋转法:指尖接触皮肤,手掌下压贴紧皮肤,整个手向示指指尖方向旋转(图2-5-10)。 (4) 泵送法+旋转法(图2-5-11)。 (5) 拇指定圈法(图2-5-12)。 2. 将健侧上臂前侧及背内侧淋巴液引流入腋窝淋巴结区,健侧上臂前侧上部淋巴液引流入锁骨上淋巴结区。 3. 将健侧前臂、手背、手掌淋巴液引流入肘窝淋巴结区。 4. 将患侧上臂内侧、前侧及背侧淋巴液引流到外侧,再引流入锁骨上淋巴结区,或经胸壁/背部引流入对侧腋窝淋巴结区,部分内侧及背侧淋巴液向下引流入患侧腹股沟淋巴结区。 5. 将健侧前臂、手背、手掌淋巴液引流入肘窝淋巴结区。	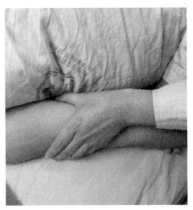 图 2-5-8　**泵送法**
绷带加压包扎	从手部开始对患肢进行绷带加压包扎,采用螺旋向上的方法进行包扎。从远心端到近心端压力梯度递减(图2-5-13)。	

简要步骤	操作要点	图示
功能锻炼	1. 伸指、握拳。 2. 屈腕运动。 3. 屈肘运动。 4. 从后向前绕肩运动。 5. 弯屈肘部,将手臂向上伸展后缓慢放下。 6. 双臂向两侧伸展后,由两侧向头部伸展后,缓慢放下。 7. 每个动作重复 10 次,2~3 次/d,逐渐增加至每个动作重复 20 次,2~3 次/d。	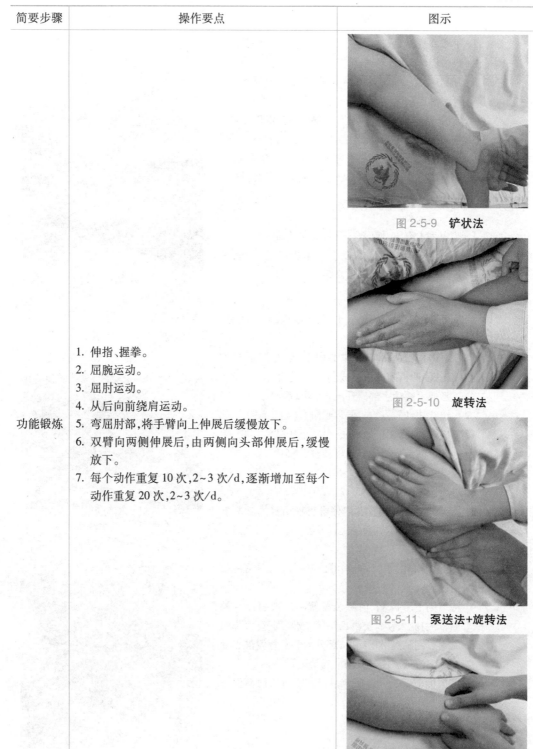

图 2-5-9　**铲状法**

图 2-5-10　**旋转法**

图 2-5-11　**泵送法+旋转法**

图 2-5-12　**拇指定圈法**

简要步骤	操作要点	图示
功能锻炼		 图 2-5-13　绷带加压包扎

简要流程图	注意事项
评估:水肿、皮肤情况 ⇩ 操作前准备:病人脱去上衣、平卧、放松 ⇩ 皮肤护理:患肢涂润肤露 ⇩ 开通淋巴结:手掌并拢静止旋转抚摩浅表淋巴结 ⇩ 舒缓瘢痕:按压手术瘢痕 ⇩ 淋巴手法引流:从远心端沿浅表淋巴管走行进行抚摩 ⇩ 绷带加压包扎:从手部开始螺旋向上加压包扎患肢 ⇩ 功能锻炼:握拳、屈腕、屈肘、绕肩、上举、侧平举	1. 操作前注意操作者的指甲不可过长,以避免划伤病人皮肤。 2. 操作时病人达到足够的放松。 3. 测量臂围时易产生误差,需注意每次测量手法的统一性。 4. 徒手引流时,需分段单向引流,即从远心端向近心端引流。 5. 淋巴引流手法应轻柔、缓慢。 6. 绷带加压包扎 24h 为宜,至少 8h。

（杨　婧）

参 考 文 献

[1] 孙利群.乳腺癌术后乳房缺失病人对佩戴义乳的认知调查[J].齐鲁护理杂志,2010,16(21):48-49.

[2] 黄丽萍,熊邦琴.优质护理服务在乳癌病人术后义乳佩戴中的应用[J].长江大学学报,2013,10(6):42-43.

[3] 张丽娟,黄中英,朱晓丽,等.徒手淋巴引流预防乳腺癌术后上肢淋巴水肿的效率[J].实用医学杂志,2015,31(17):2910-2913.

[4] 孙晶波,李静龙.术后早期功能锻炼指导对乳腺癌改良根治手术病人患侧上肢功能恢复的护理效果观察[J].中国医药科学,2014,4(6):62-90.

[5] 杨沛沛.乳腺癌术后病人早期患肢功能锻炼的临床研究[J].中国实用医药,2012,7(31):29-30.

[6] 朱伟珍.循证护理在乳腺癌根治术后功能锻炼中的应用[J].当代护士(专科版),2011,2:82-83.

[7] 陈玉敏.乳腺癌术后功能锻炼的临床护理指导[J].实用妇科内分泌电子杂志,2014,1(6):45-46.

[8] 朱娟,张元红,李新娴.品管圈活动在乳腺癌术后患肢功能锻炼健康教育中的应用[J].中国校医,2016,30(1):69-70.

[9] 李娜.54 例乳腺癌术后患肢功能锻炼的临床护理[J].中国实用医药,2015,10(17):219-220.

[10] 姜慧萍.延续护理干预对乳腺癌术后患肢功能锻炼依从性及康复的影响[J].中国现代药物应用,2015,9(4):190-191.

[11] SHOWALTER SL,BROWN JC,CHEVILLE AL,et al. Lifestyle risk factors associated with arm swelling among women with breast cancer[J]. Ann Surg Oncol,2013,20(3):842-849.

[12] SABTSKY IL,TORRISI JS,CUZZONE DA,et al. Obesity increases inflammation and impairs lymphatic fun-

cion in a mouse model of lymphedema[J]. Am J Physiol Heart Circ Physiol,2014,307(2):165-172.

[13] GARTNER R,MEJDAHL MK,ANDERSEN KG,et al. Development in self-reported armlymphedema in Danish women treated for early stagebreast cancer in 2005 and 2006-a nationwide follow-up study[J]. Breast, 2014,23(4):445-452.

[14] 刘风华.乳腺癌相关淋巴水肿研究进展[D].苏州:苏州大学,2104:7-10.

[15] WEITMAN ES,ASCHEN SZ,FARIAS-EISNER G,et al. Obesity impairs lymphatic fluid transport and dendritic cell mingration tolymph nodes[J]. PLoS One,2013,8(8):e70703.

[16] BROWN JC,JOHN GM,SEGAL S,et al. Physical activity and lower limb lymphedema among uterine cancer survivors[J]. Med Sci Sports Exerc,2013,45(11):2091-2097.

[17] 彭建,闵捷,刘强,等.乳腺癌相关淋巴水肿的综合回顾[J].中华内分泌外科杂志,2014,8(5): 386-389.

[18] ZHANG L,FAN A,YAN J. et al. Combining manual lymph drain-age with physical exercise after modified radical mastectomy effectively prevents upper limb lymphedema[J]. Lymphat Res Biol, 2016, 14(2): 104-108.

第六节 妇科肿瘤外科

一、阴道冲洗/灌洗技术

(一)目的
可促进阴道血液循环,减少阴道分泌物,缓解局部充血,达到控制和治疗炎症的目的。

(二)适应证
1. 各种阴道炎、宫颈炎的治疗。
2. 子宫切除术前或阴道手术前阴道准备。
3. 宫颈癌放疗。

(三)禁忌证
1. 无性生活史。
2. 月经期。
3. 宫颈癌病人有活动性出血者。
4. 宫颈癌广泛根治术后 2 个月,阴道残端伤口未愈合前。

操作流程

简要步骤	操作要点	图示
核对与解释	1. 核对　病人身份(姓名、病案号)与医嘱。 2. 解释　阴道冲洗/灌洗的目的、方法、注意事项及配合要点。	
评估	1. 适应证与禁忌证。 2. 病人病情、配合度、生育情况(有无性生活史)、手术情况(范围、方式)、阴道排液及出血情况、外阴清洁度。	图 2-6-1　病人取膀胱截石位

简要步骤	操作要点	图示
操作准备	1. 病人　排空小便。 2. 护士　衣帽整洁,洗手,戴口罩,做好标准预防。 3. 用物 （1）便盆(或妇科冲洗床)、输液架、一次性手套、一次性治疗巾(或会阴垫)、医用垃圾桶、冲洗/灌洗装置、窥阴器、水温计、医用润滑剂、洗手液、腿套。 （2）灌洗/冲洗溶液 1）常用药液有葡萄糖酸氯己定、0.2%苯扎溴铵、0.025%碘伏、1：5 000高锰酸钾溶液等。 2）灌洗液500~1 000ml,41~43.3℃。 4. 环境　安静、整洁、光线充足,保护隐私。	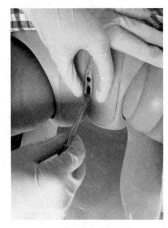 图 2-6-2　左手分开小阴唇,右手插入灌洗头
灌洗/冲洗前操作	1. 核对　病人身份(姓名、病案号)。 2. 遮挡　关闭门窗,拉上围帘。 3. 体位　取膀胱截石位(图2-6-1),臀下垫一次性治疗巾(或会阴垫)及便盆(或上妇科冲洗床),保暖。 4. 洗手,标准防护,必要时穿隔离衣及戴护目镜。 5. 排空气　液体挂在输液架上,距床60~70cm,排尽管内空气,试水温。	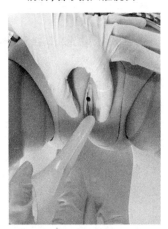 图 2-6-3　窥阴器倾斜45°插入
灌洗/冲洗	1. 操作者右手持冲洗头,先用灌洗液冲洗外阴部,然后用左手将小阴唇分开,将灌洗头沿阴道纵侧壁的方向缓缓插入至阴道后穹窿部(图2-6-2)。由上而下冲洗外阴部。 2. 边冲洗边将灌洗头围绕子宫颈轻轻地上下左右移动。 3. 或使用窥阴器,倾斜45°插入(图2-6-3),窥阴器完全进入后,转平,张开两叶,暴露宫颈。冲洗:冲洗时不停地转动窥阴器,使整个阴道穹及阴道侧壁冲洗干净。 4. 当灌洗液剩100ml时,关闭开关,拔出灌洗头,或将窥阴器按下,使阴道内残留液体完全流出(图2-6-4),取出窥阴器。 5. 冲洗外阴部。 6. 协助病人坐起,使阴道内残留液体流出。 7. 移开便盆,擦干外阴。 8. 观察病人反应,阴道分泌物的量、颜色,如病人出现不适或出血,立即停止冲洗并通知医生。	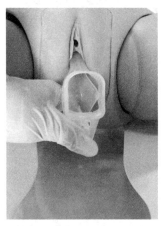 图 2-6-4　按下窥阴器,使阴道内残留液体完全流出

简要步骤	操作要点	图示
操作后处理	1. 协助病人穿好衣裤,处于舒适体位。 2. 处理用物,洗手,记录。	

简要流程图	注意事项
核对与解释:病人身份、操作目的 ⇩ 评估:适应证、禁忌证、阴道排液及出血情况 ⇩ 准备:病人、护士、用物、环境 ⇩ 阴道灌洗/冲洗前:核对、体位、遮挡、 戴手套、排空气 ⇩ 阴道灌洗/冲洗:冲外阴、冲阴道、 再冲外阴、擦干、观察 ⇩ 灌洗/冲洗后:整理、体位、洗手、记录	1. 多产妇可能找不到尿道口。 2. 无性生活女性不做阴道灌洗/冲洗,必要时用注射器连接头皮针细胶管或导尿管代替。 3. 有禁忌证时,可用消毒棉球蘸取消毒液擦洗阴道,尽量使用药片或药栓,必要时配合全身抗感染治疗。 4. 根据冲洗目的,调整灌肠袋高度(不可>70cm),避免压力过大,水流过速,使污物进入宫腔或损伤阴道残端伤口。 5. 根据病人阴道大小、深度,确定插入深度,选择窥阴器型号,以免损伤阴道黏膜。 6. 如需阴道上药者,灌洗/冲洗完毕,擦干后放入。

二、会阴冲洗/擦洗技术

(一) 目的

1. 保持会阴及肛门清洁,增进舒适;去除会阴部异味,预防和减少感染。

2. 促进病人的舒适和会阴部伤口的愈合;防止皮肤破损,促进伤口愈合。

3. 防止生殖系统、泌尿系统的逆行感染。

(二) 适应证

1. 妇科手术后留置导尿管者。

2. 泌尿生殖系统感染。

3. 大小便失禁。

4. 分泌物过多导致皮肤刺激或破损。

5. 各种类型的会阴部手术后的护理。

操作流程

简要步骤	操作要点
核对与解释	1. 核对 病人身份(姓名、病案号)与医嘱。 2. 解释 解释操作目的、方法、注意事项及配合要点。
评估	1. 适应证。 2. 病人自护能力、配合度、有无失禁或留置导尿管、会阴部皮肤情况。
操作准备	1. 病人 排空小便。 2. 护士 衣帽整洁,洗手,戴口罩。 3. 用物 会阴擦洗盘 1 个。盘内放置消毒弯盘 2 个,无菌镊子或消毒止血钳 2 把,擦洗液 500ml(如 0.02%碘伏溶液,1:5 000 高锰酸钾或 0.1%苯扎溴铵溶液等)、无菌棉球 2~3 个、冲洗壶 1 个(内盛 50~52℃温水)、一次性会阴垫巾或橡胶单和中单、治疗巾 1 张、一次性手套、便盆。 4. 环境 安静、整洁、光线充足,保护隐私。

简要步骤	操作要点
擦洗/冲洗前操作	1. 核对 病人身份(姓名、病案号)与医嘱。 2. 嘱病人排空膀胱。 3. 遮挡 关闭门窗,拉上围帘。 4. 体位 脱下对侧裤腿,为病人穿好单腿裤保暖。抬高头,仰卧位,屈膝,两腿分开,臀下垫会阴垫或橡胶单或一次性治疗巾,将会阴擦洗盘放至床边。 5. 洗手,戴手套。 6. 观察分泌物颜色、气味、量。
擦洗	1. 用一把镊子或止血钳夹取干净的药液棉球,另一把镊子夹住棉球进行擦洗。一般擦洗3遍。 2. 第一遍擦洗 自耻骨联合一直擦至臀部,先擦净对侧后换一棉球同样擦净近侧,再用另一棉球自阴阜向下擦净中间。自上而下、自外向内,初步擦净会阴部的污垢、分泌物和血迹等。 3. 第二遍擦洗 自内向外,或以伤口为中心向外擦洗,其目的为防止伤口、尿道口、阴道口被污染。擦洗时均应注意最后擦肛门,并将擦洗后的棉球丢弃。 4. 第三遍顺序同第2遍。 5. 擦洗结束后,为病人更换消毒会阴垫,并整理床铺。
冲洗	1. 先将便盆放于橡胶单上,镊子夹住消毒棉球,一边冲洗一边擦洗,冲洗的顺序同会阴擦洗。 2. 冲洗结束后,撤去便盆,换上干净的橡胶单。
操作后处理	1. 整理用物。 2. 协助病人穿好衣裤。 3. 协助取舒适卧位,整理床单位。 4. 观察会阴部及周围部位的皮肤情况。 5. 洗手。 6. 记录 执行时间与效果。

简要流程图	注意事项
评估:适应证、禁忌证、病人会阴及尿管情况 ⇓ 准备:病人、护士、用物、环境 ⇓ 擦洗/冲洗前:核对、遮挡、体位、保暖、戴手套、置便盆 ⇓ 初步冲洗/擦洗:自上而下、由外向内 ⇓ 二次和三次擦洗:自内向外或以伤口为中心向外 ⇓ 擦洗/冲洗后:整理、体位、观察、洗手、记录	1. 操作中减少暴露,注意保暖,保护病人隐私。 2. 如病人行会阴部手术后,应用无菌棉球擦净手术部位及会阴部周围。 3. 擦洗时,每次棉球从上擦到肛门应丢弃,避免将肛门的细菌带到会阴部,擦洗一处更换一个棉球。 4. 留置导尿管者,由尿道口处向远端依次用消毒棉球擦洗,注意是否通畅或脱管。 5. 女性病人月经期间和宫颈癌病人阴道流血宜采用会阴冲洗。

三、术后膀胱功能训练技术

(一) 目的

促进膀胱排尿,避免感染,保护肾脏功能。

(二) 适应证

1. 逼尿肌和括约肌均活动不足的病人。

2. 行妇科部分术式的病人。

3. 急迫性尿失禁的病人。

（三）禁忌证

1. 括约肌和逼尿肌功能失调。

2. 膀胱出口梗阻,膀胱-输尿管反流,泌尿系统感染。

3. 其他:颅内高压、心律失常、心功能不全,不适合屏气动作。

操作流程

简要步骤	操作要点
核对与 解释	1. 核对　病人身份(姓名、病案号)与医嘱。 2. 解释　解释操作目的、方法、注意事项及配合要点。
评估	1. 适应证与禁忌证。 2. 病人配合度、有无失禁或留置导尿管。
代偿性 排尿训 练方法	1. 开始时机　术后第3d。 2. 训练方法 （1）Valsalva法:病人取坐位,放松腹部身体前倾,屏住呼吸10~12s,用力将腹压传到膀胱、直肠和骨盆底部,屈曲髋关节和膝关节,使大腿贴近腹部,防止腹部膨出,增加腹部压力。 （2）Crede手法:双手拇指置于髂嵴处,其余手指放在膀胱顶部(脐下方),逐渐施力向内下方压,也可用拳头由脐部深按压向耻骨方向滚动。
拔除尿管	1. 视病人膀胱功能恢复状态决定拔管时间(通常为术后第7~14d)。 2. 拔尿管前嘱病人多饮水,夹闭尿管,待病人有尿意、膀胱充盈时拔管,嘱病人拔管后立即排尿。 3. 测残余尿量 （1）≤100ml,拔管。 （2）>100ml,不能拔管,继续代偿性排尿方法训练。 4. 排尿困难　病人不能自行排尿,或者排尿中断,尿流变细,经诱导无效,需重置尿管。
定时排 尿训练	1. 写排尿日记,记录排尿时间,确定排尿最短间期。 2. 清醒时定时排尿,使用最短间期作为初始间期,未到预定时间感尿急时,使用分散注意力或放松技术(如深吸气、快速收缩骨盆底肌肉)。 （1）能控制住尿急,坚持到预定时间排尿。 （2）不能控制尿急,等5min后慢走去卫生间,并缩短排尿间期。 3. 连续两天不漏尿,排尿间期增加15~30min。 4. 新排尿间期连续两天不漏尿,再延长排尿间期。 5. 间排尿间期逐渐增加至3~4h。

简要流程图

评估:适应证、禁忌证、留置尿管情况

⇩

代偿性排尿方法训练:Valsalva法、Crede手法

⇩

拔除尿管:拔管时机、测残余尿

⇩

定时排尿训练

四、下肢淋巴水肿综合消肿治疗技术

（一）目的

减轻淋巴水肿的程度并保持皮肤和支持结构的健康状态。

（二）适应证

良性下肢淋巴水肿的病人。

（三）禁忌证

1. 绝对禁忌证 心力衰竭、病原体引起的慢性感染（丹毒、发热 40℃、红斑）、肾衰竭。

2. 相对禁忌 严重过敏症、心绞痛、未控制的高血压、年龄>75 岁、糖尿病、哮喘、瘫痪。

3. 部位禁忌

（1）颈部：甲亢、颈动脉窦、心功能紊乱。

（2）腹部：怀孕、内脏出血。

（3）腿部：静脉疾病（血栓、静脉炎）。

4. 特殊禁忌 动脉循环衰竭，关节痛等不能使用压迫（禁压力），恶性淋巴水肿病人。

操作流程

简要步骤	操作要点
核对与解释	1. 核对 病人身份（姓名、病案号）与医嘱。 2. 解释 解释操作目的、方法、注意事项及配合要点。
评估	1. 适应证与禁忌证。 2. 病人配合度、患肢皮肤情况和周径、住址远近、经济条件、家庭支持、是否手术、放疗等其他治疗中。 3. AFS（A：非对称性水肿，F：硬化、指端皱褶加深，S：Stemmer sign）阳性（足踇趾和第 2 趾根部皮肤不能提起）。排除血栓、肿瘤转移等导致的肢体肿胀。 4. 淋巴水肿分级 按照水肿程度和纤维化程度进行分期。 0 期：功能障碍，但没有水肿。 Ⅰ期：凹陷性水肿、可逆、软。 Ⅱ期：水肿不可逆、可出现纤维化、硬化。 Ⅲ期：硬化、结痂、皮肤异常、象皮肿。
治疗	1. 频次 1 周 5 次，急性期 1~2 次/d。 2. 周期 一般 20 次为一疗程。 3. 防止感染 （1）保护暴露的皮肤，包括涂抹含水分多的润肤乳以及在进行可能引起皮肤损伤的活动时佩戴手套，剪短指甲。 （2）皮肤有小伤口（如纸张割伤或擦伤、针刺伤、昆虫叮咬或者宠物抓伤），使用润肤剂和局部用抗生素溶液。 4. 治疗性锻炼 患肢肢体加压包扎后进行锻炼，包括有氧练习和抗阻力练习。 5. 手法淋巴引流（manual lymph drainage，MLD） （1）经过专业培训的理疗师进行。 （2）淋巴开通 请依照下列顺序开通淋巴：①双锁骨上；②双耳后；③双颈中部；④枕后；⑤枕中部；⑥双锁骨上；⑦胸骨两侧；⑧双腋窝；⑨双腹股沟；⑩双腘窝；⑪双踝部。 （3）分三段进行 第一段大腿、第二段小腿、第三段小腿。每段运用轻柔的压力将远端区域的水肿液引至近端区域（根据水肿的部位及淋巴结走向采用不同手法，要求动作轻、慢、柔）。

简要步骤	操作要点
治疗	（4）对病人及其家属进行自我 MLD 技术方面的指导。 6. 间歇性充气加压(intermittent pneumatic compression,IPC) （1）淋巴水肿多学科治疗方案的补充,配合手法使用,不能单独使用。 （2）频率:一日 1 次或一周 5 次。 （3）持续时间:每次治疗的时长(90min 至长达 6h)和治疗持续时间(2~3d 至 4 周)。 （4）压力值:应根据病人的肢体周径、年龄和耐受情况调整。 7. 患肢加压包扎 （1）在 MLD 后进行。 （2）每天建议包扎 24h(至少 8h 以上)。 （3）反复采用多层填充材料和伸缩性较小的绷带对患肢施加外部压力。 8. 监测 一周测量 1~2 次患肢周径。
维持治疗	1. 开始时机 患肢淋巴水肿的程度减到最低时。 2. 皮肤护理 保护皮肤和指甲完整,保持干净;使用 pH 中性皂;植物润肤剂优于凡士林或矿物油。 3. 根据需要自我手法淋巴引流。 4. 监测 每 1 个月(如有必要,可更频繁)监测 1 次患肢周径。
自我护理与观察	1. 不应使肢体保持长时间重力影响位,如长时间站立、久坐,或翘二郎腿。 2. 避免患肢穿着紧身裤。 3. 尽可能避免对患肢进行医疗操作,如疫苗接种、针刺、静脉取血、静脉置管和静脉造影。 4. 避免患肢暴露在温度过高或过低的条件下。 5. 保持理想体重。 6. 监测 肢体尺寸、感觉、颜色、温度或皮肤状态。 7. 出现以下情况应及时就医 （1）肿胀加重。 （2）出现皮肤发红或皮疹。 （3）感觉患肢的皮温升高。 （4）体温超过 38℃,而且不是因为感冒或其他疾病。

简要流程图

评估:适应证、禁忌证、肢体皮肤情况

治疗:频次、周期、防止感染、治疗性锻炼、MLD、IPC、加压包扎、监测

维持治疗:开始时机、皮肤护理、持续锻炼、自我手法引流、监测

自我护理、监测、观察

五、盆底功能康复技术

（一）目的

加强控制排尿的肌肉的锻炼,提高盆底肌肉收缩能力,改善性生活质量。

（二）适应证

1. 尿漏,排尿困难,妇科术后尿管不能及时拔除的病人。

2. 盆腔器官脱垂的病人。

3. 性功能康复。

（三）禁忌证

1. 月经期。

2. 戴心脏起搏器的病人。

3. 手术瘢痕裂开。

4. 神经系统疾病。

操作流程

简要步骤	操作要点
核对与解释	1. 核对　病人身份(姓名、病案号)与医嘱。 2. 解释　解释操作目的、方法、注意事项及配合要点。
评估	1. 适应证与禁忌证。 2. 病人配合度、盆底肌肉情况。
准备	1. 指导病人找对控制排尿的肌肉 （1）中断排尿时,在起作用的那些肌肉。 （2）将一根干净的手指伸入阴道,收缩阴道肌肉挤压手指。 2. 排空小便。 3. 体位　任意体位,确保臀部、腹部肌肉放松。 4. 呼吸配合每次缩放动作,不要屏气。
锻炼	1. 收缩盆底肌肉 5s,可从 2~3s 开始。 2. 放松肌肉 10s 后再开始锻炼。 3. 重复 10 次为 1 组锻炼。 4. 每天做 3~4 组为宜。 5. 逐渐增加收缩维持时长至 10s,然后坚持锻炼每日锻炼 3~4 次。 6. 拉紧臀部,把腿往上拉,保持 5s,然后松开。连续做 10 次。需要大约 50s 才能完成。 7. 坚持每日至少做 3~4 次,通常 4~6 周后自主排尿能力提高。 （1）有效:恢复自主排尿,继续坚持锻炼。 （2）无效:未恢复自主排尿者就医,使用电刺激来帮助识别盆底肌肉,一个小电流附着在盆底肌上,激活时,电流会自动收缩肌肉。
效果评价	1. 盆底肌肉收缩能力改善。 2. 性生活质量改善。

简要流程图

评估:适应证、禁忌证、盆底肌肉情况

⇩

准备:找肌肉、排小便、体位、呼吸

⇩

Kegel 锻炼:收缩、放松、频次

⇩

观察

（杨智蓉　张婷）

参 考 文 献

[1] 闻艳梅,欧阳平,杨花峰,等.盆底肌功能训练与排尿中断训练预防妇科肿瘤根治术后尿潴留效果的 Meta 分析[J].中华现代护理杂志,2017,23(33):4244-4249.

[2] GONG Y,ZHAO L,WANG L. The effect of clamping the indwelling urinary catheter before removal in cervical cancer patients after radical hysterectomy[J]. J Clin Nurs,2017,26:1131-1136.

[3] NEWMAN DK,BORELLO-FRANCE D,SUNG VW. Structured behavioral treatment research protocol for women with mixed urinary incontinence and overactive bladder symptoms[J]. Neurourol Urodyn,2018,37 (1):14-26.

第七节 骨软组织肿瘤外科

一、脊柱损伤固定与搬运技术

(一) 目的

用于高处坠落伤可疑脊髓损伤病人、脊柱肿瘤、椎体病理性骨折等原因导致脊柱失稳或者高度怀疑脊柱脊髓损伤病人的院前转运,通过先制动固定再搬运的技术,有效避免错误的搬动导致脊髓损伤加重。若评估有可疑颈段脊髓损伤者需佩戴颈托及头部固定器。

(二) 适应证

1. 脊柱结构变形。

2. 脊柱疼痛或者触痛。

3. 出现四肢感觉、活动异常。

操作流程

简要步骤	操作要点	图示
评估	1. 环境 操作环境宽敞、明亮。 2. 病人 意识、颈部疼痛、肢端感觉、配合程度。	
操作准备	1. 用物 脊柱板、颈托、头部固定器、5组固定带(图2-7-1)。 2. 人员 主手、第一助手、第二助手、第三助手共四人。	
牵引头部上颈托	1. 主手 (1) 跪于病人右侧肩部位置。 (2) 表明身份并安抚病人,指导病人不要晃动头部。 (3) 指示第一、二助手准备脊柱板,随即移向病人头部。 2. 第一助手 (1) 接指令后携颈托跪于病人右侧肩部位置。 (2) 右手示指置于病人胸骨正中,给予主手指引。 3. 第二助手 (1) 接指令后携脊柱板及固定材料至病人身体左侧。	 图2-7-1 脊柱板用物

简要步骤	操作要点	图示
牵引头部 上颈托	（2）将头部固定器放于主手便于拿取的位置。 （3）安装头部衬垫至脊柱板头部位置，同时将5组固定带依次固定于脊柱板上。 （4）移脊柱板靠近病人身体。 4. 恢复颈部位置　借助第一助手示指的指引，采用头锁将病人头部缓慢移向胸骨正中（图2-7-2）。 5. 头胸锁　第一助手采用头胸锁固定病人的头部，限制病人头部活动，便于主手脱手检查头部（图2-7-3）。 6. 检查头部　主手依次检查病人的头颈部、外耳道等部位，检查完毕再次使用头锁固定病人头部。 7. 上颈托　第一助手测量病人颈部长度，将颈托调整至病人合适的刻度，由近侧至对侧穿过病人项部，妥善固定（图2-7-4A、B）。	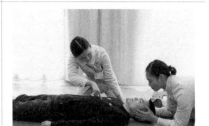 图2-7-2　**头锁姿势** 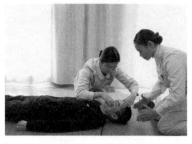 图2-7-3　**头胸锁姿势**
全身体 格检查	1. 第一助手从面部开始、沿病人身体纵轴依次检查病人全身，检查结束再次采用头胸锁固定病人的头部，便于主手脱手（图2-7-5）。 2. 主手变换手势为头肩锁，准备翻身（图2-7-6）。 3. 翻身 （1）第一助手左手置于病人肩部，右手置于病人髋部。 （2）第二助手左手置病人腰部、右手置于病人腘窝部。 （3）由主手发出指令，三人同时将病人身体翻身至近侧（图2-7-7）。 4. 侧卧检查背部　第一助手检查病人背部（图2-7-8）。	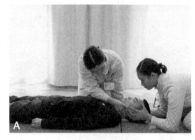
上板、对板	1. 拉板　由主手发出指令，第一助手与第二助手同时将事先准备好的脊柱板对准病人的身体纵轴拉近，耳朵平头部固定器插孔处。 2. 上板　由主手发出指令，三人同时将病人翻身平放于脊柱板上。 3. 锁定　第一助手以头胸锁固定病人头部，术者换为双肩锁。 4. 对板　由术者发出指令，三人配合调整病人身体位置至脊柱板中央（图2-7-9）。	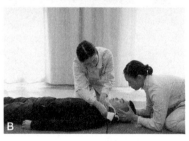 图2-7-4　**上颈托**
固定病人	1. 上头部固定器　第一助手利用头胸锁将病人头部固定，主手将头部固定器安置于病人头部两侧，充分暴露病人双耳，在前额及下颌部安放固定带，限制病人头部移动。 2. 固定全身　三人配合将病人的身体用固定带固定稳妥，固定位置（双肩交叉斜下至髋部、大腿、膝部、脚踝）（图2-7-10）。	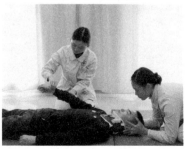 图2-7-5　**依次检查全身**

续表

简要步骤	操作要点	图示
固定病人		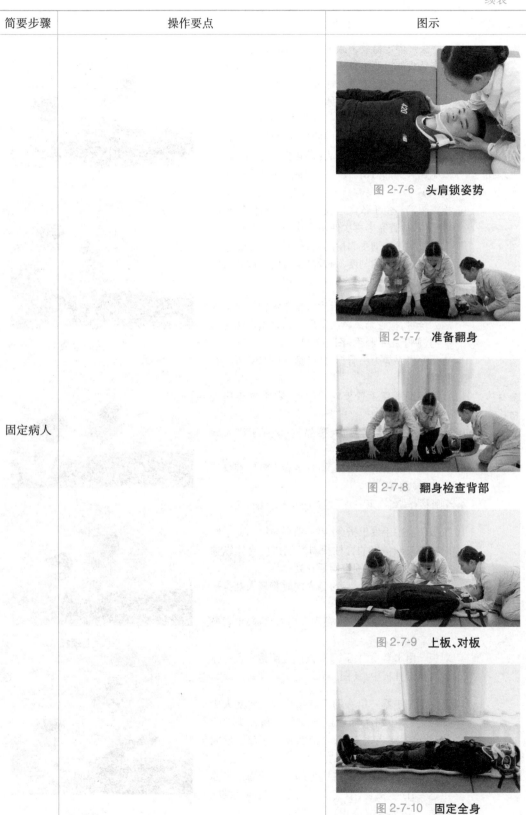

图 2-7-6　头肩锁姿势

图 2-7-7　准备翻身

图 2-7-8　翻身检查背部

图 2-7-9　上板、对板

图 2-7-10　固定全身

简要步骤	操作要点	图示
转运病人	1. 主手检查固定带的松紧度,了解病人的主诉,确保生命体征平稳。 2. 第三助手上前,主手位于病人头部发出命令,四人同时将病人抬起进行转运(图2-7-11)。	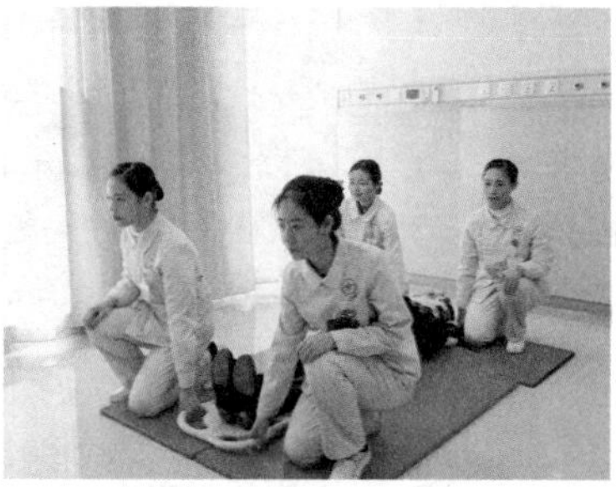
效果评价	1. 伤情判断客观。 2. 操作中随时关注病人感受。 3. 各种手法标准到位(头锁、头肩锁、双肩锁、头胸锁)。 4. 固定带松紧适宜,既固定稳妥,也不影响病人呼吸。 5. 在翻身过程中保持脊柱维持成一条直线。 6. 转运过程中,病人的头置于后方,便于观察。	图2-7-11　转运病人

简要流程图	注意事项
评估:病人意识、肢端感觉 ⇩ 准备:环境、操作者、物品 ⇩ 固定颈部:调整颈部位置、检查头部、上颈托(涉及头锁、头胸锁) ⇩ 查体:躯干(颈部、双肩、胸骨、腹部、会阴、髋部)、双下肢(大腿、小腿、足踝、足背动脉搏动)、双上肢(上臂、前臂、腕关节、手指) ⇩ 翻身检查背部(涉及头肩锁) ⇩ 上板、对板(涉及头胸锁、双肩锁) ⇩ 上头部固定器(涉及头胸锁) ⇩ 上5组约束带(双肩各一、髋部、膝部、脚踝) ⇩ 转运:转运前评估病人生命体征,脚前、头后,平稳转运	1. 操作前充分评估,生命体征不稳定禁止转运。 2. 测量颈部长度以第一助手四指宽度为宜。 3. 各项固定手法标准,无缝交接。 4. 上约束带时需嘱病人深吸气后闭气,在吸气末固定。 5. 转运病人时保证病人头部向后,脚向前。

二、轴线翻身技术

(一) 目的

用于脊柱肿瘤、椎体病理性骨折等原因导致脊柱失稳或脊柱手术后病人的翻身,增加病人舒适度、降低骶尾部压疮风险、保持脊柱稳定、避免因翻身不当损伤神经。

(二) 适应证

1. 双人翻身　胸腰段骨折、脊柱术后的病人。

2. 三人翻身　颈段骨折或颈椎手术、颅骨牵引、高位脊髓损伤的病人。

操作流程

简要步骤	操作要点	图示
评估	1. 环境　操作环境宽敞、明亮。 2. 病人　目前病情、肢端感觉、管道、配合程度。	
操作准备	1. 环境　床旁无障碍物,病床处于刹车状态。 2. 物品　枕头 2~3 个、翻身卡、洗手液。 3. 人员　护士仪表整洁、站于病人右侧。	
双人轴线翻身法（无颈椎损伤病人）	1. 护士 A 核对病人腕带信息,解释操作目的、配合要点。 2. 护士 B 检查床尾刹车,保证床处于刹车状态,拉起对侧床档。 3. 护士 A 检查病人的伤口,管道安置妥当。取下病人枕头,移向床近侧,协助病人双臂交叉放于胸前。 4. 护士 A 左手从病人近侧肩部插至对侧,右手插入病人腰部下方。护士 B 左手放在病人腰部,右侧插入病人大腿下方。 5. 由护士 A 发出指令,两人同时将病人托起移向床近侧。 6. 护士 A 左手放在病人肩部,右手放在病人腰部。护士 B 左手放在病人腰部,右侧放于臀部。由护士 A 发出指令,两人同时将病人翻身至对侧。 7. 护士 B 到床对侧,观察病人面色,了解其主诉,协助病人双上肢摆放于舒适位,双下肢呈迈步位。 8. 护士 A 检查病人受压部位皮肤,妥善固定管道,在病人背部及两腿间各垫一软枕(图 2-7-12)。 9. 整理床单元,拉起近侧床档。 10. 洗手,记录翻身时间,受压部位皮肤情况。	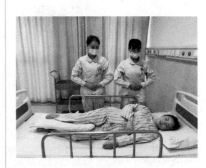 图 2-7-12　**双人翻身法**
三人轴线翻身法（有颈椎损伤病人）	1. 护士 A　核对病人腕带信息,解释操作目的、配合要点。 2. 护士 B　检查床尾刹车,保证床处于刹车状态,拉起对侧床档。 3. 护士 C　撤去床头,移去病人枕头,双手固定病人头部。 4. 护士 A　检查病人的伤口,管道安置妥当,协助病人双臂交叉放于胸前(图 2-7-13)。 5. 护士 A 左手从病人近侧肩部插至对侧,右手插入病人腰部;护士 B 左手从病人近侧臀部插至对侧,右侧插入病人腘窝处。 6. 由护士 A 发出指令,三人同时将病人托起平移至床近侧。平移过程中,护士 C 需将病人的头部沿身体纵轴向上略加牵引(为了有效避免病人颈部扭曲,在翻身前护士 C 可先以颈托固定病人头部)。	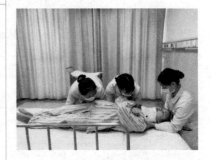 图 2-7-13　**三人翻身准备**

简要步骤	操作要点	图示
三人轴线 翻身法 (有颈椎损 伤病人)	7. 护士三人保持刚才手的位置不变。由护士 A 发出指令,三人同时将病人翻向对侧。 8. 护士 A 将枕头垫于病人头部,与肩平齐。 9. 护士 B 到床对侧,观察病人面色,了解其主诉,协助病人双侧上肢摆放于舒适位,双下肢呈迈步位。 10. 护士 A 检查病人受压部位皮肤,妥善固定管道,在病人背部及两腿间各垫一软枕(图 2-7-14)。 11. 如翻身时安置了颈托,护士 C 在病人翻身稳妥后再取下颈托。 12. 整理床单元,拉起近侧床档。 13. 洗手,记录翻身时间,受压部位皮肤情况。	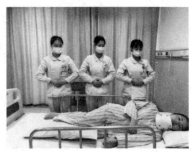 图 2-7-14 **三人翻身法**
效果评价	1. 卧位稳定。 2. 翻身过程中有效沟通,注意保暖。 3. 翻身侧卧时体位不超过 60°。 4. 翻身过程中操作者注意借力原则,有预防坠床的措施。 5. 双人翻身保持躯干为一条直线,三人翻身保持头、颈、躯干在一条直线。 6. 颈托佩戴正确,如没有颈托,翻身过程中护士 C 需将病人的头部沿病人身体纵轴向上加牵引。	

简要流程	注意事项
评估:病人病情、配合程度、肢端感觉、管道情况 ⇩ 准备:环境、操作者、物品 ⇩ 解释操作目的、检查伤口、妥善固定管道 向近侧移动病人 ⇩ 翻身至对侧 ⇩ 检查受压部位、再次固定管道、垫软枕 ⇩ 健康宣教、洗手做记录	1. 协助病人翻身时,应将病人身体稍抬起再翻身,切忌拖、拉、拽等动作,避免擦伤皮肤。 2. 对有各种管道的病人,翻身前应先将导管安置妥当,翻身后仔细检查,避免打折、受压,防止意外拔管。 3. 行颅骨牵引的病人,翻身时不可放松牵引,保持翻身过程中头、颈、躯干在同一水平,翻身后再次查看牵引方向、位置,保证牵引有效。 4. 有手术敷料的病人,翻身前检查敷料是否干燥、有无脱落,如有异常,应先更换敷料再翻身,翻身后注意手术切口不可受压。 5. 石膏固定的病人,应注意翻身后患处及局部肢体的血供情况,防止受压。

三、轮椅使用技术

（一）目的

运送因各种原因不能行走但坐起功能不受影响的病人外出检查、活动,代步工具。

（二）适应证

各种原因造成的下肢不能行走但是双上肢活动正常的病人。

（三）禁忌证

骨盆骨折未愈合。严重的臀部压疮。

操作流程

简要步骤	操作要点	图示
评估	1. 环境　活动区域光线良好,无障碍物。 2. 病人　意识状态、目前病情、配合程度。	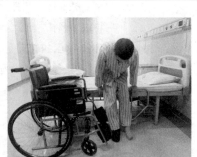 图 2-7-15　**患者站立**
操作准备	1. 环境　床旁无障碍物,病床处于刹车状态。 2. 物品　轮椅保护带完好备用,必要时备毛毯或软枕。 3. 人员　护士仪表整洁、站于病人患侧。	
床到轮椅	1. 护士推轮椅至病人床旁,核对病人腕带信息,解释操作目的及配合事项。 2. 将轮椅推到病人健侧床边,椅背平床尾,面向床头,固定车闸,翻起脚踏板。 3. 协助病人坐起,穿鞋。 4. 病人两手支撑床沿,健侧手臂用力向前撑,带动躯干向前倾,使大部分体重转移到健侧下肢,达到站立体位(图 2-7-15)。 5. 病人健侧手抓住轮椅扶手,并支撑身体,护士一手抵住轮椅,一手协助病人以健侧腿为轴,旋转身体,臀部对准轮椅中心缓慢坐下(图 2-7-16) 6. 调整坐姿,保持躯干向后靠,翻下脚踏板,双足置于脚踏板上,双手自然放松于扶手上。 7. 保护带围绕胸前一圈,仔细询问病人舒适感(图 2-7-17)。 8. 推送外出检查、活动。	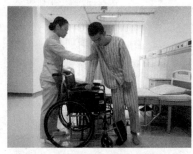 图 2-7-16　**床移至轮椅**
平地驱动轮椅	1. 病人身体保持向后坐直,两眼平视前方,松开车闸。 2. 双上肢后伸,稍屈肘,双手握住手轮后半部分,上身前倾的同时双上肢同时用力向前推动手轮并伸直肘关节 3. 当肘关节完全伸展后松开手轮,上肢自然放松下垂于大轮的轴心位置。重复上述动作,轮椅直行(图 2-7-18)。 4. 行进中拐弯时,转弯侧手固定手轮,另一手驱动手轮,完成转弯。	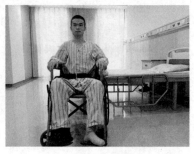 图 2-7-17　**轮椅坐姿**

简要步骤	操作要点	图示
轮椅到床	1. 将轮椅推至床尾,使椅背与床尾齐平,病人面向床头。 2. 固定车闸,松开保护带,翻起脚踏板,双足自然放于地上。 3. 病人双手支撑扶手,健侧手臂用力向前撑,带动躯干向前倾,使大部分体重转移到健侧下肢,达到站立体位,同时,护士一手抵住轮椅,一手协助病人起身。 4. 病人双手扶住床沿,移动双足靠近,以健侧腿为轴,旋转身体,臀部对床沿缓慢坐下(图 2-7-19)。 5. 协助病人脱鞋及外套,缓慢躺下。 6. 询问病人舒适度,整理床单元。	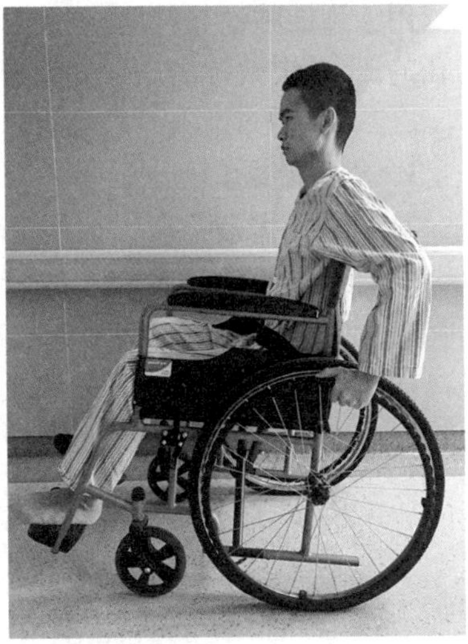 图 2-7-18　平地驱动轮椅 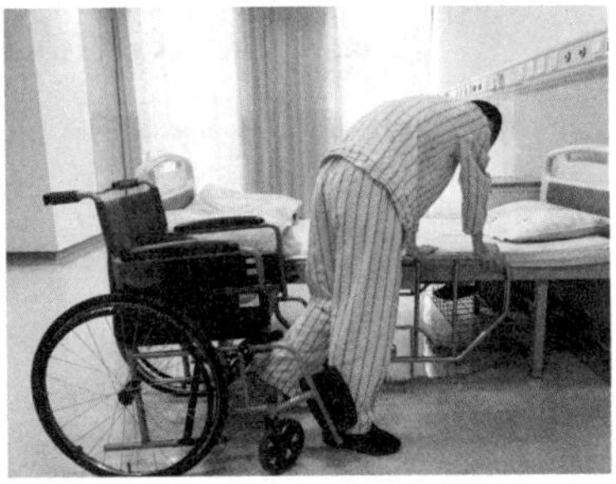 图 2-7-19　轮椅移至床
效果评价	1. 变换体位过程中有效沟通,采取措施有效避免跌倒。 2. 外出检查或者活动注意保暖。	

简要步骤	注意事项
评估:病人情况、环境 ⇩ 准备:环境、操作者、轮椅性能良好 ⇩ 床到轮椅:推轮椅到床尾、关闭车闸、抬起脚踏板、转移病人、双足置于脚踏板上、保持躯干直立、两侧对称、安全舒适的姿势 ⇩ 平地驱动轮椅:系上安全带、松开车闸、双上肢控制前行 ⇩ 轮椅到床:推轮椅到床尾、关闭车闸、抬起脚踏板、转移病人	1. 将轮椅推到便于转移的位置、关闭车闸、抬起脚踏板。 2. 平地驱动轮椅时系上安全带,松开车闸,身体向后坐直。 3. 坡度较大下坡时需有陪护,轮椅应倒行。

四、颈托的使用技术(不可调试颈托)

(一) 目的

用于颈椎肿瘤、颈椎病理性骨折以及颈椎手术后的病人,限制其颈部过度活动,减轻椎间孔的压力,缓解神经压迫和颈部肌肉的疼痛,支撑颈部,防止颈髓损伤。

(二) 适应证

1. 颈椎病减压治疗。
2. 颈椎手术后需要保护颈椎者。
3. 需要颈部制动者。

(三) 禁忌证

颅脑外伤、颅底病变病人以及颈椎先天性畸形慎用或选择使用。

操作流程

简要步骤	操作要点	图示
评估	1. 环境　病房光线良好。 2. 病人　意识状态、目前病情、配合程度。	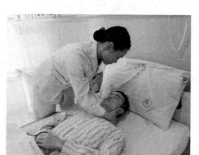 图 2-7-20　**双手托颈**
操作准备	1. 环境　床旁无障碍物,病床处于刹车状态。 2. 物品　颈托、洗手液。 3. 人员　护士仪表整洁。	
具体流程	1. 核对病人腕带信息,解释操作目的及配合要点。 2. 移去病人枕头,置于床头,双手托住病人颈部,轻轻抬起(图2-7-20)。 3. 将后垫通过近侧颈部向对侧插入,上缘低于两侧耳郭,下缘至肩颈部(图2-7-21)。 4. 将前托两侧稍向外展,从胸骨柄处将前托向上推移,直至下颌部完全放入前托的下颌窝内为止(图2-7-22)。 5. 从后面向前拉紧双侧黏胶带,并调节至适宜松紧度,黏好固定(图2-7-23)。 6. 起卧方法 (1) 起床:身体移向床边→侧卧位→以肘关节为支点侧起身,同时双腿垂于床边(图2-7-24)。 (2) 卧床:坐于床缘→以肘关节为支点侧躺下→翻身平卧→移向床中间位置。 7. 询问病人松紧度,健康宣教。 8. 洗手,记录。	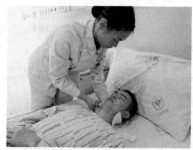 图 2-7-21　**上颈托后垫** 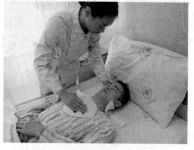 图 2-7-22　**上颈托前垫**

简要步骤	操作要点	图示
效果评价	1. 颈托佩戴松紧适宜(能伸进1指为宜),病人感觉舒适。 2. 起卧方法得当,未增加颈椎压力。 3. 耳郭充分暴露在颈托外。 4. 健康宣教到位。	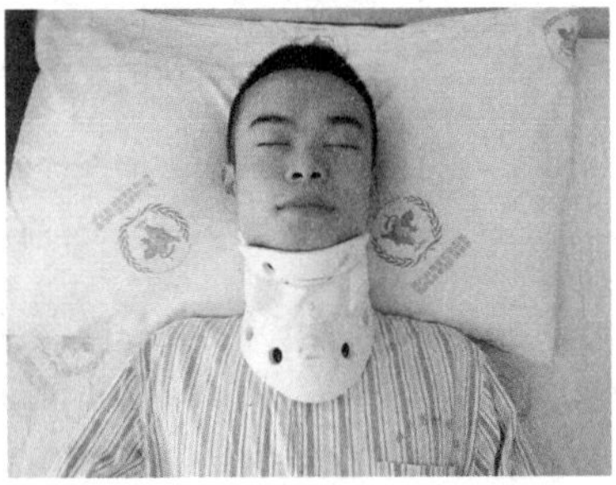 图 2-7-23　**颈托安置完毕** 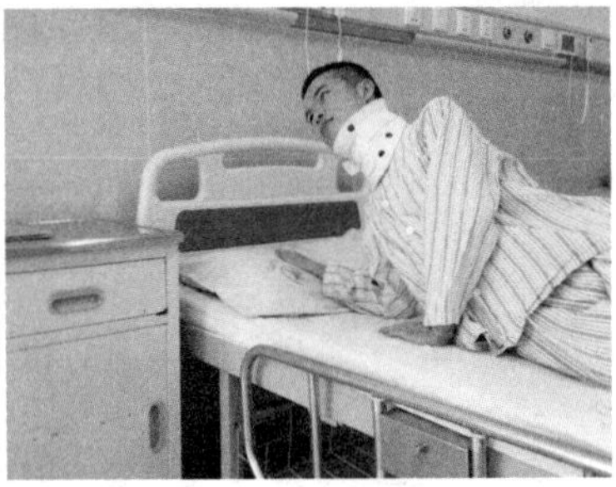 图 2-7-24　**翻身起床**

简要步骤	注意事项
评估:病情、活动能力、腰部疼痛等 ⇩ 准备:环境、操作者、病人 ⇩ 轻轻托起头部、从侧面放入后半部分颈托、放颈托前侧、固定颈部 ⇩ 健康宣教	1. 颈托佩戴松紧适宜,佩戴后病人无头晕、气紧等不适。 2. 注意观察病人颈部皮肤,防止颈部、耳郭及下颌皮肤破损。 3. 颈托长期佩戴易引起颈部肌肉萎缩、关节僵硬,因此颈托的佩戴不适越长越好,应遵医嘱使用。

五、腰部支具使用技术

（一）目的

用于腰椎肿瘤、病理性骨折以及腰椎手术后病人下床活动时使用,限制腰椎的屈曲、旋转活动,减轻腰椎间隙压力及对神经根的压迫与刺激。同时能增强腰椎的稳定性,巩固手术治疗效果。

（二）适应证

1. 腰椎肿瘤缓解腰痛。

2. 腰椎间盘突出。

3. 腰部手术后需要腰部制动。

（三）禁忌证

骨盆骨折、腰椎先天性畸形病人禁用或慎用。

操作流程

简要步骤	操作要点	图示
核对与解释	1. 核对 病人身份(姓名与病案号),手术部位。 2. 解释 操作目的及配合要点。	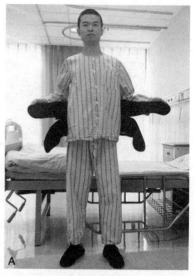
评估	1. 环境 病房光线良好。 2. 病人 意识状态、目前病情、配合程度。	
操作准备	1. 环境 床旁无障碍物,病床处于刹车状态。 2. 物品 与腰部尺寸相匹配的腰围、洗手液。 3. 人员 护士仪表整洁。	
站位佩戴	1. 病人取站立位,两腿分开与肩同宽,全身放松。 2. 展开腰围,检查腰围的正反方向及上下位置。 3. 病人抬头挺胸收腹,手持腰围两端由后向前将胶带拉紧固定,松紧以病人舒适为宜(图2-7-25A、B)。	
卧位佩戴	1. 病人仰卧膝,双肘及足部支撑抬起臀部、腰部,或者侧卧,将腰围伸入,系好(图2-7-26)。 2. 起卧方法 (1)起床:身体移向床边→侧卧位→以肘关节为支点侧起身,同时双腿垂于床边(图2-7-27)。 (2)卧床:坐于床缘→以肘关节为支点侧躺下→翻身平卧→移向床中间位置。	 图2-7-25 站立系腰围
操作结束	1. 询问病人松紧度,健康宣教。 2. 洗手,记录。	
效果评价	1. 腰围型号选择适当。 2. 腰围缠绕松紧适宜(能伸进2指为宜),病人感觉舒适。 3. 起卧方法得当,未增加腰椎压力。 4. 健康宣教到位。	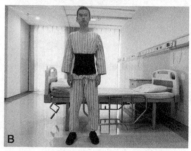 图2-7-26 卧位系腰围 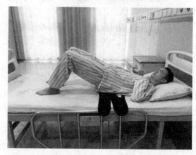 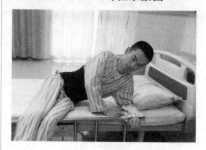 图2-7-27 系腰围起床

简要步骤	注意事项
评估:病情、活动能力、腰部疼痛等 ⇩ 准备:环境、操作者、病人 ⇩ 选择腰围、正确佩戴 ⇩ 健康宣教	1. 腰围规格要与病人腰的长度、周径相适应(上至下肋弓,下至臀裂,后侧不宜过分前凸)。 2. 卧床时不需要佩戴腰围,坐、站及行走时需要佩戴。 3. 注意观察受压部位有无红肿、疼痛、肢体麻木等症状。 4. 佩戴时不能进食大量食物,容易导致胃部不适,甚至恶心、呕吐。 5. 佩戴腰围时间要适宜,长时间佩戴可能会导致腰背肌萎缩,因此去掉腰围后要尽快恢复肌肉力量,增加腰部稳定性。

六、助行器使用技术

(一) 目的
支持体重、保持平衡、锻炼肌力、辅助行走。

(二) 适应证
用于骨盆或下肢肿瘤病人辅助行走,缓解局部疼痛;行髋关节置换术后早期下床活动需先使用助行架辅助行走,减轻关节负荷、缓解疼痛及改善步行能力;下肢截肢术后病人在安装假肢前,采用腋杖辅助行走,提高病人活动能力。

(三) 禁忌证
关节疼痛剧烈、下肢术后早期。

操作流程

简要步骤	操作要点	图示
核对与解释	1. 核对　病人身份(姓名与病案号),手术部位。 2. 解释　操作目的及配合要点。	
评估	1. 病人 (1) 全身情况:年龄、目前病情、活动能力、配合程度。 (2) 专科症状:四肢感觉、术侧肢体敷料、肌力情况。 2. 环境评估　光线良好,地面防滑,无障碍物。 3. 助行器　高度适合,完好备用。	
操作准备	1. 物品　拐杖、助行器,螺丝无松动,完好备用。 2. 护士　仪表整洁。 3. 病人　穿平底防滑鞋,裤腿不宜过长,家属陪同。	
腋杖使用	1. 根据病人身高,站位或卧位调整腋杖长度(图2-7-28)。 2. 病人坐于床/椅沿3min,确保无不适。在病人坐位时,护士再次演示腋杖的使用。 3. 站立方法　将双拐杖合并,用患腿侧手扶住腋杖,健侧手扶住床/椅沿。健侧腿支撑地面,身体向前移,两手用力,同时健腿发力站稳(图2-7-29)。	图 2-7-28　**腋杖测量** A.站立腋杖测量;B.卧位腋杖测量

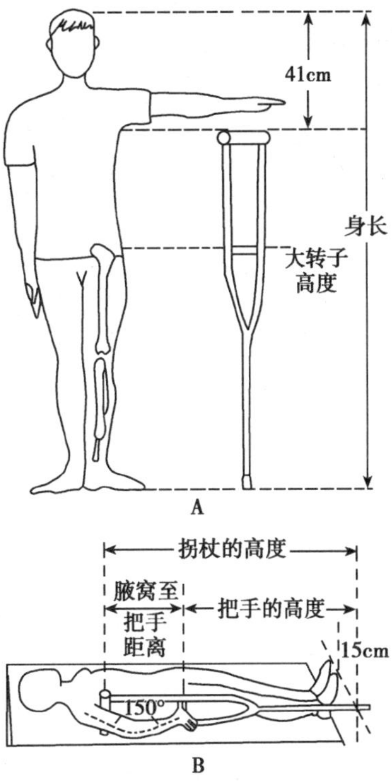

简要步骤	操作要点	图示
腋杖使用		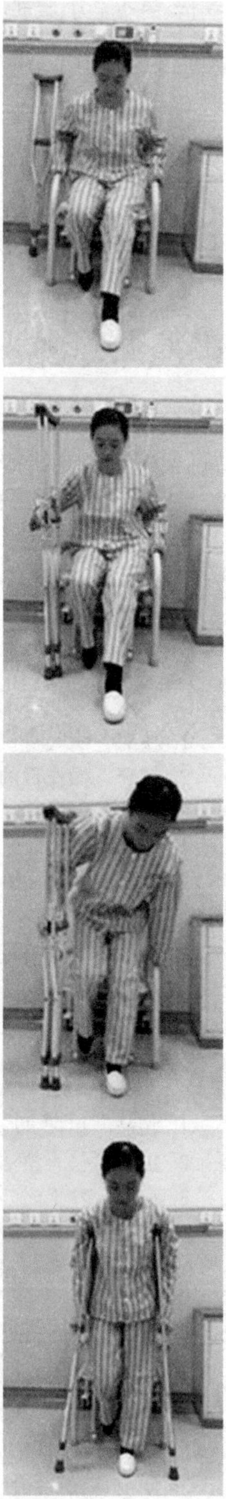 　图 2-7-29　扶拐站立

简要步骤	操作要点	图示
腋杖使用	4. 行走方法 （1）摆过步：双拐同时向前伸出，身体重心前移，利用上肢支撑力使双足离地，下肢同时摆动，双足在腋杖着地点前方着地（图2-7-30）。 （2）两点步：一侧腋杖与对侧足同时伸出作为第一着地点，另一腋杖与相对的另一侧足再向前伸出作为第二着地点（图2-7-31）。 （3）三点步：两侧腋杖前移为第一步，患侧腿伸出为第二步，健侧腿再前移为第三步。 5. 坐下方法 身体慢慢退至床/椅沿，健侧腿支撑在地面上，将双拐合并，用患腿侧手扶住腋杖，健侧手扶住床/椅沿，弯曲膝盖，慢慢坐下（图2-7-32）。	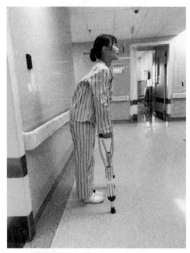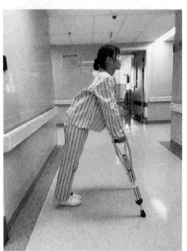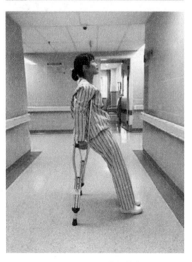图 2-7-30　**摆过步**

续表

简要步骤	操作要点	图示
腋杖使用		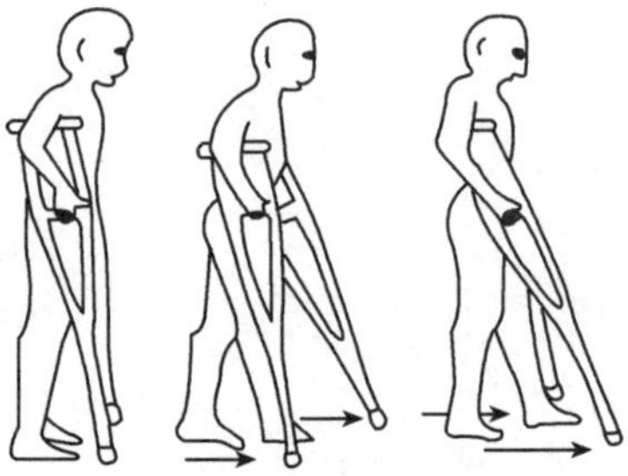 图 2-7-31 **两点法** 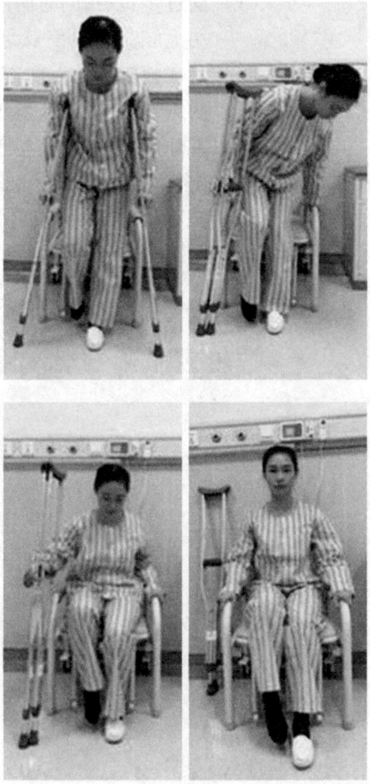 图 2-7-32 **扶拐坐下**

简要步骤	操作要点	图示
带框助行架使用	1. 核对病人腕带信息,解释操作目的及配合要点。 2. 病人坐于床沿 3min,确保无不适。在病人坐位时,护士再次演示助行架的使用。 3. 站起方法 将助行架放在病人正前方,病人健侧手放在同侧助行架手柄上,患侧手支撑床沿,用力向前撑,带动躯干向前倾,双膝微屈,完成站立(图 2-7-33)。 4. 三点步行走法 助行架前移为第一步,患侧腿伸出为第二步,健侧腿再前移为第三步。 5. 坐下方法 病人慢慢后移,直至双脚接触床沿,先患侧手扶住床沿,再健侧手扶住,慢慢坐下。	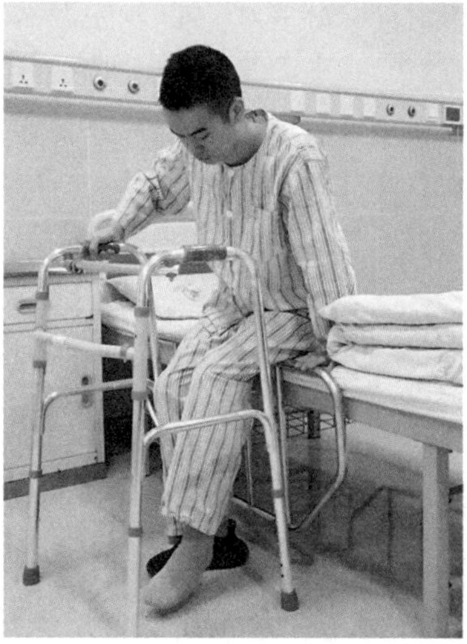 图 2-7-33 **扶框站立**
效果评价	1. 助行器适合病人的身高。 2. 环境评估、病人穿着得当,采取有效方式避免跌倒。 3. 指导方式病人容易理解,便于病人自行操作。	

简要流程	注意事项
腋杖使用流程 　　评估:病情、活动能力、术侧肢体敷料等 　　　　　　⇩ 　　准备:环境、操作者、病人 　　　　　　⇩ 　　护士示范、调整腋杖至病人适合高度 　　　　　　⇩ 　　站立、行走、坐下反复练习(摆过步常用) **带框助行架使用流程** 　　评估:病情、活动能力、术侧肢体敷料等 　　　　　　⇩ 　　准备:环境、操作者、病人 　　　　　　⇩ 　　扶架站稳 　　　　　　⇩ 　　助行架先行、迈出患肢、健肢跟上 　　　　　　⇩ 　　反复练习	1. 助行器使用之前仔细检查各连接部位是否牢固,螺丝有无松动。 2. 充分环境评估,活动区域无障碍物,地面干燥。 3. 初期使用助行器需有家属陪同,穿防滑鞋,裤身长短要适宜,防止跌倒。

七、深静脉血栓预防术

(一) 目的

促进血液循环,预防深静脉血栓。

(二) 适应证

骨科大手术后、长期卧床者。

(三) 禁忌证

血栓急性期、剧烈疼痛、切口出血。

操作流程

简要步骤	操作要点	图示
核对与解释	1. 核对　病人身份(姓名与病案号),手术部位。 2. 解释　操作目的及配合要点。	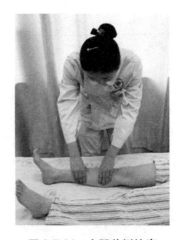
评估	1. 环境　环境安静、安全、清洁、舒适。 2. 病人 (1) 全身情况:病人病情、意识状态、自理能力、配合程度等。 (2) 局部症状:双下肢肌力、手术切口。 (3) 实验室指标及超声报告,了解血栓史。	
操作准备	1. 环境　拉上围帘,保护病人隐私,冬天注意保暖。 2. 物品　执行单、大毛巾、洗手液。 3. 护士　仪表整洁,修剪指甲。	图 2-7-34　小腿前侧按摩
观察手术切口并检查肌力	1. 护士站在病人足端,松开床位被盖,检查切口敷料,了解渗液、渗血情况。 2. 肌力评估　采用 MMT 法了解病人双下肢肌力,评估活动范围。	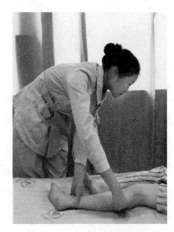
被动运动	1. 下肢按摩 (1) 病人平卧,松开床尾被盖,双腿自然放松,操作者从足部开始向心性按摩,先足底再小腿再大腿,伤口处禁止按摩(图 2-7-34)。 (2) 翻身侧卧,按摩腓肠肌,再躺平(图 2-7-35)。 2. 踝泵运动 (1) 患肢跖屈:护士一手握住患肢足踝,另一手平行放于患肢足背,将患肢足背向下压至病人可以承受的最大程度,保持 5s,还原(图 2-7-36)。 (2) 患肢背伸:一手握住患肢足踝,另一手平行于患肢足掌,将患肢足掌向心端按压至病人可以承受的最大程度,保持 5s,还原(图 2-7-37)。 (3) 足踝旋转:一手握住患肢足踝,另一手握住患肢足趾,顺时针、逆时针缓慢旋转 5 次,交替进行(图 2-7-38)。 3. 足跟滑动训练　一手托住患肢腘窝,另一手握住踝关节,被动使患肢足跟尽量向臀部移动,做屈膝屈髋动作,维持 5s 后再缓慢伸直(图 2-7-39)。 4. 患肢直腿抬高　病人两腿自然伸直,护士一手托住病人脚踝,另一手托住病人腘窝,将患肢缓慢抬起,高度不超过 60°,抬高过程中保持下肢伸直,在最高点停留数秒,再缓慢放下(图 2-7-40)。	图 2-7-35　按摩腓肠肌 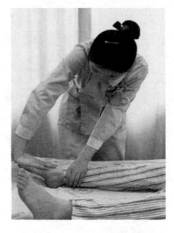 图 2-7-36　患肢跖屈

续表

简要步骤	操作要点	图示
被动运动		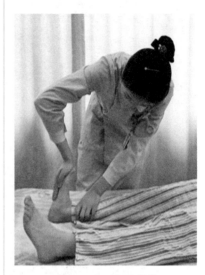 图 2-7-37　**患肢背伸** 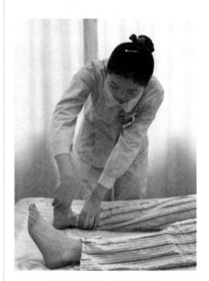 图 2-7-38　**足踝旋转** 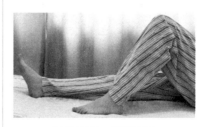 图 2-7-39　**足跟滑动**

简要步骤	操作要点	图示
主动运动	1. 踝泵运动 （1）双足屈伸：病人主动进行踝关节背伸、跖屈运动，动作缓慢进行，双足同时进行。 （2）双足旋转：病人主动进行踝关节旋转运动，逆时针顺时针交替进行，双足同时进行。 2. 足跟滑动 病人双下肢自然伸直，足后跟紧贴床面，自行将一侧膝关节屈膝，带动足跟向近心端滑动，再缓慢放平，双下肢交替进行。 3. 直腿抬高 病人双下肢自然伸直，自行将一侧下肢缓慢抬起，高度不超过60°，抬高过程中保持下肢伸直，在最高点停留数秒，缓慢放下，两腿交替进行。 4. 股四头肌等长收缩 大毛巾一块，卷起，将毛巾卷垫在病人腘窝下，保持足跟贴紧床面。双膝关节用力向下压毛巾卷，保持约5s，再缓慢放松，反复进行5组，取下毛巾卷（图2-7-41）。 5. 坐位下肢运动 协助病人坐于床边，双手握住床沿做支撑，双下肢自然下垂，来回晃动，然后进行踝关节主动屈伸运动（图2-7-42）。 6. 运动完毕，协助病人卧床休息，整理病床单元。 7. 洗手，记录。	图 2-7-40 **直腿抬高** 图 2-7-41 **股四头肌等长收缩** 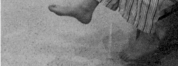 图 2-7-42 **坐位下肢运动**
效果评价	1. 护士评估到位，确保病人下肢无新发血栓。 2. 操作过程中与病人及家属有效沟通，家属在护士的指导下学会深静脉血栓预防技术。 3. 操作过程中关爱病人，注意保护病人的隐私，天冷注意保暖。	

简要步骤	注意事项
评估:病人配合程度、肌力情况、 手术切口情况、了解血栓史 ⇩ 准备:环境、操作者、病人、病人家属 ⇩ 被动运动:(下肢按摩、踝泵运动、足跟滑动、直腿抬高) ⇩ 主动运动:(踝泵运动、足跟滑动、直腿抬高、股四头肌等长收缩、坐位下肢运动) ⇩ 协助取舒适体位、再次宣教、记录	1. 运动时不可用力过猛,应循序渐进,活动时不引起剧烈疼痛、切口出血为宜。 2. 锻炼须持之以恒,每天 3~4 次,每组动作 10~20 次,每次 3~5min,动作宜缓慢进行。

八、骨牵引护理配合技术(胫骨结节牵引为例)

(一)目的

1. 利用钢针或者牵引钳穿过骨质,牵拉关节或骨骼,使脱位的关节或错位的骨折复位。
2. 通过牵拉,减轻关节面承受的压力,从而缓解局部疼痛。
3. 矫正畸形。

(二)适应证

各种骨折、脱位,矫正畸形等。

(三)禁忌证

1. 牵引处有炎症或者开放性创伤污染严重者。
2. 牵引局部骨骼有病变或者严重骨质疏松者。

操作流程

简要步骤	操作要点
核对与解释	1. 核对 病人身份(姓名与病案号),手术部位。 2. 解释 操作目的及配合要点。
评估	1. 病人 (1)全身情况:年龄、目前病情、活动能力、配合程度。 (2)专科症状:四肢感觉、肌力情况、有无疼痛。 2. 环境 清洁、光线良好,适合无菌操作。
操作准备	1. 物品 骨牵引包、牵引弓、牵引架、牵引重锤、局麻用物、皮肤消毒剂、无菌小瓶 2 个。 2. 护士 着装整洁,了解牵引部位及目的,洗手。
穿刺配合	1. 测量血压、脉搏、呼吸。 2. 协助医生摆体位,暴露穿刺点。 3. 用记号笔标记医生所定穿刺部位(胫骨结节下方 1~1.5cm)。 4. 医生垫治疗巾于患肢下方,用碘酒、酒精消毒进针周围皮肤,范围 10cm。 5. 打开骨牵引包,协助医生戴手套并固定孔巾。 6. 固定进针处皮肤,协助医生局麻并穿刺。 7. 穿刺成功后用无菌小瓶封闭牵引孔针。 8. 连接牵引重物,牵引重物为体重的 1/7~1/8。

续表

简要步骤	操作要点
效果评价	1. 严格执行查对制度及无菌技术操作。 2. 操作配合熟练。 3. 操作中体现人文关怀,采取积极措施转移病人注意力。

简要步骤	注意事项
评估:病人配合程度、操作环境复合无菌技术 ⇩ 准备:用物准备齐全,病人体位适当 ⇩ 标识穿刺点 ⇩ 消毒皮肤 ⇩ 穿刺成功后封闭牵引孔针 ⇩ 连接牵引重物 ⇩ 健康宣教,整理用物并记录	1. 严格执行查对制度及无菌技术操作原则。 2. 保证牵引绳在滑车内,并与患肢长轴成一直线,骨盆放正,患肢外展 15°~30°,膝关节微屈,足尖向上。 3. 保持牵引有效:下肢牵引,床位需抬高 20~30cm;牵引重量不能随意增减,牵引锤要悬空,不能碰地面或床面;患肢足部不能抵住床尾栏杆。 4. 变换体位不得放松牵引。 5. 每日测量下肢的长度,防止过度牵引(从髂前上棘经髌骨内缘至内踝尖)。 6. 注意功能锻炼,有效预防足下垂及压疮。

（张　容）

参 考 文 献

[1] 周更苏,李福胜,狄树亭.康复护理技术[M].武汉:华中科技大学出版社,2016.
[2] 管佳慧,金霞.不同转运方法及措施对脊髓损伤病人 ASIA 损伤分级的影响[J].实用临床医药杂志,2014,18(23):82-83.
[3] 张文彭,张寅.肿瘤病人康复手册[M].2 版.北京:人民卫生出版社,2012.
[4] 王昕宇,王真真,苏丹,等.关于踝泵运动在预防深静脉血栓形成中的研究进展[J].血管与腔内血管外科杂志,2017,3(5):972-973,1014.

第八节　泌尿肿瘤外科

一、膀胱灌注给药技术

膀胱内灌注治疗是膀胱癌的重要治疗手段之一,可作为术后的辅助治疗或单独治疗方式。根据灌注药物和治疗理念的不同,可将膀胱灌注分为化疗药物灌注和卡介苗灌注。

（一）化疗药物灌注

1. 适应证　非肌层浸润性膀胱癌（T_a、T_1、T_{is}）。

2. 禁忌证　膀胱内活动性出血,合并膀胱穿孔,合并急性泌尿系感染。

3. 灌注治疗方案

（1）术后即刻灌注:适用于所有非肌层浸润性膀胱癌;应在术后 24 小时内完成。

（2）早期灌注:适用于中危和高危非肌层浸润性膀胱癌;术后 1 周开始,每周 1 次,共 4~8 周。

（3）维持灌注:适用于中危和高危非肌层浸润性膀胱癌;早期灌注结束后,每月 1 次,共 6~12 个月。

4. 灌注药物及其特点

药物	剂量/mg	溶剂	浓度/(mg·ml^{-1})	保留时间/min
表柔比星	50~80	生理盐水	1.0	60
吡柔比星	30~50	葡萄糖水或蒸馏水	1.0	30
多柔比星	30~50	生理盐水或蒸馏水	1.0	60
丝裂霉素	20~60	生理盐水	1.0	120
羟基喜树碱	10~20	生理盐水	0.5~1.0	60
吉西他滨	1 000~2 000	生理盐水	20.0	60

灌注流程

简要步骤	操作要点
核对与解释	1. 核对病人身份(姓名、病案号)。 2. 核对医嘱、灌注药物名称、剂量、浓度、用法以及有效期。 3. 解释化疗药物灌注的目的、方法、注意事项及配合要点。
评估	1. 有无相关过敏史、尿潴留史。 2. 灌注前饮水、输液及服用利尿剂情况。
准备	1. 环境　安静、整洁、光线充足、室温适宜、私密。 2. 用物　一次性导尿包、尿管、止血钳、消毒液、灌注药物、密封袋。 3. 病人　做好个人卫生,保持尿道口清洁,灌注前排空膀胱、停止饮水。 4. 操作者　着装整洁。
实施	1. 嘱病人取平卧位。 2. 洗手,做好职业防护,戴无菌手套。 3. 无菌操作下置入尿管(动作轻柔,避免损失尿道黏膜,尿管置入后排空膀胱内尿液,对于已留置尿管者这一步骤可省略)。 4. 将药物缓慢注入膀胱(注入过程中密切观察病人的反应,出现膀胱疼痛、不适者可暂停灌注,待病人症状缓解后继续尝试灌注。灌注过程中感受到强烈尿意需立即排尿者,可停止灌注)。 5. 灌药完成后视情况拔除尿管。 6. 健康教育 （1）告知药物保留时间,到时间必须排尿,延长化疗药物在膀胱内的时间不仅不能改善疗效还会增加灌注不良反应。 （2）灌注后对膀胱、尿道黏膜产生刺激,有尿频、尿急、尿痛和轻微肉眼血尿,都属正常现象,不必惊慌,继续观察即可。 （3）排尿后的 24h 内饮水量控制在 3 000ml 以上,多饮水可使药物浓度被稀释,尿道黏膜刺激征会逐渐减轻。 （4）避免喝茶、咖啡、酒精以及可乐类饮料,以减少膀胱刺激。 （5）治疗后 6h 内排尿后厕所要冲洗 2 次。 （6）治疗后 24h 内排尿应注意避免污染皮肤、衣物及周围环境。

简要步骤	操作要点
评价	1. 能熟练完成操作。 2. 操作过程遵守无菌原则。 3. 健康教育到位,病人能理解。 4. 采取有效的隔离保护措施。

简要流程图	注意事项
评估:病人基本病情及饮水、排尿情况 ⇩ 核对并准备:物品、环境 ⇩ 导尿 ⇩ 药物灌注 ⇩ 拔除尿管或保留尿管 ⇩ 健康教育 ⇩ 效果评价:无菌操作、药物污染、健康宣教、隔离措施	1. 任何沾染有化学药物的医疗器械均需丢弃至专用医疗废弃物袋中,做好标记,并根据当地医院的规定正确丢弃。 2. 化疗药物灌注之前需明确尿管位于膀胱内,避免误灌、漏灌和其他不必要的损伤。 3. 化疗药物灌注期间,需密切观察病人的反应,对于反应强烈无法耐受者,可与医生商量停止灌注。

(二) 卡介苗灌注

卡介苗(BCG)膀胱灌注是治疗高危非肌层浸润性膀胱癌的辅助治疗手段。对于首次和二次经尿道膀胱电切治疗的病人来说,卡介苗灌注可降低相当一部分病人的复发率。

1. **适应证** 高危、中危非肌层浸润性膀胱癌,原位癌。

2. **禁忌证**

(1) 膀胱手术后 2 周内;

(2) 明显肉眼血尿;

(3) 有尿道损伤者;

(4) 有症状的泌尿系感染;

(5) BCG 过敏史;

(6) 妊娠及哺乳期;

(7) 伴有活动性结核。

3. **病人符合以下情况时慎用**

(1) 既往有结核病史;

(2) 先天性或获得性免疫缺陷(如 HIV 阳性、白细胞减少等);

(3) 近期有放疗或化疗史;

(4) 风湿热或人工瓣膜置换术后使用抗生素;

(5) 正在进行免疫抑制治疗;

(6) 儿童。

4. **灌注方案** 国内常用的卡介苗的配置方案为 60~120mg 卡介苗+40~50ml 0.9%无菌生理盐水,灌注频次为每周 1 次,共维持 6 周,后每两周 1 次,连续灌注 3 次后改为每月 1 次,维持 10 个月。

5. **灌注流程** 灌注药物后嘱病人药物保留 2h(因憋尿容易导致出现全身不良反应,嘱病人如出现强烈尿意,需及时将灌注液排出)。其余同化学药物灌注流程。

6. 灌注卡介苗相关注意事项

(1) 灌注前 1h 禁止饮水。

(2) 灌注前排空膀胱。

(3) 灌注后排出的尿液放在含消毒片的尿盒中 15min 后倒入厕所。

(4) 排尿后多饮水。

(5) 将被卡介苗污染的医疗废物丢弃至黄色垃圾袋中并做好标记。

(6) 卡介苗治疗期间禁用氟喹诺酮类、大环内酯类、四环素类、氨基糖苷类抗生素,因上述药物可降低 BCG 疗效。

(7) 卡介苗灌注后 48h 内禁止性生活。

(8) 出现非预期不良反应及时咨询或就诊。

7. 卡介苗灌注后常见不良反应

(1) 尿路刺激征:尿频、尿急、尿痛、血尿。

(2) 流感样症状:发热、头痛、鼻塞、肌肉酸痛。

(3) 前列腺炎、附睾睾丸炎。

(4) 非细菌性膀胱炎:排尿困难、尿道口灼热感。

二、膀胱持续冲洗护理技术

(一) 目的

1. 清洁膀胱。

2. 膀胱出血时防止膀胱内血块形成。

3. 保持尿管通畅。

4. 治疗某些膀胱疾病如膀胱炎。

(二) 适应证

1. 膀胱出血。

2. 下尿路感染。

(三) 禁忌证

1. 膀胱穿孔。

2. 膀胱切除。

操作流程

简要步骤	操作要点
核对与解释	1. 核对　病人身份(姓名、病案号)与医嘱。 2. 解释　解释操作目的、注意事项及配合要点。
评估	病人病情及治疗经过。
准备	1. 环境　安静、整洁、光线充足、室温适宜、私密。 2. 用物　治疗盘、治疗巾、清洁手套、无菌手套各一对、膀胱冲洗管、纱布、止血钳 1 把、3 000ml 生理盐水、安尔碘消毒液、棉签、弯盘 2 个。 3. 病人　明确操作的目的、经过以及配合要点,卧床休息,等待操作。 4. 操作者　着装整洁。

简要步骤	操作要点
实施	1. 嘱病人取平卧位。 2. 洗手,戴口罩。 3. 床旁再次核对病人身份与医嘱。 4. 将3 000ml生理盐水与膀胱冲洗器相连接,排气。 5. 铺无菌治疗巾,戴清洁手套,使用止血钳夹闭尿管,分离尿管,脱手套,手消毒。 6. 使用安尔碘消毒液消毒尿管口,戴无菌手套,连接尿管口与冲洗器接头,脱手套、手消毒。 7. 调节冲洗速度和冲洗液悬挂高度。 8. 评估冲洗的通畅性。 9. 健康宣教 (1) 注意观察冲洗液性状,若颜色鲜红则需通知医务人员处理。 (2) 注意观察冲洗的通畅性,若冲洗袋中无液体持续流出,而冲洗液滴注顺畅且有膀胱胀痛不适,则可能发生堵管,需立即通知医务人员。 (3) 勿自行调节冲洗液滴速。
评价	1. 能熟练完成操作。 2. 操作过程遵守无菌原则。 3. 健康宣教到位。

简要流程图	注意事项
评估:病人病情及治疗经过 ⇩ 核对并准备用物 ⇩ 连接膀胱冲洗装置与冲洗液并排气 ⇩ 连接冲洗接头与尿管 ⇩ 调节冲洗高度和滴速 ⇩ 健康教育 ⇩ 效果评价:操作熟练程度、健康宣教、无菌原则	1. 膀胱出血病人极易发生尿管堵塞,一旦冲洗液冲洗完毕,应立即予以更换,避免血块形成堵塞尿管。对于出血严重者,可遵医嘱在冲洗液中加入去加肾上腺素或应用冰盐水进行冲洗以改善止血效果。 2. 膀胱出血病人在冲洗过程中,应密切观察病人出血情况,评估出血量,出血速度,监测呼吸、脉搏、血压以及意识的变化。 3. 冲洗液速度不宜过快,以免冲洗液被机体大量吸收而加重循环负荷,引发肺水肿、心力衰竭的发生。 4. 天气寒冷时,注意冲洗液温度,避免冲洗液温度过低而刺激膀胱,导致膀胱痉挛。

膀胱冲洗相关并发症的护理

并发症	病因	临床表现	处理
出血	1. 导尿过程损伤尿道。 2. 继发膀胱炎。 3. 冲洗液大量灌入后突然引出,导致膀胱内压骤降。	1. 有血性液体、血凝块经膀胱引出。 2. 尿常规检查每高倍镜视野红细胞大于5个。 3. 严重出血可导致心率加快、血压下降、面色苍白。	1. 保持膀胱冲洗液引流通畅,避免膀胱压力骤变。 2. 遵医嘱适当应用止血药物。 3. 注意防止尿管堵塞。

并发症	病因	临床表现	处理
膀胱刺激征	1. 冲洗液温度过低。 2. 泌尿系统感染。	尿急、尿频、尿痛。	1. 避免冲洗液温度过低,冲洗液加温至38~40℃。 2. 碱化尿液。 3. 如怀疑膀胱刺激征与感染有关,可遵医嘱适当应用抗生素。
膀胱痉挛	1. 冲洗过程中,尿管堵塞,膀胱内压力过高。 2. 膀胱/前列腺电切病人手术部位疼痛。 3. 冲洗速度过快、压力过高。 4. 心理应激。 5. 尿管刺激。	膀胱区阵发性疼痛、肛门坠胀感、尿意强烈。	1. 心理护理,指导病人深呼吸缓解紧张情绪。 2. 保证尿管引流通畅,合理调整冲洗液温度、冲洗速度和压力。 3. 酌情减少尿管球囊内的注水量,避免球囊压迫刺激膀胱口。 4. 病情允许情况下尽快停止冲洗。 5. 选用润滑、与组织相容性好的硅胶尿管。 6. 遵医嘱适当应用镇静剂。
膀胱麻痹	某些冲洗液如呋喃西林被机体吸收后干扰神经组织的代谢,引发神经炎。	意识清醒的病人在排除尿路梗阻的情况下,拔出尿管后无法自行排尿。	1. 留置导尿。 2. 停用或改用膀胱冲洗液。
感染	1. 导尿管置入导致细菌逆行感染。 2. 护理操作违反无菌原则。 3. 冲洗液被细菌污染。	1. 体温升高。 2. 尿细菌学培养阳性。 3. 膀胱刺激征。 4. 脓尿、血尿出现。	1. 减少膀胱冲洗和留置导尿管的时间。 2. 保持冲洗液引流通畅。 3. 严格无菌操作。 4. 必要时局部或全身应用抗生素治疗。

三、原位新膀胱冲洗护理技术

(一) 目的

(1) 清除原位新膀胱内的黏液、积血、细菌等。

(2) 避免膀胱结石形成。

(二) 适应证

(1) 原位新膀胱术后早期。

(2) 原位新膀胱术后下尿路感染。

(三) 禁忌证

原位新膀胱术后尿瘘。

操作流程

简要步骤	具体内容
核对与解释	1. 核对 病人身份(姓名、病案号)与医嘱。 2. 解释 操作目的、注意事项及配合要点。
评估	1. 病人病情及治疗经过 手术方式、手术时间、术后恢复情况。 2. 有无尿管及造瘘管留置。 3. 排尿功能、尿色、尿量、尿性状。
准备	1. 环境 安静、整洁、光线充足、室温适宜、私密。 2. 用物 治疗盘、治疗巾、清洁手套1对、无菌手套1对、膀胱冲洗器、纱布、无菌生理盐水500ml、消毒液、棉签、无菌消毒碗。 3. 病人 明确操作的目的、经过以及配合要点,卧床休息,等待操作。 4. 操作者 着装整洁。
实施	1. 嘱病人取平卧或半坐卧位。 2. 清洗双手、戴口罩。 3. 床旁再次核对病人身份与医嘱。 4. 铺治疗巾,穿清洁手套,消毒尿管、造瘘管,脱手套,手消毒。 5. 倒生理盐水于无菌消毒碗中,戴无菌手套,分离尿管、造瘘管。 6. 用膀胱冲洗器吸取生理盐水,交替从尿管和造瘘管注入,每次注入量为30~50ml,每次生理盐水注入后,从另一条管吸出,直至冲洗液澄清。 7. 妥善固定尿管、造瘘管。 8. 整理用物、清洁床单位,协助病人摆放舒适体位。 9. 健康教育 (1) 多饮水、定时排尿(每2~3h1次)。 (2) 出现排尿困难,要及时告知医务人员。 (3) 注意观察尿液性状,若尿液浑浊有絮状物,及时告知医务人员。 (4) 坚持膀胱功能锻炼。
评价	1. 熟练完成操作。 2. 操作遵守无菌原则。 3. 选择适宜的冲洗压力、冲洗速度、每次冲洗液量。 4. 健康宣教到位。

简要流程图	注意事项
评估:病人基本病情及饮水、排尿情况 ⇩ 核对并准备:物品、环境、病人、操作者 ⇩ 消毒尿管、造瘘管 ⇩ 手动膀胱冲洗 ⇩ 用物整理 ⇩ 健康教育 ⇩ 效果评价:操作熟练程度、无菌操作、操作安全、健康宣教	1. 对于未留置尿管或造瘘管的病人冲洗前需进行导尿,若病人只留置尿管或造瘘管,则不需采用交替冲洗的方法冲洗,从同一管道进行盐水注入和抽吸即可。 2. 原位新膀胱储尿囊较为脆弱,冲洗过程中需严格控制冲洗的压力、速度和每次冲洗的量,避免引起储尿囊瘘。 3. 冲洗过程中注意关注病人有无腹胀、腹痛等不适症状,保证注入量和抽出量相平衡。

四、原位新膀胱功能锻炼技术

回肠原位新膀胱术是治疗肌层浸润性膀胱癌的常用手术方式,和造口手术相比,原位新膀胱保留了病人原有的排尿通道,使排尿方式不发生改变,容易被病人所接受。尽管如此,人造的膀胱生理功能与正常膀胱存在差异,膀胱的顺应性、敏感性和收缩功能都较差,再加上术后早期,大脑皮层还未建立新的储尿、排尿反射,病人容易发生尿失禁、排尿困难等问题,原位新膀胱功能锻炼是解决这些问题的重要方法。

(一) 贮尿功能训练

回肠新膀胱是采用一段回肠缝合制成一个类似球形的储尿囊,储尿囊分别连接双侧输尿管和尿道。刚做好的储尿囊容量仅为 50~100ml,随着时间的推移及经有效的训练,储尿容量将逐渐增大至 500ml,相当于正常膀胱的储尿容量。

1. 目的

(1) 增加膀胱贮尿容量。

(2) 减少排尿次数,提高病人生活质量。

2. 适应证　原位新膀胱术后早期需行新贮尿囊贮尿功能训练者。

3. 禁忌证

(1) 原位新膀胱瘘。

(2) 尿路感染。

(3) 尿潴留。

操作流程

简要步骤	操作要点
核对与解释	1. 核对　病人身份(姓名、病案号)与医嘱。 2. 解释　解释操作目的、注意事项及配合要点。
评估	1. 病人病情及治疗经过　手术方式、手术时间、输尿管支架管及膀胱造瘘管拔管时间、是否留置尿管、有无原位新膀胱瘘发生,排尿功能。 2. 病人认知能力及配合程度。 3. 日常饮水及排尿情况。
准备	1. 环境　安静、整洁、光线充足、室温适宜、私密。 2. 病人　明确操作的目的、经过以及配合要点,卧床休息,等待操作。 3. 操作者　着装整洁。
实施	1. 制定排尿计划　尿管拔除后第一个星期内,督促病人白天每2h,夜晚每3h排空膀胱1次。必要时要求病人使用闹钟以严格执行训练计划。拔管后第2个星期开始,嘱病人白天每3h,夜晚每4h排空1次膀胱。随时间的增加,白天和夜晚排空膀胱的时间间隔逐渐增加,直至达到白天每5~6h,夜晚1次排空膀胱。 2. 指导病人记录排尿日记　每次尿量、间隔时间、尿内黏液量、尿后滴沥的尿量、尿失禁及夜间溢尿、排尿间隔饮水量、24h总饮水量及排尿量。 3. 制定饮水计划　每次饮水 200~300ml,饮水后 15~30min 进行排尿,保证每天饮水量达2 000~3 000ml,夜间入睡后不建议饮水。

续表

简要步骤	操作要点
评价	1. 明确操作目的、原理。 2. 能够依据病人病情为病人制定科学的饮水及排尿计划。

简要流程图	注意事项
评估：手术经过、留置管道、饮水及排尿情况、病人认知 ⇩ 核对并准备：环境、病人、操作者 ⇩ 制定排尿计划并实施 ⇩ 指导病人记录排尿日记 ⇩ 制定饮水计划并实施 ⇩ 效果评价：明确操作原理，可为病人制定科学护理的饮水、排尿计划	1. 饮水量对于贮尿功能训练至关重要，停止排尿间歇，需保证一定的饮水量，使储尿囊充盈才能达到训练的目的。 2. 储尿功能训练方案并不是一成不变的，科学合理的贮尿功能训练方案需依据病人的排尿日记进行动态调整，例如对于黏液量较多的病人，可增加饮水量，缩短排尿间隔；对于夜尿量较少，夜间控尿能力较好的病人，可适当延长夜间排尿间隔时间。 3. 目前尚未有权威的指南或共识指导原位新膀胱术后病人如何进行排尿，因临床上病人手术方式、拔管时间、饮食饮水习惯不尽相同，术后早期排尿计划需根据病人排尿日记做动态调整，以上排尿计划只提供参考作用，不建议完全照搬照用。

（二）尿意训练

原位新膀胱术后，病人自身的膀胱被切除，用以代替膀胱的回肠储尿囊缺乏对尿液充盈的神经感受器，故而无法感知机体排尿的需求。尿意训练是指通过人为训练使大脑皮层重新建立新的储尿排尿反射，并形成接近生理状态的排尿习惯。

1. 目的

（1）建立新的储尿排尿反射。

（2）形成接近生理状态的排尿习惯。

2. 适应证　原位新膀胱术后病人。

3. 禁忌证

（1）原位新膀胱瘘。

（2）排尿困难者。

操作流程

简要步骤	具体内容
核对与解释	1. 核对　病人身份（姓名、病案号）与医嘱。 2. 解释　操作目的、注意事项及配合要点。
评估	1. 病人病情及治疗经过　手术方式、手术时间、输尿管支架管及膀胱造瘘管拔管时间、是否留置尿管、有无原位新膀胱瘘发生、排尿功能。 2. 病人认知能力及配合程度。 3. 日常饮水及排尿情况。

简要步骤	具体内容
准备	1. 环境　安静、整洁、光线充足、室温适宜、私密。 2. 病人　明确操作的目的以及配合要点,卧床休息,等待操作。 3. 操作者　着装整洁。
实施	1. 制定排尿计划　训练于导尿管拔除后进行,根据病人的生活习惯、活动要求,制定排尿次数和时间,具体排尿计划参照贮尿功能训练。 2. 排尿感觉训练　在贮尿功能训练期间让病人逐渐感受并形成新膀胱的充盈感,用以往排尿的意念,有意识地参与排尿的过程,感受排尿感和排空感。
评价	1. 明确操作目的、原理。 2. 能够帮助病人建立良好排尿习惯。

简要流程图	注意事项
评估:手术经过、留置管道、饮水及排尿情况、病人认知 ⇩ 核对并准备:环境、病人、操作者 ⇩ 制定排尿计划并实施 ⇩ 指导病人感知排尿过程 ⇩ 效果评价:明确操作原理,指导病人养成良好排尿习惯	由于膀胱被切除,而原位新膀胱缺乏对于尿液充盈的感受器,术后部分病人即使经训练也无法形成膀胱充盈感。在无尿意的情况下,养成良好的排尿习惯对于新膀胱贮尿容量的恢复和功能的保护至关重要。

(三) 控尿功能训练

原位新膀胱术后,病人的控尿功能主要依靠尿道括约肌和盆底肌维持。由于手术损伤部分肌肉组织及排尿神经,术后病人的控尿能力通常较前下降。晚上睡眠时,神经对于尿道括约肌的控制力变弱,病人容易发生尿失禁,研究表明:加强盆底肌功能锻炼有助于病人术后早期恢复控尿能力,降低夜尿失禁的发生率。

1. 目的

(1) 恢复控尿能力。

(2) 提高病人生活质量。

2. 适应证　原位新膀胱术后尿失禁者。

3. 禁忌证

(1) 因尿道括约肌、神经血管束损伤而发生真性尿失禁者。

(2) 下尿路狭窄排尿困难者。

操作流程

简要步骤	具体内容
核对与解释	1. 核对　病人身份(姓名、病案号)与医嘱。 2. 解释　操作目的、注意事项及配合要点。

续表

简要步骤	具体内容
评估	1. 病人病情及治疗经过　手术方式、手术时间、排尿功能。 2. 病人认知能力及配合程度。 3. 日常饮水及排尿情况。 4. 盆底肌功能。 **盆底肌强度评估** 此处为盆底肌强度评估表

肌力	级别	表现
无	0	没有持续的肌肉收缩、压力、位移。
颤动	1/5	很少,瞬间收缩<1s。
弱	2/5	弱收缩,有或无手指向后抬高,>1s,<3s。
中度	3/5	中度收缩,有或无手指往后抬高,收缩持续至少4~6s,可重复3次。
良好	4/5	良好收缩,有手指往后抬高,至少持续7~9s,可重复4~5次。
强力	5/5	明显的强烈收缩,有手指往后抬高,至少持续10s,可重复4~5次。

简要步骤	具体内容
准备	1. 环境　安静、整洁、光线充足、室温适宜、私密。 2. 病人　明确训练的目的、经过以及配合要点,等待训练指导。 3. 操作者　着装整洁。
实施	1. 盆底肌肉锻炼指导 (1) 快收缩:快速收紧和提高骨盆底肌肉,然后放松,每天做快速收缩法10次。 　快速收缩口令:收缩放松,收缩放松,收缩放松。 (2) 慢收缩:慢收缩持续5~10s,每一组运动包括收缩和放松骨盆底肌肉10次,每天做10组,共合100次。以慢口令进行:收缩1 2 3 4……10放松,(停顿10s)。 2. 动态评估训练效果并调整训练强度,尿失禁改善情况,盆底肌强度变化评价。
评价	1. 明确训练目的、原理。 2. 能够指导病人掌握盆底肌训练方法。

简要流程图	注意事项
评估:手术、排尿情况、病人认知、盆底肌强度 ⇩ 核对并准备:环境、病人、操作者 ⇩ 根据病人失禁严重程度制定盆底肌 训练计划并实施 ⇩ 训练效果评价与训练方案动态调整 ⇩ 效果评价:明确操作原理,病人掌握 盆底肌训练方法	1. Kegel(凯格尔)盆底肌锻炼:在不收缩下肢、腹部及臀部肌肉的情况下自主收缩耻骨、尾骨周围的肌肉(会阴及肛门括约肌)。可增加尿道和尿道括约肌的力量,有效控制排尿。为了获得最佳的效果,骨盆底肌肉锻炼需要持续8~12周。 2. 盆底肌训练的频率及持续时间依据病人失禁严重程度和自身耐力而决定,建议病人坚持锻炼。

(四) 排尿功能训练

正常机体排尿主要是通过膀胱逼尿肌的收缩来完成。原位新膀胱与原来的膀胱不同,没有逼尿肌,排尿的压力主要通过腹压来传递。腹部用力同时尿道括约肌松弛,这两个动作相协调,尿液才能顺利排出。

1. **目的**

（1）改善排尿功能,增加尿液排出的顺畅性。

（2）提高病人生活质量。

2. **适应证**　原位新膀胱术后病人。

3. **禁忌证**

（1）原位新膀胱瘘。

（2）排尿困难者。

操作流程

简要步骤	具体内容
核对与解释	1. 核对　病人身份(姓名、病案号)与医嘱。 2. 解释　操作目的、注意事项及配合要点。
评估	1. 病人病情及治疗经过　手术方式、手术时间、输尿管支架管、膀胱造瘘管、留置尿管留置情况、术后并发症发生情况、排尿功能。 2. 病人认知能力及配合程度。 3. 日常饮水及排尿情况。
准备	1. 环境　安静、整洁、光线充足、室温适宜、私密。 2. 病人　明确操作的目的以及配合要点,等待训练指导。 3. 操作者　着装整洁。
实施	1. 排尿指导　采取蹲位或半坐位。每次排尿前检查并确定膀胱最高点,将手掌置于腹部膀胱最高点,收缩腹肌,憋气用力,利用腹压排尿,排尿时随下降的膀胱用掌心压迫膀胱向下并做环形按摩,手法不宜过重,每次按摩 5min 左右,膀胱下降至耻骨联合时,可用四指向下轻压膀胱,起到刺激和压迫膀胱排尿的左右,争取将尿液排尽。 2. 锻炼腹肌指导　3~6 次/d,10min/次,呼气时收缩腹肌,保持 3s,吸气时放松,目的是增加腹肌和膈肌的收缩力,排尿时增加腹压,排尿动力增大。 3. 动态评估训练效果并调整训练方案　排尿时肌肉的协调性,排尿顺畅性。
评价	1. 明确操作目的、原理。 2. 能够帮助病人掌握排尿功能训练方法。

简要流程图	注意事项
评估:手术经过、留置管道、饮水及排尿情况、病人认知 ⇩ 核对并准备:环境、病人、操作者 ⇩ 排尿训练及腹肌锻炼指导 ⇩ 训练效果评价与训练方案动态调整 ⇩ 效果评价:明确操作原理,病人学会排尿功能训练	1. 排尿时嘱病人排尿时收缩腹肌,增加腹压,使膀胱内压高于尿道压,从而使尿液排出。在腹肌收缩的同时应左手交替保护双侧腹股沟区,防止疝的发生,疝为术后常见并发症,它的发生与病人长期利用高腹压排尿关系密切。 2. 尿液的顺利排出除了要有足够的腹压外,还需尿道括约肌的松弛,只有腹肌与尿道括约肌协调配合,机体才能顺利排尿。在指导病人进行排尿训练时应告知病人两者协同作用的重要性,切勿在收缩腹肌的同时收缩尿道括约肌。

五、耻骨上膀胱造瘘口漏尿的护理技术

膀胱造瘘是指通过在耻骨上穿刺膀胱,将造瘘管经穿刺口置于膀胱内以引流尿液的一种尿流改道的术式。膀胱造瘘术后,因造瘘管口过大、造瘘管角度偏移、造瘘管堵塞等原因,尿液可能无法全部经造瘘管引出体外,而是由造瘘管口渗出。

耻骨上膀胱造瘘口漏尿常用处理技术包括局部换药、牵拉球囊以及应用造口袋构建集尿装置。局部换药主要是通过使用 Y 形纱布包裹造瘘管,若造瘘口漏尿较多,纱布经常被浸湿,可考虑选用吸水性较好的敷料进行换药,如亲水纤维敷料、藻酸盐敷料作为内敷料,外层选用泡沫敷料进行覆盖包裹。牵拉球囊是指通过外力牵拉使造瘘口处留置的尿管球囊压迫造瘘口缺口,从而达到完全密闭造瘘口的目的,此方法长时间使用可导致局部受压迫组织缺血坏死,需谨慎使用。应用造口袋构建集尿装置来收集造瘘口的漏尿操作相对复杂,但集尿效果较好,对于漏尿较多,其他保守治疗方式无效的病人建议使用此方法。下面将具体介绍造口袋集尿装置在耻骨上膀胱造瘘口漏尿病人中的应用技术。

应用造口袋构建集尿装置

1. 目的

(1) 收集耻骨上膀胱造瘘口的漏尿。

(2) 提高病人生活质量,避免病人尴尬。

2. 适应证

(1) 耻骨上膀胱造瘘口漏尿。

(2) 膀胱造瘘口漏尿量多,经反复换药依旧无法有效管理。

(3) 居家病人动手能力差,无法自行换药。

3. 禁忌证

(1) 病人造瘘口周围皮肤状况差,无法稳固粘贴造口袋。

(2) 造瘘管堵塞。

操作流程

简要步骤	具体内容
核对与解释	1. 核对　病人身份(姓名、病案号)与医嘱。 2. 解释　操作目的、注意事项及配合要点。
评估	1. 病人病情及治疗经过　膀胱造瘘时间、造瘘管留置目的、造瘘管留置时间。 2. 造瘘管漏尿情况　尿液量、性状。 3. 造瘘管周围皮肤情况。 4. 造瘘管大小、材质。 5. 病人造瘘管自我护理能力。
准备	1. 环境　安静、整洁、光线充足、室温适宜、私密。 2. 用物　治疗盘、治疗巾、清洁手套 1 对、纱布、无菌生理盐水、棉球、无菌消毒碗、造口袋、3m 红色胶布、水胶体敷料。 3. 病人　明确操作的目的、经过以及配合要点,卧床休息,等待操作。 4. 操作者　着装整洁。

简要步骤	具体内容
实施	1. 嘱病人取平或半坐卧位。 2. 清洗双手、戴口罩。 3. 床旁核对医嘱和病人身份。 4. 铺治疗巾,穿清洁手套,使用生理盐水清洗造瘘口并抹干,脱手套,手消毒。 5. 裁剪造口袋内口,略微扩大可使造瘘管通过即可。 6. 在造口袋塑料薄膜上黏贴水胶体敷料后剪一个 2~3mm 十字开口。 7. 应用止血钳将造瘘管经造口袋塑料薄膜上的开口拉出。 8. 将造口底盘粘贴于病人耻骨联合上方。 9. 应用水胶体敷料密闭造口袋薄膜上的开口。 10. 将造瘘管连接集尿袋。 11. 妥善固定造瘘管。 12. 整理用物、清洁床单位,协助病人摆放舒适体位。 13. 健康教育 (1)多饮水、注意观察每日尿量,留意尿液的性状及颜色,如果发现有脓性尿、血性尿流出,建议立即返回医院处理。 (2)造口袋粘贴时间不宜超过 7d,若底盘黏胶内圈超过 2/3 已变白,建议更换。 (3)造口袋未连接集尿袋时,袋内尿量达 1/3 时应及时排空,若造口袋连接集尿袋,注意集尿袋位置不能高于膀胱区,平时集尿袋中尿液达 2/3 应立即排空。 (4)夜间睡眠时应将造口袋连接集尿袋。
评价	1. 熟练完成操作。 2. 操作过程清洁,无明显污染。 3. 健康宣教到位。

简要流程图	注意事项
评估:病人置管经过、漏尿及造瘘口周围皮肤情况 ⇩ 核对并准备:物品、环境、病人、操作者 ⇩ 清洁造瘘管口 ⇩ 裁剪、粘贴造口袋 ⇩ 固定造瘘管及将其连接集尿袋 ⇩ 健康教育 ⇩ 效果评价:操作熟练程度、操作无污染、健康宣教	1. 造瘘口漏尿的病人造口周围皮肤由于长时间浸泡在尿液中,好发尿源性皮炎,粘贴造口袋前应加强评估并给予对症处理。 2. 造瘘管的留置虽然解决了尿潴留的问题,但也为细菌的侵入提供了便捷通道,故建议病人多饮水,每日饮水量控制在 2 500ml 以上,已达到生理性冲洗的目的。避免抗生素的运用,以免造成局部菌群混乱。 3. 长期留置膀胱造瘘管的病人,由于尿液持续经造瘘口引出,膀胱无法充盈,也无法收缩排尿,膀胱肌层将发生废用性萎缩。为避免膀胱废用性萎缩,应定期夹闭尿管,保持膀胱充盈。白天 2~3h 开放 1 次造瘘管,以病人不觉憋胀和膀胱区无明显隆起为宜。夜间和终身带管者及膀胱已经萎缩者,则无需夹闭尿管。

六、泌尿造口护理技术

（一）泌尿造口定位技术

1. 目的　选择最恰当的造口位置。

2. 意义

（1）方便病人术后自我护理造口。

（2）减少造口袋渗漏的发生。

（3）便于造口用品的选择和使用。

操作流程

简要步骤	具体内容
核对与解释	1. 核对　病人身份(姓名、病案号)与医嘱。 2. 解释　操作目的、注意事项及配合要点。
评估	1. 手术类型。 2. 病人的年龄、性别、文化程度、职业、宗教信仰、对造口位置的偏好等。
准备	1. 环境　安静、整洁、光线充足、室温适宜、私密。 2. 用物　定位笔、酒精、3M 液体喷膜/透明薄膜、棉签。 3. 病人　嘱病人在约定的时间、地点等待定位。
实施	1. 嘱病人取去枕平卧位,暴露腹部。 2. 评估腹部外形和腹部皮肤状况。 3. 寻找腹直肌　嘱病人抬头看脚尖,触摸病人腹部寻找腹直肌边缘并做好标记。 4. 初步确定造口位置 方法一:肚脐与右髂前上棘连线内上 1/3 处,该位置须位于腹直肌内。 方法二:过脐作一水平线和垂直线,在这两条线与右腹直肌边缘线围城的区域内选择皮肤平坦处作为造口部位。 5. 最后确定造口位置　分别让病人取坐位、站立位(左右、前后倾斜)、下蹲位,评估在这几种体位下拟定造口位置周围皮肤是否平坦,病人能否看清拟定造口位置,做出必要的调整,最终确定造口位置。 6. 标记 方法一:用定位笔在最终拟定造口位置上色,喷洒 3M 喷膜保护。 方法二:用定位笔在最终拟定造口位置上色,覆盖透明薄膜保护。 7. 用酒精棉签清除非造口位置的残留污渍和油笔标记。 8. 健康教育　告知病人好好保护定位标记,洗澡时勿大力擦洗定位标志,定位标志模糊不清时需主动告知医务人员。
评价	1. 病人能看清造口标志。 2. 病人对拟定的造口位置满意。 3. 拟定的造口位置标志清晰。 4. 拟定的造口标志位于腹直肌内,避开瘢痕组织、皮肤褶皱、骨骼,位于腹部最高点且基本不影响病人生活。

简要流程图	注意事项
评估:病人基本及疾病信息 ⇩ 准备:病人、物品、环境 ⇩ 寻找腹直肌 ⇩ 拟定造口位置 ⇩ 确定造口位置并标记 ⇩ 健康教育 ⇩ 效果评价:标志位置选择是否理想、标记是否清楚	1. 定位开始前操作者宜充分评估病人对于造口的认识及接纳程度,向病人做好解释工作,进行取得病人的配合。 2. 特殊情况处理 病人腹部情况复杂,难以找到理想造口位置或定位标记点,可寻求医生帮助,共同探讨决定造口位置。理想造口位置非常接近或位于瘢痕组织上时,可直接将造口定位于瘢痕处。

(二) 泌尿造口换袋技术

1. 目的

(1) 帮助病人及家属掌握造口袋更换技术。

(2) 提供合适的方法收集泌尿造口病人的尿液。

(3) 观察泌尿造口及造口周围皮肤并发症发生情况。

2. 适应证

(1) 术后初期指导病人及家属造口袋的更换。

(2) 造口袋日常更换。

(3) 造口及造口周围皮肤检查。

(4) 造口底盘渗漏。

操作流程

简要步骤	具体内容	图示
核对与解释	1. 核对 病人身份(姓名、病案号)与医嘱。 2. 解释 操作目的、注意事项及配合要点。	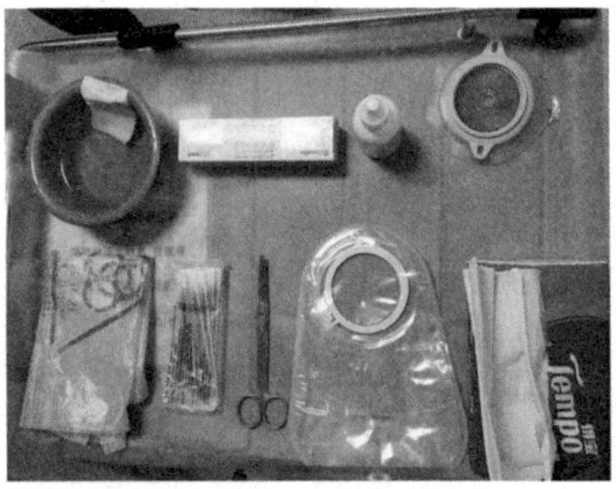
评估	1. 病人及家属的造口自我护理能力、视力、听力、手的灵活性。 2. 病人日常照顾者。 3. 造口袋黏贴的稳固性。 4. 排泄物的量、性状、颜色。	
准备	1. 环境 安静、整洁、光线充足、室温适宜、私密。 2. 用物 泌尿造口袋、剪刀、防漏膏、造口粉、纸巾/小毛巾、棉签、盆、清水、垃圾袋、造口测量尺等(图 2-8-1)。 3. 病人 嘱病人及需要练习换袋技术的家属在指定位置等待。	图 2-8-1 **物品准备**

简要步骤	具体内容	图示
实施	1. 嘱病人取坐位或仰卧位。 2. 撕除旧的造口袋,撕除手法　一手按住皮肤,一手由上往下撕开造口黏胶(图2-8-2)。 3. 清洗　使用棉签清除泌尿造口表面附着的黏液,使用纸巾/小毛巾蘸水清洁造口周围皮肤(图2-8-3)。 4. 抹干造口周围皮肤。 5. 观察造口及其周围皮肤有无并发症发生,如有则采取相应的处理方法进行处理。 6. 评估病人之前选用的造口袋是否恰当,如果不恰当重新为病人选择合适的造口袋。 7. 测量　造口周径(图2-8-4)。	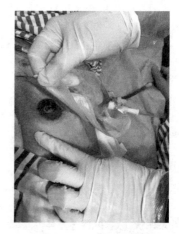 图2-8-2　撕除造口袋 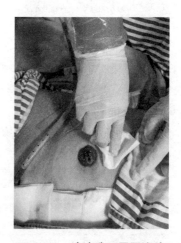 图2-8-3　清洗造口周围皮肤 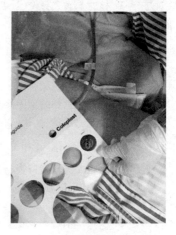 图2-8-4　测量造口大小

简要步骤	具体内容	图示
实施	8. 裁剪　按测量数据裁剪造口底盘,底盘内口边缘距离造口边缘 1~2mm 较为理想(图 2-8-5)。在底盘裁剪前需明确造口袋的摆放方向。 9. 粘贴　撕除底盘内衬,按由下而上的顺序黏贴造口底盘,底盘粘贴完成后,用棉签或手指来回按压 3~5 次,以使其与皮肤充分黏合(图 2-8-6),两件式造口袋在底盘站稳后扣合造口袋(图 2-8-7)。 10. 清理用物。 11. 健康宣教。	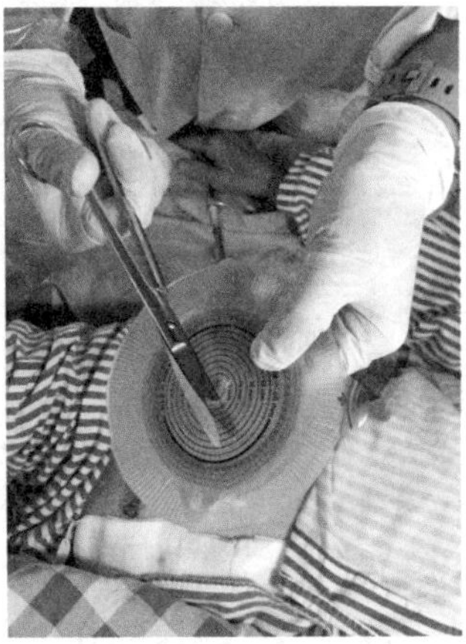 图 2-8-5　裁剪造口底盘 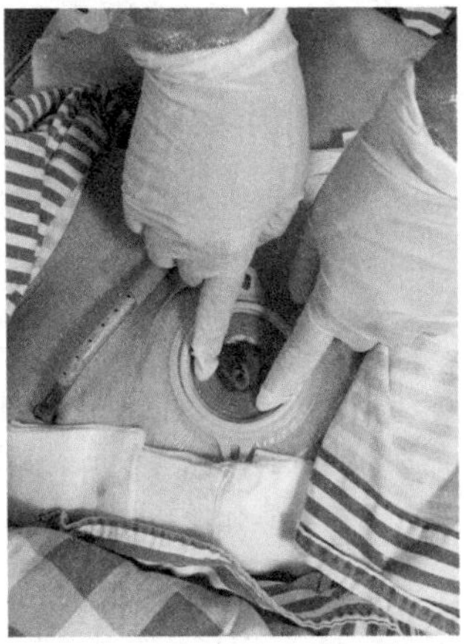 图 2-8-6　粘贴造口底盘 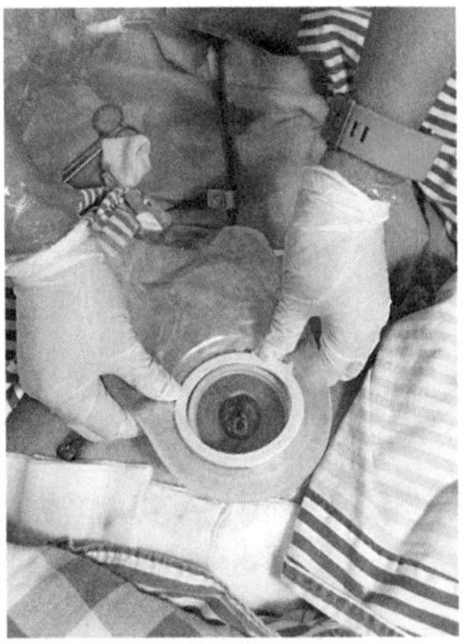 图 2-8-7　扣合造口袋

简要步骤	具体内容	图示
评价	1. 病人/家属造口袋更换技术较前提高。 2. 病人/家属能够明确泌尿造口相关注意事项。 3. 造口及造口周围并发症得到及时发现及合理的处理。	

简要流程图	注意事项
评估:病人基本信息、疾病状况 ⇩ 准备:病人、物品、环境 ⇩ 撕除旧造口袋 ⇩ 健康宣教 ⇩ 清洗、抹干 ⇩ 技术指导 评估造口及其周围皮肤并发症、造口产品 适用性并干预 ⇩ 底盘裁剪并粘贴 ⇩ 效果评价:操作熟练,健康宣教到位,病人/家属的造口自我护理能力较前提高,造口现存并发症得到有效处理。	1. 因为泌尿造口可能在换袋过程中持续排出尿液,所以泌尿造口袋黏贴时动作要迅速,注意防止底盘在粘贴稳固前被黏液浸湿。 2. 要根据病人体位选择合适的造口袋引流方向,造口袋引流方向的选择以利于尿液排出,不引起病人不舒适为原则。

（三）泌尿造口尿液标本采集技术

1. **目的**　采集无菌中段尿进行检查。
2. **适应证**　泌尿系统感染需行尿细菌学培养。

操作流程

简要步骤	具体内容
核对与解释	1. 核对　病人身份(姓名、病案号)与医嘱。 2. 解释　操作目的、注意事项及配合要点。
评估	1. 造口部位。 2. 造口袋内尿液性状、颜色、气味。 3. 病人病情　生命体征、体温、感染相关指标。
准备	1. 环境　安静、整洁、光线充足、室温适宜、私密。 2. 用物　碘伏消毒液、无菌生理盐水、吸痰管、尿管、酒精灯、无菌换药碗、无菌手套、无菌试管、剪刀、垫巾。 3. 病人　明确操作目的配合注意事项。

简要步骤	具体内容
实施	1. 协助病人取平卧位,在病人右侧腰下铺垫巾。 2. 撕除造口袋。 3. 清洗　使用棉签清除泌尿造口表面附着的黏液,使用纸巾/小毛巾蘸水清洁造口周围皮肤。 4. 抹干造口周围皮肤。 5. 打开无菌导尿包,将吸痰管、尿管、无菌剪刀放置于导尿包中,戴无菌手套,裁剪吸痰管。 6. 用碘伏消毒液消毒造口及其周围皮肤,消毒后用无菌生理盐水清除消毒液。 7. 测量造口高度,将裁剪好的吸痰管前端润滑后插入泌尿造口,插入深度为造口高度+2cm。 8. 将尿管经吸痰管插入造口,插入深度为吸痰管长度+1~2cm。 9. 用无菌试管经导尿管开口收集尿液,留尿前后需用酒精灯烘烤无菌试管口。 10. 清理用物。 11. 标本送检。
评价	1. 尿标本留取过程顺利,标本无被污染。 2. 留尿过程中,未造成病人不舒适。 3. 造口无损伤。

简要流程图	注意事项
评估:病人基本信息、疾病状况 ⇩ 准备:病人、物品、环境 ⇩ 撕除旧造口袋 ⇩ 清洗、抹干 ⇩ 打开导尿包,裁剪管道 ⇩ 消毒造口及其周围皮肤,清除消毒液 ⇩ 插管、留取尿标本并送检 ⇩ 效果评价:标本无污染,造口无损伤,病人无痛苦体验。	1. 选用吸痰管做套管来留取尿标本,比单纯使用尿管直接插入造口进行标本采集会大大降低标本被污染的概率。 2. 吸痰管材质较硬,使用过程中,注意动作需轻柔,避免引起泌尿造口的机械性损伤。 3. 尿标本顺利留取后,应立即送检,避免被污染。

七、泌尿造口并发症护理技术

　　泌尿造口并发症包括造口并发症和造口周围皮肤并发症。造口并发症主要包括造口出血、造口缺血坏死、造口旁疝、回肠导管尿漏。造口周围皮肤并发症主要包括尿源性皮炎、尿酸结晶、造口皮肤黏膜分离。不同的并发症有不同的发病原因、临床表现及处理方式,考虑各种并发症的发生率及护理特点,现主要选取下四种并发症的护理技术进行介绍。

（一）造口出血护理技术

通常在术后 72h 内发生,表现为造口或皮肤边缘渗血,血液可来自于造口表面,也可来自于肠腔内。常见病因包括手术止血不充分、病人凝血功能障碍、造口被摩擦或碰撞、造口产品使用不当、某些消化道疾病致使肠腔内出血。

1. **目的**

（1）明确造口出血的病因。

（2）纠正造口出血。

2. **适应证**　泌尿造口术后造口出血。

操作流程

简要步骤	具体内容
评估	1. 造口出血部位、出血量、出血速度。 2. 诱发造口出血原因。 3. 生命体征。 4. 心理状况　恐慌、焦虑程度。
准备	1. 环境　安静、整洁、光线充足、室温适宜、私密。 2. 用物　无菌生理盐水、无菌换药碗、清洁手套、手电筒、垫巾、止血药（如云南白药、藻酸盐敷料）、纱布、棉球。 3. 病人　保持安静,配合操作。
实施	1. 协助病人取平卧位/半坐位,在病人右侧腰下铺垫巾。 2. 撕下造口袋。 3. 清洁造口及其周围皮肤。 4. 抹干造口周围皮肤。 5. 打开手电筒,探查出血部位,通过问诊及视诊完成造口出血相关病情评估。 6. 采取适当的护理措施进行止血 （1）造口表面少量渗血:可在出血部位洒云南白药或覆盖藻酸盐敷料后使用纱布局部按压止血。 （2）回肠导管与皮肤连接处渗血:也可在出血部位洒云南白药或覆盖藻酸盐敷料进行止血。 （3）出血量大局部用药、按压无法有效止血需则寻求医生帮助,必要时进行血管结扎止血。 （4）出血部位在肠管内部,则需转介医生处理。 7. 健康宣教 （1）造口是由脆弱的肠管组织构成,居家护理过程中注意保护造口,避免碰撞、摩擦。 （2）轻微的造口表面出血可自行在家用药、局部按压止血,出血量大或局部少量出血经自行处理无效时需立即返院处理。 （3）发现出血后保持镇静,不要恐慌,依照医务人员的指引处理即可。
评价	1. 操作熟练、应对及时。 2. 能够根据不同的出血状况采取合理的护理措施。 3. 健康宣教到位。

简要流程图	注意事项
评估:生命体征、病人心理及出血概况 ⇩ 准备:病人、物品、环境 ⇩ 撕除造口袋 ⇩ 清洗、寻找出血点 ⇩ 依据出血现况选择并采取合理护理措施 ⇩ 健康宣教 ⇩ 评价:应急能力、护理方案合理性、宣教到位	1. 造口出血为临床急症,需立即处理,要求护理人员心态沉稳、反应迅速、操作熟练。 2. 造口出血处理过程中,需尽快对出血状况进行全面评估,明确出血部位、诱因、既往用药及治疗经过、病人凝血功能,在综合以上资料的基础上制定合理的护理方案。

(二) 造口尿漏负压吸引技术

尿液无法经泌尿造口开口流出体外,部分或完全经瘘口漏入体内,盆腔引流液查肌酐值即可确诊泌尿造口尿漏。回肠导管任一肠段缺血坏死、机械性损伤、吻合口愈合不良都可导致尿漏的发生。

1. 目的

(1) 有效引流尿液,促进尿液经造口排出体外。

(2) 通过保守治疗促进漏口闭合。

2. 适应证　泌尿造口术后回肠储尿囊漏尿。

3. 禁忌证

(1) 凝血功能异常的病人。

(2) 操作配合性较差、无法长期卧床的病人。

操作流程

简要步骤	具体内容	图示
核对与解释	1. 核对　病人身份(姓名、病案号)与医嘱。 2. 解释　操作目的、注意事项及配合要点。	
评估	1. 机体 24h 出入量。 2. 经造口排出的尿液量、性状、颜色。 3. 盆腔/会阴引流液量、性状、颜色、肌酐值。 4. 病人生命体征、凝血功能、营养状况、水电解质平衡等。	
准备	1. 环境　安静、整洁、光线充足、室温适宜、私密。 2. 用物　吸痰管/胃管、软胶管、甘油节注射器、无菌圆碗、无菌注射用水、无菌剪刀、缝线、缝针、负压吸引装置、多爱敷超薄水胶体、红色加压固定胶布、两件式泌尿造口袋、床旁尿袋。	

续表

简要步骤	具体内容	图示
实施	1. 协助病人取平卧位,在病人右侧腰下铺垫巾。 2. 分离两件式造口袋或揭除一件式泌尿造口袋,暴露泌尿造口。 3. 清洗 冲洗泌尿造口分泌的黏液(图2-8-8)。 4. 打开无菌换药包,将吸痰管/胃管、尿管、无菌剪刀放置于导尿包中,戴无菌手套,裁剪吸痰管/胃管。 5. 经泌尿造口轻轻插入吸痰管/胃管来探查回肠导管长度并标记插管深度。 6. 插入软胶管(图2-8-9)。 7. 缝线缝合固定软胶管。 8. 经软胶管开口插入吸痰管/胃管(图2-8-10)。 9. 固定并标记硬管置管深度。 10. 扣合造口袋并做好管道固定(图2-8-11)。 11. 连接负压抽吸装置与吸痰管/胃管。 12. 健康宣教 (1) 密切观察负压吸引有效性:吸引管内持续有液体引出。 (2) 定期清除造口黏液,避免尿液流出受阻。 (3) 留意负压抽吸液体性状,一旦有血性液体流出,立即关闭负压,通知医务人员处理。 (4) 勿擅自调节负压大小。	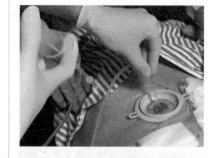 图2-8-8 泌尿造口黏液清除 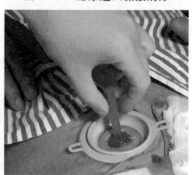 图2-8-9 将软胶管插入泌尿造口 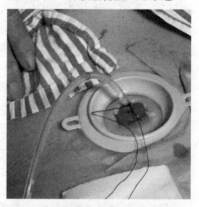 图2-8-10 将硬管插入软胶管 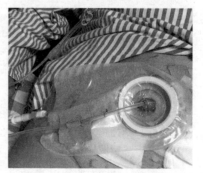 图2-8-11 扣合造口袋

简要步骤	具体内容	图示
评价	1. 操作熟练。 2. 操作安全,泌尿造口无机械性损伤。 3. 明确治疗过程中如何保持负压的有效性和治疗的安全性。 4. 健康宣教到位。	

简要流程图	注意事项
评估:病人基本信息、疾病状况 ⇩ 准备:物品、环境 ⇩ 暴露泌尿造口 ⇩ 清除黏液 ⇩ 探查插管深度,先后插管并固定 ⇩ 连接负压抽吸装置 ⇩ 效果评价:操作熟练、安全,尿液引流顺畅、健康宣教到位	1. 双套管吸引,硬管套于软管之中,可避免直接吸引肠黏膜而加强治疗的安全性,故需留意置管深度和管道异位情况。 2. 负压压力大小调节,50~70mmHg,负压压力不宜过大,以免引起造口黏膜缺血坏死。

（三）尿源性皮炎护理技术

造口周围出现浅表性皮肤损伤,皮肤发红、有刺痛感/烧灼感,通常由于各种原因导致造口底盘渗漏,皮肤长时间浸泡于尿液中而导致。

1. 目的

（1）增强底盘粘贴的稳固性,减少造口周围皮肤受尿液刺激的风险。

（2）促进尿源性皮炎的愈合。

（3）消除病人造口周围皮肤不适症状。

2. 适应证　泌尿造口术后造口周围皮肤发生尿源性皮炎。

操作流程

简要步骤	具体内容
评估	1. 造口底盘使用情况　造口产品类型及特点、造口底盘粘贴使用时长。 2. 造口周围皮肤情况　有无凹陷、褶皱、瘢痕,是否邻近伤口、骨组织,皮肤损伤严重程度。 3. 病人造口自我护理能力。
准备	1. 环境　安静、整洁、光线充足、室温适宜、私密。 2. 用物　清洁的温水、造口袋、纸巾/小毛巾、垫巾、垃圾袋、造口粉/水胶体敷料/泡沫敷料、使用凸面底盘病人需准备造口腰带。 3. 病人　保持安静、配合操作。

简要步骤	具体内容
实施	1. 协助病人取平卧位/半坐位,在病人右侧腰下铺垫巾。 2. 撕下造口袋。 3. 清洁造口及其周围皮肤。 4. 抹干造口周围皮肤。 5. 通过问诊及视诊完成尿源性皮炎相关病情评估,明确造口底盘渗漏的原因及尿源性皮炎的严重程度。 6. 根据尿源性皮炎严重程度采取相应的护理措施:造口周围皮肤发红,渗出少,可在皮损处喷洒造口粉或粘贴超薄水胶体敷料进行处理;造口周围皮损较严重,渗出液较多,可覆盖标准型水胶体敷料或泡沫敷料进行处理。 7. 纠正病人底盘渗漏的原因,稳固粘贴造口袋。 8. 健康宣教 (1) 造口底盘一旦渗漏,应立即更换,避免尿液长时间刺激而损伤皮肤。 (2) 注意观察底盘粘贴的稳固性,若底盘频繁渗漏,须返院寻求造口治疗师的帮助。 (3) 加强造口自我护理能力,尽量学会自行熟练护理造口,不要完全依赖他人。
评价	1. 操作熟练。 2. 能够通过评估明确病人皮肤受尿液刺激的根本原因并采取合理的护理措施进行纠正。 3. 能够根据病人尿源性皮炎的严重程度选择适宜的护理措施。 4. 健康宣教到位。

简要流程图	注意事项
评估:造口袋使用情况、造口自我护理能力、造口周围皮肤状况 ⇩ 准备:病人、物品、环境 ⇩ 撕除造口袋 ⇩ 清洁造口及其周围皮肤 ⇩ 评估并明确造口底盘渗漏的原因及尿源性皮炎的严重程度,依据病人病情采取合理的应对措施 ⇩ 健康宣教 ⇩ 评价:操作熟练、合理的病情分析及护理、健康宣教到位	1. 加强底盘粘贴的稳固性,避免尿液刺激造口周围皮肤是治疗尿源性皮炎的关键。 2. 造口底盘渗漏的原因很多,需从病人造口自我护理能力、换袋频率、造口袋的适用性、造口周围皮肤特点等方面进行全面的评估,基于详尽的评估内容进行纠正,纠正完成后,还要动态监测病人底盘粘贴稳固性,若底盘依旧渗漏,则需继续探索并选择更合适的护理措施来加强底盘粘贴的稳固性。

(四) 尿酸结晶护理技术

造口周围皮肤尿酸结晶主要表现为白色粉末结晶体黏附在周口或造口周围皮肤上,其发生原因为细菌将碱性尿液中的尿酸分解成结晶。

1. 目的

(1) 清除造口周围皮肤尿酸结晶。

(2) 促进病人舒适。

2. 适应证 泌尿造口术后造口周围皮肤发生尿酸结晶。

操作流程

简要步骤	具体内容
评估	1. 病人饮食、饮水习惯。 2. 尿液酸碱度。 3. 尿酸结晶形成时间、量、部位。 4. 造口底盘粘贴的稳固性。 5. 病人造口自我护理能力。
准备	1. 环境　安静、整洁、光线充足、室温适宜、私密。 2. 用物　清洁的温水、造口袋、纸巾/小毛巾、垫巾、垃圾袋、白醋、纱布。 3. 病人　保持安静、配合操作。
实施	1. 协助病人取平卧位/半坐位,在病人右侧腰下铺垫巾。 2. 撕下造口袋。 3. 清洁造口及其周围皮肤。 4. 抹干造口周围皮肤。 5. 通过问诊、视诊以及尿液酸碱度测试完成尿酸结晶相关病情评估。 6. 白醋:水＝1:3。按以上比例配置清洗液,将纱布浸泡于清洗液中后取出,若尿酸结晶量少,直接使用浸有清洗液或弱酸性沐浴液的纱布擦拭,若结晶经擦拭无法被清洁干净,可先使用浸有清洗液的纱布湿敷20min后擦拭。若结晶已长到造口黏膜上,可用清洗液冲洗造口黏膜处结晶,冲洗频率为每日2~3次。 7. 粘贴造口袋　底盘裁剪不宜过大,比造口大1~2mm即可,一般3~5d更换1次,若底盘渗漏随时更换。 8. 健康宣教 （1）增加酸性食物的摄入,如蔓越莓汁、鱼类、瘦肉、燕麦、面包、蛋及面粉类等,减少碱性食物的摄入,如菠菜、绿豆芽、杏仁、芥菜等。每日饮水量保持在2 000~2 500ml,从而稀释尿液,降低尿酸浓度。 （2）尿酸结晶的存在会影响底盘粘贴的稳固性,加强观察,若发现底盘渗漏,需立即更换,若一日内底盘反复渗漏,无法有效粘贴时建议返院寻求造口治疗师的帮助。 （3）选用弱酸性的沐浴液。
评价	1. 操作熟练。 2. 病情分析与护理措施合理。 3. 能够帮助病人掌握尿酸结晶自我护理方法。 4. 健康宣教到位。

简要流程图	注意事项
评估:尿液酸碱度、饮食习惯、尿酸结晶、造口底盘粘贴稳固性、造口自我护理能力 ⇩ 准备:病人、物品、环境 ⇩ 撕除造口袋 ⇩ 清洁造口及其周围皮肤 ⇩ 完成病情评估 ⇩ 配置清洗液,清除结晶 ⇩ 粘贴造口袋 ⇩ 健康宣教 ⇩ 评价:操作熟练、病情分析及护理措施合理、健康宣教到位	1. 尿酸结晶发生的根本原因是病人饮食、饮食习惯不当,除了帮病人处理病症外,需加强健康宣教,帮助病人纠正不良饮食、饮水习惯,酸化尿液。 2. 尿酸结晶较为严重时,需反复使用弱酸性溶液湿敷、擦拭才能治愈,故需指导病人尝试在家中自行配置清洗液,每次更换底盘时进行湿敷、擦拭,直至结晶完全消失。 3. 尿酸结晶的存在会影响底盘粘贴的稳固性,而底盘渗漏,尿液刺激皮肤会加重局部皮肤的损伤,因而需积极评估病人底盘粘贴的稳固性,对于底盘频频渗漏的病人需转介造口治疗师进行干预。

八、前列腺穿刺病人安全管理技术

（一）概念

前列腺穿刺活检是指应用穿刺针从前列腺中获取前列腺组织的一种微创的操作方式，这是确诊前列腺癌的最常用的检查方法。根据穿刺途径可分为经直肠前列腺穿刺和经会阴前列腺穿刺。根据穿刺范围可分为 6 针前列腺穿刺、8 针前列腺穿刺和 12 针前列腺穿刺，目前影像学引导下的系统性 10~12 针穿刺已经成为了各指南的基本共识。

（二）适应证

1. 直肠指检发现前列腺可疑结节，任何 PSA 值。

2. 经直肠前列腺超声或 MRI 发现可疑病灶，任何 PSA 值。

3. PSA>10μg/L。

4. PSA 4~10μg/L，f/t PSA 可疑或 PSAD 值可疑。

（三）禁忌证

1. 急性前列腺炎和慢性前列腺炎活动期。

2. 有出血倾向及凝血功能障碍者。

3. 有严重心肺疾病，或糖尿病血糖控制不好，一般情况差者。

4. 肛门闭锁、肛门狭窄或有严重痔疮者可经会阴途径活检。

（四）方法和步骤

病人取侧卧位或膝胸卧位，局部消毒麻醉，医生在超声辅助下通过直肠或会阴将穿刺针插入前列腺内，切取部分前列腺组织送病理检查。

操作安全管理流程

项目	护理要点	具体内容
穿刺前	病情评估	1. 评估内容包括血、尿常规，凝血功能，心肺功能，血糖，艾滋病、梅毒、乙肝、丙肝等。 2. 如病人服用阿司匹林或非类固醇药物应停药 1 周后再行穿刺术，穿刺前检测出凝血功能。 3. 对于合并其他系统疾病病人，如高血压、糖尿病等，应注意术前控制血压、血糖。
	胃肠道准备	术前常规行清洁灌肠。对有肛肠疾病，应提前与医生沟通并给予相应治疗。
	抗生素应用	遵医嘱予预防性应用抗生素，喹诺酮类抗生素是首选。
	心理护理	告知病人前列腺穿刺活检的过程及注意事项、术后可能出现的并发症及处理措施等，消除病人对穿刺的顾虑和恐惧心理，令其积极配合检查与治疗。
穿刺中	病情观察	血管迷走神经反射 由于病人在穿刺过程中感到疼痛紧张、恐惧，使迷走神经兴奋而导致血压下降、大汗淋漓、心率减慢，出汗、恶心、呕吐和面色苍白的一组综合征，应密切注意生命体征的变化。
	疼痛评估	手术当中，穿刺活检刺破直肠黏膜，病人会感到不适和疼痛，或者穿刺针刺破前列腺包膜进入前列腺时刺激支配前列腺的神经，也会感到疼痛。操作时需密切观察病人疼痛情况，疼痛严重无法耐受者可考虑给予止痛药物甚至停止穿刺。

项目	护理要点	具体内容
穿刺后	病情观察	1. 测量血压、脉搏、呼吸。 2. 密切监测体温。 3. 观察有无血便、血精、血尿及排尿困难。
	饮食、饮水管理	1. 高蛋白、高维生素饮食以增加营养。 2. 选择易消化、多纤维、少胀气食品,避免便秘。 3. 多饮水,8h 内饮水大于 3 000ml,以达到增加尿量,自我冲洗尿道的目的。
	活动指导	禁止剧烈运动和体力劳动 1 周,避免骑自行车 2 周。
	二便管理	1. 多饮水,增加尿量,冲洗尿道。 2. 保持大便通畅,避免便秘和用力排便。
	疼痛管理	及时对疼痛进行评估,必要时遵医嘱使用药物控制。
	用药指导	经直肠穿刺者术后遵医嘱再口服抗生素 3d,经会阴穿刺者术后一般无须再服用抗生素。
	并发症护理	1. 出血情况的护理 (1) 有轻微血尿,则叮嘱其需卧床 4~6h,并且在 8h 内饮水量需大于 3 000ml。 (2) 有大量肉眼血尿,则实施持续性的膀胱冲洗并遵医嘱应用止血药物。 2. 疼痛的护理　根据具体情况进行心理护理,向病人说明疼痛的发生机制和缓解的时间,可用其他方式转移其对疼痛的关注,若病人不能忍受疼痛可予以止痛或镇静药物。 3. 感染的护理　要求病人每日坐浴两次,坐浴溶液为 1:5 000 高锰酸钾;另外依照医嘱让病人服用抗生素,同时严密观察病人体温,若有异常则立即进行处理,警惕感染性休克的发生。 4. 排尿困难　让病人听流动水声,用温水冲洗病人会阴部刺激病人排尿,以上方法都无效时可考虑留置尿管。
评价	治疗	穿刺按计划完成。
	疼痛管理	规范疼痛评估。
	安全护理	术中无迷走神经反射发生,术后无并发症发生。
	健康宣教	病人对饮食、排泄、活动和用药指导能够理解。

注意事项

前列腺穿刺活检为有创操作,穿刺部位靠近直肠,因直肠内菌群丰富,故容易导致感染。一旦肠道细菌进入前列腺组织,在机体可能在短时间内爆发全身性感染,甚至进展为感染性休克,因而,对于前列腺穿刺病人来说,围术期感染的预防和纠正非常重要。

九、嗜铬细胞瘤围术期血压管理技术

（一）概念

嗜铬细胞瘤是起源于肾上腺髓质、交感神经节或其他部位的肿瘤,肿瘤细胞与肾上腺髓质细胞相似,可以被铬盐染色,因此称为嗜铬细胞瘤。

（二）特点

嗜铬细胞瘤约10%为恶性肿瘤,这种瘤持续或间断释放儿茶酚胺(肾上腺素和去甲肾上腺素),和多种肽类激素。其中儿茶酚胺类激素对机体血压影响较大。

（三）表现

高血压为嗜铬细胞瘤最主要症状,有阵发性和持续性两型,持续性者亦可有阵发性加剧。其中,阵发性高血压为特征性表现。持续性高血压可伴随直立性低血压。少数病人可表现为低血压、休克或出现高血压和低血压相交替。

嗜铬细胞瘤手术期血压护理要点

护理要点		具体内容
术前	病情评估	评估内容包括年龄、心血管功能、日常血压控制情况、降压药物的使用、有无罹患原发性高血压。
	降压与扩容,纠正心律失常	1. 腺嗜铬细胞瘤具有低血容量高血压的特点,扩充血容量,控制血压,纠正心律失常是术前准备的重要环节。α受体阻断药是嗜铬细胞瘤病人术前血压控制的首选用药。此类药物的应用一般不得少于2周,宜用到手术前一天为止。 2. 血压控制的目标　坐位血压低于160/90mmHg,直立性血压不低于80/45mmHg。 3. 容量恢复的目标　术前血细胞比容下降≥5%,末梢皮温由湿冷变得温暖,伴有体重增加。 4. 服药指导　正确按时服药,避免间断或擅自停药,用药期间,测量并准确记录心率、心律、血压的变化,为药物的调整提供依据。服药后注意休息,避免突然坐起或站立,以免引起直立性低血压。此外,在服降压药期间尽量健侧卧位,禁止撞击按压患侧肾脏。
	心理舒缓	1. 嗜铬细胞瘤病人手术风险大,术前准备时间长,病人往往有着沉重的心理负担。他们既担心手术安全问题,又迫切希望快速控制好自己的血压。心理负担过重、焦虑、恐惧都不利于血压的控制。 2. 在术前准备过程中,应加强病人的心理护理,告知病人手术相关知识及注意事项,安慰并鼓励病人,嘱病人注意休息,放松心情,避免不必要的担忧和焦虑。
术中		嗜铬细胞瘤病人在应激状态及外伤、手术挤压等因素刺激后可发生血压急骤升高、冷汗、昏迷、抽搐、肺水肿、心力衰竭等嗜铬细胞瘤危象现象,术中需严密监测病人生命体征,发现异常,及时报告医生进行处理。
术后	病情监测	1. 测量血压、脉搏、呼吸、心率。 2. 观察引流量、注意病人有无活动性出血。 3. 疼痛评估。
	并发症预防及护理	1. 低血容量性休克　和瘤体切除术后病人血液中的儿茶酚胺骤降和循环血量不足有关。术后密切观察病人血压及心率的变化,合理调整输液速度及控制病人入量,必要时动态监测中心静脉压。一旦发现病人出现相关症状,立即报告医生,遵医嘱予扩容、升压处理。

护理要点		具体内容
术后	并发症预防 及护理	2. 高血压危象　高血压危象是指收缩压>250mmHg,持续 1min 以上,可能 与体内残留儿茶酚胺激素或罹患原发性高血压有关。原发性高血压需 要正规的降压治疗,儿茶酚胺含量术后 2 周常规复查以了解其代谢状 况。术后做好病人的心理护理,为其提供舒适的环境及有效的疼痛管 理,避免血压升高。 3. 肾上腺危象　肾上腺髓质切除后,皮质缺乏血供而导致功能不足。肾 上腺危象多发生在手术后 8~72h 内,表现为血压下降、四肢酸痛、腹痛, 甚至嗜睡、昏迷。术后应密切观察病人,如出现相关症状,马上通知医 生,遵医嘱予用糖皮质激素对症处理。 4. 出血　出血量过多可导致血容量不足,进而引发低血压。术后应嘱避 免剧烈活动及碰撞伤口,注意观察伤口及引流状况,如引流液为鲜红色 且引流量每小时>100ml,立即通知医生,测量中心静脉压,遵医嘱予以 止血药物、输血或再次手术。 5. 低血糖反应　肿瘤切除后,受抑制的胰岛素大量释放所致。临床上病 人除有头晕、心悸、全身乏力等低血糖症状外,还表现出持续性低血压, 此类低血压对于升压药不敏感。此类病人术后应警惕低血糖发生,一 旦发生,及时给予病人补充糖分,避免进一步的损伤。
评价		1. 术前血压控制达标。 2. 能够及时发现围术期异常血压并采取合理的护理措施。 3. 病人能够了解嗜铬细胞瘤围术期内血压异常风险及血压管理配合要点。

注意事项
由于嗜铬细胞瘤生物学行为不确定,临床表现形式多变,围术期潜在风险和并发症较多,做好这类病人的护理,要求护理人员具备较好专业素养和敏锐的临床辩证思维。在动态、密切观察病人生命体征和临床症状的过程中,护理人员只有做的预见性的发现问题并及时反馈给医生,根据医嘱和病人病情特点调整相应的护理策略,才能最大限度地保证病人安全。

（覃惠英　蒋梦笑）

参 考 文 献

［1］ 季萍.早期护理预警降低嗜铬细胞瘤病人手术风险的研究［J］.全科护理,2017,(09):1105-1106.

［2］ 胡爱玲,郑美春,李伟娟.现代伤口与肠造口临床护理实践［M］.北京:中国协和医科大学出版社,2010.

［3］ 陈绵绵,许珊珊,张丽萍.5 例嗜铬细胞瘤危象病人的术前护理［J］.中华护理杂志,2013,(10):880-881.

［4］ 陈美香.超声引导下经会阴前列腺穿刺活检术的临床护理干预探究［J］.中外医疗,2017,(26):177-179.

［5］ 施伟国,王文章,王余民,等.泌尿男生殖系肿瘤防治咨询［M］.上海:上海交通大学出版社,2014.

[6] 王志红,陈斌,文军,等.腹腔镜下肾上腺嗜铬细胞瘤切除术的围术期预见性护理[J].华西医学,2015,(06):1148-1151.

[7] 张秀琼,李思逸,张丽玲,等.经直肠超声引导下前列腺穿刺活检术的围手术期护理[J].中国中医药现代远程教育,2013,11(3):123-125.

[8] 刘莹,李艳.嗜铬细胞瘤病人围术期的观察与护理[J].中南医学科学杂志,2013(01):104-106.

[9] 洪含霞,王雪静,李普,等.完全腹腔镜下根治性膀胱全切除回肠原位膀胱术后新膀胱功能锻炼的循证护理[J].实用临床医药杂志,2013,(06):4-6.

[10] 余春艳,余明主.阴茎癌腹股沟淋巴结清扫术的围术期护理[J].实用临床医学,2015,(08):101-103.

[11] 银燕,陈姗,朱晓林,等.阴茎癌晚期伴重度疼痛病人的姑息护理[J].中国医药指南,2017,(13):234-235.

[12] 庞献红.永久性膀胱造瘘术后病人的护理[J].护理研究,2015,(33):4222-4223.

第九节　肿瘤手术配合专科护理技术

一、肿瘤手术隔离技术

（一）目的

1. 明确手术中的无菌操作原则、手术隔离原则,为手术室护士在护理操作的过程中提供统一的规范指导建议。

2. 防止或减少手术部位的病原微生物的感染、播散以及肿瘤的转移和种植,为病人提供更安全、可靠的手术保证。

（二）肿瘤隔离原则

1. 不可挤压。

2. 锐性解剖。

3. 隔离肿瘤。

4. 整块切除。

5. 减少术中扩散机会。

6. 减少恶性肿瘤细胞的污染。

操作流程

简要步骤	操作要点	图示
建立隔离区	1. 护士规范着装,外科手消毒后,穿无菌手术衣,无接触式戴无菌手套后,整理器械台。 2. 明确有瘤、污染、感染 （1）在无菌区域建立明确的隔离区域,分出相对"无瘤区"及"瘤区"。 （2）根据手术情况准备充足的手术器械及敷料(图2-9-1)。 （3）将接触肿瘤的器械及接触切口的器械分开放置,不可混淆使用。	 图2-9-1　术前器械准备

简要步骤	操作要点	图示
皮肤切口的保护	1. 切口处使用手术切口保护膜 （1）动作轻柔，尽量平稳。 （2）切口保护膜完整粘贴于皮肤上，避免出现小气泡（图 2-9-2）。 2. 使用干纱布垫保护，并用巾钳固定（图 2-9-3）。 3. 使用一次性切口保护套（图 2-9-4）。	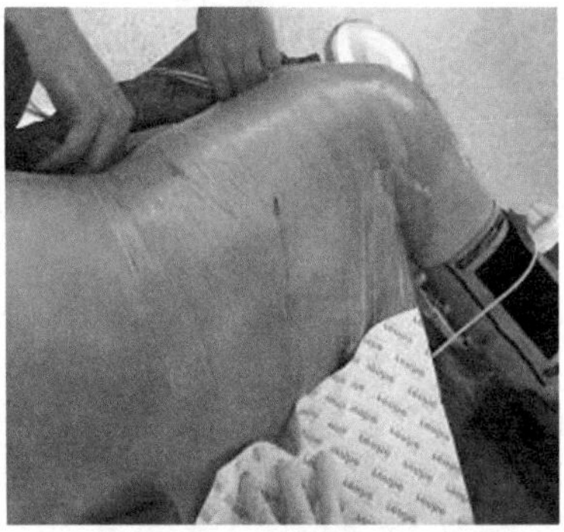 图 2-9-2　贴切口保护膜
体腔探查	1. 探查病变由远及近　先探查无瘤区，再探查肿瘤区。 2. 对已经破裂的肿瘤，迅速吸除肿瘤破裂溢出血及破碎组织，保护周围未被污染的组织（图 2-9-5）。 3. 探查后，及时更换被污染的手套、器械、敷料等（图 2-9-6）。 4. 探查动作轻柔，切忌挤压　挤压会增加癌细胞扩散、脱落的风险，发生癌细胞的种植。	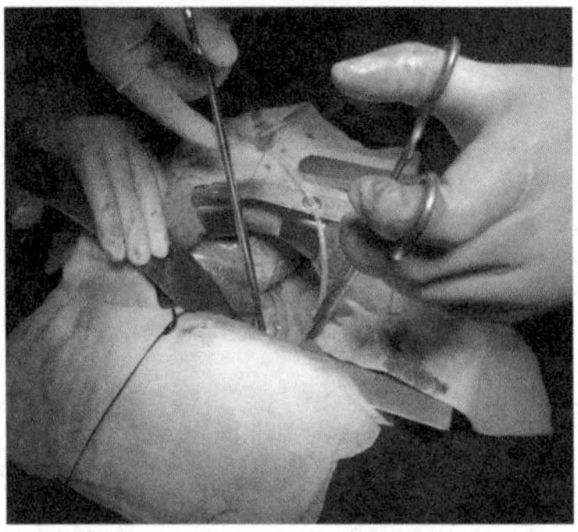 图 2-9-3　纱布垫切口
操作过程　手术器械及敷料的管理	1. 洗手护士根据手术类型准备充分的器械及辅料。 2. 术前将手术器械放置区划分有瘤区和相对无瘤区。 3. 准备好隔离盘（图 2-9-7）和标本盘（图 2-9-8），用于放置直接接触肿瘤的手术器械和手术标本。 4. 接触了肿瘤的器械、纱布、敷料放置在隔离区域，不再重复使用。 5. 活检手术后，更换纱布（图 2-9-9）、手套、器械，加盖治疗巾，再行根治术。 6. 使用后的敷料等采用单独器械管理。	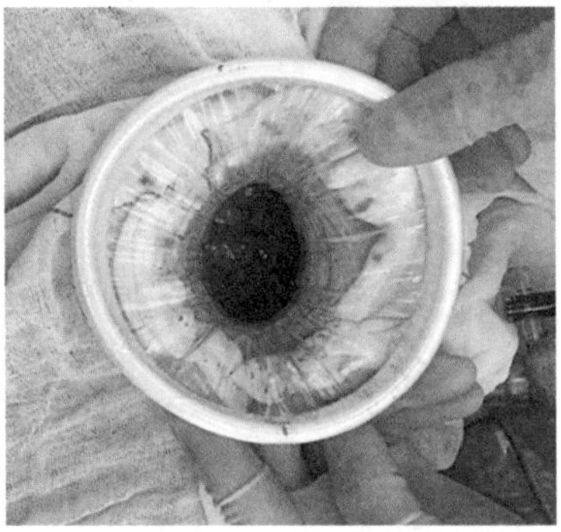 图 2-9-4　切口保护套
游离、切除肿瘤	1. 做好肿瘤的隔离 （1）破溃的肿瘤使用纱布、手套、标本袋等方法进行隔离（图 2-9-10）。 （2）用肿瘤表面封闭等技术进行生物制剂隔离。	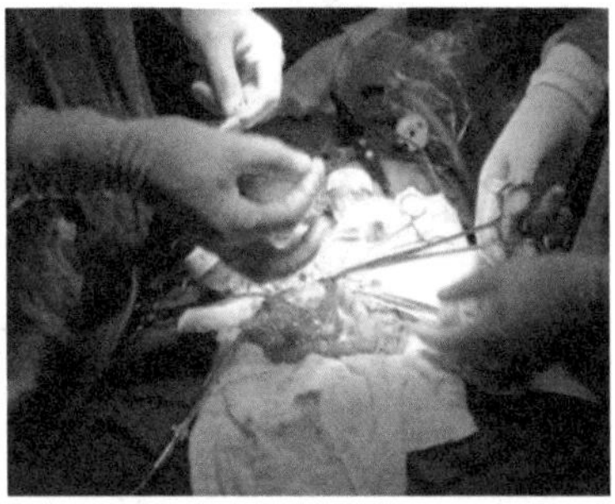 图 2-9-5　保护周围组织

续表

简要步骤		操作要点	图示
操作过程	游离、切除肿瘤	2. 手术者的手套不能直接接触肿瘤，每次探查后均应立即更换手套，如不更换手套，医生的手就会成为肿瘤细胞传播的媒介，容易造成肿瘤的转移。 3. 手术操作过程中动作轻柔，避免不必要的接触，以免将肿瘤组织中带有肿瘤细胞的血液挤回入全身血循环中。 4. 手术时用电刀切割，不仅可以减少出血，并且电刀可使小的淋巴管或血管被封闭，减少癌细胞进入脉管的机会。 5. 术中使用 2 把电刀，切除肿瘤后更换电刀。 6. 取出肿瘤标本时，应使用取物袋，避免肿瘤组织与切口直接接触。 7. 肿瘤切除后，使用弯盘存放切下的肿瘤标本，严禁在手术台上解剖。所有接触过肿瘤的器械、缝针应放置在"瘤区"，严禁再用于接触正常组织，以免将器械上的癌细胞组织带入正常组织。	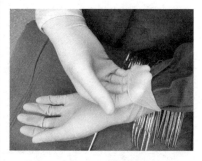 图 2-9-6　更换手套 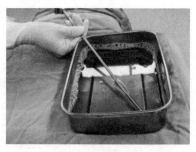 图 2-9-7　隔离盘 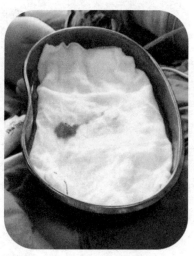 图 2-9-8　标本盘

简要步骤	操作要点	图示
操作过程	游离、切除肿瘤	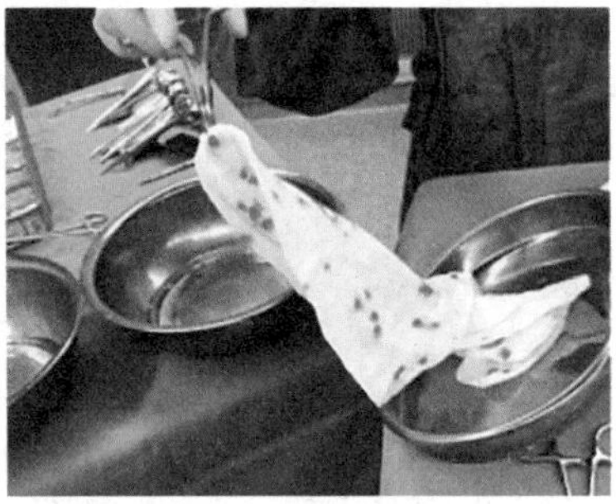 图 2-9-9　**更换纱布** 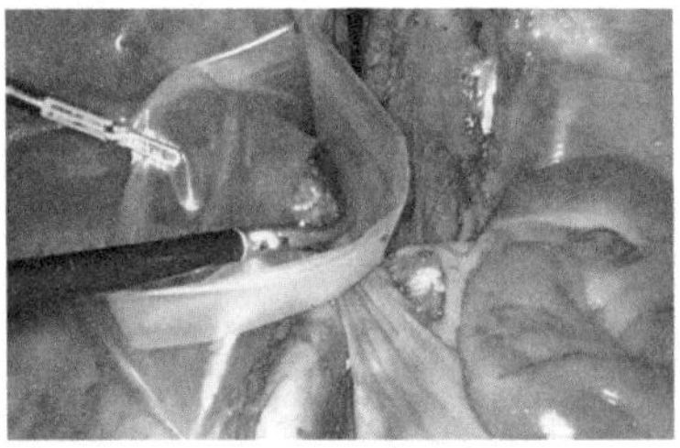 图 2-9-10　**标本袋隔离**
	冲洗 1. 使用没有被肿瘤污染的冲洗盆(图 2-9-11)盛装冲洗液冲洗术野,禁止用被肿瘤污染的容器进行冲洗。 2. 冲洗后不建议使用纱布擦拭,以免肿瘤细胞种植转移。 3. 冲洗液灌满整个创面及各个间隙(图 2-9-12)。 (1) 保留 3~5min 后再吸出。 (2) 反复进行 2~3 次冲洗。 4. 冲洗后,更换干净的纱布,加盖干净的敷料。	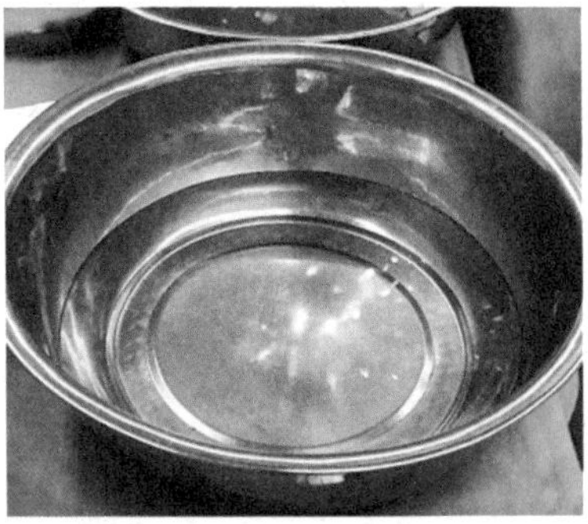 图 2-9-11　**冲洗盆**

简要步骤	操作要点	图示
操作过程	冲洗	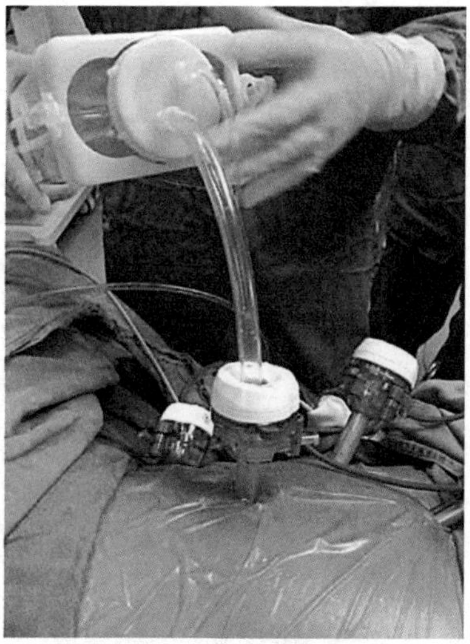 图2-9-12　**冲洗创腔**
	术后器械处理	肿瘤手术的器械清洗包括机械清洗、手工清洗 （1）机械清洗适用于大部分常规器械的清洗。 （2）手工清洗适用于精密及复杂器械的清洗及有机物污染严重的器械初步处理。	

简要流程图	注意事项
评估手术:手术类型、主刀医生、特殊器械 ⇩ 操作准备:操作者、物品准备 ⇩ 操作要点:切口保护、体腔探查、 手术器械及敷料的管理、 游离、切除肿瘤、冲洗 ⇩ 术后器械处理	1. 根据手术性质、类型准备充足的器械及敷料、纱布、缝针、缝线及术中需要的手套。 2. 器械护士应提前15min洗手上台,整理无菌器械台。 3. 并准备好相关手术器械,划分出相对"瘤区"及"无瘤区"。 （1）切除肿瘤后,所有接触过肿瘤的器械均应放置在"瘤区"。 （2）严禁再用于正常组织的使用,避免将手术器械上的肿瘤细胞带入其他组织中。 4. 纱布等被癌细胞污染后,应立即更换 （1）不能直接使用手接触使用过的纱布。 （2）使用镊子夹取,严禁重复使用。 5. 切下的肿瘤或者淋巴结应使用弯盘分类放置,不能在手术台上解剖。 6. 选择合适的冲洗液 （1）蒸馏水:选择43℃的蒸馏水用于肿瘤细胞浸泡3min即可使肿瘤细胞破损。 （2）碘伏溶液:手术中或者手术结束后,可以使用稀释10倍的碘伏溶液进行创腔及切口的冲洗,以防感染并避免肿瘤细胞种植转移。 （3）氯己定溶液:氯己定溶液可以迅速吸附细胞质,将细胞质成分外浸,抑制细胞多种酶的活性。 （4）抗癌药物:根据情况在生理盐水或蒸馏水中放置抗癌药物。

二、肿瘤手术标本处理

（一）目的

1. 活体组织病理诊断，是外科疾病的第一诊断。

2. 妥善保管和正确处理手术切除的标本，可以为病理诊断提供材料，为临床诊断提供依据，因此，手术标本的管理是手术室护理中一项重要工作。

3. 手术标本的管理为医务人员提供手术标本管理及送检的操作规范，以防手术标本丢失、错误送检等。

（二）原则

1. 即刻核对原则。

2. 即刻记录原则。

3. 及时处理原则。

操作流程

简要步骤	操作要点	图示
用物准备	标本瓶、病理申请单、病理交接登记本。	
即刻核对	手术标本取下后，洗手护士应立即与主刀医生核对标本来源、名称。	
即刻记录	1. 标本取出并核对无误后，巡回护士或者其他病理处理者应立即记录好标本名称（图2-9-13）。 2. 准备标本袋　袋上注明病员姓名、科别、床号、住院号及标本名称。	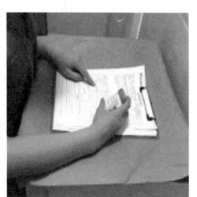 图 2-9-13　**记录标本信息并核对**
即刻处理	1. 手术台上暂存标本时，洗手护士应妥善保管　根据标本的体积、数量、选择合适的容器盛装，防止标本丢失、干燥或者污染无菌器械台。 2. 主管医生负责填写《病理检验申请单》上各项内容，标本来源应与洗手护士核对清楚后签字确认。 3. 标本离体后，核对病理单上各项内容与病历、标本袋上内容一致。 4. 及时用10%中性缓冲福尔马林固定液进行标本固定（图2-9-14、图2-9-15）。固定液的量根据产品使用说明书进行。 5. 固定好的标本放入手术室专用标本存放冰柜内保存 （1）在病理标本送检登记本上做好登记，记录内容包括病人的姓名、病案号、手术日期、送检日期及送检标本的名称、数量。 （2）放入冰柜后上锁保存（图2-9-16）。 6. 手术室应专人送标本到病理科 （1）与病理科人员共同核对病人姓名、性别、科室、床号、住院号、标本数量和名称。 （2）双方签名，标本由病理科医生接收。 7. 每日常规病理标本分2个时间段，2次送入病理科。	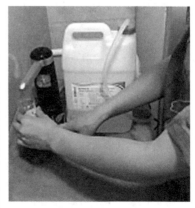 图 2-9-14　**固定标本**

续表

简要步骤	操作要点	图示
冰冻送检流程	1. 术前预估送冰冻标本时,主管医生在术前填好病理单。 2. 标本切除后,主刀医生、巡回护士、洗手护士共同核对冰冻标本的名称、数量、病人姓名、性别、科室、床号、住院号等,核对无误后,方可送检。 3. 标本切除后,即刻送检。严禁在标本袋内加入福尔马林固定液。 4. 术中冰冻标本病理诊断报告书必须使用书面的形式 (1) 可以传真或者网络传输等方式,以免造成误听或者误传。 (2) 禁止采用口头或者电话报告的方式。 5. 必须等冰冻报告结果回来后,方可将病人送出手术室。	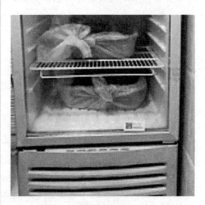 图 2-9-15　10%中性福尔马林 图 2-9-16　冰柜保存并上锁

简要流程图	注意事项
即刻核对:洗手护士、巡回护士与主刀医生核对标本的名称 ⇩ 即刻记录:记录病人的姓名、性别、病案号、科室、床号、标本名称 ⇩ 即刻固定:标本离体后,30min 内使用10%中性福尔马林固定 ⇩ 做好登记 ⇩ 将标本放入专用冰柜保存,并将冰柜上锁保存 ⇩ 专人将标本送入病理科,与病理科医生核对标本的基本信息,核对无误后,双方签字	1. 手术标本不得与清点物品混放。 2. 任何人都不能将手术标本随意带走。如有特殊情况,需经主管医生和洗手护士同意,并做好记录。 3. 若需固定标本时,应使用 10%福尔马林固定液 (1) 固定液量不少于病理标本体积的 3~5 倍,并确保标本能全部置于固定液中。 (2) 特殊情况,比如标本巨大时,建议及时送新鲜标本,防止标本发生自溶、腐败、干涸等。 4. 标本送检时,应将标本放在密闭、不渗漏的容器内,与病检单一同送检。 5. 标本送检人员应经过专门培训,送检时应与病理科接收人员进行核对,双方签字确认。

（朱　琳）

参 考 文 献

［1］ 王峰.无瘤保护性隔离技术在恶性肿瘤手术中的应用［C］.中华护理学会全国手术室护理学术交流会议,2010.

［2］ 中华护理学会手术室专业委员会,郭莉.手术室护理实践指南［M］.北京:人民卫生出版社,2018.

［3］ 刘莉,裴宇权,吴秀红,等.恶性肿瘤外科手术操作不接触隔离技术的护理配合［J］.国际护理学杂志,2017,36(15):2136-2138.

［4］ 吴在德,吴肇汉.外科学［M］.7版.北京:人民卫生出版社,2008.

［5］ 严鹏宵.外科护理［M］.北京:人民卫生出版社,2010.

［6］ 赵爱平.手术室护理［M］.北京:人民卫生出版社,2012.

第三章

肿瘤放疗科专科护理技术

第一节 放射性皮肤损伤护理技术

一、概念

放射性皮肤炎是由各种电离辐射引起的皮肤黏膜炎症性损害。它是放射治疗中最常见的并发症之一。

二、症状表现

皮肤急性放射反应的分级见表 3-5-1。

表 3-5-1 RTOG 皮肤急性放射反应分级表

分级	皮肤反应
0 级	无变化
Ⅰ级	滤泡样暗红色红斑,干性脱发或脱皮,出汗减少
Ⅱ级	触痛性或鲜红色红斑,皮肤褶皱处有片状湿性脱皮或中度水肿
Ⅲ级	皮肤褶皱以外部位融合的湿性脱皮,凹陷性水肿
Ⅳ级	溃疡、出血、坏死

处理流程

类别	简要步骤	处理要点
评估	治疗	病人治疗方案,尤其是放疗方案、放疗部位、放疗剂量。
	皮肤情况	观察是否有瘙痒、紧绷感、脱屑、渗液、渗血、化脓、皮疹、瘢痕等皮肤情况,评估异常皮肤的部位、面积等。
	心理情况	对放疗皮肤反应的处理期望值、经济承受能力等。
预防	健康教育	1. 放疗前摘掉金属制品,如假牙、项链、耳环、手表等饰品。 2. 选择宽松、柔软、吸水性强的全棉内衣,颈部放疗者应穿着低领开口衣物,避免粗糙毛巾、硬衣领等衣物与照射皮肤之间的摩擦。 3. 保持照射野皮肤清洁干燥,可用软毛巾和温水轻轻沾洗,动作轻柔,勿用力搓洗。 4. 照射野皮肤不可涂乙醇、碘酒及其他对皮肤有刺激性的药物。 5. 病人需勤洗手、勤剪指甲,照射皮肤禁止搔抓、冷热敷,禁止选择照射野皮肤作为注射点,禁止在放射野皮肤粘贴胶布和电极片等黏性医疗用物。 6. 头颈部放疗病人外出时随身携带防紫外线遮阳伞或雨伞,穿戴有保护作用的衣帽,避免强光、雨水等直接刺激局部放射皮肤。

类别	简要步骤	处理要点
预防	用药指导	1. 放疗前用射线防护剂涂于照射野皮肤,可提高皮肤及黏膜的辐射损伤耐受剂量,能在一定程度上预防并延迟放射性皮炎的出现。用药前洗净双手,均匀涂抹或喷洒皮肤保护剂,若为膏状,则厚度以 1～2mm 为宜,范围大于放射边缘2cm,轻轻按摩直至完全吸收。 2. 射线防护剂包括植物提取物(芦荟凝胶、植物油)、维生素类软膏或凝胶、乳膏类(氢化可的松软膏)、重组表皮生长因子(金因肽)、中药类(康复新液)等。
	饮食指导	1. 围放疗期全程营养评估,在医护、营养师的指导下进食高蛋白、高维生素、无刺激的温凉食物。 2. 在放疗期间需重视营养管理,避免体重过度丢失。
处理	皮炎分级处理	1. 0级、Ⅰ级需保持皮肤清洁干燥,继续执行放射野皮肤保护相关措施。 2. Ⅱ级、Ⅲ级、Ⅳ级评估皮肤损伤程度,选择合适的换药方法,待皮肤暴露晾干,选择合适的射线防护剂。
	常用换药方法	1. 暴露疗法　首先清洗创面,可用 0.5%氯己定或生理盐水棉球擦拭,待局部干燥后再使用其他药物。有水疱者可用无菌注射器将水抽出,再行暴露疗法,此法主要用于Ⅱ度皮炎的治疗。 2. 湿敷疗法　首先清创、处理水疱,有结痂者用无菌剪刀剪去痂皮,然后采用康复新湿敷创面,必要时可在创面使用金因肽,伴局部感染者进行局部或者全身抗感染。 3. 氧疗　局部清创后连接吸氧管,吸氧管在距皮肤 2～5cm 进行吹氧,吹氧范围包括整个破损处皮肤并兼顾邻近破损处照射野皮肤,氧流量 4～6L/min,每次 20～30min,2～3 次/d。 4. 外科手术　慢性溃疡反复发作或溃疡面积大而深且有恶化倾向时,换药、物理治疗或局部使用生长因子等保守治疗常常效果不佳,故在病人全身情况允许的情况下,应手术切除溃疡及周围病变组织,并应用整形外科方法进行创面修复。
	常用药物	1. 重组人表皮生长因子　可促进创面组织修复过程中 DNA、RNA 和羟脯氨酸的合成,加速创面肉芽组织生长和上皮细胞增殖,还可促进毛细血管及神经纤维再生,使损伤组织的功能得以恢复。 2. 喷剂奥克喷(主要成分为奥可丁即超氧化物歧化酶)、3M 无痛保护膜、洁悠神(成分为阳离子活性剂)具有收敛、消除肿胀、促进愈合等作用。 3. 维生素 B_{12}　对受损的神经鞘有营养和修复作用,能减轻因放射性灼伤所致的局部肿胀,且有局部抗菌作用。 4. 中药制剂 (1)凉血解毒类:甘草、紫草、冰片、大黄、生地黄等,可显著改善放射性皮肤红斑、色素沉着等皮肤损伤,如双曹油(甘草、紫草、冰片)、凉肤玉肌膏等。 (2)清热燥湿类:黄柏、黄芩、苦参可祛除热邪,有效促进渗出物的吸收,缓解放射性皮肤损伤引起的脱屑、瘙痒、渗液等反应,如连白液、五黄膏等。 (3)祛腐生肌类:中药红花、当归、血余炭等可有效促进创面血液循环,抑菌抗菌,控制创面感染,将坏死组织溶解液化,改善局部血液循环,促进肉芽生成,有效治疗放疗引起的溃疡、坏死等反应,如溃疡油(当归、红花、生大黄、紫草、生黄芪)、黑绛丹等。 5. 银磺胺嘧啶乳膏　目前具有微弱的循证证据支持乳腺癌放疗病人使用银磺胺嘧啶乳膏。 6. 目前没有足够的证据支持或反对硫糖铝、透明质酸、口服蛋白酶等物质预防和处理放射性皮炎,还需要更多的循证证据给予支撑。

类别	简要步骤	处理要点
	效果评价	护士正确、全面评估病人皮肤情况,并根据皮炎分级选择合适的处理措施,放疗病人对放射性皮肤保护相关措施掌握较好。
	注意事项	目前国外已有的循证证据均不推荐使用三乙醇胺、芦荟、银敷料用于放射性皮炎的预防和处理。

（江庆华　张含凤）

第二节　头颈部放疗病人口腔管理技术

护理人员在癌症放化疗病人口腔黏膜炎的预防和管理方面发挥着重要的核心作用,主要任务有三个方面:评估与监测口腔的变化、提供适宜的口腔照护、对病人及家属实施健康教育。

一、口腔情况基线评估

口腔健康的评定标准

1. 口腔异味程度　口臭的评估标准:(-)为无口臭;(+)为口腔护理后无口臭;(++)为在床旁可闻及口臭;(+++)为在房间内可闻及口臭。

2. 牙龈指数　牙龈指数分度标准:0=牙龈正常;1=轻度炎症,牙龈色泽改变,轻度水肿;2=中度炎症,牙龈发红,水肿,探针探查出血;3=重度炎症,牙龈明显红肿、溃疡、有出血倾向。

3. 舌苔　舌苔的评估标准:(-)为无舌苔;(+)为舌苔薄白;(++)为舌苔白(护理时舌苔不易退去、舌质红);(+++)为舌苔厚(或白或黄)。

4. 口干　口干的评估标准:(-)为无口干;(+)为口腔护理后干燥缓解;(++)为一次口腔护理不能缓解干燥;(+++)为口唇干燥,舌有裂纹。

5. 口腔溃疡　口腔溃疡的评估标准:(-)为无溃疡;(+)有口腔溃疡;(++)有较大口腔溃疡;(+++)有大面积口腔溃疡。

二、头颈部放疗病人放疗前口腔准备

（一）口腔自我检查

指导病人在充分照明的情况下,每天使用镜子自我检查口腔,包括嘴唇、舌头等。

（二）口腔护理方案

指导病人刷牙方式、牙线使用方法、假牙护理与使用水溶性护唇膏,特别是在放疗前应充分洁牙,及时治疗牙齿疾患。护理人员在病人治疗前2周指导病人自我检查口腔的方法,告知病人可能发生口腔黏膜炎的时间及出现口腔异常情况时应及时通知医护人员。

1. 口腔清洁工具的选择　指导病人选择小头、柔软牙刷或海绵牙刷。

2. 指导正确的清洁步骤　采用贝式刷牙法,刷毛与牙齿成 45°～60°角,两颗、两颗牙前后来回做短距离的水平运动 5~10 次,由右后方颊侧开始,刷到左边;然后左边咬合面,左边舌侧再回到右边舌侧,然后右边咬合面,刷完上面的牙齿,再用同样的原则与方法刷下面的牙齿。

3. 正确的清洁时机和频率　进食后及睡前,一天至少 4 次。

4. 病人可以选择牙线进行口腔清洁,注意假牙护理,并根据情况使用水溶性护唇膏。

三、头颈部放疗病人口腔黏膜炎的处置与护理

(一) Ⅰ级口腔黏膜炎的处置和护理

1. 护理要点　为病人提供咨询和支持的途径,追踪病人口腔黏膜的变化。

2. 口腔护理方案

(1) 牙线:一天 1 次。若发生牙龈疼痛、出血超过 2min 后无改善,或血小板低于 $50 \times 10^9/L$ 则不建议使用。

(2) 刷牙:一天 2~4 次。使用小、超软刷毛的牙刷,使用前先泡 30min 的温水软化牙刷毛,不可使用电动牙刷,避免造成牙龈受伤。使用不含颗粒、含氟的中性牙膏。每次使用后都应充分湿润牙刷,并自然干燥。牙刷更换频率至少 1 个月 1 次。

(3) 漱口:漱口可以保持口腔湿润,并将食物残渣移除,保持口腔清洁。建议用生理盐水漱口。指导病人刷牙后漱口 1min,每次漱口水约 15ml,含漱至少 3min 后吐掉,每日 4 次。尽量不要使用市售的漱口水,因其含酒精易使口腔黏膜干燥。漱口水应每日更换,避免污染。

(4) 嘴唇护理:使用含水或芦荟的润滑油保持嘴唇的湿润。

(5) 假牙护理:口腔清洁时将假牙移除,每次吃完东西和睡前需清洁假牙,每次佩戴假牙前需浸泡假牙于漱口液中。假牙使用时间不宜太长,建议至少让牙龈休息 8h。

3. 营养评估

(1) 饮食管理:除限水病人外,每日至少饮用 8~12 杯水(3 000ml)维持口腔黏膜的湿润。摄取均衡饮食,当口腔黏膜炎的症状较为明显时,可使用一些酱汁、肉汁拌入食物以增加食物的润滑度。指导病人勿进食刺激性(辛辣、过热、过酸或过甜)的食物及饮品。

(2) 营养状态:放疗期间每周进行营养评定(肿瘤病人营养评定量表 PG-SGA),监测放疗不良反应。至少每星期测量 1 次体重,观察眼睑、皮肤黏膜等变化,及早发现病人营养需求,提供适当的食物和水分并予营养教育与口服营养补充(oral nutritional supplements, ONS)。

4. 病人健康教育及追踪

(1) 指导病人自行口腔评估。

(2) 观察病人口腔黏膜炎的变化,当病人体温>38℃,口腔有白点、发红或腐臭味等,可能是感染的迹象。指导病人及家属当病人出现呼吸困难、口腔出血持续至少 2min、无法进食超过 24h、吞咽困难、口腔疼痛明显等症状时及时告知医务人员。

(二) Ⅱ~Ⅲ级口腔黏膜炎的照护

1. 照护重点　若病人正在接受化疗,请医生评估治疗是否须暂停、减量或对症治疗。

2. 口腔护理方案

（1）评估:规律地进行口腔黏膜评估,至少每日 3 次。

（2）牙线:若发生牙龈疼痛、出血 2min 后无改善,或血小板低于 $50×10^9$ 则不建议使用牙线。

（3）刷牙:动作轻柔,出现疼痛且服药无改善或出血超 2min 时不用牙刷刷牙,若无法使用牙刷,可使用指头包裹纱布或用海绵棒沾取漱口水清洗。

（4）漱口:白天 1~2h 漱口 1 次,夜间 4h 1 次,症状加剧时增加漱口次数。

（5）嘴唇护理:持续使用含水或芦荟保持嘴唇的湿润。

（6）假牙护理:不可佩戴假牙,直到症状改善。

3. 营养评估

（1）据病人营养评定结果(PG-SGA)及放疗不良反应情况,确认是否需要暂停肿瘤治疗行营养支持。

（2）根据病人目标能量值及耐受度,提供食谱,可以依据病人喜好,采用食物交换份法指导病人改变食物的性质、浓度及温度,保证摄入足量的蛋白质与热量。

（3）若病人营养摄取低于目标能量时,考虑管饲或同时给予静脉营养。

（三）Ⅳ级口腔黏膜炎的照护

1. 照护重点 当病人出现严重的口腔溃疡、发烧>38℃、疼痛无法控制等情况,须及时治疗;若病人正在接受化疗,请医生评估治疗是否须暂停、减量或进行对症治疗。

（1）若病人有吸入性危险或处于呼吸窘迫状态,应进行预防性气管内插管。

（2）规律地进行口腔黏膜评估,至少一日 3 次,依据临床需要增加频率。

（3）监测生命体征。

（4）动态评估病人口腔疼痛情况并给予对症处理。

2. 口腔护理方案

（1）使用亲水性的润滑液涂抹嘴唇。

（2）在症状未缓解之前,不要使用牙刷刷牙、牙线或佩戴假牙。

（3）每 1~2h 使用漱口水或每日使用棉球进行 2~3 次口腔护理。

3. 口腔黏膜炎的护理流程（详见第二章第一节内口腔擦洗技术）

4. 营养评估

（1）准确记录病人出入量及摄入总热量、蛋白质,必要时测量病人每日体重的变化。

（2）根据医嘱指导病人暂不经口进食,给予管饲、静脉营养治疗。

（四）舌苔及疼痛的护理

1. 舌苔护理 每日刷舌苔两次可有效降低口腔中的细菌数聚集,如革兰氏阴性厌氧菌、白念珠菌等。

2. 疼痛护理 动态评估病人的口腔疼痛问题,避免脱水或营养不良等情况的发生。针对Ⅰ级的口腔黏膜炎,可指导病人使用碎冰块、冰棒或是冰敷缓解疼痛。Ⅱ~Ⅲ级口腔黏膜炎时,可考虑给予全身性的止痛药或局部麻醉止痛药。Ⅳ级口腔黏膜炎时,可规律地给予全身性的止痛药,如自控式麻醉止痛药(PCA)。

（五）居家照护要点

1. 针对病人的口腔黏膜炎,指导病人及家属应持续评估至口腔黏膜恢复为止,常规一日至少 3 次。当口腔黏膜恢复正常但仍处于癌症治疗期间时应继续保持一天 2 次的评估频率。

2. 选择合适的口腔清洁用物

（1）牙刷的使用：使用软毛牙刷进行刷牙，一天 2 次，一次至少 90s，牙刷未使用时应置放于干净、通风的地方。

（2）漱口水的选择：选择温和的漱口水漱口，如生理盐水、小苏打水等。建议使用室温或冰凉的漱口水漱口，漱口至少 3min 后吐掉。勿使用市售的含酒精成分的漱口水。

（3）牙线的使用：每日睡前使用牙线 1 次，使用时需注意避免损伤牙龈。若使用时疼痛明显则勿使用牙线。

（4）口腔和嘴唇的护理：多饮水，保持口腔滋润。使用亲水性护唇膏滋润嘴唇。

3. 避免抽烟、喝酒及摄取刺激性食物，保持饮食营养均衡。

4. 告知病人出现以下情形要及时通知医护人员

（1）口腔疼痛无法进食或出现吞咽困难时。

（2）口腔出现白斑等有感染的可能时。

（3）牙龈出血不止时。

若病人口腔出现疼痛而无法使用牙刷时，可以使用指头包裹纱布或用海绵棒沾漱口水清洗，清洗部位包括牙齿、舌头、牙龈与脸颊内侧等，纱布或海绵棒不可重复使用。当清洁完毕后再以漱口水漱口。

（江庆华　张含凤）

第三节　鼻腔鼻咽冲洗术

一、双人鼻腔雾化冲洗技术

（一）目的

采用鼻腔冲洗技术可改善病人鼻腔内部环境，增加病人舒适度，增加鼻咽癌病人放射治疗敏感性和减少鼻咽部黏膜放射性损伤，提高病人生存质量。

（二）适应证

急性和慢性鼻炎、鼻窦炎、变应性和非变应性鼻炎、非特定的鼻腔症状（如流鼻涕后）、鼻中隔穿孔、鼻腔术后、鼻腔鼻咽放疗病人等。

操作流程

简要步骤	操作要点	图示
核对与解释	1. 核对　病人身份(姓名、病案号)与医嘱。 2. 解释　操作目的及方法、注意事项与配合要点。	
评估	1. 病人病情,合作程度,检查鼻腔状况。 2. 病人周围环境情况。	
操作准备	1. 护士　仪表端庄、着装整洁、七步洗手法洗手。 2. 用物　鼻腔冲洗器、冲洗液(500~1 000ml,温度 35~38℃)、电筒、毛巾。 3. 环境　安静、舒适,光线充足。	

简要步骤	操作要点	图示
操作步骤	1. 携用物至床旁,再次核对病人身份与医嘱。 2. 病人取坐位,护士洗手,用电筒观察病人鼻腔情况(有无损伤、分泌物等),连接鼻腔冲洗器螺线管、倒入鼻腔冲洗液,接通电源开关。 3. 指导病人在雾化冲洗中的配合要点　冲洗时根据冲洗部位嘱病人头向前倾、上仰,勿说话,以免引起呛咳。 4. 按鼻腔前部、后部、口腔咽喉部位进行雾化冲洗,冲洗鼻腔时全程观察病人有无不适。 (1) 鼻腔前部雾化冲洗:病人头部自然前倾向下,喷孔对准鼻孔,按住泄压孔,喷出水汽,屏住呼吸,冲洗液回流至集水杯,转动冲洗瓶彻底冲洗鼻腔前部(图3-3-1)。 (2) 鼻腔后部雾化冲洗:病人头部自然上仰,喷孔对准鼻孔,按住泄压孔,喷出水汽。用鼻深吸气,口部呼气,使冲洗液完全吸入鼻腔内,冲洗液流经喉咽时由口部吐出。 (3) 口腔、咽喉雾化冲洗:卸下一次性雾化器上的鼻罩,喷孔直接对准口腔或咽喉等需要雾化、冲洗之部位鼻孔,按住泄压孔,喷出水汽,需要吞咽或吐水时,松开泄压孔(图3-3-2)。 5. 冲洗后用毛巾擦干口鼻,再次用电筒检查鼻腔情况,根据医嘱滴药。 6. 整理用物,洗手,记录。	 图 3-3-1　鼻腔前部雾化冲洗 鼻咽 口咽 喉咽 图 3-3-2　口腔、咽喉雾化冲洗
效果评价	护士对病人鼻腔情况进行全面评估,鼻腔冲洗技术正确、熟练,病人舒适度好。	

简要流程图	注意事项
评估:周围环境、病人信息、病人病情、鼻腔情况、合作程度 ⇩ 准备:病人、操作者、物品、环境 ⇩ 操作:核对、按鼻腔前部、后部、口腔咽喉部位进行雾化冲洗 ⇩ 评价:评估情况、冲洗技术、病人感受	1. 每日冲洗鼻腔2~3次。 2. 鼻腔冲洗液的温度应选择35~38℃,太凉或太热都会对鼻腔造成二次伤害。 3. 操作者动作轻柔,冲洗过程中若出现鼻咽出血,应暂停鼻腔冲洗,并告知医生及时处理。嘱病人冲洗后勿用力擦鼻。

二、双人鼻咽冲洗技术

(一) 目的

1. 保持鼻腔清洁,清除鼻腔分泌物或脱落的肿瘤坏死组织,避免感染,改善鼻腔通气。

2. 减轻病人黏膜水肿、痂皮形成。

3. 增强放射线的敏感性。

（二）适应证

急性和慢性鼻炎、鼻窦炎、变应性和非变应性鼻炎、非特定的鼻腔症状（如流鼻涕后）、鼻中隔穿孔、鼻腔术后、鼻腔放疗后等。

操作步骤

简要步骤	操作要点	图示
核对与解释	1. 核对 病人身份（姓名、病案号）与医嘱。 2. 解释 操作目的及方法、注意事项与配合要点。	
评估	1. 病人病情，合作程度。 2. 鼻腔状况。 3. 周围环境情况。	
操作准备	1. 护士 仪表端庄、着装整洁、七步洗手法洗手。 2. 用物 鼻咽冲洗器、温水贮存器、污物盆、温开水 500~1 000ml、电筒、毛巾。 3. 环境 安静、舒适，光线充足。	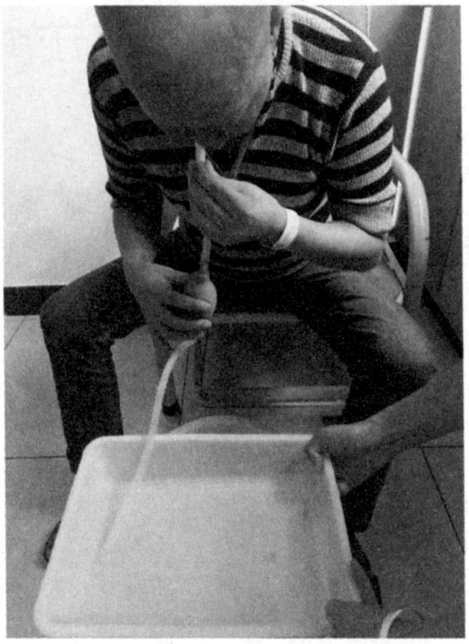 图 3-3-3 鼻咽冲洗
操作步骤	1. 携用物至床旁，向病人解释操作目的，取得病人合作，核对病人腕带信息，核对医嘱。 2. 洗手，用电筒观察病人鼻腔情况，将 35~38℃、500~1 000ml 温开水倒入盆中，病人取坐位（病人选择较低的椅子就坐），头向前倾，脚下置污物盆。 3. 鼻咽冲洗 将鼻咽冲洗器吸液管放入温水贮存器中，指导病人张口呼吸，将冲洗头（橄榄头）放入一侧鼻腔中，指导病人用手握气囊反复捏挤（力度适中，以水进入鼻腔为宜，水从另一侧鼻腔或口腔流出），两侧交替进行（图 3-3-3）。 4. 对病人进行宣教，消除紧张情绪，使其正确配合治疗。冲洗时嘱病人头向前倾，不要说话，勿咽下冲洗液，冲洗后漱口，用毛巾擦干口鼻，冲洗鼻腔时观察病人有无不适。 5. 再次用电筒检查鼻腔情况，根据医嘱滴药。 6. 整理用物，洗手，记录。	
效果评价	护士对病人鼻腔情况进行全面评估，病人能正确、熟练地掌握鼻腔冲洗技术，病人舒适度好。	

简要流程图	注意事项
评估：适应证、病人自身情况 ⇩ 准备：病人、护士、物品、环境 ⇩ 操作：准备体位、正确冲洗 ⇩ 评价：评估情况、冲洗技术、病人感受	1. 每日冲洗鼻腔 2~3 次。 2. 鼻腔冲洗液的温度应选择 35~38℃，太凉或太热都会对鼻腔造成二次伤害。 3. 操作者动作轻柔，冲洗过程中若出现鼻咽出血，应暂停鼻腔冲洗，并告知医生。嘱病人冲洗后勿用力擤鼻。

（江庆华 张含凤）

第四节 头颈部功能锻炼技术

（一）目的

头颈部放疗后局部肌肉组织受放射线照射后挛缩及纤维化,会导致张口困难,不能正常咀嚼食物,严重影响生活质量。在放疗期间坚持做功能锻炼,可有效防止上述症状,提高生活质量。

（二）禁忌证

植皮病人以及其他需要颈部制动者。

（三）操作步骤

详见第二章第一节内颈部及口腔功能锻炼技术。

第五节 放疗皮肤损伤氧疗技术

（一）目的

局部氧疗可以改善组织缺氧状况,使坏死组织氧化分解,促进正常组织细胞氧合,并可使破损皮肤表面形成一层薄痂,成为保护膜覆盖在破损皮肤上,从而增加了局部组织供氧,使局部组织增生繁殖加快,从而达到加快伤口愈合的目的。

（二）适应证

1. Ⅱ度以上急性皮肤放射性损伤(湿性脱皮)。
2. 厌氧菌感染的会阴部、口腔等。

操作步骤

简要步骤	操作要点	图示
核对与解释	1. 核对 病人身份(姓名、病案号)与医嘱。 2. 解释 氧疗目的及方法、注意事项与配合要点。	
评估	1. 病人病情。 2. 病人皮肤创面的面积、组织颜色、渗液情况等。	
操作准备	1. 护士 洗手、戴口罩。 2. 用物 鼻式吸氧管或吸氧面罩、妇科棉签、0.9%生理盐水、棉球、纱布、治疗巾、换药碗、弯盘、皮肤保护剂。 3. 环境 安静、整洁、光线充足,可保护病人隐私,无明火。	
操作步骤	1. 携用物至床旁,核对医嘱及病人,做好解释,交代注意事项。 2. 洗手,关闭门窗、拉围帘,做好病人隐私保护。 3. 铺巾,协助病人暴露皮肤损伤部位,连接吸氧装置。 4. 评估病人皮肤损伤情况,用生理盐水棉球蘸拭或生理盐水局部清洁,再用棉球蘸干。对局部痂块形成者,先剪除痂块再行局部蘸拭或清洁;合并感染者,先剪除痂块并用稀释过的过氧化氢进行处理,再用2.5%碘伏蘸拭,随后给予浸有康复新的纱布局部湿敷30min,移开纱布后给予局部氧疗。	

简要步骤	操作要点	图示
操作步骤	5. 吸氧管末端(根据皮肤部位可外加面罩或使用一次性纸杯)对着放疗皮损部位,吸氧管在距皮肤 2~5cm 进行吹氧,吹氧范围包括整个破损处皮肤并兼顾邻近破损处照射野皮肤,氧流量 4~6L/min,每次 20~30min,2~3 次/d(图 3-5-1)。 6. 氧疗完毕,在皮损处使用皮肤保护剂,如喷涂重组人表面生长因子,开门窗、拉围帘,整理床单元,洗手,记录。	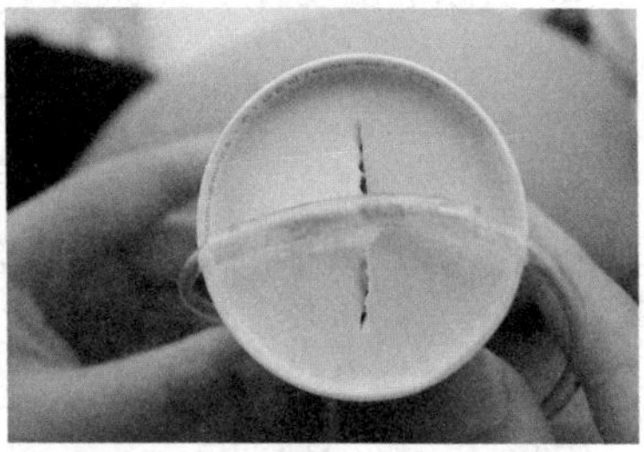 图 3-5-1　采用纸杯进行氧疗
效果评价	护士操作熟练,动作轻柔,充分保护病人隐私,病人舒适度较好。	

简要流程图	注意事项
评估:病人皮肤情况、病人信息、环境 ⇩ 准备:操作者、物品、环境 ⇩ 用物至床旁、核对、解释 ⇩ 铺巾、协助病人取合适体位、隐私保护 ⇩ 生理盐水清洗皮肤,棉球擦干 ⇩ 调节氧流量,吹氧 ⇩ 开门窗、围帘、整理用物 ⇩ 评价:操作技术、隐私保护、病人感受	1. 湿化瓶内不加蒸馏水,利用纯氧进行局部氧疗。 2. 整个操作注意用氧安全。

（江庆华　张含凤）

第六节　阴道冲洗技术

一、双人阴道冲洗技术

（一）目的

1. 用于清洁阴道,减少阴道分泌物。
2. 促进阴道血液循环,减少炎症吸收。
3. 控制和治疗阴道炎、宫颈炎。
4. 用于妇科或手术前的阴道准备。
5. 防止阴道感染和粘连,增加放疗敏感度。

（二）适应证

1. 宫颈癌腔内放疗前后常规清洁冲洗。
2. 慢性宫颈炎,阴道炎局部治疗。
3. 经腹全子宫切除术或阴道手术的术前准备等。

（三）禁忌证

1. 月经期、孕期、产褥期、阴道不规则出血病人。
2. 宫颈癌活动性出血者。

操作步骤

简要步骤	操作要点	图示
核对与解释	1. 核对　病人身份(姓名、病案号)与医嘱。 2. 解释　操作目的及方法、注意事项与配合要点。	
评估	病人配合度。	
操作准备	1. 护士　洗手、戴口罩、戴帽子。 2. 用物　一次性窥阴器、冲洗器、冲洗液(38~40℃,500~1 000ml)、润滑剂、手套、卫生纸、一次性治疗巾。 3. 环境　关闭门窗,采用屏风遮挡,保持安静、整洁、光线充足、室温适宜。	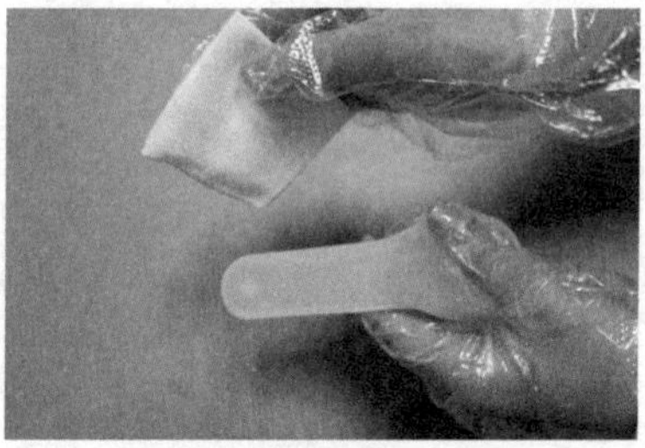 图 3-6-1　润滑窥阴器
操作步骤	1. 再次核对病人身份(姓名、病案号)与医嘱。 2. 体位　截石位。脱去一侧腿裤,暴露会阴部,臀部至床沿,注意保护病人隐私。将一次性治疗巾垫于臀下。 3. 戴手套,纱布沾润滑剂后润滑窥阴器(图 3-6-1),扩阴道,观察阴道情况(图 3-6-2)。 4. 先冲洗一侧阴道壁及穹窿(图 3-6-3),转动至另一侧冲洗,观察有无分泌物及坏死物冲出,冲洗时应压下窥阴器,以利冲洗液流出。 5. 冲洗完毕后取下窥阴器,卫生纸轻轻蘸干外阴部的水,扶病人坐起,促使阴道内积水流尽。再次冲洗外阴并擦干,协助病人穿好裤子,休息 5~10min,无异常情况可离开。 6. 操作完毕,整理用物,洗手,记录。	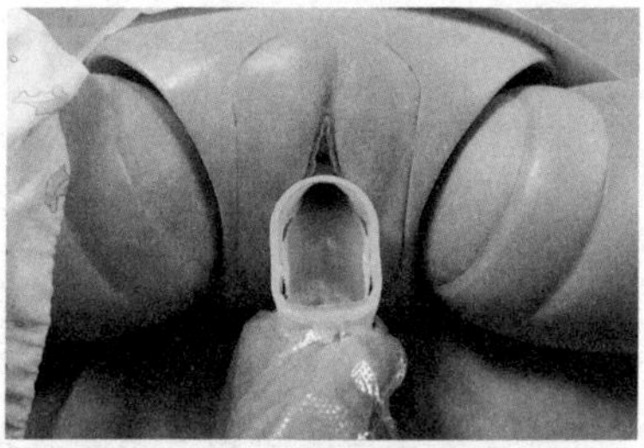 图 3-6-2　观察阴道情况 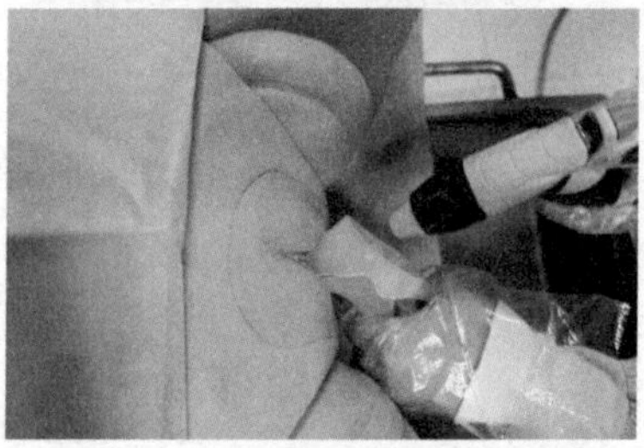 图 3-6-3　洗一侧阴道壁及穹窿
效果评价	护士正确、熟练掌握操作技术,阴道内无肉眼可见分泌物,病人舒适度较好,操作过程中注意人文关怀。	

简要流程图	注意事项
评估:病人信息、病人配合度 ⇩ 准备:病人、操作者、物品、环境 ⇩ 操作:核对、准备体位、冲洗 ⇩ 效果评价:冲洗技术、阴道清洁度、病人感受	1. 冲洗时动作轻柔,充分润滑阴道壁、窥阴器,勿损伤阴道黏膜。 2. 冲洗全程观察和询问病人有无不适。若冲洗过程中病人阴道出血,则暂停冲洗并告知医生及时处理。

二、一人阴道冲洗技术

(一) 目的

同双人阴道冲洗技术。

(二) 适应证

同双人阴道冲洗技术。

(三) 禁忌证

同双人阴道冲洗技术。

操作步骤

简要步骤	操作要点	图示
评估	是否有适应证与禁忌证。	图 3-6-4　**置入冲洗器**
操作准备	1. 病人　清洁双手。 2. 用物　阴道冲洗器、冲洗液(温开水,水温为38~40℃,500~1 000ml)、润滑剂、卫生纸。 3. 环境　安静、整洁、光线充足、室温适宜、私密性较好。	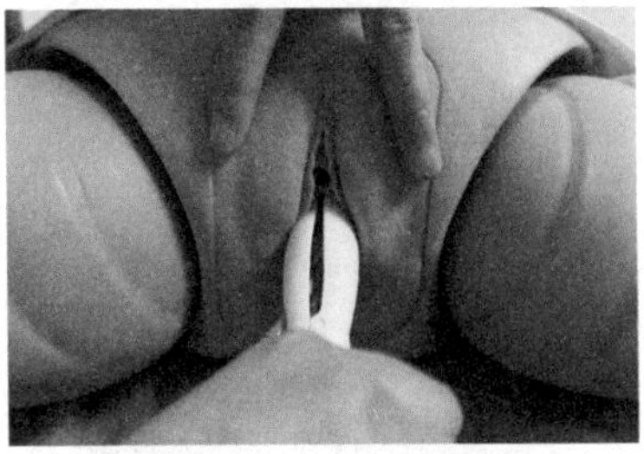
操作步骤	1. 体位　病人取站位或蹲位,两腿稍分开。 2. 右手持冲洗器,冲洗头向上对准会阴部,左手辅助用中指、示指分开阴唇,让冲洗头对准阴道口插入阴道内(如插入困难可使用润滑剂润滑冲洗头)(图 3-6-4)。 3. 先冲洗一侧阴道壁及穹窿,转动至另一侧冲洗,直至药液冲完(图 3-6-5)。 4. 冲洗完毕后取下冲洗器,卫生纸轻轻蘸干外阴部。	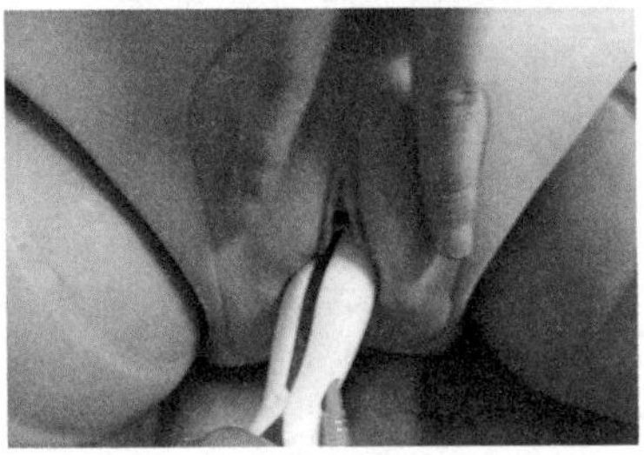 　图 3-6-5　**冲洗一侧阴道壁及穹窿**
效果评价	1. 病人正确、熟练地掌握冲洗技术。 2. 阴道内无肉眼可见分泌物。 3. 病人舒适度较好。	

简要流程图	注意事项
评估:适应证、禁忌证 ⇩ 准备:病人、物品、环境 ⇩ 操作:准备体位、正确冲洗 ⇩ 效果评价:冲洗技术、阴道清洁度、病人感受	冲洗时动作轻柔,充分润滑窥阴器,若冲洗过程中病人阴道出血,则暂停冲洗并告知医生。

(江庆华　张含凤)

第七节 施源器安置技术

（一）目的

用于宫颈癌腔内后装治疗，以达到最合理分布放射源，最大限度地提高肿瘤的照射剂量，减低危及器官的放疗风险。

（二）适应证

1. 早期宫颈癌的根治性治疗。

2. 宫颈癌外照射后仍有肿瘤残存。

3. 宫颈癌术后复发。

4. 宫颈癌阴道大出血。

（三）禁忌证

1. 月经期、孕期、产褥期。

2. 血象低下。

操作步骤

简要步骤	操作要点	图示
核对与解释	1. 核对 病人身份（姓名、病案号）与医嘱。 2. 解释 操作目的及方法、注意事项与配合要点。	
评估	病人病情及配合度。	
操作准备	1. 护士 洗手、戴口罩、穿手术衣、戴手术帽、戴手套。 2. 用物 手术包（内备窥阴器、洞巾、腿套、妇科黏膜消毒液、棉球、6cm×6cm 纱布块、80cm×4cm 纱布条、石蜡油、各型号探宫棒、钳子、手套）、施源器（根据治疗过程中病人实际情况再选用）。 3. 环境 操作间安静、整洁、光线充足、室温适宜。	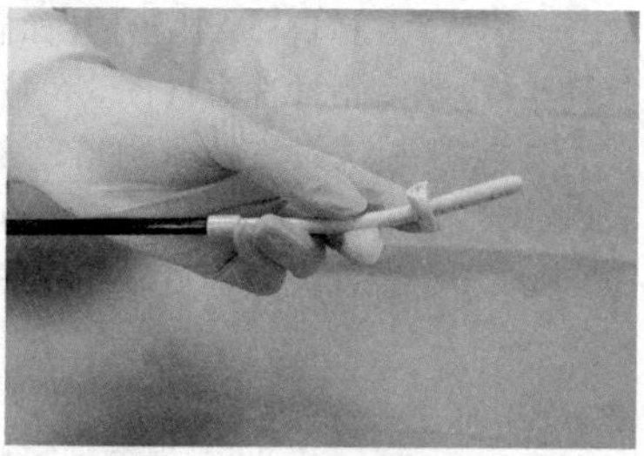 图 3-7-1 安置 3 号宫腔管
操作步骤	1. 再次核对病人身份（姓名、病案号）与医嘱。 2. 阴道冲洗 详见第六节阴道冲洗技术。 3. 铺巾消毒 病人取截石位，钳子夹取含消毒液的纱布按照从里到外（小阴唇、大阴唇、阴阜、左右大腿内上 1/3）消毒两遍，套腿套、铺洞巾。 4. 窥阴器安置 润滑窥阴器后放入阴道，观察阴道情况，钳子夹取含消毒液的棉球消毒阴道及宫颈口两遍。 5. 探宫（子宫切除术后的病人无此步骤） 选择合适的探宫棒进行探宫（由粗至细，常规为 1、3、5 号）。探查病人宫颈粗细、宫颈口自子宫体的长度及子宫角度（如前位或后位、15°、30°、45°等不同角度）。探宫需结合病人 CT 或磁共振图像，忌碰到阻力盲目探查，如探宫过程中出血较多，医生根据实际情况决定是否继续探查。探宫过程中嘱病人张口深呼吸，臀部放平，切勿随意移动。	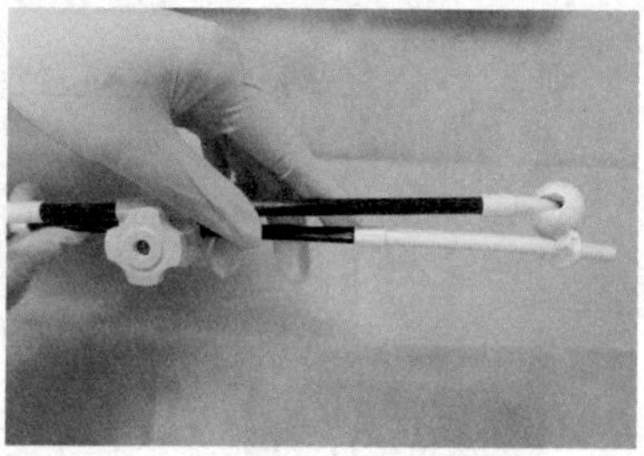 图 3-7-2 安置 1 号管

简要步骤	操作要点	图示
操作步骤	6. 施源器安置步骤　根据病人病情、有无子宫切除、阴道狭窄度及有无受侵、探宫结果等情况综合选择适合的施源器(子宫切除术后病人不需安置宫腔管)。 (1) 核磁、铱源、钴源二管、三管施源器的安置 1) 子宫未切除病人的安置步骤 步骤一:安置 3 号宫腔管至子宫,保持位置不动,宫腔管有不同角度选择(安置前根据探宫结果将固定架 STOP 至于前或后位,角度常规为 15°、30°、45°)(图 3-7-1)。 步骤二:安置 1 号管,将管端的卵圆球放于病人身体右侧阴道穹处(图 3-7-2)。 步骤三:安置 2 号管,将管端的卵圆球放于病人身体左侧阴道穹处(图 3-7-3)。 步骤四:三管一起固定于施源器固定架上(图 3-7-4)。 2) 子宫切除病人的安置步骤 步骤一:安置 1 号管,将管端的卵圆球放于病人身体右侧阴道穹处。 步骤二:安置 2 号管,将管端的卵圆球放于病人身体左侧阴道穹处。 步骤三:两管一起固定于施源器固定架上(图 3-7-5)。 (2) 管柱施源器的安置(适于子宫未切除且阴道受侵的病人或阴道癌)(图 3-7-6) 步骤一:安置宫腔管至子宫,保持宫腔管位置不动轻轻取出窥具。 步骤二:根据病人阴道条件选择合适直径的球润滑后依次穿入宫腔管(常规直径为 2~4cm)。 步骤三:上好施源器固定架。 (3) 串球的安置(无宫腔管,适于宫颈癌子宫切除后、阴道癌)(图 3-7-7) 步骤一:取出窥具。 步骤二:根据病人阴道条件选择合适直径的球润滑后依次穿入中心管(常规直径为 2~4cm)。 步骤三:上好施源器固定架。 (4) 多通道管柱施源器的安置(适于阴道受侵或阴道癌,如阴道癌则不需安置宫腔管)(图 3-7-8)。 步骤一:安置宫腔管至子宫,保持宫腔管位置不动轻轻取出窥具(子宫切除的病人无此步骤)。 步骤二:根据病人阴道条件选择合适直径的多通道穿入宫腔管(常规直径为 3cm)。 步骤三:上好施源器固定架。	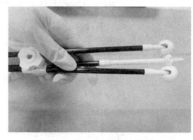 图 3-7-3　**安置 2 号管** 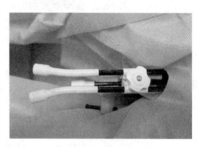 图 3-7-4　**三管固定** 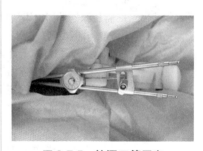 图 3-7-5　**铱源三管固定** 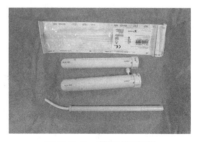 图 3-7-6　**管柱施源器**

续表

简要步骤	操作要点	图示
操作步骤	（5）环形施源器的安置（图3-7-9） 1）子宫未切除病人的安置步骤 步骤一：安置3号宫腔管至子宫，保持宫腔管位置不动轻轻取出窥具。 步骤二：将环形管润滑后自宫腔管穿入进阴道，两者固定好。 步骤三：安置挡板管于最下方（阴道受侵或异常狭窄病人不需挡板）。 步骤四：三管一起固定于施源器固定架上。 2）子宫切除病人的安置步骤 步骤一：取出窥具。 步骤二：将环形管润滑后放入阴道。 步骤三：安置挡板管于最下方（阴道异常狭窄病人可不需挡板，以免阴道撕裂）。 步骤四：两管一起固定于施源器固定架上。 7. 填塞纱条（核磁、铱源、钴源施源器需填塞） 　钳子夹取纱布条上下均匀填塞进病人阴道（根据病人阴道条件填塞一条或两条），目的是一则固定施源器以防止施源器移位；二则推开膀胱及直肠，保护正常组织。 8. 取出窥具。 9. 将施源器外固定于治疗车的固定架上。 10. 取施源器操作步骤 步骤一：松开治疗车上外固定架。 步骤二：钳子夹取阴道内纱布条丢弃。 步骤三：松开施源器固定架。三管或两管施源器按序号2-1-3（或2-1）取出，其他类施源器直接取出。	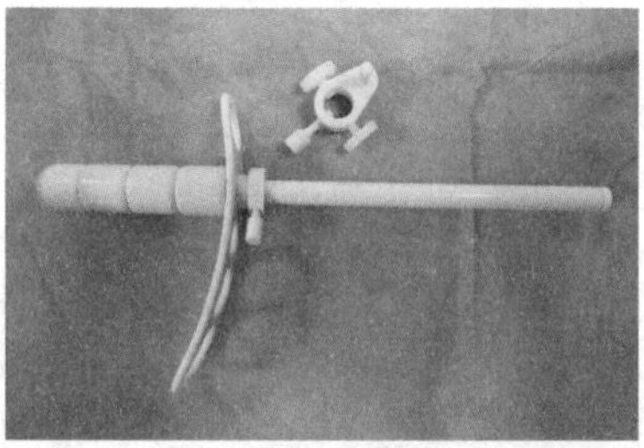 图3-7-7　**串球施源器** 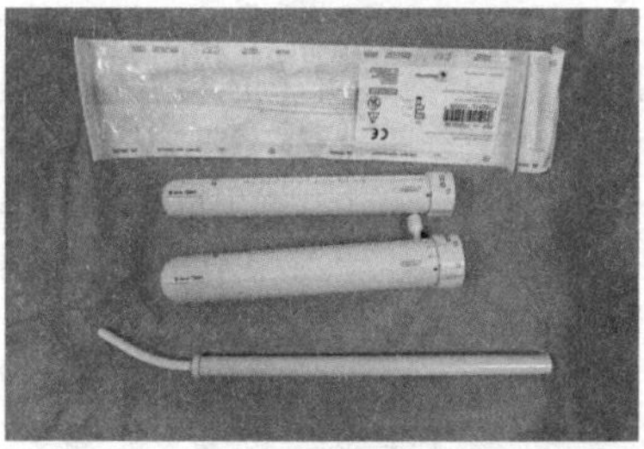 图3-7-8　**多通道管柱施源器** 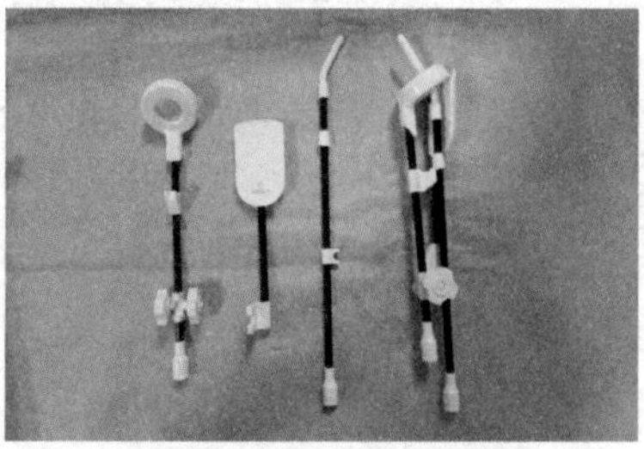 图3-7-9　**环形施源器**
效果评价	1. 配合医生正确、熟练地完成施源器的安置。 2. 操作过程中观察和评估病人疼痛耐受度。	

简要流程图	注意事项
评估：适应证、禁忌证、病人病情 ⇩ 准备：病人、操作者、物品、环境 ⇩ 操作：核对、体位摆放、安置施源器、取施源器 ⇩ 效果评价：配合施源器安置技术、人文关怀	1. 施源器安置过程中嘱病人张口深呼吸，臀部放平，切勿随意移动。 2. 治疗过程中随时评估病人情况，做好人文关怀。

（江庆华　张含凤）

第八节　宫颈癌后装治疗护理配合技术

一、二维后装治疗护理配合技术

（一）目的

增加局部肿瘤控制率、降低复发风险，提高病人总生存率。

（二）适应证

1. 早期宫颈癌的根治性治疗。

2. 宫颈癌外照射后存在残存的肿瘤。

3. 宫颈癌术后复发。

4. 宫颈癌阴道大出血。

（三）禁忌证

1. 月经期、孕期、产褥期病人。

2. 血象低下。

操作步骤

简要步骤	操作要点
核对与解释	1. 核对　病人身份（姓名、病案号）与医嘱。 2. 解释　操作目的及方法、注意事项与配合要点。
评估	病人病情及配合度。
操作准备	1. 护士　洗手，戴口罩，穿手术衣，戴手术帽，戴手套。 2. 用物　一次性窥阴器、冲洗器、冲洗液（温开水 38～40℃，500～1 000ml）、润滑剂、手套、卫生纸，一次性治疗巾、手术包（包内备洞巾、腿套、妇科黏膜消毒液、棉球、纱布块、纱布条、石蜡油、各型号探宫棒、卵圆钳、尖嘴钳、手套）、施源器（根据治疗过程中病人实际情况选用）。 3. 环境　操作间安静、整洁、光线充足、室温适宜。
操作步骤	1. 再次核对病人身份（姓名、病案号）与医嘱。 2. 阴道冲洗　详见第六节阴道冲洗技术。 3. 铺巾消毒　病人取截石位，按照从里到外（小阴唇、大阴唇、阴阜、左右大腿内上 1/3）消毒两遍，套腿套、铺洞巾。 4. 配合医生进行施源器安置　详见第七节施源器安置技术。 5. CT 扫描　未行子宫切除术且第一次行后装治疗的病人或治疗过程中宫腔管的条件有改变者需行 CT 扫描（子宫切除术后病人不需 CT 扫描）。 6. 物理师制定计划。 7. 放疗技师根据放疗计划进行内照射。 8. 取施源器。
效果评价	配合医生完成二维后装放疗技术，在放置过程中观察及询问病人无不适，体现人文关怀。

简要流程图	注意事项
评估：适应证、禁忌证 ⇩ 准备：病人、操作者、物品、环境 ⇩ 操作：核对、阴道冲洗、体位摆放、安置施源器、制定计划、 行内照射、取施源器 ⇩ 效果评价：正确、熟练配合技术完成、病人感受	治疗过程中保护病人隐私，观察和评估病人有无不适。

二、三维后装治疗技术

(一) 目的

最合理分布放射源,最大限度地提高肿瘤的照射剂量,减低危及器官的放疗风险。

(二) 适应证

同二维后装治疗技术。

(三) 禁忌证

同二维后装治疗技术。

操作步骤

简要步骤	操作要点	图示
核对与解释	1. 核对 病人身份(姓名、病案号)与医嘱。 2. 解释 操作目的及方法、注意事项与配合要点。	
评估	病人病情及配合度。	
操作准备	同二维后装治疗技术。	
操作步骤	1. 再次核对病人身份(姓名、病案号)与医嘱。 2. 阴道冲洗 详见第六节阴道冲洗技术。 3. 安置尿管,病人取截石位,按照从里到外(小阴唇、大阴唇、阴阜、左右大腿内上 1/3)消毒两遍,套腿套、铺洞巾。 4. 施源器安置 详见第七节施源器安置技术。 5. 扣热塑膜,建立浅外周静脉通道。 6. 膀胱充盈(夹闭尿管,消毒尿管后自尿管注入0.9%生理盐水100ml)。 7. 行 CT 扫描(图3-8-1),开放尿管。 8. 医生根据 CT 扫描结果勾画靶区。 9. 物理师制订计划。 10. 放疗技师根据计划执行照射。 11. 再次充盈膀胱,进行内照射。 12. 继续外照射。 13. 取施源器和尿管。	 图3-8-1 **CT 扫描**
效果评价	1. 正确、熟练配合医生完成三维后装放疗技术。 2. 在放置过程中观察及询问病人有无不适。 3. 关注病人感受,体现人文关怀。	

简要流程图	注意事项
评估:适应证、禁忌证、病人病情 ⇩ 准备:病人、操作者、物品、环境 ⇩ 操作:核对、阴道冲洗、安置尿管、体位摆放、安置施源器、CT扫描、勾画靶区、制定计划、内照射、外照射、取施源器和尿管 ⇩ 效果评价:正确、熟练配合三维后装技术,病情观察,病人感受	1. 阴道冲洗、安置尿管及安置施源器时动作轻柔,勿损伤阴道黏膜、宫体组织。 2. 保护病人隐私,操作过程中评估病人有无不适。

(江庆华 张含凤)

第九节 小量保留灌肠技术

（一）目的

主要用于清洁肠道和治疗肠道感染。

（二）适应证

1. 放射性肠炎病人。

2. 肠道感染病人。

（三）禁忌证

1. 急腹症、消化道出血、严重心血管疾病等病人。

2. 肛门、直肠、结肠手术的病人及大便失禁的病人。

操作步骤

简要步骤	操作要点
核对与解释	1. 核对 病人身份（姓名、病案号）与医嘱。 2. 解释 操作目的及方法、注意事项与配合要点。
评估	病人意识状态、生命体征、心理状况和排便情况。
操作准备	1. 护士 洗手、戴口罩、戴圆帽。 2. 病人 保留灌肠前嘱病人排便，肠道排空有利于药液吸收。 3. 用物 一次性肠道冲洗袋、量杯、灌肠液（根据医嘱准备）、温开水（39～41℃，5～10ml）、润滑剂、纱布、清洁手套、弯盘、卫生纸、一次性治疗巾、小垫枕、水温计。 4. 环境 关闭门窗，采用屏风遮挡，保持环境安静、整洁、光线充足、室温适宜。
操作步骤	1. 再次核对病人身份（姓名、病案号）与医嘱。 2. 体位 左侧卧位，双腿屈膝，退去腿裤至膝部，臀部移至床沿，注意保护病人隐私。 3. 抬高臀部，将小垫枕、一次性治疗巾垫于臀下，使臀部抬高约10cm。 4. 插管 戴手套，纱布沾润滑剂润滑肛管前段，排气后轻轻插入肛门15～20cm，缓慢注入药液，液面距肛门不超过30cm。 5. 拔管 药液注入完毕，再注入温开水5～10cm，抬高肛管尾端，使管内溶液全部注完，拔出肛管，擦净肛门，取下手套，嘱病人尽量忍耐，保留药物在1h以上。 6. 操作完毕，整理用物，洗手，记录。
效果评价	1. 正确、熟悉地操作。 2. 落实病人隐私保护。 3. 操作过程中病人无不适。

简要流程图	注意事项
评估：适应证、禁忌证、病人信息 ⇩ 准备：病人、操作者、物品、环境 ⇩ 操作：核对、准备体位、润滑肛管、注入灌肠液 ⇩ 效果评价：灌肠技术、隐私保护、病人感受	保留灌肠时，应选择稍细的肛管且插入要深，液量不宜过多，压力要低，灌入速度宜慢，以减少刺激，使灌入的药液能保留较长时间，利于肠黏膜吸收。

（江庆华 张含凤）

第十节 高压注射器使用技术

（一）目的

为 CT、MRI 等影像检查中增强扫描或血管造影等提供药液注射，控制药液的注射速率和剂量，提高检查图片质量。

（二）适应证

主要用于需要进行高压注液者。

（三）禁忌证

1. 对注射药液过敏者。

2. 血管条件差者。

操作步骤

简要步骤	操作要点	图示
核对与解释	1. 核对　病人身份（姓名、病案号）与医嘱。 2. 解释　操作目的及方法、注意事项与配合要点。	
评估	1. 穿刺部位皮肤情况、留置针（或耐高压导管）回血情况和血管条件。 2. 病人配合度。	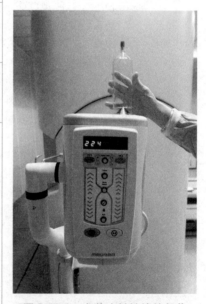
操作准备	1. 护士　洗手、戴口罩、戴圆帽。 2. 用物　高压注射器、弯盘、药液、止血钳。 3. 环境　安静、整洁、光线充足、室温适宜。	
操作步骤	1. 再次核对病人身份（姓名、病案号）与医嘱，注射药物。 2. 连接电源，开机，检查高压注射器性能是否完好。 3. 再次核对病人和药物，高压注射器接注射针筒后接药、抽药（图 3-10-1），抽药时针筒向上与地面成 60°～90°。 4. 安置连接管（图 3-10-2），进行排气（图 3-10-3），排气后关闭连接管前端。 5. 将注射器倒下与地面成 30°～45°角，如未抽药完成，请一直保持针管直立。 6. 取下连接管的保护头，与血管通路进行连接（若为耐高压导管，取下导管的肝素帽与连接管相连），并妥善固定。 7. 根据血管条件设定适合的速率（速率根据检查需求和病人血管条件来设定，常规为 1.6～2.0ml/s）（图 3-10-4）。 8. 再次查对，行健康宣教，观察注射部位有无异常。	图 3-10-1　**安装注射针筒并备药** 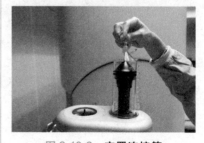 图 3-10-2　**安置连接管**

简要步骤	操作要点	图示
操作步骤		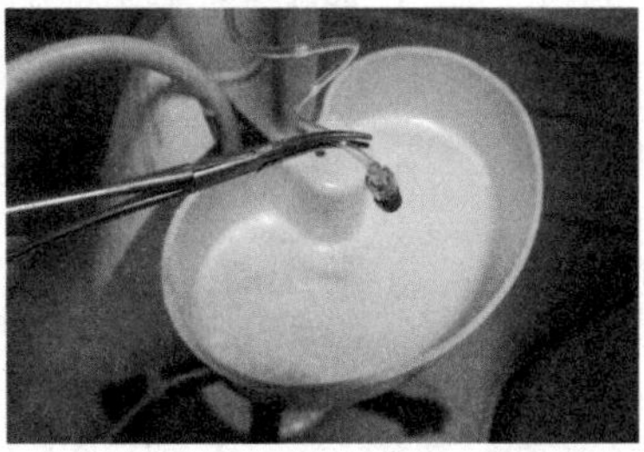 图 3-10-3　**排气** 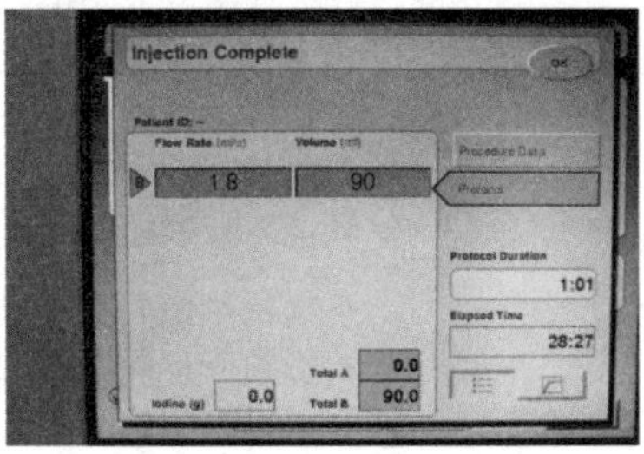 图 3-10-4　**设定速率**
效果评价	1. 正确、熟练使用高压注射器使用技术。 2. 管道正确连接,速率调节合适。 3. 操作过程中无外渗。	

简要流程图	注意事项
评估:适应证、禁忌证、病人信息 ⇩ 准备:病人、操作者、物品、环境 ⇩ 操作:核对、开机检查、接药抽药、排气、连接血管通路、设定速率、检查指导 ⇩ 效果评价:通路选择、无菌技术、穿刺成功率、病人感受	1. 注射前向病人做好解释工作,使病人放松,配合操作。 2. 选择合适的血管通路,当血管通路无回血时不进行操作。

（庞华容）

第十一节　造影剂外渗处理技术

（一）目的

减轻造影剂外渗对皮下组织刺激性,缓解肿胀、避免由于造影剂外渗引起皮肤溃疡及皮下组织的坏死。

（二）适应证

用于各种原因引起造影剂外渗的病人。

操作步骤

简要步骤	操作要点
预防	1. 静脉穿刺选择合适的血管,细致操作。 2. 使用高压注射器时,选用与注射流率匹配的穿刺针头和导管。 3. 对穿刺针头进行恰当固定。 4. 与病人沟通,取得配合。
核对与解释	1. 核对　病人身份(姓名、病案号)与医嘱。 2. 解释　外渗处理目的、操作过程及配合要点。
评估	1. 外渗时间及外渗部位。 2. 外渗范围、肢体肿胀程度。 3. 病人疼痛程度。
操作准备	1. 病人取平卧或坐位,充分暴露外渗部位。 2. 护士　着装整洁、洗手、戴口罩。 3. 用物　根据病人外渗情况选择适合的药物(50%硫酸镁、喜辽妥软膏、地塞米松软膏等)、冷毛巾、纱布、10ml空针、0.2%安尔碘、小垫枕。 4. 环境　安静、整洁、光线充足、室温适宜。
操作步骤	1. 再次核对病人身份(姓名、病案号)与医嘱。 2. 造影剂一旦外渗,立即停止注入,消毒肝素帽后连接空针尽量回抽。 3. 立即报告主管医生,做好病人的心理疏导,以消除其紧张和恐惧心理。 4. 将小垫枕垫于患肢下,患肢抬高、制动,促进静脉回流。 5. 外渗的处理 (1) 轻度外渗:多数损伤轻微,无需处理。嘱咐病人注意观察,如外渗加重,应及时就诊。对个别疼痛明显者,外渗24h内局部给予普通冷湿敷(不能使用冰袋)。 (2) 中重度外渗:可能造成外渗局部组织肿胀、皮肤溃疡、软组织坏死和间隔综合征。应早期使用50%硫酸镁保湿冷敷,24h后改硫酸镁保湿热敷。或用黏多糖软膏(喜疗妥软膏)、地塞米松软膏等外敷。或者用0.05%的地塞米松局部湿敷。湿敷时应该避开穿刺点。造影剂外渗严重者,在外用药物基础上口服地塞米松5mg/次,3次/d,连用3d。必要时,咨询临床医师用药。 6. 门诊病人留下联系方式,及时回访;住院病人及时与相关科室联系沟通,交代渗漏情况及处理的方法,密切观察局部变化。 7. 记录事件经过。
效果评价	1. 积极采取药物外渗预防措施。 2. 及时发现和处理外渗。 3. 根据外渗的不同分级采取正确、有效的处理措施。 4. 病人未发生外渗事件或外渗得到有效控制。

简要流程图	注意事项
评估:适应证、禁忌证、病人信息 ⇩ 准备:病人、操作者、物品、环境 ⇩ 操作:核对、停止注入并回抽、按外渗程度相应处理、患肢抬高制动、冷敷 ⇩ 效果评价:积极预防、及时发现和处理、无外渗或外渗控制好	1. 处理前,询问病人有无对药物过敏或怕冷,如有反应,立即停止外敷并进行处理。 2. 根据外渗程度选择适合的外敷药物。

(庞华容)

第十二节 放射性药物注射技术

（一）目的

保证顺利准确注入放射性药物。

（二）适应证

行 PET-CT 检查的病人。

操作流程

简要步骤	操作要点	图示
核对与解释	1. 核对 病人身份（姓名、病案号）、检查申请单信息、药物注射单信息。 2. 解释 操作目的与方法、注意事项及配合要点。	
评估	1. 评估病情及配合度。 2. 适应证与禁忌证。 3. 静脉通路建立情况。 4. 环境宽敞、清洁、明亮，辐射在本底范围。 5. 病人体重与药物剂量。	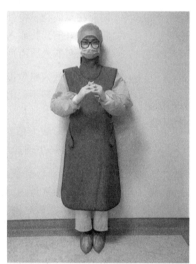
操作准备	1. 护士 护士着装整洁，洗手，戴口罩，穿隔离衣，穿铅衣，戴铅围脖及铅眼镜，戴聚氯乙烯手套后再戴好乳胶手套（图3-12-1）。 2. 用物 聚氯乙烯手套、乳胶手套、无菌帽、隔离衣、铅衣、铅围脖、铅眼镜、吸水纸、防渗漏治疗巾、2ml 空针、肝素帽、9 号头皮针、长针头、10ml 生理盐水、消毒液、棉签、纱布、沾污仪、活度计、镊子、铅筒。 3. 环境 保持环境安静、整洁、光线充足、室温适宜，环境辐射在本底范围。	图 3-12-1　护士着装准备
核对及准备	1. 再次核对病人身份（姓名、病案号）、体重，确认签署知情同意书。 2. 病人坐位，将已穿刺好静脉导管的肢体放于注药台面上（图3-12-2）。 3. 消毒静脉导管肝素帽，连接 10ml 生理盐水，确认静脉导管通畅、回血好。 4. 洗手，戴聚氯乙烯手套后再戴好乳胶手套。 5. 检查活度计测量标准为所注射核素（图3-12-3）。	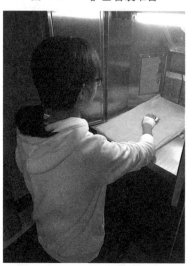 图 3-12-2　病人体位

简要步骤	操作要点	图示
分装放射性药物	1. 将铺好吸水纸及防漏治疗巾的治疗盘放于手套箱内。 2. 连接长针头与肝素帽并连接9号头皮针,放入手套箱内。 3. 连接2ml空针一具放入手套箱内。 4. 手套箱内打开铅罐,用镊子将装有放射性药物的安瓿放入活度计内,测量药物活度(图3-12-4)。 5. 将测量好的安瓿用镊子放回铅罐内,并消毒安瓿。 6. 将连接好9号头皮针的长针头从注药口处插入安瓿。 7. 根据病人体重抽吸药物,药物剂量准确,抽吸时应注意药物不得外渗(图3-12-5)。 8. 将抽吸好的药物放入活度计内测量活度,再次双人核对病人所需剂量。	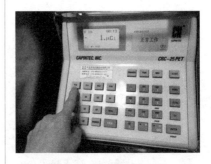 图 3-12-3　检查活度计
注射放射性药物	1. 脱去手套放入铅垃圾桶内,重新更换手套。 2. 将活度计内药物取出后放入铅筒内,从手套箱内取出。 3. 注射前核对病人信息及用药剂量,注射,注射完毕后10ml生理盐水冲管(图3-12-6)。	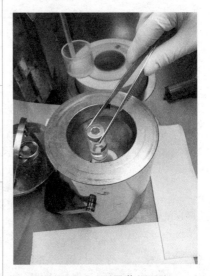
测量残余活度	1. 注射完毕后,将铅筒放于手套箱内,并将空针取出放入活度计内,测量残余活度,并记录实际注射活度,核对信息后记录。 2. 注射完毕后,将静脉留置针拔出,弃于铅垃圾桶内(图3-12-7)。 3. 将长针头从安瓿拔出丢弃,并盖上铅罐盖子。	图 3-12-4　测量药物活度
用物整理	1. 分类处理用物。 2. 脱手套:一手捏住另一手套腕部外面,翻转脱下→已脱下手套的手指插入另一手套口内,将其翻转脱下,弃于铅垃圾桶内。 3. 洗手。 4. 使用沾污仪测量双手及体表有无污染,测量注药环境辐射(图3-12-8)。	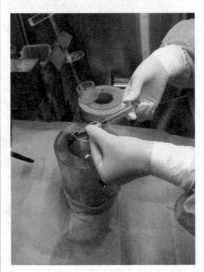 图 3-12-5　抽吸药物

续表

<table>
<tr><th>简要步骤</th><th>操作要点</th><th>图示</th></tr>
<tr><td>用物整理</td><td></td><td>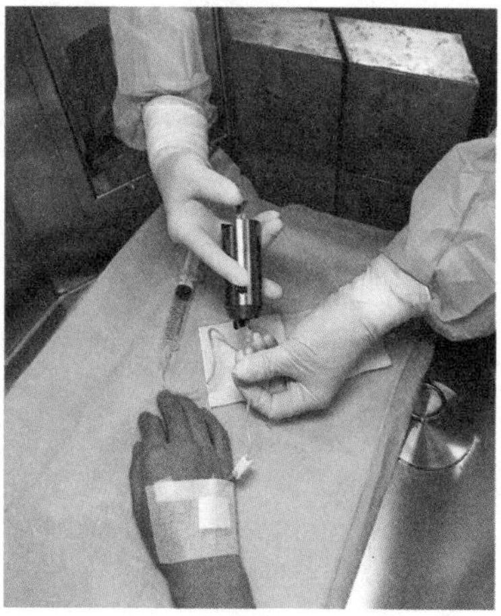
图 3-12-6　注射药物
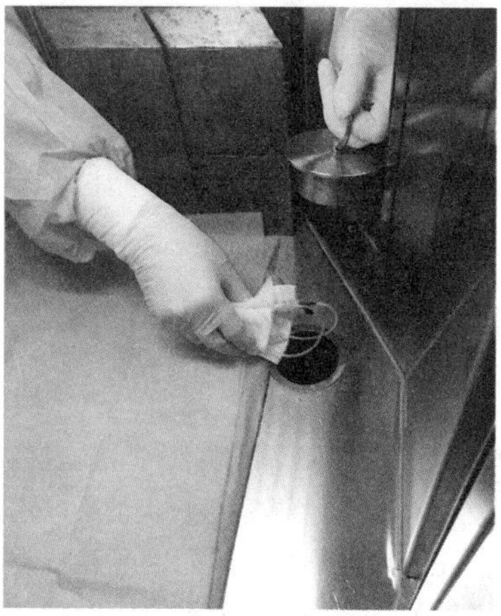
图 3-12-7　垃圾处理
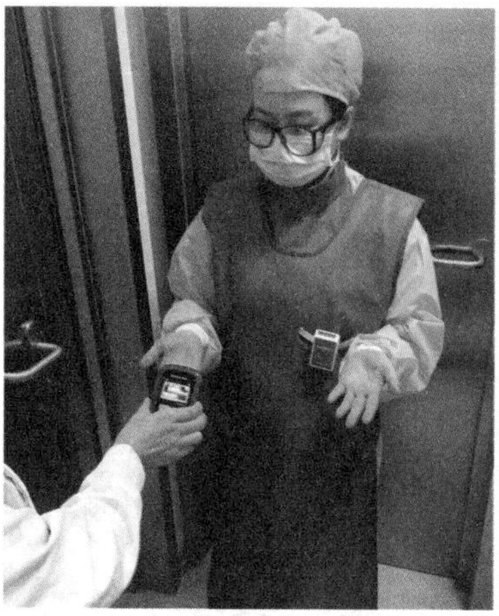
图 3-12-8　测量有无污染和注药环境辐射</td></tr>
</table>

续表

简要步骤	操作要点	图示
效果评价	1. 放射防护符合要求。 2. 严格执行无菌操作技术。 3. 注射药物剂量准确,无外渗。	

简要流程图	注意事项
评估:适应证、病人信息、配合度 ⇩ 准备:病人、操作者、物品、环境 ⇩ 注射前:核对、体位安置、确认体重、静脉导管评估及准备 ⇩ 分装放射性药物:做好防护、准确抽吸药液、测量活度 ⇩ 注射放射性药物:注射药物、测量残余活度 ⇩ 注射放射性药物后:冲封管、拔出静脉导管、检测体表及环境有无污染 ⇩ 效果评价:辐射防护、注药剂量准确、无菌技术	1. 严格遵守放射操作防护原则,操作时应佩戴好防护用具。 2. 严格执行双人查对制度。 3. 在操作中若污染台面、地面、物品等,应立即用吸水纸吸尽,不要扩大污染面积,并在污染范围做好标记,防止二次污染,同时报告科室管理人员。 4. 放射性废物应存放至少 10 个半衰期,测量剂量接近本底才能处理。

（庞华容）

参 考 文 献

[1] 万永慧,罗静,褚玉新,等. 放射性皮炎的临床分级与护理[J]. 护士进修杂志,2016,31(80):737-739.

[2] 丁晔. 鼻咽癌放射性皮炎的临床治疗及护理进展[J]. 护士进修杂志,2017,32(1):24-26.

[3] 王小璞,李学,李佩文. 放射性皮炎防治研究现状[J]. 疑难病杂志,2009,8(3):183-185.

[4] 徐娟,王淑云,赵建琴,等,放射性皮炎的防护进展[J]. 齐鲁护理杂志,2010,16(7):40-42.

[5] 欧文,约翰逊. 癌症症状控制指南手册[M]. 强万敏,译. 天津:天津科学技术出版社,2017,7:349-353.

[6] 张伟军,王继群,王兆武,等. 鼻咽癌放疗后继发性鼻窦炎影响因素的分析[J]. 中华放射医学与防护杂志,2003,23(1):33-35.

[7] 黄振云,邹华,黄晓明,等. 鼻咽癌患者放疗前及放疗期间黏液纤毛输送功能及其形态学观察[J]. 中华耳鼻喉头颈外科杂志,2005,40(12):940-942.

[8] 李辉,王继群,王丽华,等. 鼻咽癌放疗前后鼻窦炎发生机制及其防治措施[J]. 临床耳鼻咽喉科杂志,2005,19(12):554-556.

[9] 李艳,周丽芹. 鼻内镜术后用高渗盐水与等渗盐水行鼻腔冲洗的对比观察及护理[J]. 护士进修杂志,2007,22(15):1 437.

[10] 成宝红,李昕蓉,李涛. 鼻内镜术后鼻腔冲洗疗效观察[J]. 四川医学,2003,24(12):1 234.

[11] 林素青,史剑波. 三联液鼻腔冲洗对鼻,鼻窦手术后鼻黏膜形态和功能影响的观察[J]. 实用医学杂志,2001,17(7):589-590.

[12] 李吕林,赵宇,梁传余. 内窥镜鼻窦手术后术腔冲洗液对疗效的影响[J]. 临床耳鼻咽喉科杂志,2001,15(2):53-54.

[13] 曾旭东,何源萍,州明霞,等. 鼻腔鼻窦冲洗液的研究及临床应用[J]. 现代中西医结合杂志,2003,12

(16):1 709-1 710.

[14] 胡明霞,曾旭东,向源萍,等.鼻腔鼻窦冲洗液的临床应用及疗效观察[J].护理学杂志,2003,15(3):413-414.

[15] 殷蔚伯,余子豪,徐国镇,等.肿瘤放射治疗学[M].北京:中国协和医科大学出版社,2007.

[16] 冯玉华,孙荣华.早期康复训练减轻鼻咽癌放射性张口困难患者的效果观察[J].护理学杂志,2003,18(4):151-152.

[17] 张健华,林赛娥,张杨,等.全程健康教育对鼻咽癌放疗后口腔黏膜反应的影响[J].护理学杂志,2005,20(7):51-52.

[18] 周京凤.鼻咽癌放疗常见并发症的预防及护理[J].山东医药,2004,44(11):61-62.

[19] 吕传爱,吕晶,王春荣,等.局部氧疗治疗Ⅱ/Ⅲ度急性放射性皮炎的应用研究[J].中国辐射卫生,2007,16(2):231-232.

[20] 孙永敏,路平华,江瑞霞,等.局部氧疗治疗放射性湿性皮损的疗效观察[J].中国实用护理杂志,2007,23(1):48-49.

[21] 郭爱华,冯梅,李秀华,等.喷氧联合重组人表皮生长因子在宫颈癌放射性皮炎中的应用[J].中国医药指南,2015,13(28):68-69.

[22] 刘倩.高剂量率后装治疗局部晚期宫颈癌:3年随访研究[D].长春:吉林大学,2015.

[23] 图雅,王纯雁.宫颈癌同步放化疗中不同化疗方案疗效比较的Meta分析[J].辽宁医学杂志,2018,32(4):1-8.

[24] 杜霄勐.调强放疗用于宫颈癌术后辅助治疗的剂量学与回顾性临床研究[D].北京协和医学院中国医学科学院,2015,1-50.

[25] 甘祖焕.局部晚期宫颈癌同步放化疗与单纯放疗生存分析及并发症的比较[D].南宁:广西医科大学,2014.

[26] 陈涛利.宫颈癌根治术后不同治疗方案的疗效分析[D].长春:吉林大学,2015.

[27] 王中卫,马秀龙,王亚利,等.局部晚期宫颈癌CT图像引导下[192]Ir三维腔内后装治疗剂量体积参数与疗效关系[J].西部医学,2015,27(2):196-199.

[28] 傅志超,林贵山,李东石,等.CT引导下三维腔内后装放疗在中晚期宫颈癌治疗中的临床应用[J].实用妇产科杂志,2013,29(9):707-709.

[29] 叶伟军,曹新平,欧阳翼.局部晚期宫颈癌三维CT引导下加速超分割后装治疗临床观察[J].中华肿瘤防治杂志,2014,21(8):626-629.

[30] 王嘉琪,李静,宋海涛.调强放疗与三维适形放疗联合腔内后装放疗治疗中晚期宫颈癌的对比研究[J].实用临床医药杂志,2015,19(17):67-70.

[31] 刘安敏,陈枫,朱艳,等.[18]F-FDG显像剂不同静脉注射法在PET/CT检查中的效果比较[J].重庆医学,2014,43(36):4928-4932.

[32] 毛睿,何艳芬,齐洪志,等.膀胱充盈状态对宫颈癌术后调强放疗靶区和危及器官的影响[J].中华实用诊断与治疗杂志,2013,27(8):794-796.

[33] 吴威,张艳,廖春丽,等.不同阴道冲洗时间对阴道清洁度的影响[J].护理研究,2012,26(18):1682-1683.

[34] 李源,向阳.妇科恶性肿瘤术后盆腹腔感染的预防与处理[J].实用妇产科杂志,2014,30(9):647-649.

[35] 万佩玲,王新.阴道冲洗对宫颈癌患者治疗的近期及远期作用研究[J].临床合理用药杂志,2011,4(33):23-24.

[36] 卢蓓蕾,李庆红,安妮,等.宫颈癌阴道冲洗对提高患者生活质量的重要性[J].吉林医学,2012,33(25):5551-5552.

[37] 秦立君,李会平,赵晓叶.过氧化氢和碘伏分别用于宫颈癌术前阴道冲洗效果比较[J].河北医药,2012,34(19):2943-2944.

[38] 陈婷婷.复方黄松洗剂在宫颈癌放疗患者阴道冲洗的疗效观察[J].中国实用护理杂志,2014,30(Suppl 2):75-76.

[39] 黄群,姜梅.妇产科护理[M].上海:复旦大学出版社,2015.

[40] 安立彬,张新宇.妇产科护理学[M].2版.北京:人民卫生出版社,2014.

[41] 庞自云.小剂量保留灌肠治疗急性放射性肠炎的临床观察[J].护理研究,2012,26(8):2159-2160.

[42] 李丹.中药保留灌肠对宫颈癌患者放射性直肠损伤的影响[J].河南中医,2015,35(4):796-797.

[43] 刘跃,李爵,王永刚,等.中西药保留灌肠治疗宫颈癌放疗后放射性肠炎的研究[J].现代中西医结合杂志,2016,25(3):268-270.

[44] 卜俊国,肖明星,吴刚.经静脉应用小牛血去蛋白提取物并西药保留灌肠治疗宫颈癌急性放射性肠炎的疗效[J].实用医学杂志,2012,28(15):2563-2565.

[45] 张罗生,何本夫,罗显荣,等.小牛血清去蛋白提取物防治急性放射性直肠炎的临床研究[J].实用医学杂志,2012,28(9):1519-1522.

[46] 刘文华,孙兴华,洪月光.中西医结合治疗放射性直肠炎30例的近期临床观察[J].河北中医药学报,2012,27(4):26-27.

[47] 李荣富,孙涛.放射性肠炎发生机制的研究进展[J].医学综述,2011,17(2):257-262.

[48] 朱德翠.高压注射器在螺旋CT增强扫描中的临床应用及护理[J].国际护理学杂志,2013,32(1):17-19.

[49] 卢晓清.高压注射器在增强螺旋CT血管造影检查中的操作与护理[J].中国医学创新,2015,32(5):97-98.

[50] 董桂花.高压注射器在儿童64排螺旋CT增强扫描中的应用[J].医药前沿,2015,25(22):58-59.

[51] 金镝,王耀春.32层螺旋CT增强扫描中高压注射器的应用与护理体会[J].中国实用医药,2012,5(17):193-194.

[52] 赵春生,姜继国,董肇宁.综合性护理干预对预防CT强化扫描中造影剂副反应的影响[J].护理实践与研究,2015,12(10):14-16.

[53] 肖巧玲,何桂凤,李小凤,等.64排CT增强扫描造影剂渗漏的预防及护理体会[J].现代医药卫生,2014,30(1):103-104.

[54] 张玲芳.CT增强扫描造影剂外渗的护理体会[J].中国药业,2013,22(11):137-138.

[55] 卢蓓蕾,李庆红,赵梅英,等.CT增强检查造影剂外渗的护理研究[J].中国现代药物应用,2013,7(20):185-186.

[56] 陈子力,张根柱.CT增强扫描造影剂渗漏18例护理体会[J].环球中医药,2013,6(2):211.

[57] 韩慧杰,赵卫威.静脉留置针在PET-CT中的应用[J].全科护理,2015,13(16):1541-1542.

第四章

肿瘤急重症专科护理技术

第一节　颅内压增高综合征

一、概念

颅内压增高(increased intracranial pressure)是神经外科常见临床病理综合征。是颅脑损伤、脑肿瘤、脑出血、脑积水和颅内炎症等所共有征象,由于上述疾病使颅腔内容物体积增加,导致颅内压持续在2.0kPa(15mmHg)以上,从而引起的相应的综合征,称为颅内压增高。颅内压增高会引发脑疝危象,可使病人因呼吸循环衰竭而死亡。成人的正常颅内压为0.7~2.0kPa(5.25~15mmHg),儿童的正常颅内压为0.5~1.0kPa(3.75~7.5mmHg)。临床上颅内压还可以通过采用颅内压监护装置,进行持续的动态观察。

二、临床表现

(一) 头痛

这是颅内压增高最常见的症状之一,程度不同,以早晨或晚间较重,部位多在额部及颞部,可从颈枕部向前方放射至眼眶。头痛程度随颅内压的增高而进行性加重。当用力、咳嗽、弯腰或低头活动时常使头痛加重。头痛性质以跳痛、胀痛和爆裂痛为多见。

(二) 呕吐

当头痛剧烈时,可伴或不伴有恶心和呕吐。呕吐呈喷射性,与进食无关,呕吐严重时可导致水电解质紊乱。

(三) 视神经盘水肿

这是颅内压增高的重要客观体征之一。早期表现为视神经盘充血,边缘模糊不清,中央凹陷消失,视盘隆起,静脉怒张。早期视力正常或有一过性黑矇。若视盘水肿长期存在,则视盘颜色苍白,视力减退,视野向心缩小,称为视神经继发性萎缩。此时如果颅内压增高得以解除,往往视力的恢复也并不理想,甚至继续恶化和失明。

(四) 意识障碍及生命体征变化

颅内压急剧升高时可致昏迷,或不同程度的意识障碍,如意识模糊、昏睡等。急性颅内压升高时可致心率减慢、脉搏减慢、血压升高、呼吸频率改变。呼吸一般先深而慢,后出现潮式呼吸,也可浅而快,致过度通气。

(五) 脑疝形成

1. **小脑幕切迹疝**　多见于小脑幕以上病变。为部分颞叶或/和脑中线结构经小脑幕切迹向下疝出。主要表现有:

（1）脑疝早期病人在原有病变基础上,出现剧烈头痛、频繁呕吐、躁动不安等颅内压增高的表现。

（2）颅内压增高:失代偿以后,病人意识进行性加重,安静转为烦躁不安,进而转为嗜睡、意识朦胧或浅昏迷。

（3）瞳孔变化:瞳孔两侧不等大,脑疝同侧最初动眼神经受到刺激,兴奋性增高,出现一过性的瞳孔缩小,进而逐渐开始散大,对光反射迟钝,甚至消失。

（4）锥体束征:由于同侧大脑脚受压,出现对侧上下肢瘫痪,包括中枢性面瘫、肌张力高、腱反射亢进和病理反射阳性。有时由于脑干被推挤向对侧移位,致使对侧大脑脚与对侧小脑幕游离缘相挤,造成脑疝同侧的偏瘫。

2. **枕骨大孔疝** 多见于颅后窝占位病变,也可见于小脑幕切迹疝晚期。颅内压增高使小脑扁桃体疝入枕骨大孔。慢性颅内压增高者早期可出现枕部疼痛,颈项强直,病人可意识清楚,偶可出现四肢强直、呼吸轻度抑制等。急性颅内压增高者,可突然发生,也可由于腰穿、用力等促使原有慢性颅内压增高急性发作所致。可出现严重枕下疼痛、颈项强直、眩晕、吞咽困难、肌力降低,呼吸循环进入衰竭状态。也可突然昏迷,呼吸、心跳停止而死亡。

处理流程

简要步骤		处理要点
评估	病人病情	1. 病人的现病史、既往史、药物过敏史。 2. 病人目前的生命体征、意识、瞳孔、配合程度、肢体活动度、四肢肌力。 3. 病人有无头痛、呕吐、视盘水肿。 4. 病人有无其他合并症,相关检查、检验结果,包括头部 CT、肝肾功能、电解质、生化检查指标等。 5. 有颅内压监测者,严密监测颅内压的动态变化趋势。 6. 有头部引流管者,了解每天引流液的量、颜色、性状等。 7. 评估全身皮肤黏膜完整性。
	治疗方案	了解治疗方案,合理安排药物治疗计划和处置措施。
预防	病情观察	1. 体位 卧床休息,头部抬高 15°~30°,保持呼吸道通畅。 2. 病情观察 每 30~60min 观察意识、瞳孔、生命体征的变化。观察有无偏瘫、失语、癫痫发作等症状。观察有无头痛、呕吐,监测颅内压(ICP)的动态变化,发现异常立即报告医生。 3. 控制出入量 每天输液量不超过 1 500ml,准确记录 24h 出入量,以量出为入,保持出入量平衡。 4. 定期监测 监测肝肾功能、电解质变化。
	引流管护理	1. 引流管常规护理 颅内肿瘤术后留置的引流管根据部位的不同有:脑室引流管、硬脑膜下引流管、硬脑膜外引流管。所有的引流管均应保持引流通畅,引流系统密闭,观察引流液的颜色、性质、量等。 2. 脑室引流管的护理 将脑室引流管接防反流引流袋,给予抬高,高于脑室平面 10~15cm,避免脑脊液过度引流导致低颅压综合征。 3. 硬膜下引流管的护理 将硬膜下引流管接防反流引流袋,出口平面低于脑室平面 20~30cm,靠重力引流。 4. 硬膜外引流管的护理 根据医嘱将引流管接低负压装置或防反流引流袋,引流装置低于脑室平面 20~30cm,保持引流通畅。

简要步骤		处理要点
预防	药物治疗	1. 遵医嘱按时使用脱水药物、激素类药物等。如甘露醇、呋塞米、白蛋白、地塞米松等。 2. 高热者给予物理降温,遵医嘱使用抗菌药物预防和控制感染。
	饮食指导	1. 高蛋白、高热量、高纤维素、易消化饮食可以保证病人的营养供给。 2. 多饮温热水,避免病人过度脱水。 3. 鼓励病人多吃蔬菜、水果,必要时给予缓泻剂,避免便秘。
	生活护理	1. 定时翻身,预防压疮的发生。翻身时动作轻柔,尽可能头和躯干保持轴线运动,以免造成气道、颈静脉扭曲。避免头部位置突然剧烈搬动,安置好体位后避免患侧头部受压。 2. 协助病人床上活动,教授病人有效咳嗽和呼吸功能训练,避免剧烈咳嗽。 3. 保持大小便通畅,避免用力排便。
处理	控制癫痫发作	1. 药物治疗 遵医嘱定时定量给予抗癫痫药物;一旦发作应协助医师及时给予抗癫痫、降颅内压处理。 2. 防舌咬伤 有癫痫发作史的病人,床旁备口咽通气管、压舌板等,防止癫痫发作时舌咬伤。 3. 吸氧 持续或间断吸氧,改善脑缺氧,使脑血管收缩,降低脑血流量。
	用药观察	1. 定时静脉输注脱水药物,注意输注速度,观察脱水效果。 2. 遵医嘱给予激素类药物,注意观察有无因应用激素诱发应激性溃疡出血、感染等不良反应。 3. 冬眠低温治疗的护理 (1) 物理降温时机:使用冬眠低温疗法者,根据医嘱给予足量冬眠药物,待自主神经被充分阻滞、病人御寒反应消失、进入昏睡状态后,方可加用物理降温措施。 (2) 物理降温方法:可采用头部戴冰帽或在颈动脉、腋动脉、肱动脉、股动脉等主干动脉表浅部放置冰袋;此外,还可采用降低室温、减少被盖、体表覆盖冰毯等方法。 (3) 降温速度:以每小时下降1℃为宜,体温以降至肛温32~34℃、腋温31~33℃较为理想。 (4) 并发症观察:体温过低易诱发心律失常、低血压、凝血功能障碍等并发症,应密切观察。 (5) 药物使用方法:冬眠药物最好经静脉泵入,便于调节给药速度、药量及控制冬眠深度。
	康复护理	1. 意识清醒病人的护理 按照床上主动活动四肢、床边坐、床旁椅上坐、床旁站立、行走的要求循序渐进增加活动量,防止肌肉萎缩。 2. 意识障碍、有瘫痪的病人的护理 给予电动康复脚踏车进行康复训练。按摩、针灸、理疗等康复措施,被动活动四肢,防止肌肉萎缩,促进知觉恢复。 3. 防足下垂 下肢瘫痪病人,可穿丁字鞋、下肢短腿支具、踝关节固定器、改良防旋鞋等防止足下垂。 4. 防深静脉血栓 长期卧床病人每天行四肢梯度压力泵治疗或使用抗凝药物预防深静脉血栓的发生。

续表

简要步骤		处理要点
评价	治疗	1. 无脑疝发生。 2. 无深静脉血栓发生。 3. 无应激性溃疡、感染等并发症发生。
	功能改变	躯体功能有改善,无肌肉萎缩、足下垂等。
	皮肤管理	皮肤有无压疮、冻伤。
	安全护理	无意外伤害。
	健康宣教	对安全指导、饮食指导、用药指导、肢体功能锻炼表示理解,积极配合治疗。

注意事项

1. 突然变化体位、剧烈咳嗽、用力大小便等是导致颅内压突然升高的诱因,在护理病人时应避免。
2. 动态观察病人的生命体征、意识、瞳孔、颅内压、肢体活动、头痛、呕吐等症状和体征,是及早发现颅内压增高的有效措施。
3. 脱水疗法,成人常用 20% 甘露醇 125~250ml,快速静脉滴注,在 15~30min 内完成,每 6~8h 1 次,心、肾功能不全者慎用,防止发生肺水肿和加重心、肾衰竭,准确记录 24h 出入量。
4. 利尿药:使用利尿药和脱水药时,因排钾过多,易致电解质紊乱,注意监测电解质和补钾。

第二节　鼻咽癌病人鼻出血护理技术

一、概念

鼻咽癌是发生于鼻咽部的一种恶性肿瘤,鼻咽部位于面部中央,鼻腔后面,口腔后部腭垂上方,其上方紧贴头颅的底部,后方紧贴脊椎骨。鼻咽癌放疗后鼻黏膜干燥,组织坏死,局部肿瘤退缩,血管暴露,血管破裂导致出血。反复放化疗或骨髓抑制,或血小板减少和功能障碍,也可诱发或导致出血。大出血判定标准:病人一次连续出血总量超过 300ml 或一次出血 100ml 以上且反复出血或 24h 累计出血量超过 500ml。

二、临床表现

鼻咽癌病人放疗后大出血往往有明显前兆征象,病人在大出血前出现不同程度的烦躁不安、面色苍白,出现反复头痛等。大出血前 3~6h 鼻、口腔出现先兆性反复小出血,鼻腔分泌物增多伴恶臭。大出血前最近一次血常规检查可有不同程度血色素下降。大出血者可因呼吸困难、窒息、低血容量性休克而死亡。

处理流程

简要步骤		处理要点
评估	病人病情	1. 可根据出血量、出血次数以及鼻咽坏死情况和颅底的破坏情况来评估大出血的可能性。 2. 近期有无鼻腔、口腔先兆性出血。 3. 鼻腔分泌物增多伴恶臭。 4. 有无张口困难及程度。 5. 有无头痛及头痛的部位、性质、持续时间。 6. 生命体征、意识、瞳孔、呼吸道保护能力等。

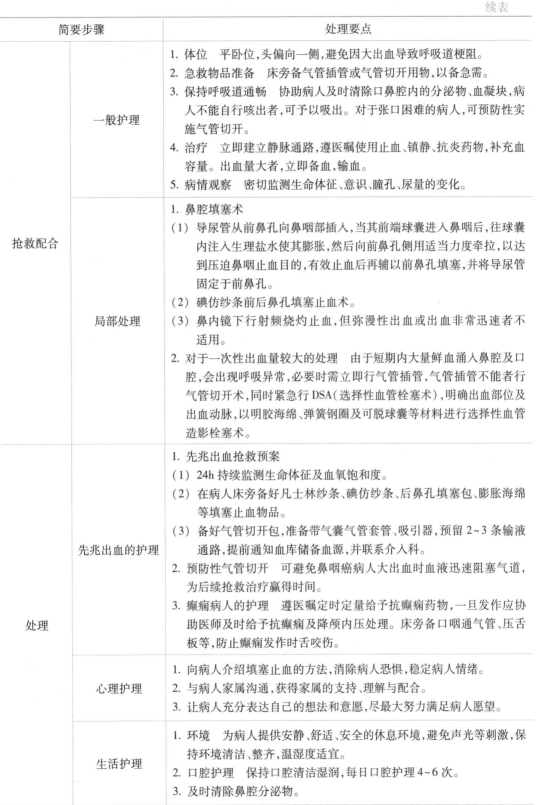

简要步骤		处理要点
抢救配合	一般护理	1. 体位 平卧位,头偏向一侧,避免因大出血导致呼吸道梗阻。 2. 急救物品准备 床旁备气管插管或气管切开用物,以备急需。 3. 保持呼吸道通畅 协助病人及时清除口鼻腔内的分泌物、血凝块,病人不能自行咳出者,可予以吸出。对于张口困难的病人,可预防性实施气管切开。 4. 治疗 立即建立静脉通路,遵医嘱使用止血、镇静、抗炎药物,补充血容量。出血量大者,立即备血,输血。 5. 病情观察 密切监测生命体征、意识、瞳孔、尿量的变化。
	局部处理	1. 鼻腔填塞术 (1)导尿管从前鼻孔向鼻咽部插入,当其前端球囊进入鼻咽后,往球囊内注入生理盐水使其膨胀,然后向前鼻孔侧用适当力度牵拉,以达到压迫鼻咽止血目的,有效止血后再辅以前鼻孔填塞,并将导尿管固定于前鼻孔。 (2)碘仿纱条前后鼻孔填塞止血术。 (3)鼻内镜下行射频烧灼止血,但弥漫性出血或出血非常迅速者不适用。 2. 对于一次性出血量较大的处理 由于短期内大量鲜血涌入鼻腔及口腔,会出现呼吸异常,必要时需立即行气管插管,气管插管不能者行气管切开术,同时紧急行DSA(选择性血管栓塞术),明确出血部位及出血动脉,以明胶海绵、弹簧钢圈及可脱球囊等材料进行选择性血管造影栓塞术。
处理	先兆出血的护理	1. 先兆出血抢救预案 (1)24h持续监测生命体征及血氧饱和度。 (2)在病人床旁备好凡士林纱条、碘仿纱条、后鼻孔填塞包、膨胀海绵等填塞止血物品。 (3)备好气管切开包,准备带气囊气管套管、吸引器,预留2~3条输液通路,提前通知血库储备血源,并联系介入科。 2. 预防性气管切开 可避免鼻咽癌病人大出血时血液迅速阻塞气道,为后续抢救治疗赢得时间。 3. 癫痫病人的护理 遵医嘱定时定量给予抗癫痫药物,一旦发作应协助医师及时给予抗癫痫及降颅内压处理。床旁备口咽通气管、压舌板等,防止癫痫发作时舌咬伤。
	心理护理	1. 向病人介绍填塞止血的方法,消除病人恐惧,稳定病人情绪。 2. 与病人家属沟通,获得家属的支持、理解与配合。 3. 让病人充分表达自己的想法和意愿,尽最大努力满足病人愿望。
	生活护理	1. 环境 为病人提供安静、舒适、安全的休息环境,避免声光等刺激,保持环境清洁、整齐,温湿度适宜。 2. 口腔护理 保持口腔清洁湿润,每日口腔护理4~6次。 3. 及时清除鼻腔分泌物。

简要步骤		处理要点
评价	生命体征	生命体征稳定,呼吸道通畅,无感染发生。
	止血效果	无继续活动性出血,纱条、止血导管无脱出。
	心理精神状态	情绪稳定,积极配合治疗。
	健康宣教	1. 病人对止血措施理解。 2. 病人及家属对鼻咽癌出血的认识提高。

注意事项
鼻咽癌放疗后大出血的关键在于维持呼吸道通畅,对于张口困难病人,可考虑行预防性气管切开,立即采取有效措施止血,加强护理,以此提高抢救成功率。

第三节 肺癌病人咯血护理技术

一、概念

咯血即喉部以下气管、支气管、肺组织的出血经口咯出。咯血应与呕血或口鼻腔出血鉴别。24h咯血量在100ml(痰中带血)以内为小量咯血,100~500ml为中量咯血,超过500ml或一次咯血超过100ml为大咯血。大咯血可导致窒息、失血性休克等危及生命的情况。

二、临床表现

取决于出血量、出血速度、病人的基础状态、是否出现窒息、失血性休克等并发症而不同。

（一）咯血

咯血前病人可出现喉咙瘙痒、突然胸闷、呼吸困难等先兆。咯血时血色鲜红,可有血凝块,痰中带血等。

（二）失血性休克

头晕、心慌、乏力、精神萎靡、尿量减少、血压下降、心率加快等。

（三）窒息

突然咯血不畅或停止、胸闷气促,呼吸困难,牙关紧闭,意识丧失等。

处理流程

简要步骤		处理要点
评估	病人病情	1. 病人的原发病,根据原发疾病查找咯血的原因。 2. 病人的意识、生命体征、配合程度、心理状态、面色、尿量等。 3. 病人及家属对疾病的了解程度。 4. 评估咯血的颜色和量,有无窒息的先兆症状:咯血停止、发绀、胸闷、心慌、大汗淋漓、烦躁等。
	检验检查	1. 包括血常规、血型、凝血功能、肝功能、血气分析等。 2. 病人病情稳定时行胸片、胸部CT、纤维支气管镜、数字减影血管造影术(DSA)等检查明确出血原因。

续表

简要步骤		处理要点
处理	紧急处理	1. 体位 绝对卧床休息,建议患侧头低足高卧位,头偏向一侧,利于气道分泌物排出,避免因大出血导致呼吸道梗阻。 2. 持续高流量氧气吸入,保持氧流量在 6~8L/min,必要时建立人工气道行呼吸机辅助呼吸。 3. 保持呼吸道通畅 协助病人及时清除口鼻腔内的分泌物、血凝块,鼓励病人咳出气道内分泌物,病人不能自行咳出者,可予以吸出。 4. 立即建立静脉通路,补充血容量。 5. 密切监测生命体征、意识、瞳孔、尿量的变化。 6. 出血量大者,立即备血,输血。 7. 根据医嘱,备齐抢救药品和用物,做好外出检查前的准备。
	药物治疗	1. 垂体后叶素 强力收缩肺小动脉及毛细血管,使肺血流量减少,降低肺循环压力,同时有中枢镇静作用。为了便于调节计量,建议使用静脉泵入,起始剂量为 0.1~0.2U/min。高血压、冠心病病人不宜使用;少数病人使用垂体后叶素后血压升高,咯血加重,酚妥拉明适用于以上病人。 2. 普鲁卡因、酚妥拉明 具有扩张外周血管、减少回心血量,同时兴奋迷走神经、分流血液至四肢,从而减少肺循环血量及降低肺循环压力而止血。 3. 作用于血小板及抗纤溶系统的药物 如氨甲苯酸、酚磺乙胺、氨甲环酸等。 4. 立止血 对大咯血者可选用立止血 1~2kU 静脉注射,每日总量不超过 8kU,立止血可直接作用于内、外源凝血系统,发挥凝血活酶样作用,且增加出血部位血小板的黏附力和凝聚力,具有促进凝血和止血的作用。 5. 凝血酶 可使出血局部的纤维蛋白原立即转变为纤维蛋白,加速血液凝固,填塞血管创面,达到局部止血的目的,用于局部止血。
	病情观察	1. 专人守护,立即给予心电监护,严密观察血压、呼吸、脉搏、体温、意识等的变化,每 15~30min 监测血压 1 次,早期发现休克先兆症状。 2. 保持呼吸道通畅,指导病人及时排出气道内血液,准确做好记录,注意咯血的量、性质。 3. 备齐急救用物、药品于床旁,做好急救准备,配合医生及时采取抢救措施。 4. 用药护理 遵医嘱及时准确用药,观察药物疗效及不良反应,动态评估出血量及颜色,有血压增高者,警惕出血加重的症状。
	并发症的处理	1. 窒息 窒息是导致大咯血病人死亡的最主要原因。一旦发生窒息,应立即采取以下措施: (1) 保持气道通畅:采用头低足高位,侧卧位,利于病人排出气道内血液。 (2) 吸氧:立即予高流量吸氧。 (3) 密切监测生命体征,同时迅速建立静脉通道,遵医嘱用药及补充血容量。 (4) 对不能自行咳出血液,排痰困难的病人立即行气管插管或气管切开。 (5) 遵医嘱做好支气管动脉栓塞或开胸手术等术前准备。

简要步骤		处理要点
处理	并发症的处理	2. 失血性休克 （1）大咯血病人，专人守护，立即行心电监护，密切监测心率、呼吸、血压、血氧饱和度，15~30min 测量血压 1 次，必要时行持续有创动脉压监测。 （2）建立两条以上静脉通道，快速输液、输血。 （3）流质导尿管，监测每小时尿量。 （4）遵医嘱使用止血药，观察止血效果。 （5）动态监测血常规，了解血红蛋白下降情况。 （6）需要手术者，遵医嘱做好术前准备。
	心理护理	1. 因人而异实施心理护理工作，首先做好安慰工作，让病人镇静下来，积极配合治疗，必要时可使用镇静剂。 2. 及时清除、擦干血迹，保持床单元清洁，减少刺激，护士在病人床旁守护，及时观察病人反映，满足病人需求。
	生活护理	1. 环境　为病人提供安静、舒适、安全的休息环境，避免声光等刺激，保持环境清洁、整齐，温湿度适宜。 2. 口腔护理　做好口腔护理，保持口腔清洁湿润，每日口腔护理 4~6 次。 3. 床单元　及时清除鼻腔分泌物，清除病人吐出的血液和床单元的血迹，保持床单元清洁干燥。 4. 饮食指导　急性大咯血时禁食，静脉补充营养物质，病情稳定后指导其合理饮食，给予高蛋白、高维生素、高热量、易消化、营养丰富的流质或半流质饮食。食欲差者，可选用特殊医学用途食品行口服营养补充；补充含纤维素多的蔬菜和水果，保持大便通畅，避免用力排便而诱发出血。
评价	生命体征	生命体征稳定，呼吸道通畅，无感染发生。
	止血效果	无继续咯血。
	心理精神状态	情绪稳定，积极配合治疗。
	健康宣教	病人对咯血的先兆症状、急救和护理知识有一定程度的了解。

注意事项

1. 注意鉴别咯血、呕血及口鼻腔内出血。
2. 咯血量的估计应考虑病人吞咽，呼吸道残留的血液及混合的唾液、痰等因素。
3. 及时清除口鼻腔及气道内血液，避免窒息，做好口腔护理，保持床单元清洁。
4. 保持呼吸道通畅，维持通气是抢救的基础，原则上就地抢救，避免不必要的搬动。

第四节　肿瘤病人急性肺栓塞护理技术

一、概念

肺栓塞是由内源或外源性栓子阻塞肺动脉引起肺循环和右心功能障碍的临床综合征，包括肺血栓栓塞、脂肪栓塞、羊水栓塞、空气栓塞、肿瘤栓塞等。肺血栓栓塞症（pulmonary thromboembolism，PTE）是最常见的急性肺栓塞类型，由来自静脉系统或右心的血栓阻塞肺动脉或其分支所致，以肺循环和呼吸功能障碍为主要病理生理特征和临床表现，占急性肺栓塞的绝大多数,通常所称的急性肺栓塞即 PTE。深静脉血栓(deep venous thrombosis,DVT)是引起 PTE 的主要血栓来源,DVT 多发于下肢或骨盆深静脉,脱落后随血流循环进入肺动脉及其分支,PTE 常为 DVT 的合并症。静脉血栓栓塞症(venous thromboembolism,VTE)由于 PTE 与 DVT 在发病机制上存在相互关联,是同一疾病病程中两个不同阶段的临床表现,因此统称为 VTE。本章节主要针对 PTE。

二、临床表现

症状缺乏特异性,临床表现取决于栓子的大小、数量、栓塞的部位及病人是否存在器官的基础疾病。多数病人因呼吸困难、胸痛、先兆晕厥、晕厥和/或咯血而疑诊为急性肺栓塞。胸痛是急性肺栓塞的常见症状,中央型急性肺栓塞胸痛表现可类似典型心绞痛。呼吸困难在中央型急性肺栓塞病人中急剧而严重。咯血提示肺梗死,多在肺梗死 24h 内发生,呈鲜红色,数日内发生,可呈暗红色。晕厥虽不常见,但有时是急性肺栓塞的唯一或首发症状。体征主要有呼吸增快,心率增加,血压下降及发绀。呼吸困难、咯血、胸痛被称为肺梗死三联征。

处理流程

简要步骤		处理要点
预防	深静脉血栓	1. 评估　使用血栓风险评估量表评估血栓风险。 2. 血栓风险分级　基于风险评估量表进行危险分层,制订干预措施。 极低风险(Caprini 评分 0 分):需早期活动。 低风险(Caprini 评分 1~2 分):使用机械预防。 中度风险(Caprini 评分 3~4 分):无出血风险者使用药物或机械预防,有出血风险者使用机械预防,再次评估无出血风险后使用药物预防。 高风险(Caprini 评分≥5 分):无出血风险者使用药物加机械预防。 3. 机械性预防　在没有机械性预防禁忌证(如外周动脉疾病、开放性伤口、充血性心力衰竭、急性浅表静脉或 DVT 等)的情况,应考虑使用静脉加压装置(VCD)进行机械性预防。 4. 分级加压弹力袜可与 VCD 联合使用。 5. 肢体功能锻炼　包括上肢、踝关节、膝关节、肌肉收缩等主被动锻炼。 (1) 上肢锻炼包括上举、内收、外展,意识清醒者可用小橡胶球指导其握拳、松拳等运动,20~30min/次,3 次/d。 (2) 下肢训练 1) 踝关节运动:踝关节背伸、跖屈、内外翻"环转"运动,每个动作 15~20 次/min,运动持续时间 10~15min/次,2 次/d。 2) 膝关节伸屈运动:15~20 次/min,10~15min/次,2 次/d。 3) 鼓励病人进行抬腿运动、股四头肌收缩、早期下床活动等。 4) 对不能活动,意识不清的病人,按摩腓肠肌、股二头肌、股四头肌等,由肢体远端向近端方向按摩,5~10min/次,5~6 次/d。 6. 体位护理　平卧位时用枕头垫高下肢,与床面成 20°~30°,q2h 翻身。 7. 静脉保护 (1) 尽量避免下肢静脉输液和股静脉置管。 (2) 避免经外周静脉输注对血管有刺激的药物。 (3) 避免同一部位反复穿刺。 (4) 静脉采血集中进行,动脉采血首选桡动脉。 8. 饮食护理　保持大便通畅,避免腹内压增高。 9. 病情观察　早期严密观察肢体情况,测量下肢周径,对下肢充分保暖。

简要步骤		处理要点
评估	病人病情	1. 症状　有无不明原因的呼吸急促、胸痛、心动过速、情绪不安、晕厥、氧饱和度下降等，呼吸困难、咯血、胸痛被称为肺梗死三联征。 2. 体征　常见体征有呼吸增快、发绀、肺部湿啰音或哮鸣音、病人生命体征、意识、胸痛的程度、有无发绀。 3. 检查四肢，特别是双下肢有无不对称的肿胀、疼痛、有无下肢深静脉血栓的征象。
	相关检查	1. 血液检查　有无 D-二聚体异常增高；肌钙蛋白 I 及肌钙蛋白 T 升高，水平越高，提示心肌损伤程度越严重。 2. 动脉血气检查　动脉血氧饱和度下降、低氧血症、低碳酸血症、肺泡-动脉氧分压差增大。 3. 心电图检查　大面积 PE 可导致胸前导联 T 波倒置。 4. CT 血管造影检查　作为初步诊断 PE 的首选成像方法，能够间接评价肺血管。
处理	病情观察及护理	1. 制动　为了防止栓子再次脱落，病人绝对卧床休息，保持大便通畅，避免用力排便。一旦确定了肺栓塞部位可取健侧卧位，减少搬动病人。 2. 吸氧　给予高浓度的氧气吸入，对缺氧，呼吸困难严重者，需行气管插管呼吸机辅助呼吸，使用呼吸机治疗的病人，呼气末正压要慎用，应给予较低的潮气量（6ml/kg 去脂体重）以保证呼气末平台压小于 30cmH$_2$O。 3. 监测 （1）对高度怀疑或确诊的病人，应监测呼吸、心率、血压、心电图及动脉血气的变化。 （2）监测病人血常规、血小板、出凝血时间、凝血酶原时间、尿液分析、大便常规加隐血。 4. 观察有无出血倾向　牙龈、鼻腔出血，肉眼血尿、黑便、咯血，女性有无阴道出血。各种穿刺时穿刺点渗血；血压袖带绑扎处有无出血点。病人有无头痛等颅内出血的症状。用抗凝剂期间严格卧床，停药后无不适再逐渐下床活动。 5. 观察病人胸闷、呼吸困难、气促、发绀等症状在治疗后有无缓解，特别是病人咯血、活动后气促、安静时呼吸困难、心动过速等症状容易和病人的基础症状相混淆，需要和病人原发病的表现相鉴别。
	药物治疗的护理	1. 抗凝治疗的护理 （1）观察有无出血倾向。 （2）动态监测病人血常规、凝血功能检查结果。使用普通肝素抗凝治疗者，密切监测 APTT，抗凝治疗的初期每 4~6h 监测 1 次，目标为达到 1.5~2.5 倍正常值。 （3）紧急处理出血情况：若因抗凝药物用量过多引起凝血时间延长或出血，应及时报告医生协助处理，包括停用抗凝剂，遵医嘱给予鱼精蛋白或维生素 K$_1$ 作为拮抗剂，必要时输注新鲜血。 2. 溶栓治疗的护理 （1）血流动力学稳定的急性 PTE 病人，不建议全身性溶栓治疗。 （2）PTE 伴有血流动力学不稳定（收缩压<90mmHg）且无明显出血风险时考虑系统性溶栓治疗。 （3）遵医嘱按时给予溶栓药物，阿替普酶 50mg 或 100mg，静脉滴注 2h 以上。

简要步骤		处理要点
处理	心理护理	1. 建立良好的护患关系　病人绝对卧床休息,制动会让病人产生紧张、焦虑、恐惧心理。护士要主动服务病人,及时满足病人需求,让病人体验到时刻有医务人员为其保驾护航,减轻不良情绪。 2. 为病人创造舒适的休息环境　保持环境安静、清洁、安全。 3. 鼓励家庭和社会支持　病人家属和朋友的探视、支持会缓解病人的孤独感和被遗弃感。
	健康教育	1. 向病人及家属讲解肺栓塞相关的基本知识,使病人和家属主动配合治疗。 2. 治疗前详细讲解溶栓抗凝治疗的必要性及不良反应,提高病人及家属的认识、辨别能力,解除对抗凝溶栓的顾虑,减轻心理压力。
评价	生命体征	生命体征稳定,呼吸困难、咯血、胸痛等缓解,血氧饱和度正常。
	抗凝效果	APTT 达到并维持在目标值,无出血倾向。
	心理精神状态	情绪稳定,积极配合治疗。
	健康宣教	病人积极配合溶栓抗凝治疗,对需要长期抗凝治疗的病人,对治疗药物的作用、不良反应、治疗过程、需要定期检查凝血情况已了解。

注意事项

1. 在抗凝过程中密切观察抗凝药物中毒及出血倾向。
2. 普通肝素中毒的处理　鱼精蛋白 1mg 中和 100U 肝素,鱼精蛋白缓慢静脉滴注,不能超过 5mg/min,最大剂量 50mg。
3. 低分子肝素中毒的处理
（1）如果在给低分子肝素后 8h 内使用鱼精蛋白,1mg 鱼精蛋白/100IU 那屈肝素,或 1mg 鱼精蛋白/1mg 伊诺肝素或 1mg 鱼精蛋白/100IU 达肝素。
（2）如果在给低分子肝素后 8h 后使用鱼精蛋白,0.5mg 鱼精蛋白/100IU 那屈肝素,或 0.5mg 鱼精蛋白/1mg 伊诺肝素或 0.5mg 鱼精蛋白/100IU 达肝素。
（3）如果在给低分子肝素后 12h 以上使用鱼精蛋白,则根据临床情况决定是否有使用鱼精蛋白的指征。

第五节　脊髓压迫症护理技术

一、概念

　　脊髓压迫症是指脊椎或椎管内占位性病变引起的脊髓、脊神经根及供应脊髓的血管受压迫,造成脊髓功能障碍的临床综合征。因恶性肿瘤转移或复发引起的脊髓压迫称为恶性脊髓压迫症。其特点是起病急,病程短,发展迅速,如得不到及时诊治,常发生不可逆的神经损害,严重影响病人的生活质量。病人的治疗目标包括控制疼痛、避免并发症及保留或改善神经功能,所采用的治疗方法应与患者的疾病负担、期望寿命和价值观相等。

二、临床表现

（一）急性脊髓压迫症

　　急性发病,进展迅速,常常数小时到数天内脊髓功能完全丧失。表现为脊髓横贯性损害、脊髓休克、病变水平以下迟缓性瘫痪、各种感觉及反射消失、尿潴留。

（二）慢性脊髓压迫症

1. 压迫早期 又叫神经根痛期。主要表现为神经根痛,沿受压神经根分布的剧痛,性质为电击样、烧灼样、刀割样或撕裂样疼痛。屏气、喷嚏、咳嗽、排便等可诱发疼痛加重。

2. 脊髓部分压迫期 脊髓本身受压,影响脊髓内结构。临床表现为病损压迫脊髓平面以下的感觉、运动、自主神经功能障碍。一般运动障碍早于感觉障碍出现。运动障碍表现为受压病变以下同侧肢体痉挛性瘫痪,肌张力增高,腱反射亢进。感觉障碍表现为受压部位对侧肢体痛温觉减退或缺失。自主神经症状表现为尿潴留、尿失禁、便秘、少汗等。

3. 脊髓完全压迫期 脊髓横贯性损伤,受压平面以下的功能近乎完全丧失。

处理流程

简要步骤		处理要点
评估	病人病情	1. 肌力 肿瘤病人有无背痛伴进行性肌无力,特别是下肢,常提示脊髓受压。 2. 疼痛 观察病人疼痛情况,包括部位、持续时间、强度、疼痛特点。 3. 运动 检查手臂及腿部肌肉的强度、测试协调性,判断病人为自主运动或不随意运动。 4. 感觉 感觉神经功能,包括肢体的痛、温、触、压觉。 5. 各种脊神经反射。 6. 脊休克 脊休克时,横断面以下节段脊髓支配的骨骼肌紧张性降低或消失、外周血管扩张、血压下降、发汗反射消失、膀胱内尿液充盈、直肠内粪便积聚,躯体及内脏反射减退或消失。 7. 脊柱稳定性 分节段评估脊柱的稳定性。
处理	轻度或潜在脊髓压迫的护理	1. 支具的使用 （1）根据不同的脊椎骨质破坏的部位,指导病人佩戴颈托、腰托,避免负重。 （2）支具松紧适宜,位置正确,使用支具后在病人皮肤上标注支具的正确位置,调节松紧度,在护理文书中记录,在使用第 1 周每日调整支具的初始位置和松紧度,之后如果没有明显体重变化,3~5d 调整 1 次。 （3）使用可拆卸支具的病人,根据病人病情,在病人坐、立、行走时才使用,夜间可拆除支具。 （4）对于处于颈部过伸位的病人,还应观察有无吞咽功能障碍。 2. 受压骨突处的保护 可用棉垫、棉花等衬垫保护,特别是存在感觉功能障碍的病人,需要定时检查受压骨突处。 3. 详细检查和记录病人的神经功能,有变化及时报告医生。
	中及重度脊髓压迫症的护理	1. 评估病人压迫症状有无进展,记录四肢肌张力、肌力,有无尿潴留、尿失禁、便秘、大便失禁,有无痛温觉的改变。 2. 观察病人生命体征,特别是血压的变化。 3. 导尿的护理 导尿可采用间断清洁导尿的方法,保持病人每天饮水量在 1 500ml 以上,起到尿道自净作用。在每次导尿时鼓励病人锻炼自行排尿,形成反射性膀胱,起到训练膀胱的作用。 4. 压疮预防

简要步骤		处理要点
处理	中及重度脊髓压迫症的护理	(1) q2h 翻身 1 次,轴线翻身,保持脊柱无扭曲。 (2) 保持床单元清洁、干燥,病人身体清洁,使用水波垫、气垫床、凝胶垫、软枕等悬空骨突部位。 (3) 腹泻的病人可以在肛门处贴肛袋或留置肛管引流大便,预防浸渍性皮炎。 (4) 有痛温觉异常的病人,告知病人及家属使用热水时温度应低于50℃,避免烫伤。 (5) 均衡饮食,加强营养。 (6) 健康教育:告知病人及家属压疮的形成机制及预防的重要性,教会家属压疮预防的方法,出院的病人指导其家里准备气垫床,防止院外压疮的发生。
	并发症的预防	1. 肺部感染 (1) 坚持每 2~3h 为病人翻身、叩背。 (2) 鼓励病人咳嗽,对咳嗽力量差或咳嗽方法不正确者,可在胸骨上窝处按摩气管刺激咳嗽。 (3) 指导病人做深呼吸训练。 (4) 鼓励病人多饮水,保持病室温湿度适宜,遵医嘱使用化痰药及抗生素。 (5) 对痰多不能咳出,排痰困难者,可行气管插管或气管切开。 2. 排便功能障碍 (1) 使用通便的食物,如香蕉、火龙果、绿叶蔬菜、香油等。 (2) 使用通便的药物,如西甲硅油、番泻叶、麻仁丸等。 (3) 灌肠,使用肥皂水或生理盐水。 (4) 训练排便反射:对于截瘫病人,协助每天定时坐位排便,同时按摩刺激肛门、按摩腹部、增加腹压,训练排便反射。 (5) 电刺激:使用电刺激神经根,模拟正常的神经冲动,使结肠蠕动,括约肌收缩,完成排便。
	康复训练	1. 病人能自主活动的肢体,制定活动计划,鼓励病人主动活动。 2. 瘫痪的肢体,每天定时给予按摩,协助病人被动活动。 3. 指导或协助病人做关节活动度运动　关节活动度运动是指关节活动时能达到的最大程度,可预防脊髓压迫症病人可能出现的关节僵硬,帮助病人训练动作的协调性,每次活动时做好记录,包括活动关节的骨性标志、左右、主动活动或被动活动、活动的弧度等。
	心理护理	1. 密切观察病人的情绪、心理和精神状态,以便早期诊断,早期干预。 2. 医护人员主动关心病人,了解病人的愿望,及时满足病人的需求。 3. 鼓励病人亲人、朋友探视病人,解除病人孤独。
	健康教育	给病人讲解预防压疮、肢体功能锻炼、膀胱训练、排便训练等的重要性和必要性,使病人主动配合训练和治疗。
评价	生命体征	生命体征正常、平稳。
	压疮	无压疮发生。
	排尿排便训练	训练反射性排尿、排便有效。
	健康宣教	病人及家属掌握压疮、肺部感染的预防方法,排尿排便训练方法等。

注意事项

脊髓损伤的部位和平面不同,症状不同。
（1）颈1~4脊髓节段平面损伤:膈肌和其他呼吸肌瘫痪,病人呼吸困难,说话有鼻音,往往很快致命。
（2）颈4~5脊髓损伤:病人可出现膈肌功能障碍,导致呼吸困难,严重时自主呼吸丧失,危及生命。四肢肌肉呈痉挛性瘫痪。
（3）颈$_5$~胸$_1$脊髓损伤:呼吸功能受到明显干扰,双上肢迟缓性瘫痪,病人的肩部抬高,两上臂外展前臂屈曲的特征性姿势。
（4）胸$_2$~胸$_5$脊髓损伤:直立性低血压,甚至晕厥,损伤平面以下膈肌、肋间肌、腹肌、躯干、下肢麻痹,呈截瘫状。
（5）胸$_6$~胸$_{12}$脊髓损伤:受伤节段平面感觉、生理反射消失、肌肉瘫痪。
（6）腰脊髓损伤:两下肢肌肉瘫痪,膝腱反射减退或消失,损伤平面以下感觉障碍。
（7）骶脊髓和马尾神经损伤:屈膝伸髋无力,膝腱反射、跟腱反射减弱或消失、括约肌、性功能障碍等。

第六节　恶性肠梗阻的护理技术

一、概念

恶性肠梗阻是指原发性或转移性恶性肿瘤造成的肠道梗阻。恶性肠梗阻可分为机械性肠梗阻和功能性肠梗阻。机械性肠梗阻可由肠腔外肿瘤、肠系膜和网膜肿物压迫或肠道原发肿瘤堵塞肠腔、肿瘤沿肠腔环形浸润缩窄等引起。功能性肠梗阻又称动力性肠梗阻,是由于肿瘤浸润肠系膜、肠道肌肉及肠道神经丛,导致肠运动障碍而引起,或为副癌综合征性神经病变、慢性假性肠梗阻和化疗药物神经毒性所致的麻痹性肠梗阻。是消化道和盆腔晚期癌症病人的常见并发症。

二、临床表现

腹痛、呕吐、腹胀、肛门停止排气排便是其共同表现,通常会逐渐加剧,直至变成持续性。症状的出现与强度与肠道阻塞的程度有关。腹部体征:①腹部视诊,机械性肠梗阻可见肠型和蠕动波。肠扭转时腹胀多不对称。麻痹性肠梗阻腹胀均匀。②压痛、反跳痛,单纯性肠梗阻只有轻度压痛,绞窄性肠梗阻可有固定的压痛和肌紧张,少数病人可触及腹部包块。肠梗阻并发坏死、穿孔出现腹膜刺激征。③听诊,绞痛发作时肠鸣音亢进,有气过水声、金属音等。

		处理流程
简要步骤		处理要点
评估	病人病情	1. 病史　包括恶性肿瘤病史、既往有无腹部手术、放疗或腹腔内灌注化疗。 2. 临床表现　有无反复发作的腹痛、腹胀、恶心、呕吐,肛门排气排便情况。 3. 腹部体征　检查腹部有无肠型、压痛、反跳痛、肠鸣音亢进。 4. 腹部平片　肠管扩张、多个气液平面。

简要步骤		处理要点
评估	病人病情	5. 病人可能的梗阻部位。 （1）高位小肠梗阻：呕吐出现较早而频繁，水、电解质、酸碱平衡失调严重，腹胀不明显。 （2）低位小肠梗阻：呕吐出现晚，一次呕吐量大，有粪臭味。 （3）结肠梗阻：腹痛常不显著，腹胀出现较早，呕吐发生较迟。X 线检查显示肠腔胀气明显且在梗阻部位突然中止。钡剂灌肠可见梗阻部位。 6. 是否完全梗阻　部分肠梗阻病情发展较慢，有排便排气；完全性肠梗阻病情发展快而重，多无排便排气。 7. 有无绞窄性肠梗阻　有以下情况者，有绞窄性肠梗阻可能。 （1）剧烈腹痛，发病急，阵发性加重的间歇期仍有持续疼痛。 （2）早期出现休克：心率快，血压低，全身湿冷，少尿或无尿，电解质紊乱，酸解平衡失调。 （3）腹膜刺激征明显，体温、白细胞在监测下升高。 （4）呕吐或自肛门排出血性液。 （5）腹腔穿刺抽出血性液。 （6）腹胀不对称，腹部有压痛的肠袢。
处理	病情观察	1. 生命体征　定时测量体温、脉搏、呼吸、血压。 2. 腹部体征　腹痛腹胀改善情况，有无压痛、反跳痛、肌紧张以及肌紧张的程度。 3. 呕吐情况　呕吐物的颜色、性质、量。 4. 排便情况　观察肛门排气、排便情况，排便颜色、性质、量。 5. 意识　严密观察脱水、休克早期症状，老年人特别注意意识状态的变化。 6. 出入量　准确记录 24h 出入量。 7. 术前准备　如备皮、合血、补液纠正水电解质紊乱、营养支持提高手术耐受性、做好手术部位标识等。
	胃肠减压的护理	1. 遵医嘱留置胃管。 2. 留置胃管前与病人充分沟通，讲解配合方法，缓解病人紧张心理。 3. 置管动作轻柔，遇到阻力不可强行置入。 4. 妥善固定胃管，用人字形胶布固定在鼻翼，在面颊部采用高举平台法做二次固定，避免意外脱出。 5. 每日清洁鼻腔，更换胶布，避免鼻黏膜出现压力性损伤。 6. 持续有效减压，每 2~4h 冲洗胃管 1 次，保持通畅，观察记录引流液的颜色、性质、量。 7. 肠功能恢复，肛门排便排气后先停止胃肠减压，保留胃管观察 24h，确定梗阻症状解除后方可拔管。 8. 拔除胃管　先夹闭胃管末端，让病人屏气迅速拔出，避免误吸。
	呕吐的护理	1. 病人呕吐时取侧卧位，或平卧位头偏向一侧，及时清除口腔内分泌物。 2. 口腔护理每天 4~6 次，呕吐后及时行口腔护理，保持口腔清洁。 3. 保持床单元清洁，及时清除床边呕吐物。 4. 病室定时开窗通风，保持病室空气新鲜，清除异味。 5. 观察记录呕吐物的颜色、性质、量。

简要步骤		处理要点
处理	解痉止痛的护理	1. 常用的止痛药　有阿片类镇痛药、止吐药、糖皮质激素、抗分泌药物等。 2. 遵医嘱按时、按量给药。 3. 遵循 WHO 癌症疼痛治疗指南,强阿片类止痛药强调个体化用药剂量;当肠梗阻原因未明确时,使用此药可能影响病情观察和手术决策。 4. 抗胆碱药物　用于单纯用阿片类药物止痛效果不佳的病人,如东莨菪碱、山莨菪碱。 5. 激素类　具有辅助镇痛、止吐的作用,但有应激性溃疡、消化道穿孔、出血的危险。 6. 抗分泌药　静脉泵入生长抑素。
	实施肠外营养的护理	1. 输液护理　立即建立静脉通道,休克病人保持两条以上静脉通道通畅。 2. 严格无菌操作,肠外营养液建议从中心静脉输入。 3. 输注肠外营养液时,定时监测血糖、电解质的变化。 4. 卡文输注注意事项 (1) 可经周围静脉或中心静脉进行输注。 (2) 使用前开通腔室间的可剥离封条,使三腔内液体混合均匀。 (3) 混合液应立即使用,如暂时不用,应放在 2~8℃ 保存不超过 24h。 (4) 如果卡文内加入药液,在配药时,应遵循以下原则。 1) 先混合腔内液体。 2) 利用维他利匹特溶解水溶性维生素,加入混合液并混合均匀。 3) 将格列福斯(或钙剂)加入混合液并混合均匀。 4) 将微量元素和其他电解质加入混合液并混合均匀。 5. 须经常检测脂肪廓清能力。推荐检测方法是在输注结束 5~6h 后进行,输注期间血清甘油三酯不宜超过 3mmol/L。 6. 一袋卡文输注 12h 以上。
	术后腹腔感染的预防	1. 密切观察生命体征、意识、瞳孔、尿量,记录 24h 出入量。 2. 保持腹腔引流管通畅,严格无菌操作,避免逆行感染。 3. 术后生命体征稳定后取半卧位,利于引流,避免形成膈下脓肿,减轻腹部伤口张力,减轻疼痛。 4. 观察腹胀、腹痛症状是否改善,肛门排便、排气时间,如果腹腔引流出浑浊液,甚至有粪臭味,提示肠瘘的可能,应立即报告医生。 5. 预防术后肠粘连　协助病人早期床上活动,翻身。在充分止痛的情况下协助病人尽早下床活动,促进肠功能恢复。 6. 密切观察病情,有无出现腹痛、腹胀、恶心、呕吐等再次肠梗阻情况,发现异常情况立即报告医生。
	健康教育	1. 给病人、家属介绍留置胃管持续减压的重要性,使病人主动配合治疗,避免非计划拔管。 2. 病人呕吐时协助其侧卧或头偏向一侧,避免误吸。 3. 协助训练床上大小便,配合完成术前准备等。
评价	生命体征	生命体征正常、平稳,早期发现休克先兆。
	腹部症状	腹痛、腹胀、呕吐改善,肛门排便、排气恢复。
	健康宣教	病人及家属了解病情并积极配合治疗。

注意事项
1. 大多数恶性肠梗阻病人失去了手术治疗机会,且临近生命终点。护士需评估病人、家属的情绪变化,鼓励病人、家属说出内心感受。对病人及家属的不良情绪给予心理疏导和安抚。 2. 护理人员应当了解肠梗阻发生的原因、症状、可供选择的治疗模式,协助医生缓解病人的症状,减轻病人的痛苦,增进舒适度。

第七节　阿片类药物中毒急救护理技术

一、概念

阿片是罂粟果实中提取的产物,包含吗啡、可待因等20余种生物碱,具有镇痛、镇静作用。

二、阿片类药物分类

（一）按其来源分类

1. 天然类药物　吗啡、可待因。

2. 合成与半合成类药物　哌替啶、芬太尼、二氢埃托啡等。

（二）按作用部位的不同分类

1. 可分为作用于中枢阿片受体的药物　吗啡、哌替啶、美沙酮等。

2. 作用于外周阿片受体的药物　洛哌丁胺、地芬诺酯等。

（三）按作用强度不同

1. 可分为弱阿片类,如可待因、曲马多。

2. 强阿片类,如吗啡、芬太尼、哌替啶等。

另外、吗啡的衍生产物二乙酰吗啡(海洛因)由于其药效与成瘾性远较吗啡作用强,归为阿片类毒品。一次大量误用或频繁使用阿片类药物可致中毒。吗啡中毒量成人为0.06g,致死量为0.25g。可待因毒性为吗啡的1/4,中毒剂量为0.2g,致死量0.8g。

三、临床表现

（一）前驱期

出现欣快、脉搏增快、头痛、头晕。

（二）中毒期

出现恶心、呕吐,失去时间和空间感觉,肢体无力、呼吸深慢、沉睡,瞳孔缩小、对光反射存在。

（三）麻痹期

病人昏迷,针尖样瞳孔,瞳孔对光反射消失,呼吸抑制。病人呼吸浅慢、皮肤湿冷、脉搏细速、腱反射消失等。

（四）恢复期

四肢无力,尿潴留、便秘等。

处理流程

简要步骤		处理要点
预防	措施	1. 药品管理　使用阿片类药物镇痛的病人,药物由护理人员专人、专柜、双锁管理,班班交接。 2. 发放药物　口服药物护士当面发放到病人手中,看到病人服下后方可离开;发药时如病人未在病房,应将药物收回,班班交接,不得放在病人床旁。 3. 健康教育　指导病人正确使用药物,介绍药物的作用、不良反应。告知病人出现异常不适时立即告知医务人员。 4. 病情观察　经常巡视病房,每天评估病人使用药物后的效果,观察病人呼吸、血压、意识、瞳孔等的变化,及时发现药物中毒先兆症状。
评估	中毒症状	1. 呼吸　呼吸深慢、呼吸频率下降、潮气量下降。 2. 意识　意识障碍,失去时间和空间感觉,沉睡,甚至昏迷。 3. 瞳孔　瞳孔缩小,甚至呈针尖样,对光反射消失。 4. 其他症状　脉搏细速,血压下降,皮肤湿冷,四肢无力,腱反射消失,尿潴留。
处理	急救处理	1. 口服中毒者尽快给予催吐或洗胃(1:5 000 高锰酸钾溶液)。由于阿片类可引起幽门痉挛,胃排空延缓,即使中毒较久的病人,仍应洗胃。 2. 遵医嘱立即使用纳洛酮或纳络芬。 3. 保持呼吸道通畅,吸氧。紧急情况下可给予疼痛刺激,查看病人的反应,如呼吸状态无改善,立即留置口咽通气管,简易呼吸器辅助呼吸。酌情使用呼吸兴奋剂,维持呼吸功能。呼吸不能维持者,需立即行气管插管,呼吸机辅助呼吸。 4. 输液、利尿,促进药物排泄,必要时行血液净化治疗。 5. 心跳呼吸骤停的病人,可以首先使用纳洛酮治疗,并同时开始心肺复苏术。 6. 密切观察病人生命体征、意识、瞳孔恢复情况,记录24h出入量。
	健康教育	1. 药物不良反应　阿片类药物常见的不良反应有便秘、恶心呕吐、谵妄、尿潴留、嗜睡镇静等。但最严重的不良反应是呼吸抑制,通常发生于第一次使用阿片类药物且剂量过大的病人。 2. 使用注意事项　告知家属阿片类药物中毒的先兆、药物使用注意事项等,特别是将止痛药物带回家里治疗者,应遵医嘱使用,不得在短时间内过量使用,避免严重不良反应的发生。当病人出现症状性呼吸抑制时,可给予病人疼痛刺激,并立即送医院治疗。
评价	药物使用情况	阿片类止痛药物保存、使用符合规范。
	生命体征	病人呼吸状态、意识改善,生命体征稳定。
	健康宣教	病人及家属对止痛药物的使用、不良反应已了解。

注意事项

纳洛酮为阿片受体的纯拮抗剂,是治疗阿片类药物中毒的特效药物。除用于阿片类药物中毒的治疗外,还可用于镇静催眠药中毒和急性酒精中毒的治疗,阿片类及其他麻醉性镇痛剂药物依赖的诊断等。该药口服吸收好,但经肝脏代谢迅速失效。皮下、肌内、静脉注射和气管内给药均可采用。给药后吸收迅速,静脉和气管内给药 1~3min 产生效应,肌内注射或皮下注射 5~10min 见效。血浆半衰期 90min,持效 45~90min,常需重复给药。本品主要代谢途径是在肝脏,然后经尿排出,静脉注射后 48~72h 约 65% 从尿中排出,分布相半衰期为 4.7min,清除相半衰期平均 65min。

第八节　急性胃穿孔急救护理技术

一、概念

急性胃穿孔为胃溃疡严重并发症之一,病因与胃酸、胃蛋白酶含量显著升高有关,诱发因素常为暴饮暴食。胃穿孔一般包括:溃疡穿孔、癌性穿孔和外伤性穿孔三种,为外科普遍急腹症。因急性胃穿孔起病急且病情进展快,临床处理不及时,极易导致病情恶化,严重威胁病人生命健康。目前在临床上对于胃穿孔的治疗多采用两种方式:保守治疗和手术救治。

二、临床表现

1. 胃穿孔的病人有强烈的上腹部疼痛、触痛,同时伴有恶心、呕吐等,常有心慌气短、脉搏快而弱、面色苍白,四肢发凉,出冷汗,血压下降等表现。

2. 经 X 线平片检查膈下有游离气体,诊断性腹腔穿刺抽出胃内容物或浑浊液体。

3. 腹膜刺激征也是典型表现之一,即为腹部硬如木板,呈板状腹,按压腹部时全腹疼痛,反跳痛,腹痛剧烈难忍。

处理流程

简要步骤		处理要点
评估	病人病情	1. 生命体征　定时观察 T、P、R、BP,注意有无水、电解质、酸碱平衡紊乱或休克的早期表现。 2. 腹部症状和特征　注意腹痛的部位、性质、范围、程度,有无牵扯痛,如果腹部检查腹膜刺激征出现或加重,提示病情恶化。 3. 伴随症状　如呕吐、腹胀、发热、大小便改变、黄疸等,便于与其他腹部急症鉴别。 4. 腹部检查　X 线检查,有无膈下游离气体。
处理	一般处理	1. 一般情况良好或病情允许,宜取半卧位,有休克征象者取平卧或中凹卧位。 2. 立即禁食、禁饮。 3. 立即行胃肠减压,保持引流管通畅。 4. 在未明确诊断之前,严格执行四禁。 (1) 禁用吗啡类止痛剂,以免掩盖病情。 (2) 禁饮食,以免增加消化道负担或加重病情。 (3) 禁服泻药,以免引起感染扩散或加重病情。 (4) 禁止灌肠,以免导致炎症扩散或加重病情。 5. 明确病因后,可遵医嘱给予止痛药。 6. 建立静脉通路,给予静脉输液或血浆,以防止休克,纠正电解质紊乱,酸碱平衡失调,纠正营养不良。 7. 抗感染　遵医嘱按时使用抗生素。 8. 积极做好术前准备,包括药敏试验、备皮、配血、完善相关实验室检查、器官功能筛查。

简要步骤		处理要点
处理	心理护理	1. 适当地向病人、家属说明病情变化和有关治疗方法,护理措施等,使之配合治疗。 2. 各项护理操作轻柔,准确到位,减少病人痛苦。 3. 在治疗及护理操作过程中,注意保护病人的隐私。 4. 告知病人禁饮禁食,持续胃肠减压的重要性,取得病人合作。
评价	生命体征	生命体征正常、稳定,无过敏性休克的早期症状。
	腹部体征	及时发现胃穿孔的腹部体征,腹痛、腹胀、呕吐改善,减少并发症。
	术前准备	术前准备充分,抗生素使用规范。
	健康宣教	对胃穿孔了解、理解,积极配合治疗。
注意事项		

急性胃穿孔是胃溃疡、胃癌的严重并发症之一,准确的诊断是正确治疗的前提。未明确诊断严禁使用吗啡止痛。同时正确的术前宣教及术后护理,做好护理工作的每一个环节,能减少各种并发症的发生。

第九节 休克的急救护理技术

一、概念

休克指由氧输送减少和/或氧消耗增加或氧利用不当导致的一种细胞和组织缺氧状态所致的急性循环功能障碍综合征。按休克的起始环节分为:低血容量性休克、分布性休克、心源性休克及梗阻性休克。

二、临床表现

(一)缺血缺氧期

皮肤苍白,四肢厥冷,出冷汗,尿量减少。因为外周阻力增加,收缩压可以没有明显降低,而舒张压有所增高,脉压减少,脉搏细速。神志清楚,烦躁不安等。

(二)微循环瘀血期

皮肤发绀,特别是口唇和指端。因为静脉回流和心输出量更加减少,病人静脉萎陷。动脉压明显降低,脉压小,脉搏细速;因心脑血液供给不足,病人出现表情淡漠或神志不清,严重者发生心、肾、肺功能障碍。

(三)微循环凝血期

因血容量不足超过代偿功能,表现为休克综合征。心排血量减少,血压进一步下降,组织灌注严重减少,乳酸升高,严重酸中毒。最终将发生多器官功能衰竭。

1. **急性肾衰竭** 尿量减少甚至无尿,尿素氮、肌酐升高等。

2. **急性呼吸功能衰竭** 渗出性肺水肿,肺泡表面张力增高,肺顺应性降低引起肺不张。

3. **脑功能障碍** 早期烦躁不安,晚期意识淡漠,甚至昏迷。

4. **胃肠道肝功能障碍** 胃肠道缺血缺氧,消化功能明显障碍,持续的缺血可导致应激性溃疡,屏障功能受损和细菌大量繁殖可导致全身炎症反应综合征。肝脏缺血、缺氧,乳酸不能转化为葡萄糖,加重酸中毒。

处理流程

简要步骤		处理要点
评估	症状与体征	1. 了解病人的病史,初步判断休克的原因。 2. 测量 T、P、R、BP,观察意识、瞳孔,判断休克的严重程度。 3. 皮肤黏膜颜色、温度、湿度、甲床毛细血管充盈情况。 4. 尿量。
处理	抢救处理	1. 失血性休克 (1) 迅速建立静脉通道:建立静脉通道是补充有效循环血量,阻断休克发展的重要措施,应快速建立 2~3 条静脉通道(选用 18~20G 静脉留置针),多选上肢静脉或中心静脉。 (2) 补充血容量:对失血性休克病人,快速补充血容量更为重要。晶体液快速输入使休克迅速纠正,在补充一定量的晶体液后随即给予胶体液,可提高胶体渗透压,条件允许时在扩容的基础上输入同型血,既提高胶体渗透压,又补充血细胞和凝血因子,提高凝血酶原的浓度,能止血和增加机体抵抗力。休克严重者应输新鲜血液。 (3) 吸氧:改善组织的缺氧状况,以促进气体的交换,一般为 40% 左右氧浓度,立即给予高流量氧气吸入,以增加动脉血氧含量,缓解心动过速和呼吸频率过速等。 (4) 卧位:使病人平卧或中凹卧位并绝对卧床,以利于脑部血液供应。注意保暖,因寒冷加重休克。 (5) 纠正酸中毒:用 5% 碳酸氢钠溶液静滴。 (6) 快速做好术前准备:严重休克病人,可留置尿管,以观察单位时间内尿量,警惕肾衰竭,送手术室手术。 2. 创伤性休克 (1) 判断病人出现创伤性休克的原因。 (2) 检查生命体征:呼吸道是否畅通、意识是否清醒、脉搏是否存在、有无大出血等情况。 (3) 术前准备:应及时做好采血、交叉配血、备皮、药物过敏试验等术前准备工作,立即通知麻醉科做好相应准备,并准备血液制品,准备为病人进行输血。 (4) 休克的处理 1) 监测生命体征。 2) 建立静脉通道。 3) 止血:根据病人出血部位的不同,应采取不同的措施,如静脉出血,应采取敷料加压包扎,压迫止血。开放性体腔内出血,则需要保护性包扎等。 4) 准确记录:包括出入量,急救措施,各种治疗,各种药物名称和剂量,并随时观察有无不良反应。 3. 感染性休克 (1) 体位:病人采取平卧位或头与下肢均抬高 30°(休克体位),或两种体位相交替,以利于增加回心血量。对于心力衰竭的病人,采取半坐卧位。昏迷的病人取头侧位,抬起下颌,以防舌根后坠和出现误吸,但要避免过多搬动。 (2) 保持呼吸道通畅:给予合理氧疗,以保证动脉血氧分压(PaO_2)在 80mmHg 以上。

简要步骤		处理要点
处理	抢救处理	（3）保暖：通过加盖被褥、提高室温等措施保持体温在正常水平。 （4）立即建立静脉通道，及时补充血容量：根据病人血压、CVP、血细胞比容等调整补液种类、速度和总量。补液原则：先晶后胶，先快后慢，见尿补钾，纠正酸中毒。扩容治疗要求达到：①组织灌注良好，病人神情安宁，口唇红润，肢端温暖，发绀消失。②收缩压>90mmHg、脉压>30mmHg。③心率<100 次/min。④尿量>0.5ml/（h·kg）。⑤血红蛋白恢复基础水平，血液浓缩现象消失。 （5）抢救休克的同时积极进行抗感染治疗。根据病人个体情况选择相应的抗生素治疗，同时清除原发感染病灶。 4. 过敏性休克 （1）Ⅰ、Ⅱ度过敏反应应用激素及抗组胺类药物抗过敏。 （2）Ⅲ、Ⅳ度过敏反应按过敏性休克处理。 1）时间：必须迅速及时、争分夺秒、就地抢救。 2）急救处理：停用一切可疑性药物，去枕平卧或中凹卧位，给予高流量吸氧。呼吸、心跳停止时立即行胸外心脏按压，人工呼吸。迅速肌内注射肾上腺素 0.5mg 或在原有的静脉通路立即静脉注射肾上腺素 0.5mg、地塞米松 10mg 或者氢化可的松，给予升压、呼吸兴奋剂等抗休克治疗，以及 H_2 受体拮抗剂异丙嗪 25mg 肌内注射。连续应用直至病人恢复正常。 3）补充血容量：常用 5% 葡萄糖生理盐水、低分子右旋糖酐、血浆等，密切监测血压，注意动态调节输液速度，避免发生肺水肿。 4）保持呼吸道通畅：在未建立人工气道前可用简易呼吸器辅助呼吸，对呼吸困难不能缓解者，应立即行气管插管，呼吸机辅助呼吸。 5）若经过两次肾上腺素注射，休克延迟 30min 以上不能恢复者，可考虑使用其他血管活性药物，如去甲肾上腺素、多巴胺、间羟胺等。
	血管活性药物的使用	1. 血管活性药物使用微量注射泵泵入。 2. 泵药的静脉通路禁止用于快速扩容，用输液泵或可调节输液器控制此通路上液体的速度，避免液体输注速度改变影响血管活性药物进入体内的速度及浓度。 3. 新增加血管活性药物或改变计量时，若无有创动脉压持续监测，应缩短无创血压测量的间隔时间，初始推荐间隔时间 5min。 4. 更换血管活性药物注射器时，密切关注血压波动情况，血压波动大于 20mmHg，推荐双泵更换。 5. 加强对病人四肢的保暖、防压，禁忌使用热水袋。 6. 使用扩血管药物时，必须先补充血容量。
	一般护理措施	1. 保持床单元清洁干燥、平整无渣。 2. 无禁忌证时定时为病人翻身，一般 q2h，禁翻身者用气垫床、凝胶垫、软枕等减压。 3. 低体温者通过加盖被子、提高室温等保暖，禁用热水袋。 4. 高热者给予物理降温，如温水擦浴、酒精擦浴、大动脉冰敷、降温毯等，首先针对头部降温以降低氧耗。

简要步骤		处理要点
处理	心理护理及健康教育	1. 有疼痛者,遵医嘱给予镇痛,适当镇静,保持舒适体位。 2. 为气管插管、气管切开病人提供写字板、图片等沟通用具,方便交流。 3. 充分利用家属探视时间,主动向家属介绍病人护理相关情况,医生介绍病人病情、治疗方案等。 4. 做好基础护理,保持病人口腔、皮肤、衣服、床、床单元清洁、整齐。 5. 向病人及家属介绍医护患配合的注意事项,促进病人康复。
评价	抗休克3h内集束化措施完成情况	1. 检测乳酸水平,及时采集动脉血行血气分析。 2. 在使用抗生素之前获得血培养标本。 3. 对感染性休克病人,早期应用广谱抗生素。 4. 对于低血压或乳酸≥4mmol/L的病人,应用30ml/kg的晶体液进行液体复苏,动态评估病人心肺功能和血容量,避免发生急性左心衰、肺水肿。
	抗休克6h内集束化措施完成情况	在3h集束化措施基础上,如果病人血压仍低,继续完成以下措施。 1. 应用血管加压药(针对不响应初始液体复苏的低血压)将平均动脉压(MAP)维持在≥65mmHg。 2. 在进行复苏(脓毒性休克)后动脉仍低血压或者初始乳酸为≥4mmol/L的情况下监测中心静脉压(CVP)、监测中心静脉氧饱和度(SCVO$_2$)及乳酸水平。 3. 如果初始乳酸升高,则重新测量乳酸。
	生命体征	病人病情稳定,生命体征恢复正常。
	健康教育	病人及家属情绪稳定,积极配合治疗。

注意事项

休克是一种严重的临床综合征。临床处理需要一边抗休克一边查找病因,针对病因治疗才能有效抗休克。

第十节　化疗后急性肾衰竭

一、概念

化疗后急性肾衰竭是指由化疗药物及其代谢产物引起的短时间内(数小时或数周)肾功能急剧下降而出现的临床综合征。当大剂量应用化疗药物时,其代谢废物可溶性差,在酸性环境中,易形成黄色的沉淀物,加之肿瘤组织迅速崩解,易产生高尿酸,严重时形成尿酸结晶,堵塞肾小管,导致肾衰竭。引起急性肾衰竭常见化疗药物有顺铂、甲氨蝶呤、链脲霉素、环磷酰胺、异环磷酰胺、丝裂霉素等,症状表现受药物种类、剂量及给药方式影响。

二、临床表现

(一)急性肾衰竭的全身并发症

1. 消化系统症状　食欲减退、恶心、呕吐、腹胀、腹泻等,严重者可发生消化道出血。

2. 呼吸系统症状　除感染并发症外,因过度容量负荷,尚可出现呼吸困难、咳嗽、憋气、胸痛等症状。

3. 循环系统症状 多因尿少和未控制饮水,以致体液过多,出现高血压及心力衰竭、肺水肿表现。因毒素滞留,电解质紊乱,贫血及酸中毒引起各种心律失常及心肌病变。

4. 神经系统症状 出现意识障碍、躁动、谵妄、抽搐、昏迷等尿毒症脑病症状。

5. 血液系统症状 可有出血倾向及轻度贫血现象。

（二）水电解质和酸碱平衡紊乱

1. 代谢性酸中毒。

2. 高钾血症。

3. 低钠血症。

4. 其他电解质及酸碱失衡。

（三）恢复期

少尿型病人开始出现利尿,可有多尿表现,每天尿量可达 3 000~5 000ml,或更多。通常持续 1~3 周,继而恢复正常。

处理流程

简要步骤		处理要点
预防	措施	1. 治疗前全面评估肾功能 对肾功能不全者禁用肾毒性药物。老年病人及有肾病史者慎用。 2. 预防肾损伤 （1）MTX 主要采用大量补液和尿液碱化。 （2）DDT 采用水化利尿,除水化和碱化尿液以外,给予利尿剂。 （3）使用异环磷酰胺及大剂量的 CTX 除应当水化和碱化尿液外,还需给予泌尿道保护剂,以降低膀胱毒性。 （4）使用多种药物时,注意药物间的相互作用,避免增加肾毒性。 3. 化疗前准备 测量身高、体重,以便医生准确开药,化疗前两日开始口服碳酸氢钠碱化尿液。 4. 化疗中的准备 每天入量维持在 5 000ml 以上,尿量维持在 3 000ml 以上。 5. 根据化疗药物使用时间,准时给予解毒剂和保护剂。 6. 每次排尿后留取尿液测 pH,应大于 6.5~7,低于 6.5 时报告医生处理。
评估	病情	1. 治疗计划 有无损害肾功能的药物。 2. 化疗期间定期检查肾功能,如果血肌酐升高、轻度蛋白尿、镜下血尿等情况时,立即报告医生。 3. 尿液颜色、性状、24h 尿量等。
处理	一般护理措施	1. 准确记录出入量,当入量已足够但尿量少者,立即报告医生,遵医嘱给予利尿药。 2. 每天监测肾功能、电解质、酸碱平衡等。 3. 当使用利尿药效果差时,可选择 CRRT（连续肾脏替代疗法）。
	连续肾脏替代治疗的护理	1. 上机前的准备 （1）机器准备:包括血透机校准、血透配套及管路的预冲,待其运行正常后方可上机。 （2）全面评估病人情况:包括透析模式、每周次数、透析时间。抗凝剂使用情况,有无出血倾向。病人血压、体温、水肿情况。病人原发病,有无其他并发症。病人尿素氮、肌酐、电解质、酸碱平衡情况等,急症病人做好抢救准备。

续表

简要步骤		处理要点
处理	连续肾脏替代治疗的护理	（3）有动静脉内瘘的病人,检查动静脉内瘘通畅情况、有无感染、血肿。发现内瘘闭塞,应通知医生进行修复。穿刺动静脉内瘘时,两内瘘针均在吻合后的静脉段穿刺,静脉段血流是从远端流向近端,因此动脉针应位于远端。穿刺注意事项:①静脉段扩张不佳的病人,可用止血带帮助定位。②应使用 16G 或 15G 的内瘘针。③动脉针先穿刺,距动静脉内瘘吻合口至少 3cm,斜面向上 45° 角进针,指向吻合口。④静脉针斜面向上 45° 角进针,指向向心方向。 （4）血管通路选择静脉者,应检查导管是否固定良好,穿刺点有无渗血、肿胀、感染征象。维护导管时先抽出导管腔内血凝块或残留肝素,用生理盐水冲洗管腔,检查是否通畅。 （5）再次检查机器运转是否良好,透析管路安装是否正确,透析液连接是否正确。 （6）根据病人体重及身体情况选择抗凝药、设定超滤量及透析模式。 （7）严格执行无菌技术操作原则。 （8）上机时血流速不宜太快,从 80~100ml/min 逐渐增快,约 15min 左右达到目标血流速。设定各参数报警阈值,检查各透析管接头连接是否紧密,避免空气进入。 2. 透析过程中的护理 （1）密切观察病人病情:严密观察病人生命体征、透析治疗效果、不良反应,危重病人每隔 15~30min 记录 1 次生命体征,生命体征稳定者每 30~60min 记录 1 次。 （2）保护血管通路:血管通路是病人的生命线,无论是永久性血管通路还是临时性血管通路,操作时均应严格遵守无菌技术,穿刺动作熟练,减少病人痛苦。 （3）每 2h 行血气分析 1 次,观察血液酸碱平衡情况、电解质情况。根据检查结果调整呼吸机参数、碳酸氢钠、氯化钾、枸橼酸等药物的用量,维持水电解质酸碱平衡。 （4）密切观察处理各种透析监护系统的报警及机器故障。 3. 透析后的护理 （1）透析完毕,拔针后迅速用无菌纱布按压瘘管穿刺处,压迫时间和压力适当。止血后用无菌纱布覆盖,胶布固定。 （2）测量体重,评估透析效果。 （3）透析后若血压下降者,应卧床休息,取头低足高位增加回心血量;及时补充血容量,直到血压稳定。 （4）透析后要防止内瘘阻塞,患肢不可受压,指导病人每 4h 自行检查 1 次。 （5）控制液体摄入量,每天总摄入量(包括药物和固体食物中的水分)应等于尿量加 500ml。 （6）准确记录尿量、血压、体重、摄入量。
	健康宣教	1. 透析前首先与病人和家属沟通,介绍有关透析的知识,提高病人对血液透析的认识,对缓解病人的紧张焦虑情绪,取得病人、家属的理解配合,增进医护患合作。 2. 告知病人透析过程中有任何不适要报告医务人员。

简要步骤		处理要点
评价	生命体征	生命体征正常、稳定,无低血压情况发生,肾功能改善。
	透析过程	透析过程顺利,报警处理及时,无管道松脱、破膜、血液凝固等情况发生。
	血管通路	保护得当,无动静脉内瘘闭塞、穿刺管路相关性血流感染等征象。
	健康宣教	病人及家属积极配合治疗,了解动静脉内瘘的保护方法。
注意事项		

连续性肾脏替代疗法一次治疗时间长,治疗期间因病人翻身、体位变化等影响血流速和导致静脉导管移位,导致血透监测系统压力异常报警,部分限制了病人的活动,因此应特别注意预防病人压疮的发生。

第十一节 化疗药物过敏反应急救护理技术

一、概念

药物过敏反应又称为变态反应,是病人对某种药物的特殊反应。药物或药物在体内的代谢产物作为抗原与机体特异抗体反应或激发致敏淋巴细胞而造成组织损伤或生理功能紊乱。该反应仅发生于少数病人身上,和药物已知作用的性质无关,和剂量无线性关系,反应性质各不相同,不易预知,一般不发生于首次用药。初次接触时需要诱导期,停止给药反应消失。化学结构相似的药物易发生交叉或不完全交叉的过敏反应,某些疾病可使药物对机体的致敏性增加。药物引起的变态反应包括Ⅰ型(局部或全身过敏反应),Ⅱ型变态反应(自身免疫、细胞毒性过敏反应),Ⅲ型变态反应(免疫复合物沉积型),Ⅳ型变态反应(迟发型,细胞介导过敏反应)。

二、临床表现

过敏反应是化疗药物常见的不良反应,根据WHO化疗药物不良反应分级,过敏反应程度分为Ⅳ度。

Ⅰ度:局部反应,荨麻疹直径小于6cm。

Ⅱ度:荨麻疹累及范围广,但直径小于6cm;或严重的局部荨麻疹直径大于6cm。

Ⅲ度:严重支气管痉挛,呼吸困难,胸闷,咳嗽,寒战,呕吐,心动过速,躁动不安,血清病。

Ⅳ度:严重低血压、休克,或上述任何症状合并有低血压和休克。

处理流程

简要步骤		处理要点
预防	护理措施	1. 熟悉常见化疗药物超敏反应的临床表现和规律。 2. 重度超敏反应概率随化疗药物剂量和疗程增加而上升。 3. 制订化疗药物超敏反应的救治流程,使用化疗药物前备齐抢救药品和物品。

简要步骤		处理要点
预防	护理措施	4. 使用各种化疗药物,尤其是使用左旋门冬酰胺酶、紫杉醇、博来霉素、平阳霉素、替尼泊苷等药物前,详细询问病人过敏史,阳性病人在病案首页、病历牌、床旁贴醒目标识,标识内容包含曾经发生过敏的药物名称。 5. 左旋门冬酰胺酶用药前应做皮肤试验。 6. 使用可能发生超敏反应的药物时应密切观察,特别是在输注药物最初 2h 内,密切观察病人反应、呼吸、脉搏、血压,必要时行心电监护。 7. 左旋门冬酰胺酶、紫杉醇用药前应常规使用地塞米松和抗组胺类药物。 8. 健康教育 使用药物前向病人及家属说明可能发生的过敏反应,告知病人如果发生面色潮红、呼吸困难、头晕、心慌、恶心呕吐或其他不适症状,及时报告医护人员。
评估	病情	1. 皮肤黏膜症状 使用化疗药后有无皮肤瘙痒、荨麻疹、其他皮疹等。 2. 呼吸道症状 使用化疗药后有无胸闷、气促、呼吸困难、口干等,严重病人可伴濒危感、窒息感等。 3. 循环系统症状 面色苍白、烦躁不安、畏寒、出汗、肢体湿冷、脉搏细弱、血压下降,甚至脉搏消失、血压测不到等休克表现。 4. 消化系统症状 恶心呕吐、腹痛腹泻等。 5. 神经系统症状 头晕、四肢麻木、意识发生改变,病人早期可出现恐惧、烦躁、焦虑不安等,严重者甚至意识丧失、抽搐、大小便失禁等休克症状。
处理	一般处理	1. Ⅰ、Ⅱ度过敏反应应用激素及抗组胺类药物抗过敏。 2. Ⅲ、Ⅳ度过敏反应按过敏性休克处理。 3. 过敏性休克的处理 必须迅速及时、争分夺秒、就地抢救。 (1) 停用一切可疑性药物,去枕平卧或中凹卧位,给予高流量吸氧。呼吸、心跳停止时立即行胸外心脏按压,人工呼吸。迅速肌内注射肾上腺素 0.5mg 或在原有的静脉通路立即静脉注射肾上腺素 0.5mg、地塞米松 10mg 或者氢化可的松,给予升压、呼吸兴奋剂等抗休克治疗,以及 H_2 受体拮抗剂异丙嗪 25mg 肌内注射。连续应用直至病人恢复正常。 (2) 补充血容量,常用 5% 葡萄糖生理盐水、低分子右旋糖酐、血浆等,密切监测血压,注意动态调节输液速度,避免发生肺水肿。 (3) 保持呼吸道通畅,在未建立人工气道前可用简易呼吸器辅助呼吸,对呼吸困难不能缓解者,应立即行气管插管,呼吸机辅助呼吸。 (4) 若经过两次肾上腺素注射,休克延迟 30min 以上不能恢复者,可考虑使用其他血管活性药物,如去甲肾上腺素、多巴胺、间羟胺等。
	常见化疗药物过敏反应的预防及处理	1. 紫杉醇 (1) 过敏反应的预防措施 1) 化疗前 12h 和 6h 予地塞米松 10mg 口服。 2) 静脉滴注前 30min 遵医嘱常规使用止吐剂,地塞米松 5mg 加入生理盐水 20ml 静脉推注,西咪替丁 0.4mg 加生理盐水 20ml 静脉推注,苯海拉明 40mg 肌内注射。 3) 为了减少一旦发生不良反应造成的不必要的药物浪费,可先将紫杉醇 30mg 溶于 100ml 生理盐水中,静脉滴注,如果病人未出现不良反应,则将剩余的药物溶于 500ml 生理盐水中,静脉滴注 3h。 (2) 发生过敏性休克的处理 1) 立即停药。

简要步骤		处理要点
处理	常见化疗药物过敏反应的预防及处理	2）氧气吸入 5~8L/min，心电监护。 3）补充血容量，立即静脉输入生理盐水、5%葡萄糖、5%葡萄糖氯化钠、低分子右旋糖酐等。 4）地塞米松 5mg 加生理盐水 20ml 静脉推注，异丙嗪 50mg 肌注。 5）盐酸肾上腺素 0.5mg 加生理盐水 20ml 静脉推注。 6）如果血压回升不明显，不能维持正常，予多巴胺静脉泵入，根据血压调节泵速，密切监测血压、心率、呼吸、意识状态等。 2. 左旋门冬酰胺酶 过敏反应的预防 1）需要使用该药的病人，必须住院治疗，在有经验的医师指导下使用。 2）首次使用该药或停用药物 1 周以上需要再次使用时，需做皮试。皮试结果阴性方可使用。皮试液配置：首先用 2ml 灭菌注射用水溶解药物，再用生理盐水稀释成浓度为 20U/ml 的皮试液，皮内注射 0.1ml（即 2U），观察 30min，如皮肤出现红斑、风团或出现严重全身反应为皮试阳性。 3）每次用药前必须备有抗过敏的药物（包括肾上腺素、抗组胺药、静脉用的类固醇药物）及抢救仪器。 4）用药期间密切观察药物其他不良反应，重大不良反应有：①有时会出现脑出血、脑梗塞、肺出血等严重凝血异常（纤维蛋白原减少、凝血酶原减少、纤维蛋白溶解原减少、AT-Ⅲ减少、蛋白 C 减少等），故应频繁进行检查并注意观察，若出现异常应暂停药并适当处置。②有时会出现严重急性胰腺炎，故应注意观察，若出现腹痛、呕吐症状及淀粉酶等胰酶上升，应停药并适当处置。③有时会出现胰腺分泌功能障碍（胰岛炎）引起的糖尿病，故应注意观察血糖变化，若出现口渴、多饮、多尿等症状，应暂停药或停药并适当处置。④有时会出现伴有意识障碍的高氨血症，故应定期进行检查并注意观察，若出现异常应暂停或停药并适当处置。⑤有时会出现昏迷、意识障碍、定向障碍等症状，故应注意观察，若出现异常应暂停或停药并适当处置。⑥有时会出现肝功能衰竭等严重肝损害，故应进行肝功能检查并注意观察病人状态，若出现异常应停药并适当处置。
	心理护理及健康教育	1. 化疗前医护人员与病人及家属有效沟通，介绍化疗方案，替代方案，可能出现的毒副反应等，并签署知情同意书。 2. 病人化疗期间加强监测和巡视，及时发现病人的不适，及时处理。 3. 给病人发放化疗健康教育手册，观看健康教育视频，让病人和家属在治疗期间从饮食、营养、休息、睡眠、社会心理等方面积极配合，提高治疗依从性，减轻治疗的不良反应。
评价	生命体征	生命体征正常、稳定，无过敏性休克的早期症状。
	皮肤黏膜反应	无皮肤瘙痒、皮疹、荨麻疹等。
	急救药品器材	使用易致敏的药物时，急救药品及器材准备齐全，处于完好备用状态。
	健康宣教	对化疗药物的不良反应了解、理解；积极配合治疗。

注意事项

过敏反应是化疗药物的常见不良反应。不同的化疗药物过敏反应的发生率，发生人群不一，在使用过程中应密切观察病人的反应，及时报告医生，采取针对性处理措施，才能防范严重过敏反应的发生，提高抢救成功率。

（张　萱）

参 考 文 献

［1］ KINCAID MS, ARTHUR ML, 郑伟城. 颅内压的监测和管理［J］. 中华脑血管病论坛, 2007, 5（2）：176-183.

［2］ 姜红. 吡拉西坦和甘露醇治疗老年颅内肿瘤术后颅内高压的疗效比较［J］. 临床合理用药杂志, 2015,（9）：73-74.

［3］ 李萍. 动踝防旋防足下垂支具预防脑卒中偏瘫患者足下垂的效果观察［C］. 第八届全国神经康复学术研讨会论文集. 2012.

［4］ 曾欣. "工"字型防足下垂护具在脑卒中患者预防足下垂中的效果分析［J］. 医药前沿, 2017, 7（22）：137-138.

［5］ 杜雪莲, 韩月明, 康玉闻. 防足下垂护垫的研制及临床应用［J］. 现代医院, 2011, 11（10）：67-68.

［6］ 傅芙英. "T"字鞋在截瘫患者预防足下垂中的临床应用［J］. 当代医学, 2013,（35）：89-90.

［7］ 张廷玲, 陈文芳. 改良型防旋鞋的设计与应用［J］. 护理管理杂志, 2017, 17（9）：684.

［8］ 何承诚, 司勇锋, 余雷, 等. 鼻咽癌治疗后鼻咽大出血出血部位的判定及治疗［J］. 中华耳鼻咽喉头颈外科杂志, 2012, 47（3）：181-195.

［9］ 李子晨, 许鹏飞, 容小明, 等. 鼻咽癌放疗后大出血相关因素分析及治疗方法［J］. 中国肿瘤临床, 2013, 40（17）：1059-1063.

［10］ 赵礼君. 鼻咽癌放疗后鼻出血 45 例分析［J］. 浙江医学, 2010, 32（4）：566-567.

［11］ 王郑莹. 348 例肺结核大咯血的先兆观察及护理［J］. 全科护理, 2012, 10（4）：1105-1106.

［12］ 龙霞, 肖桂荣, 徐珽. 垂体后叶素联合酚妥拉明对比单用垂体后叶素治疗支气管扩张咯血疗效与安全性的系统评价［J］. 中国药房, 2015, 26（33）：4682-4685.

［13］ 杨鲸蓉, 曾志勇, 吴波. 咯血的诊断与治疗紧张［J］. 临床肺科杂志, 2016, 21（6）：1117-1120.

［14］ 周斌, 余翀, 李毅清. 静脉血栓栓塞疾病的抗栓治疗——第 10 版美国胸科医师学会抗栓治疗指南解读［J］. 临床外科杂志, 2017, 25（1）：40-42.

［15］ 中国临床肿瘤学会（CSCO）肿瘤与血栓专家共识委员会. 肿瘤相关静脉血栓栓塞症的预防与治疗中国专家指南（2015 版）［J］. 中国肿瘤临床, 2015, 42（20）：979-991.

［16］ 张晶晶, 曾智霞, 张霞, 等. ICU 患者静脉血栓栓塞护理预防措施的系统评价［J］. 中国实用护理杂志, 2017, 33（26）：2069-2073.

［17］ 成红艳, 李苏宜. 恶性肠梗阻的诊治进展［J］. 肿瘤学杂志, 2014, 20（8）：625-630.

［18］ 马鸣花, 霍介格. 恶性肠梗阻的中西医治疗进展［J］. 中国中医急症, 2011, 20（2）：295-297.

［19］ 陈德. 恶性肠梗阻的外科治疗进展［J］. 饮食保健, 2016, 3（1）：251-252.

［20］ 高时娟. 恶性肠梗阻的治疗及护理进展［J］. 医学信息, 2014,（36）：452-452.

［21］ 曾凡杰, 钱洪津. 急性阿片类中毒 149 例院前急救体会［J］. 岭南急诊医学杂志, 2005, 10（1）：66.

［22］ 方吉, 张立. 特殊病理生理条件下的心肺复苏——2015 年美国心脏协会心肺复苏与心血管急救指南更新解读［J］. 国际麻醉学与复苏杂志, 2017, 38（7）：647-650.

［23］ 冯威健, 张红梅, 赵艳杰, 等. 紫杉醇导致过敏性休克 4 例的防治经验［J］. 临床肿瘤学杂志, 2007, 12（1）：55-57.

［24］ 甘戈, 孙骏. 59 例左旋门冬酰胺酶药品不良反应/事件报告分析［J］. 药学与临床研究, 2011, 19（1）：67-70.

第五章

肿瘤病人其他专科技术

第一节　血管通路技术

一、血管通路评估与选择

操作流程

简要步骤	具体步骤	操作要点
一般情况 评估	人口学资料	年龄、文化程度及经济状况。
	疾病情况	1. 目前疾病诊断与基础疾病,如糖尿病、高血压等。 2. 对血管通路的建立与使用有影响的因素,如静脉结扎、静脉切开等。 3. 评估病人有无出血症状,如皮肤黏膜出血、黑便、血尿。 4. 病人服用对出血和凝血功能有影响的药物。 5. 活动能力。
	自护能力	1. 配合能力及导管自我维护能力。 2. 置管意愿。
	静脉穿刺 置管史	1. 病人血管穿刺史,既往血管通路类型、穿刺部位、穿刺并发症发生 情况。 2. 既往带管期间导管相关并发症发生情况。
	实验室检查	1. 出凝血时间、D-二聚体、血小板计数、白细胞计数,了解感染、出血与静 脉血栓发生的风险。 2. 超声等影像学检查,了解对置管有影响的因素。
治疗方案	治疗方式	1. 是否仅为静脉通路输液治疗。 2. 是否联合手术、放射治疗等其他手段。 3. 是否存在潜在治疗方案改变的可能性。
	建立通路目的	静脉补液、静脉给药、营养支持治疗等。
	药物性质	1. pH<4.1 或 pH>9.0 的药物对血管内膜刺激性较大。 2. 药物渗透压大于 900mOsm/L 则不能使用外周浅静脉导管输注。 3. 具有刺激性、细胞毒性的化疗药物如紫杉醇、阿霉素等则需要使用中心 静脉导管。 4. 评估输注药物是否有配伍禁忌,是否有建立多导管通路或多腔导管的 需求。

简要步骤	具体步骤	操作要点
治疗方案	输液时间	1. 静脉留置针适用于普通液体且液体量较多、输液时间少于7d的病人。 2. 中长导管适用于7~49d的普通液体输注。 3. PICC适用于1周~1年的静脉化学治疗或长期输液治疗。 4. 输液港适用于长期反复输注各类药物的病人,特别适用于肿瘤病人。
	输液速度	不同输液速度对静脉通道器材功能特性也有不同需求,如颅内肿瘤病人需要快速输注甘露醇降低颅内压,则优先选择耐高压导管。
穿刺部位	穿刺血管	1. 评估血管的能见度、弹性、充盈度、粗细、曲直等。经外周静脉置入中心静脉导管,依次选择贵要静脉、肘正中静脉、头静脉。对于非隧道式中心静脉导管(CVC),依次选择锁骨下静脉、颈内静脉。 2. 借助多普勒彩超仪评估整条静脉血管走形、管径变化、血管有无分叉、闭锁或受压迫情况、血流状态是否正常、拟穿刺静脉血管动脉神经伴行情况等。 3. 穿刺部位及整条静脉血管近期是否需要放疗、手术治疗。如鼻咽癌病人化疗安置颈内CVC导管,后期进行鼻咽部放疗,放射野内穿刺可能影响穿刺点愈合。如食管癌病人安置左侧颈内CVC导管,则可能影响病人手术切口路径。
	穿刺部位皮肤	1. 评估穿刺部位皮肤完整性,有无肿胀、瘢痕、感染、皮肤损伤。 2. 置管前要求病人清洁置管部位,若皮肤毛发过多,则需要剪去毛发避免敷贴黏贴时牵拉毛发引起毛囊炎。 3. 穿刺局部有肿胀、皮肤破损、皮疹等,则慎重置管。
其他	血管通路器材	置管者应评估导管及置管附属产品,阅读说明书,掌握导管材质、性能、型号、适应证、器械植入成本和维护成本。
	静脉置管和维护环境	应确保足以实施无菌操作和最大化无菌屏障的良好环境,行中心静脉置管在专用置管间进行。
	静脉置管操作者资质	1. 实施静脉治疗护理技术操作的医务人员应为注册护士、医师和乡村医生,并定期进行静脉治疗所必需的专业知识及技能培训。 2. PICC置管操作应由经过PICC专业知识与技能培训、考核合格且有5年及以上临床工作经验的操作者完成。
效果评价		1. 评估全面。 2. 选择血管通路安全适宜。

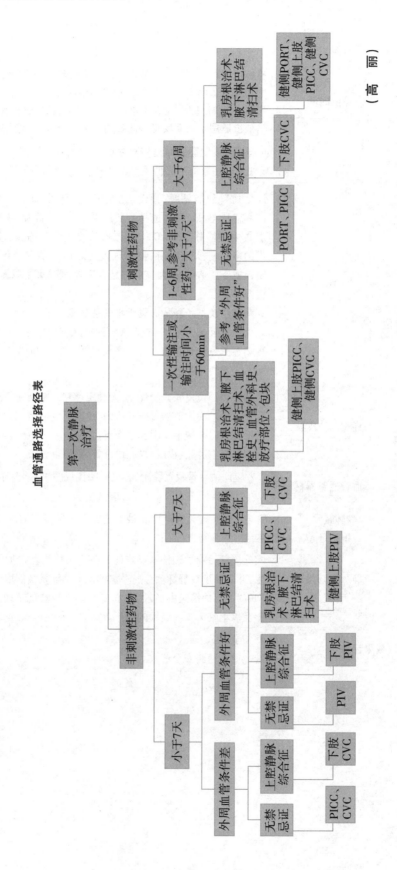

血管通路选择路径表

（高　丽）

二、血管通路建立技术

（一）外周静脉留置针穿刺技术

1. 外周静脉留置针（peripheral indwelling needle in vein，PIV），又称套管针。针芯的外套可在病人的血管内留置数天，穿刺时将外套管和针芯一起刺入血管，当套管送入血管后抽出针芯，仅将柔软的外套管留在血管内。

2. 根据留置针构造的不同分为开放式留置针、密闭式留置针。根据功能不同分为安全型留置针、防反流留置针和普通型留置针等。

3. **目的**　经静脉用药、补液治疗、营养支持及采集血标本等。

4. **适应证**

（1）短期静脉输液治疗，输液量较多的病人。

（2）输全血或血液制品的病人。

（3）每日需要多次推注无刺激性药物的病人。

（4）连续多次采集血标本的病人。

（5）需要采血做糖耐量实验的病人。

5. **慎用或禁用范围**

（1）静脉推注或滴注刺激性药物。

（2）发疱性药物。

（3）肠外营养液（TPN）。

（4）pH 低于 5 或高于 9 的药液。

（5）渗透压高于 900mOsm/L 的液体。

操作流程

简要步骤	操作要点	图示
核对与解释	1. 核对　病人身份（姓名与病案号）、医嘱。 2. 解释　操作目的、方法、注意事项与配合要点。	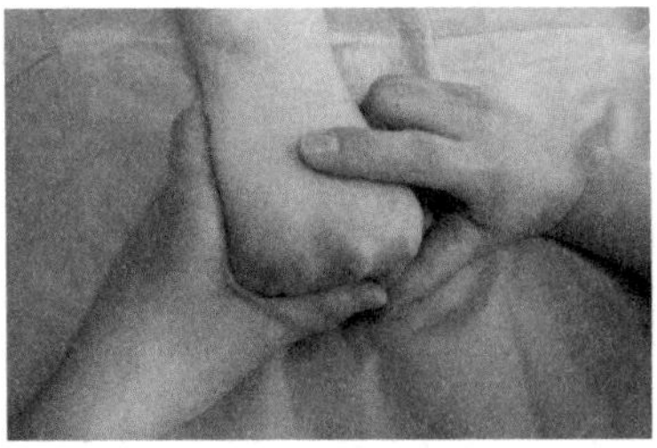
评估	1. 适应证与禁忌证。 2. 病人病情、治疗方案、药物性质及穿刺部位情况。 3. 病人血管，选择弹性好、粗、直静脉，避开关节（图5-1-1）。 4. 选择适宜型号的留置针。	 图 5-1-1　**评估血管**
操作准备	1. 护士　着装整洁，洗手，戴口罩。 2. 病人　理解操作目的，排空大小便，取舒适体位。 3. 用物　静脉留置针、6cm×7cm 无菌透明敷料、1.8%~2.2%葡萄糖酸氯己定消毒液、无菌手套、无菌纱布、压脉带、胶带、治疗巾、剪刀、弯盘、棉签、小枕、笔、治疗卡、手消毒液。 4. 环境　清洁、明亮，符合无菌操作要求。	
操作过程	1. 核对　病人身份（姓名、病案号）及医嘱，解释并取得合作。 2. 体位　取舒适卧位，铺治疗巾。	

简要步骤	操作要点	图示
操作过程	3. 选择 评估穿刺静脉。 4. 消毒 顺时针 1.8%～2.2% 葡萄糖酸氯己定消毒棉签摩擦消毒皮肤,消毒范围 ≥8cm×8cm,待干。 5. 准备 无菌透明敷贴,注明穿刺日期、时间、操作者姓名。 6. 扎压脉带 穿刺点上方约 10cm 处扎压脉带,时间不超过 2min,松紧度适宜。 7. 穿刺。 (1) 完全打开留置针外包装,取出留置针,左右松动针芯。 (2) 嘱病人握拳,左手绷紧皮肤,右手持留置针,针尖斜面向上与皮肤成 15°～30° 角,直刺血管,见回血后,降低穿刺角度至 5°～10° 角,再进 2mm,将针芯后撤 2～3mm,送管。 1) 左手固定针芯,右手缓慢轻柔将导管全部送入。 2) 将导管分叉处转动至针柄,与针柄一起缓慢轻柔全部送入。 3) 松压脉带,松拳,确认穿刺成功,拔出针芯。 8. 固定 以穿刺点为中心,无菌透明敷贴无张力塑型固定,用胶布将延长管 U 形固定,肝素帽高于导管尖端,且与血管平行(图 5-1-2)。 9. 整理 分类处理用物,协助病人取舒适卧位,整理床单元,行健康宣教。	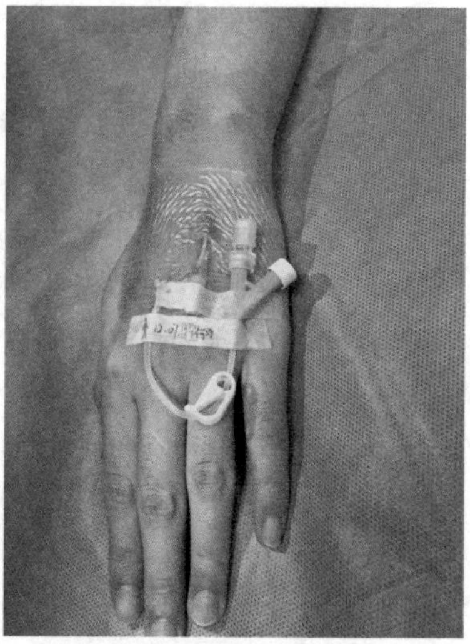 图 5-1-2 **静脉留置针**

效果评价	评估	评估全面、选择恰当血管。
	无菌技术	遵循无菌技术。
	操作技术	动作轻柔,操作熟练,穿刺精准。
	并发症	无穿刺相关并发症。
	健康教育	病人及家属对相关指导能理解,并依从处理。

简要流程图	注意事项
核对与解释 ⇩ 评估:适应证、禁忌证、病人信息 ⇩ 准备:病人、操作者、物品、环境 ⇩ 穿刺前:核对、体位安置、静脉选择、消毒、留置针 ⇩ 穿刺:系止血带、排气、穿刺 ⇩ 固定:无菌透明敷贴固定、健康教育 ⇩ 整理用物:清理用物、洗手、记录 ⇩ 效果评价:评估、无菌技术、操作技术、并发症、健康教育	1. 穿刺时向病人做好解释工作,使病人放松,配合操作,确保穿刺时静脉的最佳。 2. 密切观察病人生命体征的变化及留置针穿刺局部情况。 3. 有条件可采用血管成像导航仪帮助识别和选择穿刺血管。

（二）经外周置入的中心静脉导管穿刺技术

1. **经外周静脉置入的中心静脉导管**（peripherally inserted central catheter，PICC）　是指由经上肢贵要静脉、肘正中静脉、头静脉、肱静脉、颈外静脉（新生儿还可通过下肢大隐静脉、头部颞静脉、耳后静脉等）穿刺置管，尖端位于上腔静脉或下腔静脉的导管。

2. **目的**　建立经外周静脉途径的中心静脉通路。

3. **适应证**

（1）中长期静脉治疗。

（2）任何性质的药物输注。

（3）不应用于高压注射（耐高压导管除外）。

4. **禁忌证**

（1）绝对禁忌证

1）拟穿刺静脉有静脉血栓史、血管外科手术史。

2）确诊或疑似对导管材质过敏者。

（2）相对禁忌证

1）上腔静脉压迫综合征。

2）接受乳房根治术或腋下淋巴结清扫的术侧肢体。

3）锁骨下淋巴结肿大或有肿块侧。

4）安装起搏器同侧。

5）穿刺部位为放疗部位。

PICC（前裁剪式）盲穿操作流程

简要步骤	操作要点	图示
核对与解释	1. 核对　病人身份（姓名与病案号）、医嘱。 2. 解释　操作目的、方法、注意事项与配合要点。	
评估	1. 适应证与禁忌证。 2. 配合度、穿刺部位皮肤情况和静脉条件。 3. 解释置管目的、操作过程及配合要点。 4. 签署置管知情同意书。	
操作准备	1. 病人　清洁穿刺部位皮肤。 2. 护士　着装整洁，洗手，戴口罩，戴圆帽。 3. 用物　一次性使用无菌手术包、前端裁剪式PICC穿刺套件、2%利多卡因、生理盐水、10～100U/ml无菌肝素液、1ml注射器、10ml注射器、20ml注射器、胶带、75%乙醇消毒液、1.8%～2.2%葡萄糖酸氯己定消毒液、棉签、砂轮、弹力绷带、尺子、止血带；检查质量与有效期。 4. 环境　安静、整洁、光线充足、室温适宜。	 图5-1-3　**手臂外展90°，超声评估血管**
穿刺前操作	1. 核对　病人姓名、病案号，确认签署知情同意书。 2. 体位　平卧位，拟穿刺侧手臂外展与躯干成90°。 3. 静脉选择　首选贵要静脉，在拟穿刺点上方系止血带，超声评估血管情况（图5-1-3）。	

简要步骤	操作要点	图示
穿刺前操作	4. 体外测量 臂围(肘横纹上 10cm),预测置管长度(拟穿刺点沿静脉走向到右胸锁关节再垂直向下到第 3 肋间距离)。 5. 消毒。 (1) 打开无菌手术包,戴第一双无菌手套,穿无菌手术衣,戴第二双无菌手套。 (2) 将无菌防渗透治疗巾铺于病人手臂下。 (3) 以穿刺点为中心,先擦 3 遍 75% 乙醇溶液,再擦 3 遍 1.8%~2.2% 葡萄糖酸氯己定消毒液,消毒范围直径应≥20cm。 (4) 脱第一层手套,铺无菌巾于病人手臂下。 (5) 铺无菌大单覆盖病人,暴露预穿刺部位(图 5-1-4)。 (6) 纱布覆盖穿刺点。 6. 导管准备 (1) 生理盐水预冲导管,撤导丝至距离预修剪刻度前 1cm 处,导管切割器裁剪导管(图 5-1-5)。 (2) 按操作顺序摆放物品。	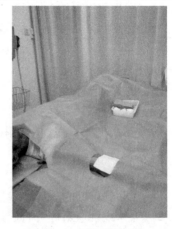 图 5-1-4 铺无菌大单 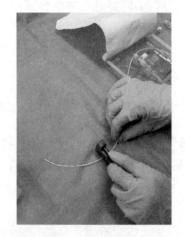 图 5-1-5 裁剪导管
穿刺送管	1. 系止血带,局部麻醉。 2. 持穿刺针(图 5-1-6),露出回血窗,以 15°~30° 进针,见回血,降低进针角度,推送导入鞘,确保导入鞘完全进入血管。 3. 松止血带,松拳,非主力手拇指固定导入鞘、示指和中指轻压导入鞘前端的静脉,主力手退出穿刺针。 4. 主力手缓慢匀速递送导管,送入 15cm 时,助手协助病人向穿刺侧偏头,下颌偏向肩部。 5. 送入预测长度的最后 10cm 时,将导管鞘轻轻退出并撤除。 6. 送入导管送至预测长度,缓慢、平直撤出导管内支撑导丝。	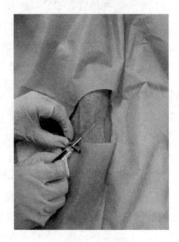
导管异位诊断	1. 抽回血,推注生理盐水,检查导管是否通畅、打折。 2. 超声检查颈内静脉、颈外静脉、腋静脉、锁骨下静脉等有无导管影和水花。 3. 连接腔内心电图,通过心电图 P 波特征性改变判断导管尖端位置。	图 5-1-6 持针穿刺
置管完成后	1. 连接肝素帽或无针输液接头。 2. 脉冲式冲管后正压封管。 3. 纱布加压,使用 10cm×10cm 及以上无菌透明敷贴固定。 4. 健康教育 导管维护及问题处理指引。 5. 照胸部 X 线片 确定导管位置。 6. 记录 置管侧臂围、导管类型、规格、置入长度、导管尖端位置及置管是否顺利等。	

简要步骤	操作要点		图示
效果评价	评估	评估全面。	
	无菌技术	实施最大化无菌屏障。	
	操作技术	动作轻柔,操作熟练,穿刺精准。	
	并发症	无置管相关并发症。	
	健康教育	病人及家属对相关指导能理解,并依从处理。	

简要流程图	注意事项
核对与解释 ⇩ 评估:适应证、禁忌证、病人信息 ⇩ 准备:病人、操作者、物品、环境 ⇩ 穿刺前:核对、体位安置、静脉选择、体外测量、消毒、导管准备 ⇩ 穿刺送管:系止血带、穿刺、送管、退鞘、送管、退丝 ⇩ 导管异位诊断:抽回血、超声检查/腔内心电图检查 ⇩ 置管完成后:冲封管、加压固定、健康指导、照 X 线片、记录 ⇩ 效果评价:评估、无菌技术、操作技术、并发症、健康教育	1. 穿刺前应了解静脉走向及静脉情况。 2. 不能大力撤导丝,送管均匀缓慢。 3. 不能使用 < 10ml 注射器进行冲封管。 4. 不能用镊子过紧钳夹导管。 5. 退出针芯之前,务必先松开止血带,轻压套管尖端后再撤出针芯,以减少出血。 6. 有出血倾向的病人可使用明胶海绵、弹力绷带局部加压止血。

超声引导下 PICC(后裁剪式)置管操作步骤

简要步骤	操作要点	图示
核对与解释	1. 核对　病人身份(姓名与病案号)、医嘱。 2. 解释　操作目的、方法、注意事项与配合要点。	
评估	1. 适应证与禁忌证。 2. 配合度、穿刺部位皮肤情况和静脉条件,并在超声引导下识别,评估和选择合适的血管。 3. 解释置管目的、操作过程及配合要点。 4. 签署置管知情同意书。	
操作准备	1. 病人　清洁穿刺部位皮肤。 2. 护士　着装整洁,洗手,戴口罩,戴圆帽。 3. 用物　一次性使用无菌手术包、后端裁剪式 PICC 穿刺套件、2% 利多卡因、生理盐水、10 ~ 100U/ml 无菌肝素液、1ml 注射器、10ml 注射器、20ml 注射器、胶带、75% 乙醇消毒液、1.8% ~ 2.2% 葡萄糖酸氯己定消毒液、棉签、砂轮、弹力绷带、尺子、止血带、超声机、无菌保护套、超声耦合剂。检查质量与有效期。 4. 环境　安静、整洁、光线充足、室温适宜。 5. 摆放血管超声仪在操作者对面,有利于操作者操作。	

简要步骤	操作要点	图示
穿刺前操作	1. 核对　病人姓名、病案号。 2. 体位　平卧位,拟穿刺侧手臂外展与躯干呈 90°。 3. 选择血管和穿刺点 (1) 在超声引导下识别、评估和选择合适的血管,两手对照。 (2) 首选贵要静脉,次选肱静脉,在预穿刺处做好标记。 4. 选择合适的导管型号、穿刺针型号、插管鞘型号。 5. 测量长度 (1) 病人取平卧位或半坐卧位,上臂外展与躯干成 90°。 (2) 从预穿刺点测量至右胸锁关节再向下反折至第 3 肋间为穿刺长度。 (3) 测臂围:从肘横纹上 10cm 测量。 6. 消毒 (1) 打开无菌手术包,戴第一双无菌手套,穿无菌手术衣,戴第二双无菌手套。 (2) 将无菌防渗透治疗巾铺于病人手臂下。 (3) 以穿刺点为中心,先擦 3 遍 75%乙醇溶液,再擦 3 遍 1.8%~2.2%葡萄糖酸氯己定消毒液。 (4) 脱第一层手套,铺无菌巾于病人手臂下。 (5) 铺无菌大单覆盖病人,暴露预穿刺部位(见图 5-1-4)。 (6) 纱布覆盖穿刺点。 7. 导管准备 (1) 生理盐水预冲导管。 (2) 按操作顺序摆放物品(图 5-1-7)。	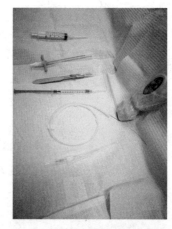 图 5-1-7　按操作顺序摆放物品 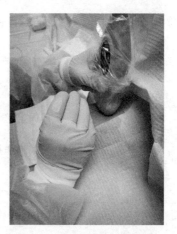 图 5-1-8　主力手拇指、示指及中指握持穿刺针
穿刺送管	1. 安放无菌探头罩。 2. 扎止血带,左手固定探头,保持探头位置垂直紧贴皮肤(图 5-1-8)。 3. 2%利多卡因穿刺点处局部麻醉。 4. 穿刺阶段 (1) 右手取穿刺针,针尖斜面向上。 (2) 根据穿刺针的超声动态显影引导静脉穿刺,并结合回血情况判断目标静脉是否穿刺成功。 5. 送导丝 (1) 一手固定穿刺针,一手送导丝。 (2) 导丝入血管后随即降低穿刺针角度继续推送导丝,右手松止血带,体外导丝保留 10~15cm,撤出穿刺针(图 5-1-9)。 (3) 保留导丝在血管内,再以 2%利多卡因 0.5~0.8ml 皮下注射,解剖刀做皮肤切开。 6. 沿导丝送入插管鞘	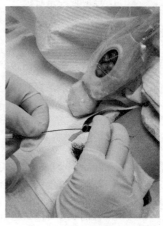 图 5-1-9　送导丝

简要步骤	操作要点	图示
穿刺送管	（1）固定好导丝。 （2）旋转插管鞘，使插管鞘完全进入血管。 （3）扭开插管鞘上的锁扣，分离扩张器和插管鞘，将扩张器和导丝一起拔出。 7. 置入导管 （1）固定好插管鞘，将导管至插管鞘内缓慢、均速置入（图5-1-10）。 （2）当置入20cm时嘱病人将头转向静脉穿刺侧，使下颌贴近肩部，以防止导管误入颈内静脉。 （3）送管至预定长度后，取无菌纱布在鞘的末端压迫止血，并固定导管。 （4）从血管内取出插管鞘，并撕裂插管鞘。 8. 核对插管长度 （1）将导管与支撑导丝柄分离，撤出支撑导丝。 （2）保留体外导管5cm，修剪导管。 9. 安装连接器 （1）先将减压套筒套在导管上，再将导管连接到连接器上的金属柄上。 （2）将连接器移行部分的导管沟槽与减压套筒的沟槽对齐，锁定两部分。 （3）抽回血。	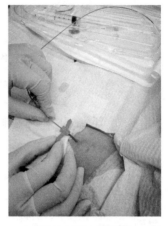 图 5-1-10　送导管
导管异位诊断	1. 推注生理盐水，检查导管是否通畅、打折。 2. 超声检查颈内静脉、颈外静脉、腋静脉、锁骨下静脉等有无导管影和水花。 3. 连接腔内心电图，通过心电图P波特征性改变判断导管尖端位置。	
置管完成后	1. 连接肝素帽或无针输液接头。 2. 脉冲式冲管后正压封管。 3. 无菌生理盐水纱布清洗穿刺点及周围皮肤血迹。 4. 思乐扣固定法 （1）酒精清洁穿刺点以外的周围皮肤，待干。 （2）皮肤保护剂擦拭固定部位，完全待干。 （3）固定导管于思乐扣上。 （4）粘贴思乐扣，箭头指向穿刺点（图5-1-11）。 （5）穿刺点上方放置小方纱，至少10cm×10cm透明敷料固定。 5. 整理用物 6. 健康教育　协助病人活动手臂，告知置管后注意事项。 7. 行胸部X线片检查，查看导管走行及导管尖端位置。 8. 记录　置管侧臂围、导管类型、规格、置入长度、导管尖端位置及置管是否顺利等。	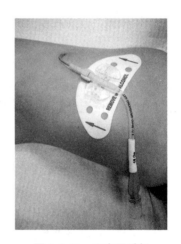 图 5-1-11　固定思乐扣

续表

简要步骤		操作要点	图示
效果评价	评估	评估全面。	
	无菌技术	实施最大化无菌屏障。	
	操作技术	动作轻柔,操作熟练,穿刺精准。	
	并发症	无置管相关并发症。	
	健康教育	病人及家属对相关指导能理解,并依从处理。	

简要流程图	注意事项
核对与解释 ⇩ 评估:适应证、禁忌证、病人信息 ⇩ 准备:病人、操作者、物品、超声机、环境 ⇩ 穿刺前:核对、体位安置、静脉选择、体外测量、消毒、导管准备 ⇩ 穿刺送管:系止血带、穿刺、送导丝、送鞘、送导管、退导丝 ⇩ 导管异位诊断:抽回血、超声检查/腔内心电图检查 ⇩ 置管完成后:冲封管、加压固定、健康指导、照X线片、记录 ⇩ 效果评价:评估、无菌技术、操作技术、并发症、健康教育	同PICC(前裁剪式)盲穿操作流程。

（三）超声引导下中心静脉导管穿刺技术

1. 定义　中心静脉导管(central venous catheter,CVC)是指经锁骨下静脉、颈内静脉、股静脉置管,尖端位于上腔静脉或下腔静脉的导管。超声引导操作可有效降低动脉损伤和气胸发生的风险,并提高穿刺效率。

2. 目的

（1）建立静脉输液通道。

（2）监测中心静脉压。

3. 适应证

（1）大量、快速补充液体的病人。

（2）用于任何药物性质包括刺激性、高渗透压、高浓度等药物的输注。

（3）中心静脉压监测(CVP)。

（4）需要插入漂浮导管进行血流动力学监测的病人。

4. 慎用或禁用范围

（1）穿刺部位有损伤或感染。

（2）穿刺部位皮下组织有肿块(如淋巴结、血管瘤、血肿、肿瘤包块或其他增大组织)。

（3）拟穿刺静脉有静脉血栓史、血管外科手术史。

（4）上腔静脉压迫综合征。

（5）穿刺部位为放疗部位。

超声引导下颈内静脉穿刺置管技术操作步骤

简要步骤	操作要点	图示
核对与解释	1. 核对　病人身份（姓名与病案号）、医嘱。 2. 解释　操作目的、方法、注意事项与配合要点。	
评估	1. 适应证与禁忌证。 2. 配合度、穿刺部位皮肤情况和静脉条件。 3. 导管置入长度　体表骨性标志（穿刺点至右锁骨直线距离+右锁骨头至第3肋间垂直距离）、Peres身高定位法（右侧为身高的1/10，左侧为身高1/10+1～2cm）。 4. 解释置管目的、操作过程及配合要点。 5. 签署置管知情同意书。	
操作准备	1. 护士　着装整洁，洗手，戴口罩，戴圆帽。 2. 用物　彩色超声机一台、消毒液、中心静脉穿刺包，无菌手套、生理盐水、利多卡因、注射器、CVC穿刺套件包（探针、导丝、CVC导管、扩皮器）、无菌敷贴、无菌保护套、超声耦合剂等；检查质量与有效期。 3. 环境　专用的置管手术间，符合无菌操作要求。 4. 病人　清洁穿刺部位皮肤。 5. 体位　去枕平卧，颈部伸展平直，头转向穿刺对侧。 6. 超声下定位穿刺点（图5-1-12）	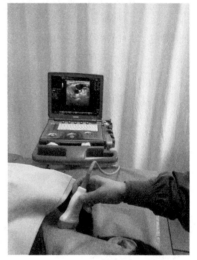 图5-1-12　**超声下定位穿刺点**
消毒	1. 建立无菌区　检查穿刺包、打开CVC穿刺包，戴无菌手套，遵循无菌操作原则。 2. 消毒 （1）75%酒精+1.8%～2.2%葡萄糖酸氯己定消毒液消毒穿刺处皮肤各3次。 （2）消毒范围：≥20cm×20cm。 （3）消毒方法：以穿刺点为中心，由内向外，摩擦消毒3遍，每次消毒至少30s。 3. 实施最大化无菌屏障，铺孔巾，暴露穿刺点。	
穿刺送管	1. 准备 （1）打开CVC穿刺套件。 （2）预冲导管。 2. 套无菌探头罩。 3. 定位 （1）超声下再次定位穿刺目标血管。 （2）穿刺点局部麻醉。 4. 穿刺 （1）右手取穿刺针，针尖斜面向上。	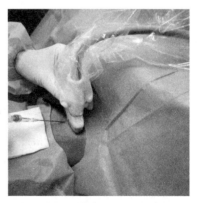 图5-1-13　**超声引导下穿刺进针**

简要步骤	操作要点	图示
穿刺送管	（2）根据穿刺针的超声动态显影引导静脉穿刺,并结合抽回血判断目标静脉是否穿刺成功(图 5-1-13)。 5. 送导丝 （1）穿刺成功后一手固定穿刺针,一手送导丝或助手协助送导丝。 （2）导丝进入血管后,降低穿刺针角度继续推送导丝 10~15cm,退出穿刺针(图 5-1-14)。 6. 沿导丝送入 CVC 导管至预穿刺长度(图 5-1-15)。	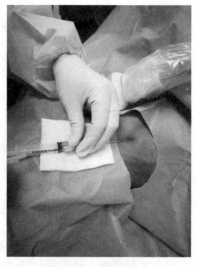 图 5-1-14 **送导丝** 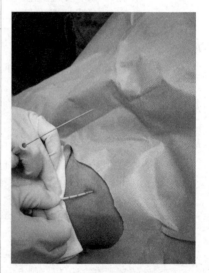
导管异位诊断	1. 抽回血,推注生理盐水,检查导管是否通畅、打折。 2. 超声检查颈内静脉、颈外静脉、腋静脉、锁骨下静脉等有无导管影和水花。 3. 连接腔内心电图,通过心电图 P 波特征性改变判断导管尖端位置。	
置管完成后	1. 抽回血,脉冲式冲管,连接肝素帽或输液接头,正压封管。 2. 透明贴膜无张力覆盖穿刺点及导管。 3. 协助病人活动颈部,告知置管后注意事项。 4. 行 X 线胸片检查,确定导管走行及导管尖端位置。 5. 整理用物。 6. 记录 导管类型、规格、置入长度、导管尖端位置及置管是否顺利等。	图 5-1-15 **送入导管**
效果评价	评估 | 评估全面。 无菌技术 | 实施最大化无菌屏障。 操作技术 | 动作轻柔,操作熟练,穿刺精准。 并发症 | 无置管相关并发症。 健康教育 | 病人及家属对相关指导能理解,并依从处理。	

简要流程图	注意事项
核对与解释 ⇩ 评估:适应证、禁忌证、病人信息 ⇩ 准备:病人、操作者、物品、环境 ⇩ 穿刺前:核对、体位安置、超声机、预测长度、消毒、导管准备 ⇩ 穿刺送管:超声下选择穿刺点、穿刺、送导丝、送管、退导丝 ⇩ 导管异位诊断:抽回血、超声检查/腔内心电图检查 ⇩ 置管完成后:冲封管、固定、健康指导、照 X 线片、记录 ⇩ 效果评价:评估、无菌技术、操作技术、并发症、健康教育	1. 穿刺时向病人做好解释工作,使病人放松,配合操作,确保穿刺时静脉为最佳状态。 2. 掌握正确的穿刺点、进针方向与角度,掌握不当可致穿刺失败、气胸、误伤动脉及神经等并发症。 3. 操作时应避免反复触压颈前三角区,否则可致病人心动过缓,甚至呼吸、心搏骤停。 4. 注射器与穿刺针管腔应充满液体,置入后先抽回血,防止空气进入血管。 5. 严格掌握置入导管的长度。 6. 固定好导管,以防滑出。

(四) 股静脉盲穿置管技术

1. **定义**　经股静脉穿刺置入导管,导管尖端位于下腔静脉的置管术。
2. **目的**　建立经股静脉途径的中心静脉通路。
3. **适应证**　上腔静脉压迫综合征病人,在无其他中心静脉通路时的选择,任何性质药物输注、快速大量补液。
4. **慎用或禁用范围**
(1) 穿刺部位有损伤或感染。
(2) 穿刺部位皮下组织有肿块(如淋巴结、血管瘤、血肿、肿瘤包块或其他增大组织)。
(3) 拟穿刺静脉有静脉血栓史、血管外科手术史。
(4) 穿刺部位为放疗部位。

股静脉盲穿置管技术操作流程

简要步骤	操作要点	图示
核对与解释	1. 核对　病人身份(姓名与病案号)、医嘱。 2. 解释　操作目的、方法、注意事项与配合要点。	
评估	1. 适应证与禁忌证。 2. 配合度、穿刺部位皮肤情况和静脉条件(图 5-1-16)。 3. 解释置管目的、操作过程及配合要点。 4. 签署置管知情同意书。	
操作准备	1. 护士　着装整洁,洗手,戴口罩,戴圆帽。 2. 病人　清洁穿刺部位皮肤。 3. 体位　取平卧位,双脚外展、外旋。 4. 用物　一次性使用无菌 CVC 手术包、CVC 导管、2%利多卡因、生理盐水、10~100U/ml 无菌肝素液、1ml 注射器、10ml 注射器、20ml 注射器、胶布、75%乙醇消毒液、1.8%~2.2%葡萄糖酸氯己定消毒液、棉签、砂轮。检查质量与有效期。 5. 环境　安静、整洁、光线充足、室温适宜。	图 5-1-16　**评估股静脉**

简要步骤	操作要点	图示
消毒	1. 建立无菌区 2. 消毒 （1）75%酒精消毒穿刺侧皮肤各 3 次,再用 1.8%~2.2%葡萄糖酸氯己定消毒穿刺处皮肤 3 次。 （2）消毒范围:≥20cm×20cm。 （3）消毒方法:以穿刺点为中心,摩擦消毒 3 遍,每次消毒至少 30s。 3. 脱无菌手套并丢弃。	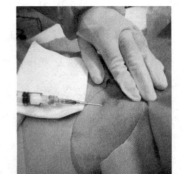 图 5-1-17　穿刺
穿刺送管	1. 穿无菌手术衣,戴无菌手套,实施最大化无菌屏障。 2. 预冲导管,取下空针,夹闭延长管。 3. 用 2%利多卡因 2~4ml 行局部浸润麻醉。 4. 穿刺点选择动脉内侧 0.5cm,再向下 3~4cm 处进针(针尖指向头侧,针干与皮肤成 30°~40°),抽回血(图 5-1-17)。 5. 插入 J 形导丝,送入导丝 15~20cm(图 5-1-18),置入中心静脉导管(图 5-1-19)。 6. 插入长度　成人为 30~40cm,小儿为 15~20cm,退出导引钢丝。 7. 连接注射器抽回血,冲洗导管。	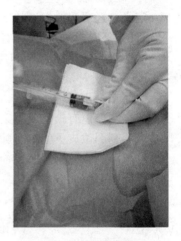 图 5-1-18　送丝
置管完成后	1. 将肝素帽与导管相连接,进行脉冲式冲管和正压封管。 2. 固定方法 （1）清洁局部,穿刺点上方放置约 1.5cm×1.5cm 无菌小纱布,用无菌透明贴膜固定导管,按压局部 5~10min。 （2）可使用思乐扣固定导管,并用无菌透明敷料覆盖,按压局部 5~10min。 3. 健康教育。 4. 协助病人取舒适体位。 5. X 线进行骨盆正位检查,确定导管的位置。	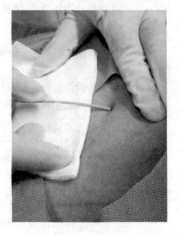 图 5-1-19　送管
整理用物	1. 整理用物。 2. 记录　导管类型、规格、置入长度、导管尖端位置及置管是否顺利等。	

简要步骤	操作要点		图示
效果评价	评估	评估全面。	
	无菌技术	实施最大化无菌屏障。	
	操作技术	动作轻柔,操作熟练,穿刺精准。	
	并发症	无置管相关并发症。	
	健康教育	病人及家属对相关指导能理解,并依从处理。	

简要流程图	注意事项
核对与解释 ⇩ 评估:适应证、禁忌证、病人信息 ⇩ 准备:病人、操作者、物品、环境 ⇩ 穿刺前:核对、体位安置、穿刺点选择、消毒、导管准备 ⇩ 穿刺送管:穿刺、送导丝、送管、退导丝、抽回血 ⇩ 置管完成后:冲封管、加压固定、健康指导、照 X 线片、记录 ⇩ 效果评价:评估、无菌技术、操作技术、并发症、健康教育	1. 穿刺时向病人做好解释工作,使病人放松,配合操作,确保穿刺时静脉的最佳。 2. 正确选择穿刺点,区分动脉和静脉的位置。 3. 掌握正确的穿刺角度及深度,避免穿刺过深损伤动脉及神经。 4. 动作轻柔,防止刺破血管发生意外。

（五）锁骨下静脉穿刺配合置管技术

1. **定义**　经锁骨下静脉穿刺置入导管,导管尖端位于上腔静脉的置管配合技术。相关解剖见图 5-1-20 和图 5-1-21。

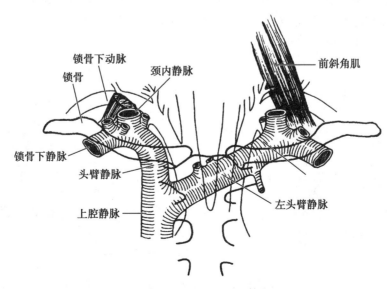

图 5-1-20　**锁骨静脉解剖示意图**

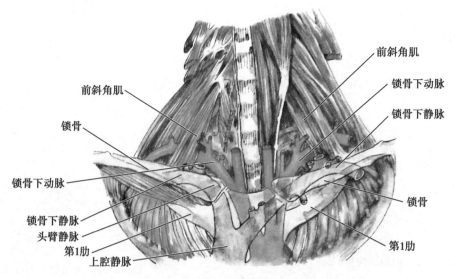

图 5-1-21　锁骨下静脉区的解剖层次

2. 目的

（1）建立静脉输液通道。

（2）监测中心静脉压。

3. 适应证

（1）大量、快速补充液体的病人。

（2）用于任何药物性质，包括刺激性、高渗透压、高浓度等药物的输注。

（3）中心静脉压监测（CVP）。

（4）需要插入漂浮导管进行血流动力学监测的病人。

4. 慎用或禁用范围

（1）穿刺部位有损伤或感染。

（2）穿刺部位皮下组织有肿块（如淋巴结、血管瘤、血肿、肿瘤包块或其他增大组织）。

（3）拟穿刺静脉有静脉血栓史、血管外科手术史。

（4）上腔静脉压迫综合征。

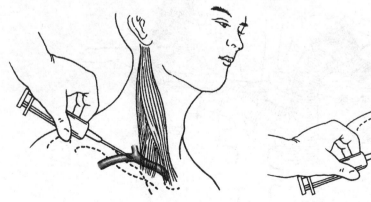

图 5-1-22　锁骨上静脉穿刺示意图

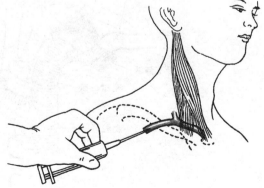

图 5-1-23　锁骨下静脉穿刺示意图

（5）穿刺部位为放疗部位。

（6）同侧安置起搏器。

5. 穿刺点的选择

（1）锁骨上穿刺点　在锁骨上缘与胸锁乳突肌锁骨头外缘形成夹角,该角平分线上距顶点 0.5～1.0cm 处为进针点(见图 5-1-22)。

（2）锁骨下穿刺点　在锁骨中、外 1/3 交界处的锁骨下 1cm 为穿刺点(见图 5-1-23)。

锁骨下静脉穿刺配合置管操作步骤

简要步骤	操作要点	图示
核对与解释	1. 核对　病人身份(姓名与病案号)、医嘱。 2. 解释　操作目的、方法、注意事项与配合要点。	
评估	1. 适应证与禁忌证。 2. 配合度、穿刺部位皮肤情况和静脉条件,并在超声引导下识别、评估和选择合适的血管。 3. 解释置管目的、操作过程及配合要点。 4. 签署置管知情同意书。	
操作准备	1. 操作者　着装整洁,洗手,戴口罩,戴圆帽。 2. 病人　清洁穿刺部位皮肤。 3. 体位　协助病人去枕平卧,头偏向穿刺对侧。 4. 用物　一次性使用无菌 CVC 手术包、CVC 导管、2% 利多卡因、生理盐水、10～100U/ml 无菌肝素液、5ml 注射器、10ml 注射器、20ml 注射器、胶布、75% 乙醇消毒液、1.8%～2.2% 葡萄糖酸氯己定消毒液、棉签、砂轮。检查质量与有效期。 5. 环境　安静、整洁、光线充足、室温适宜。	
消毒	1. 建立无菌区 2. 消毒 （1）先用 75% 酒精消毒穿刺侧皮肤 3 次,再用 1.8%～2.2% 葡萄糖酸氯己定消毒穿刺侧皮肤 3 次。 （2）消毒范围：≥20cm×20cm。 （3）消毒方法：以穿刺点为中心,摩擦消毒,每次消毒至少 30s。 3. 脱无菌手套并丢弃。	
协助穿刺送管	1. 穿无菌手术衣,戴无菌手套,实施最大化无菌屏障。 2. 预冲导管。 3. 用 2% 利多卡因行局部浸润麻醉,穿刺(图 5-1-24)。 4. 穿刺期间指导病人避免说话、咳嗽、上肢活动,观察病人呼吸情况,询问病人的感受,了解有无胸闷、疼痛等不适。 5. 置入长度　成人:右侧 13～15cm,左侧 15～17cm,小儿:7～9cm,退出导引钢丝,连接生理盐水注射器抽回血并冲洗导管。	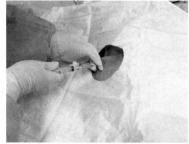 图 5-1-24　**锁骨下静脉穿刺术**

简要步骤	操作要点	图示
导管异位诊断	1. 抽回血,推注生理盐水,检查导管是否通畅、打折。 2. 超声检查颈内静脉、颈外静脉、腋静脉等有无导管影和水花(图 5-1-25)。 3. 连接腔内心电图,通过心电图 P 波特征性改变判断导管尖端位置。	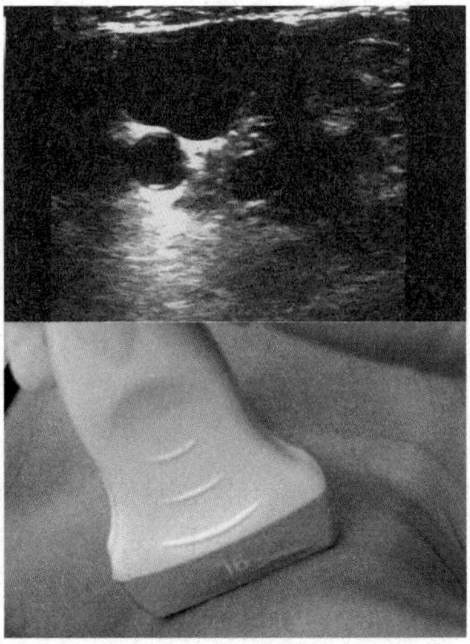 图 5-1-25　**检查颈内静脉**
置管完成后	1. 抽回血,脉冲式冲管,连接肝素帽或输液接头,用肝素液正压封管。无菌纱布清洗穿刺点及周围皮肤血迹。透明贴膜覆盖穿刺点及导管。 2. 进行 X 线胸片检查,确定导管位置。 3. 整理用物。 4. 记录　导管类型、规格、置入长度、导管尖端位置及置管是否顺利等。 5. 健康教育。	

效果评价	评估	评估全面。
	无菌技术	实施最大化无菌屏障。
	操作技术	动作轻柔,操作熟练,穿刺精准。
	并发症	无置管相关并发症。
	健康教育	病人及家属对相关指导能理解,并依从处理。

简要流程图	注意事项
核对与解释 ⇩ 评估:适应证、禁忌证、病人信息 ⇩ 准备:病人、操作者、物品、环境 ⇩ 穿刺前:核对、体位安置、穿刺点选择、预测长度、消毒、导管准备 ⇩ 穿刺送管:局部麻醉、穿刺、送导丝、送导管、退导丝 ⇩ 导管异位诊断:抽回血、超声检查/腔内心电图检查 ⇩ 置管完成后:冲封管、加压固定、健康指导、照 X 线片、记录 ⇩ 效果评价:评估、无菌技术、操作技术、并发症、健康教育	1. 穿刺时向病人做好解释工作,使病人放松,配合操作,确保穿刺时静脉的最佳。 2. 掌握正确的穿刺点、进针方向与角度,掌握不当可致穿刺失败、气胸、误伤动脉及神经等并发症。 3. 尽量做到"一针见血",避免血管损伤,避免损伤锁骨下动脉及避免穿刺损伤胸膜或肺,误入颈内静脉。 4. 注射器与穿刺针管腔应充满液体,置入后先抽回血,防止空气进入血管。 5. 严格掌握置入导管的长度。 6. 固定好导管,以防滑出。 7. 观察穿刺部位有无渗血、病人有无呼吸困难。

（六）超声引导下经腋静脉穿刺置管术

1. **定义**　指超声引导下经腋静脉穿刺,尖端位于上腔静脉的置管术。
2. **目的**　建立经腋静脉途径的中心静脉通路。
3. **适应证**
（1）大量、快速补充液体的病人。
（2）用于任何药物性质包括刺激性、高渗透压、高浓度等药物的输注。
4. **慎用或禁用范围**
（1）穿刺部位有损伤或感染。
（2）穿刺部位皮下组织有肿块(如淋巴结、血管瘤、血肿、肿瘤包块或其他增大组织)。
（3）拟穿刺静脉有静脉血栓史、血管外科手术史。
（4）上腔静脉压迫综合征。
（5）穿刺部位为放疗部位。

超声引导下腋静脉置管操作流程

简要步骤	操作要点	图示
核对与解释	1. 核对　病人身份(姓名与病案号)、医嘱。 2. 解释　操作目的、方法、注意事项与配合要点。	
评估	1. 适应证与禁忌证。 2. 配合度、穿刺部位皮肤情况和静脉条件,并在超声引导下识别,评估和选择合适的血管。 3. 导管置入长度　体表骨性标志(穿刺点至右锁骨直线距离+右锁骨头至第3肋间垂直距离)、Peres身高定位法(右侧为身高的1/10,左侧为身高1/10+1~2cm)。 4. 解释　置管目的、操作过程及配合要点。 5. 签署置管知情同意书。	
操作准备	1. 护士　着装整洁,洗手,戴口罩,戴圆帽。 2. 病人　清洁穿刺部位皮肤。 3. 体位　协助病人去枕平卧,头偏向穿刺对侧。 4. 用物准备　一次性使用无菌CVC手术包、CVC导管、2%利多卡因、生理盐水、10~100U/ml无菌肝素液、1ml注射器、10ml注射器、20ml注射器、胶布、75%乙醇消毒液、1.8%~2.2%葡萄糖酸氯己定消毒液、棉签、砂轮、超声机、无菌保护套、耦合剂。 5. 环境　安静、整洁、光线充足、室温适宜。 6. 超声下选择血管,确定穿刺点,做好标记。	
消毒	1. 建立无菌区。 2. 消毒 （1）先用75%酒精消毒穿刺侧皮肤3次,再用1.8%~2.2%葡萄糖酸氯己定消毒穿刺侧皮肤3次。 （2）消毒范围:大于20cm×20cm。 （3）消毒方法:以穿刺点为中心,摩擦消毒,每次消毒至少30s。 3. 脱无菌手套并丢弃。	

简要步骤	操作要点	图示
穿刺送管	1. 穿刺者穿无菌手术衣,戴无菌手套,实施最大化无菌屏障。 2. 用稀释肝素盐水预冲导管,取下空针,夹闭延长管。 3. 安放无菌探头罩。 4. 采用超声引导穿刺技术,2%利多卡因局麻后,针尖朝向胸锁乳突肌锁骨头的外侧缘与锁骨上缘相交点外0.5~1.0cm,与胸壁成30°~45°角,注射器保持负压,缓慢进针,在超声显示屏上可在血管内出现一个白色亮点,抽吸穿刺空针里有回血,即为穿刺针已进入腋静脉,至抽出暗红色血表示穿刺成功(图5-1-26)。 5. 送导丝 导丝入血管后随即降低穿刺针角度继续推送导丝10~15cm,退出穿刺针,沿导丝送入CVC导管至预穿刺长度。	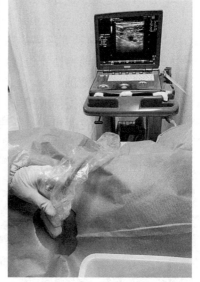 图5-1-26 超声下行腋静脉穿刺
导管异位诊断	1. 抽回血,推注生理盐水,检查导管是否通畅、打折(图5-1-27)。 2. 超声检查颈内静脉、颈外静脉、对侧锁骨下静脉等有无导管影和水花(见图5-1-25)。 3. 连接腔内心电图,通过心电图P波特征性改变判断导管尖端位置。	
置管完成后	1. 抽回血,脉冲式冲管,安装输液接头,用肝素液正压封管。无菌纱布清洗穿刺点及周围皮肤血迹,思乐扣固定导管,透明贴膜覆盖穿刺点及导管。 2. 行X线胸片检查,确定导管位置。 3. 整理用物。 4. 记录 导管类型、规格、置入长度、导管尖端位置及置管是否顺利等。 5. 健康教育。	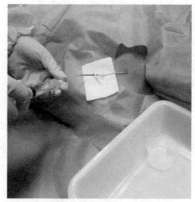 图5-1-27 抽回血
效果评价	评估 | 评估全面。	
	无菌技术 | 实施最大化无菌屏障。	
	操作技术 | 动作轻柔,操作熟练,穿刺精准。	
	并发症 | 无置管相关并发症。	
	病人参与 | 病人及家属对相关指导能理解,并依从处理。	

简要流程图	注意事项
评估:适应证、禁忌证、病人信息 ⇩ 准备:病人、操作者、物品、超声机、环境 ⇩ 穿刺前:核对、体位安置、穿刺点选择、预测长度、消毒、导管准备 ⇩ 穿刺送管:局部麻醉、穿刺、送导丝、送导管、退导丝 ⇩ 导管异位诊断:抽回血、超声检查/腔内心电图检查 ⇩ 置管完成后:冲封管、加压固定、健康指导、照X线片、记录	同"锁骨下静脉穿刺置管术"。

（七）输液港植入配合技术

1. 定义　输液港(implantable venous access port)是完全置入人体内的闭合输液装置,包括尖端位于上腔静脉或下腔静脉的导管部分及埋植于皮下的输液座。目前临床上主要有两种输液港:港体埋置于胸壁的胸壁港和埋置于手臂的上臂港。

2. 目的　建立长期静脉输液通道。

3. 适应证

（1）长期静脉治疗。

（2）任何性质的药物输注。

（3）不应用于高压注射(耐高压导管除外)。

4. 慎用或禁用范围

（1）穿刺部位有损伤或感染。

（2）穿刺部位皮下组织有肿块(如淋巴结、血管瘤、血肿、肿瘤包块或其他增大组织)。

（3）拟穿刺静脉有静脉血栓史、血管外科手术史。

（4）穿刺部位为放疗部位。

（5）任何确诊或疑似感染、菌血症或败血症的病人。

（6）确定或疑似对输液港材质有过敏的病人。

（7）上腔静脉压迫综合征。

（8）接受乳房根治术或腋下淋巴结清扫的术侧肢体。

（9）安装起搏器同侧。

（10）局部软组织因素影响港体的稳定性或放置。

输液港植入的护理配合

简要步骤	操作要点	图示
核对与 解释	1. 核对　病人身份(姓名与病案号)、医嘱。 2. 解释　操作目的、方法、注意事项与配合要点。	

简要步骤	操作要点	图示
评估	1. 病人的年龄、病情、意识及配合程度。 2. 病人输液港周围的皮肤情况,有无压痛、肿胀、血肿、感染、浆液脓肿等。 3. 输液港置入侧的肢体活动情况。 4. 曾经用药史、过敏史、手术史、不良反应史等。 5. 向病人说明操作过程、港体的维护、可能发生的并发症、费用,取得病人的知情同意。 6. 选择适宜型号的港体。	
操作准备	1. 护士　着装整洁,洗手,戴口罩,戴圆帽,穿手术衣。 2. 病人　清洁穿刺部位皮肤。 3. 体位　协助病人去枕平卧,头偏向穿刺对侧。 4. 用物　输液港器械包(刀柄、尖刀片、直剪、弯剪、弯盘、小药杯、换药碗、止血钳、持针钳、纱布、大单)、消毒包(无菌巾、大手术孔巾、无菌衣、弯盘、止血钳、纱布、巾钳)、口罩、帽子、可吸收缝线、输液港套件、纱布、棉签、输液接头、10cm×12cm透明敷贴、利多卡因、肝素钠、5ml注射器、20ml注射器、10ml注射器、手套、无菌衣、络合碘、75%乙醇、500ml 0.9%氯化钠溶液、250ml 0.9%氯化钠溶液。检查质量与有效期。 5. 环境　安静、整洁、光线充足、室温适宜、手术间已消毒。 6. 超声下选择血管,确定穿刺点,做好标记(图5-1-28、图5-1-29)。	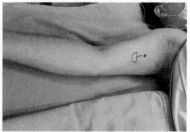 图5-1-28　**上臂港穿刺点** 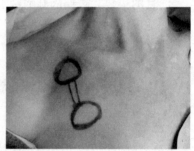 图5-1-29　**胸壁港穿刺点**
消毒	1. 器械护士洗手,戴无菌手套,打开消毒包。 2. 巡回护士给病人戴帽子、口罩,洗手后为器械护士倒75%乙醇、络合碘。 3. 器械护士用75%乙醇、络合碘以预穿刺部位为中心擦拭消毒各3遍,待干。消毒面积:上至下颌骨与肩峰的连线,下至乳头的平行线,侧缘至胸骨中线及腋中线。 4. 铺无菌巾4块,并用巾钳固定,建立无菌区。	
穿刺送管	1. 巡回护士协助医师穿隔离衣、戴无菌手套,器械护士递无菌络合碘纱布2块,给予医师消毒无菌手套。 2. 巡回护士打开输液港器械包外层,配合器械护士将注射器、输液港套件,置于无菌包内。器械护士用20ml注射器抽取0.9%氯化钠溶液备用,将利多卡因与0.9%氯化钠溶液按1:1比例稀释注入药杯;在2个弯盘内分别倒入少量0.9%氯化钠溶液,用0.9%氯化钠溶液将肝素钠稀释成1:100单位,备用。	

简要步骤	操作要点	图示
穿刺送管	3. 器械护士用无损伤针将输液港套件湿化,检查有无破损,并根据医师需要递送物品。 4. 在医师操作过程中,护士指导病人进行穿刺时的配合,避免说话、咳嗽、上肢活动。同时注意观察病人呼吸情况,询问病人的感受,了解有无胸闷、疼痛等不适。如有异常及时告诉医师,并配合医师进行抢救。	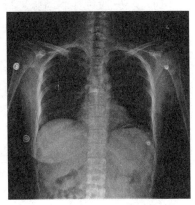
定位	1. 器械护士协助医师将导管尖端置入所需位置。 2. 植入成功后巡回护士协助医师 X 线检查定位(图 5-1-30)。 3. 置入手术完毕,器械护士协助医师用敷料覆盖伤口、胶布固定。	图 5-1-30　胸壁港 X 线拍摄图
留观	1. 手术完毕后,嘱病人卧床休息 30min。 2. 观察病人呼吸、面色,穿刺部位有无肿胀、渗血等情况,有无气胸、血胸等。	
手术完成后	1. 整理用物。 2. 填写输液港植入病人记录单。 3. 阅读 X 线胸片,记录检查结果。 4. 健康教育。	
效果评价	评估　评估全面。 无菌技术　实施最大化无菌屏障。 操作技术　动作轻柔,操作熟练,穿刺精准。 并发症　无置管相关并发症。 病人参与　病人及家属对相关指导能理解,并依从处理。	

简要流程图	注意事项
评估:适应证、禁忌证、病人信息 ⇩ 准备:病人、操作者、物品、超声机、环境 ⇩ 穿刺前:核对、体位安置、穿刺点选择、预测长度、消毒、导管准备 ⇩ 穿刺埋置港座:局部麻醉、穿刺、送导丝、送导管、切皮、做囊袋 ⇩ 定位:抽回血、X 线检查 ⇩ 留观:观察有无气胸、血胸 ⇩ 置港完成后:冲封管、加压固定、健康指导、照 X 线片、记录	1. 严格无菌操作,操作前用三氧机消毒室内空气 2h,操作台及治疗车等物体表面用消毒液擦拭消毒。 2. 病人进置管室前,穿病员服,排尿,避免空腹。 3. 必须使用 10ml 以上注射器对输液港导管及输液座进行冲洗,并检查是否通畅及有无破损,输液座必须使用无损伤针进行穿刺。 4. 植入式输液港的连接针的斜角定向在导管与输液港主体连接处的流出通道的反方向;体外测试表明,采用这一斜角方向时,冲洗时去除蛋白的量更大。

（八）动脉穿刺技术

1. 动脉采血法

（1）定义：通过穿刺动脉进行动脉血液的采集。

（2）目的：临床上采集动脉血主要用于血气分析，动态判断病人通气和氧合状态，了解机体的酸碱平衡情况。

（3）适应证：需要行血气分析的病人。

（4）禁忌证：动脉采血无绝对禁忌证。

（5）动脉采血部位及穿刺点的选择

1）桡动脉：在前臂桡侧，腕上 1~3cm 处可触摸到桡动脉搏动点。

2）足背动脉：足背动脉位置表浅，于内外踝连线的中点处可触摸其搏动点。

3）股动脉：腹股沟中点，靠内侧 0.5cm 处，向深处按压，可触摸到股动脉搏动点。

4）肱动脉肘窝稍上，于肱二头肌腱上内侧可触摸到肱动脉搏动点。

穿刺技术及操作步骤

简要步骤	操作要点	图示
核对与解释	1. 核对　病人身份（姓名与病案号）、医嘱。 2. 解释　操作目的、方法、注意事项与配合要点。	
评估	1. 病人的情况　包括病程、年龄、心理、活动状况、是否有传染性疾病、配合程度及受教育的程度等。 2. 穿刺部位　包括穿刺部位的选择、皮肤状况、动脉的搏动情况等。 3. 核对病人，确认采血医嘱，查看病人是否有凝血功能障碍。 4. 备齐用物携至床旁，解释采血的目的及配合事项。 5. 向病人说明操作过程、可能发生的并发症、费用、取得病人或家属的知情同意。 6. 评估病人的血管，首选择桡动脉。 7. 心理支持，消除病人的紧张情绪。 8. 体位以病人舒适、方便采血为宜。	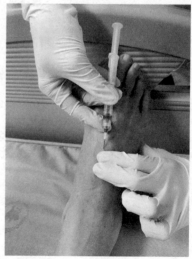
操作准备	1. 护士　着装整洁、洗手、戴口罩、戴圆帽。 2. 用物　动脉采血器、消毒物品、无菌手套、棉签，必要时可备表面麻醉药。检查质量与有效期。 3. 病人　根据采血部位摆好体位。 4. 采血器材的选择　一般采用专用的动脉采血器，普通抗凝注射器采血查血气分析会影响结果的精确性。 5. 环境　整洁、安静、安全。	图 5-1-31　**足背动脉穿刺**
消毒穿刺	1. 触摸动脉搏动最明显处，消毒穿刺部位及操作者左手指。 2. 以左手示指和拇指固定动脉，右手持动脉采血器与皮肤成 45°角方向穿刺，若经股动脉穿刺采血则应垂直进针（图 5-1-31）。	

简要步骤	操作要点		图示
按压	以无菌棉签按压穿刺点上方,迅速拔针,局部加压5~10min。		
操作完成后	1. 清理用物,洗手,记录。 2. 健康教育。		
效果评价	评估	评估全面。	
	无菌技术	实施最大化无菌屏障。	
	操作技术	动作轻柔,操作熟练,穿刺精准,采血量符合要求。	
	并发症	无穿刺相关并发症。	
	病人参与	病人及家属对相关指导能理解,并依从处理。	

简要流程图	注意事项
评估:适应证、禁忌证、病人信息 ⇩ 准备:病人、操作者、物品、环境 ⇩ 穿刺前:核对、体位安置、穿刺点选择、消毒、采血器 ⇩ 穿刺:穿刺、采血 ⇩ 按压:拔针、按压 5~10min ⇩ 整理用物:洗手、记录 ⇩ 采血完成后:健康指导	1. 采集过程中,血液最好是自然流出,保证血液以最快速度进入针筒。 2. 标本必须隔绝空气　抽血完毕即将针头斜面插入橡皮塞,及时送检。 3. 保证抗凝剂与血液充分混合均匀。 4. 标本放置时间:宜在 30min 内检测,否则会因为全血中有活性红细胞代谢,不断消耗氧气,产生二氧化碳,影响结果准确性。如 30min 内不能检测,应将标本置于冰水中保存,最多不超过 2h。

2. 有创动脉压监测导管的置入

（1）定义:是将动脉测压导管置入动脉内,通过压力监测仪直接测量动脉内压力的方法。

（2）目的:持续有创血压监测。

（3）适应证

1）呼吸、心跳停止后需要复苏的病人。

2）大面积心肌梗死和严重心力衰竭、体外循环心内直视手术病人。

3）多器官功能衰竭或严重创伤以及其他血流动力学不稳定的危重症病人。

4）严重的周围血管收缩。

5）进行重大手术或有生命危险的手术病人的术中和术后监护。

6）控制性降压和低温麻醉病人。

7）需反复抽取动脉血样的病人。

8）需用血管活性药进行血压调控的病人。

（4）禁忌证

1）Allen 试验阳性者禁行同侧桡动脉穿刺。

2）穿刺局部皮肤有感染破溃者。

3）雷诺现象和脉管炎病人。

4）严重凝血功能障碍的病人。

（5）动脉的选择

1）桡动脉：周围无重要组织伴行、位于表浅部位，易于扪及和定位，易于压迫止血、侧支循环丰富。

2）足背动脉：穿刺成功率高，血栓发生率也较桡动脉低。术前了解胫后动脉的血供情况，以免引起踇趾缺血性坏死。

3）肱动脉：一般不会形成血栓，但冲洗时导管内的血凝块容易脱落，阻塞桡动脉、尺动脉。

4）股动脉：穿刺容易成功，但容易感染，不易于长期管理。

5）尺动脉：Allen 试验阳性时可使用，但成功率低。

6）腋动脉：冲洗时血凝块、颗粒物质、空气容易造成脑血管栓塞。

7）脐动脉、颞浅动脉：新生儿。

穿刺技术及操作步骤

简要步骤	操作要点	图示
核对与解释	1. 核对　病人身份（姓名与病案号）、医嘱。 2. 解释　操作目的、方法、注意事项与配合要点。	
评估	1. 桡动脉置管时应进行 Allen 试验，评估分支循环。 2. 病人的情况：包括病情、治疗、用药、年龄、活动状况配合程度及受教育的程度等。 3. 穿刺部位：包括穿刺部位的选择、皮肤状况、动脉搏动情况等，首选桡动脉。 4. 选择适宜的穿刺工具，根据血管粗细选择穿刺针的型号，选择合适的动脉导管。 5. 向病人说明操作过程、导管的维护、可能发生的并发症、费用、取得病人或家属的知情同意。	
操作准备	1. 护士　着装整洁、洗手、戴口罩、戴圆帽、戴无菌手套。 2. 用物　消毒器械包、动脉穿刺管包、多功能心电监护仪，急救设备，局麻药物（利多卡因溶液或利多卡因乳膏），动脉测压装置；检查质量与有效期。 3. 病人　根据穿刺部位摆好体位，若穿刺桡动脉，病人平卧，上肢外展，掌侧向上，腕部可垫纱布卷，四肢固定使腕部呈背屈，抬高 30°~45°；年龄稍大的患儿或成人，神志清醒的病人，可在穿刺前半小时，局部涂抹利多卡因乳膏进行局部麻醉，小儿在动脉周围局部麻醉。 4. 环境　整洁、安静、安全。	

简要步骤	操作要点	图示
消毒	常规消毒皮肤,操作者戴无菌手套,铺无菌巾。	
穿刺	1. 在桡骨茎突内侧 1cm 与腕横纹上 2cm 交界,动脉搏动最明显处进针(图 5-1-32)。 2. 导管针与皮肤成 30° 进针,见回血后降低角度(10°)进针 2mm,用手固定针芯,将外套管送入桡动脉内并推至所需深度,拔出针芯(图 5-1-33)。	图 5-1-32　触摸搏动最明显处
固定	用透明敷贴固定好穿刺针,必要时用小夹板固定手腕部。	
操作完成后	1. 清理用物。 2. 洗手(或消毒手)后记录置管的情况,包括产品编号、批号和型号、置入时间。 3. 注明管道标识,包括管道名称及置入时间。 4. 用物处置规范。 5. 健康宣教。	图 5-1-33　固定针芯推外套管

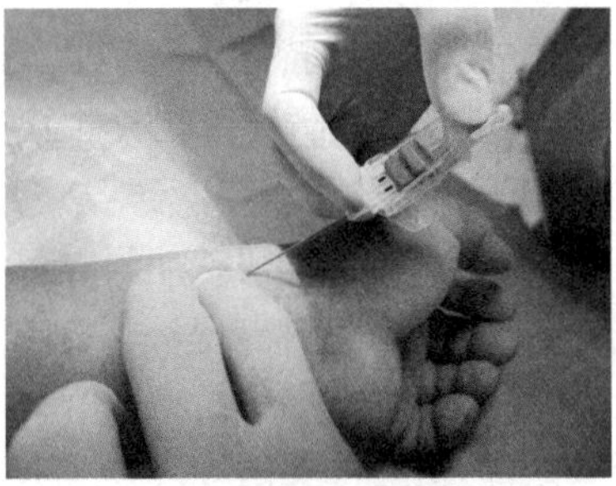

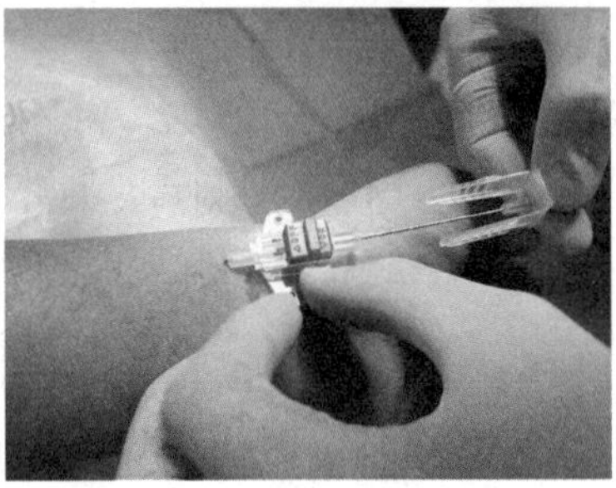

效果评价	评估	评估全面。
	无菌技术	实施最大化无菌屏障。
	操作技术	动作轻柔,操作熟练,穿刺精准。
	并发症	无置管相关并发症。
	健康教育	病人及家属对相关指导能理解,并依从处理。

简要流程图	注意事项
核对与解释 ⇩ 评估:适应证、禁忌证、病人信息、局部皮肤 ⇩ 准备:病人、操作者、物品、环境 ⇩ 穿刺前:核对、体位安置、穿刺点选择、消毒 ⇩ 穿刺:穿刺、动脉导管置入 ⇩ 固定:穿刺点、手腕部 ⇩ 整理用物:洗手、记录、清理用物 ⇩ 采血完成后:健康指导 ⇩ 效果评价:评估、无菌技术、操作技术、并发症、健康教育	1. 动脉导管留置时间一般 3~4d,最长不超过 7d,压力套装 96h 更换。 2. 留置期间用加压袋将 5U/ml 肝素盐水仪持续输入动脉内,或间断冲洗,避免导管内血液凝固,保证管道通畅。 3. 做好标记(IBP 或 ABP),穿刺日期、时间,不能在此通道注入血管收缩剂。 4. 行血气分析采血时,应先弃去含肝素液的血液,再采集标本血,采集完后,挤压套装的压力阀,进行脉冲式冲管。

（江　群）

三、中心静脉导管专科维护技术

（一）前端开放式及三向瓣膜式 PICC 专科维护技术

1. 目的　保持导管穿刺点局部无菌,预防感染;保持导管通畅,预防堵管;妥善固定敷料,避免脱管;预防导管相关并发症,维持导管正常功能。

2. 适应证

（1）静脉导管留置期间,至少 1 周 1 次。

（2）导管敷料出现松脱、破损。

（3）穿刺点局部污染,如渗血渗液。

（4）输液接头出现破损或有污迹。

（5）其他导管功能异常等。

操作流程

简要步骤	操作要点	图示
核对与解释	1. 核对　核对病人身份(姓名、病案号)与医嘱。 2. 解释　解释操作目的、方法、注意事项与配合要点。	
评估	1. 查阅病人置管信息。 2. 评估置管侧肢体及穿刺点局部有无异常。	
操作准备	1. 病人　取合适体位,穿刺侧上肢外展,暴露置管侧肢体。 2. 护士　着装整洁,洗手,戴口罩。 3. 用物　一次性中心静脉置管换药包(治疗巾,2%氯己定棉棒、75%酒精棉片、手套、自黏性胶布、透明敷贴、无纺纱布)、治疗盘(抽吸 5ml 肝素盐水的 10ml 注射器)、预充式导管冲洗器、导管固定装置(思乐扣)、肝素盐水、5ml 注射器、手套、肝素帽、胶布、卷尺、弯盘。检查质量与有效期。 4. 环境　安静、整洁、光线充足、室温适宜。	
撕脱敷料	1. 洗手,打开一次性换药包,戴手套,铺治疗巾。 2. 去除包裹输液接头的纱布,测量臂围。 3. 以穿刺点为中心,从四周向中心以 0° 或 180° 角度去除透明敷贴,松开思乐扣锁扣,将导管末端置于肘下,去除思乐扣,再次观察穿刺点、局部皮肤情况以及导管刻度,脱去手套。 4. 洗手,将 5ml 注射器、思乐扣撕开包装后无菌放入换药包内,将肝素帽或正压接头以备用状态置于治疗巾上。 5. 向上推动预充式冲洗器芯杆,将预充式冲洗器解锁,放于治疗巾上。	

简要步骤	操作要点	图示
更换输液接头冲封管	1. 戴手套,双手持纱布固定输液接头,若为前端开放式导管,需先夹住导管夹,取下原有接头;若为三向瓣膜型导管则直接取下原有接头,使用75%酒精棉片摩擦消毒接口的横切面及周围至少2遍(≥15s)(图5-1-34)。 2. 使用5ml注射器抽回血,再用预充式冲洗器脉冲式冲管。抽回血时,不可用力过猛,观察回血是否为正常静脉血,若有血凝块、残留药液等,需抽出弃掉。 3. 更换输液接头。 4. 肝素帽封管法 先脉冲式冲管,注射器内还有最后2ml封管液时,边推注封管液边退针,推液速度大于退针速度,达到正压封管。 5. 无针输液接头封管法 先脉冲式冲管,注射器内还有最后2ml封管液时,使用正压方法边推注封管液边分离注射器。若为前端开口式导管,封管方法同上,注意正压推注封管液时,一边分离注射器一边夹住导管夹。 6. 无菌纱布覆盖输液接头。	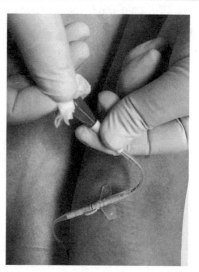 图 5-1-34　消毒接口
穿刺处消毒	以穿刺点为中心,使用2%氯己定棉棒,由内向外消毒局部皮肤及外露导管至少2遍,消毒范围直径应≥20cm,两侧至手臂缘,每次消毒至少摩擦30s,待干。	
固定导管	1. 调整导管位置,涂抹皮肤保护剂,待干,安装思乐扣,待干后调整导管,肘上导管可调整为U形或S形,肘下导管可调整为C形或S形,防止导管打折,固定思乐扣。 2. 以穿刺点为中心,无张力粘贴无菌透明敷贴,敷贴需覆盖外露全部导管,轻放贴膜,顺着导管轻捏,轻抚平贴膜,使贴膜与皮肤、导管、固定器充分黏合,避免水汽、气泡形成,避免发生医用黏胶性皮肤损伤(图5-1-35)。 3. 固定导管延长管。 4. 注明导管维护者姓名、日期。	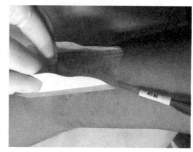 图 5-1-35　粘贴透明膜
整理记录	1. 协助病人取舒适体位,行健康指导,如注意观察导管处情况及手臂的功能锻炼等。 2. 整理用物,洗手记录。	
效果评价	无菌技术 实施最大化无菌屏障。 操作技术 消毒有效,消毒范围足够;冲封管有效;无张力撕脱及粘贴敷料;导管固定妥善。	

续表

简要步骤	操作要点		图示
效果评价	并发症	无导管维护相关并发症。	
	健康教育	病人及家属对相关指导能理解,并依从处理。	

简要流程图	注意事项
核对与解释 ⇩ 评估:置管信息、置管肢体及穿刺局部情况 ⇩ 准备:病人、操作者、物品、环境 ⇩ 撕脱敷料:无张力除去敷贴及思乐扣 ⇩ 更换输液接头:消毒接口、抽回血、冲管、更换输液接头、封管 ⇩ 穿刺处消毒:消毒穿刺点周围及导管 ⇩ 固定导管:安装思乐扣、无张力黏贴透明敷贴、健康指导、记录 ⇩ 效果评价:无菌技术、操作技术、并发症、健康教育	1. 无张力撕脱与粘贴透明贴膜,消毒液自然待干后方可覆盖透明贴膜,预防医用黏胶性皮肤损伤。 2. 分离输液接头时,若为末端开放式导管,需注意关闭止血夹或反折导管,避免空气进入,引起气栓。 3. PICC 的冲管和封管应使用 ≥10ml 注射器或一次性专用冲管装置。 4. 肝素帽或无针接头应至少每 7d 更换 1 次,肝素帽或无针接头内有血液残留、完整性受损或取下后应立即更换。 5. 无菌透明敷料需 1 周至少更换 1 次,纱布敷料至少 48h 更换 1 次。

(二) CVC(颈部、锁骨下、股静脉)专科维护技术

1. 目的 保持导管穿刺点局部无菌,预防感染;保持导管通畅,预防堵管;妥善固定敷料,避免脱管;预防导管相关并发症,维持导管正常功能。

2. 适应证

(1) 静脉导管留置期间,建议 1 周两次。

(2) 导管敷料出现松脱、破损。

(3) 穿刺点局部污染,如渗血渗液。

(4) 输液接头出现破损或有污迹。

(5) 其他导管功能异常等。

操作流程

简要步骤	操作要点	图示
核对与解释	1. 核对 核对病人身份(姓名、病案号)与医嘱。 2. 解释 解释操作目的、方法、注意事项与配合要点。	
评估	1. 查阅置管信息。 2. 置管侧肢体及穿刺点局部有无异常。	

简要步骤	操作要点	图示
操作准备	1. 病人　取合适体位,暴露置管处,注意隐私保护。 2. 护士　着装整洁,洗手,戴口罩。 3. 用物　一次性中心静脉置管换药包(治疗巾、2% 氯己定棉棒、75% 酒精棉片、手套、自黏性胶布、透明敷贴、无纺纱布)、治疗盘(抽吸 5ml 肝素盐水的 10ml 注射器)、预充式导管冲洗器、导管固定装置(思乐扣)、肝素盐水、5ml 注射器、手套、肝素帽、胶布、弯盘。检查质量与有效期。 4. 环境　安静、整洁、光线充足、室温适宜。	
撕脱敷料	1. 洗手,打开一次性换药包,戴手套,铺治疗巾。 2. 去除包裹输液接头的纱布。 3. 以穿刺点为中心,从四周向中心以 0° 或 180° 角度去除透明敷贴,去除思乐扣,再次观察穿刺点、局部皮肤情况以及导管刻度,脱去手套。 4. 洗手,将 5ml 注射器、思乐扣撕开包装后无菌放入换药包内,将肝素帽或正压接头以备用状态放于治疗巾上。 5. 向上推动预充式冲洗器芯杆,将预充式冲洗器解锁,放于治疗巾上。	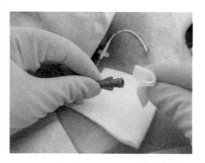 图 5-1-36　**消毒接口**
更换输液接头冲封管	1. 戴手套,双手持纱布固定输液接头,取下原有接头,使用 75% 酒精棉片摩擦消毒接口的横切面及周围至少 2 遍(≥15s)(图 5-1-36)。 2. 使用 5ml 注射器抽回血,再用预充式冲洗器脉冲式冲管。抽回血时,不可用力过猛,观察回血是否为正常静脉血,若有血凝块、残留药液等,需抽出弃掉。 3. 更换输液接头。 4. 肝素帽封管法　先脉冲式冲管,注射器内还有最后 2ml 封管液时,边推注封管液边退针,分离注射器时夹住导管夹,推液速度需大于退针速度,达到正压封管。 5. 无针输液接头封管法　先脉冲式冲管,注射器内还有最后 2ml 封管液时,使用正压方法边推注封管液边分离注射器,分离注射器时夹住导管夹。 6. 无菌纱布覆盖输液接头。	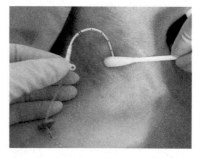 图 5-1-37　**消毒皮肤及外露导管**
穿刺处消毒	以穿刺点为中心,使用 2% 氯己定棉棒,由内向外消毒局部皮肤及外露导管至少 2 遍,消毒范围直径应≥20cm,每次消毒至少摩擦 30s,待干(图 5-1-37)。	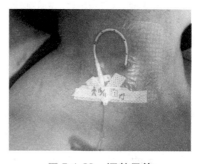 图 5-1-38　**调整导管**
固定导管	1. 调整导管位置,涂抹皮肤保护剂,待干后调整外露导管为 U 形或 S 形,防止导管打折,选择性安装思乐扣(图 5-1-38)。	

简要步骤	操作要点	图示
固定导管	2. 以穿刺点为中心,无张力黏贴无菌透明敷贴,敷贴需覆盖外露全部导管,轻放贴膜,顺着导管轻捏,轻抚平贴膜,使贴膜与皮肤、导管、固定器充分黏合,避免水汽、气泡形成,避免发生医用黏胶性皮肤损伤。 3. 固定导管延长管,若未安置导管固定器,可使用胶带对导管进行交叉固定。 4. 注明导管维护者姓名、日期。 锁骨下静脉导管与腿部 CVC 静脉导管维护步骤同上,固定方式如图(图 5-1-39)。	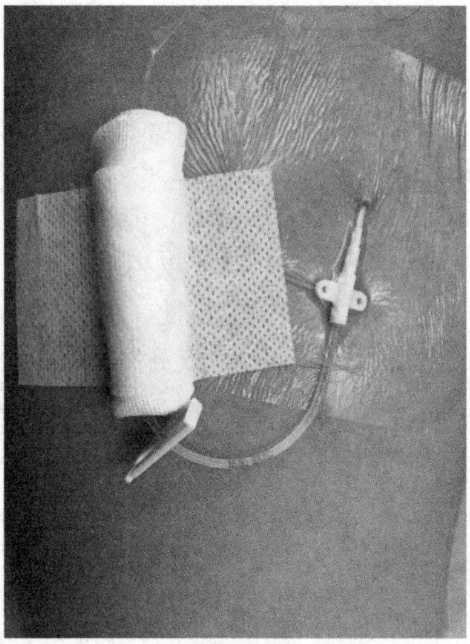 图 5-1-39 **腿部 CVC 固定**
整理记录	1. 协助病人取舒适体位,行健康指导,如注意观察导管局部情况等。 2. 整理用物,洗手记录。	
效果评价	**无菌技术** 实施最大化无菌屏障。	
	操作技术 消毒有效,消毒范围足够;冲封管有效;无张力撕脱及粘贴敷料;导管固定妥善。	
	并发症 无导管维护相关并发症。	
	健康教育 病人及家属对相关指导能理解,并依从处理。	

简要流程图	注意事项
核对与解释 ⇩ 评估:置管信息、置管侧肢体、穿刺局部情况 ⇩ 准备:病人、操作者、物品、环境 ⇩ 撕脱敷料:无张力除去敷贴及思乐扣 ⇩ 更换输液接头:消毒接口、抽回血、冲管、更换输液接头、封管 ⇩ 穿刺处消毒:消毒穿刺点周围及导管 ⇩ 固定导管:安装思乐扣、无张力黏贴透明敷贴、健康指导、记录 ⇩ 效果评价:无菌技术、操作技术、并发症、健康教育	1. 撕脱敷料及穿刺处局部消毒时,需固定好导管,预防导管脱落。 2. 无张力撕脱与粘贴透明贴膜,消毒液自然待干后方可覆盖透明贴膜,预防医用黏胶性皮肤损伤。 3. CVC 的冲管和封管应使用 ≥ 10ml 注射器或一次性专用冲管装置。 4. 肝素帽或无针接头应至少每 7d 更换 1 次,肝素帽或无针接头内有血液残留、完整性受损或取下后应立即更换。

（三）输液港维护技术

1. 目的 保持穿刺点局部无菌,预防感染;保持输液港导管通畅,预防堵管,维持导管正常功能。

2. 适应证

（1）输液港留置期间，建议 4 周维护 1 次。

（2）输液港局部异常，如肿胀、渗血渗液。

（3）其他输液港功能异常等。

操作流程

简要步骤	操作要点	图示
核对与解释	1. 核对　核对病人身份（姓名、病案号）与医嘱。 2. 解释　解释操作目的、方法、注意事项与配合要点。	
评估	1. 查阅置管信息。 2. 输液港注射座周围皮肤有无压痛、肿胀、感染。 3. 注射座有无移位。 4. 了解植入侧肢体活动情况。	
操作准备	1. 病人　取合适体位，暴露置管处，注意隐私保护。 2. 护士　着装整洁，洗手，戴口罩。 3. 用物　治疗盘（抽吸 100U/ml 肝素盐水 10ml 空针、抽吸生理盐水 10~20ml 空针、洞巾、纱布、手套、拆线剪、镊子、治疗碗盛消毒棉球、无损伤针、肝素帽或无针接头、10cm×12cm 透明敷料）、锐器盒、洗手液、胶布。检查质量与有效期。 4. 环境　安静、整洁、光线充足、室温适宜。	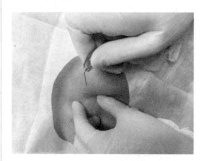
消毒铺巾	1. 洗手，打开治疗盘，戴手套，以穿刺点为中心，摩擦消毒注射座周围皮肤 3 遍，消毒范围应直径≥20cm，待干。 2. 脱手套，洗手，戴手套，铺洞巾，建立无菌区域。	图 5-1-40　**固定输液座插针**
安置无损伤针	1. 用非主力手的拇指、示指和中指固定输液座，将输液港拱起（注：注射座埋置较深的病人无法完全拱起）（图 5-1-40）。 2. 主力手持无损伤针，自三指中心垂直刺入，穿过隔膜，直达储液槽底座，确保无损伤针尾端朝下。	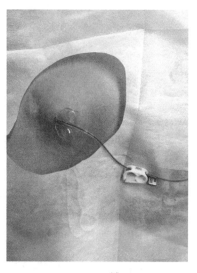
冲封管	1. 抽回血，行脉冲式冲管，并观察穿刺点局部有无异常（图 5-1-41）。 2. 输液治疗期病人　连接肝素帽或无针接头，正压封管，夹闭延长管，移去注射器。 3. 输液治疗间歇期病人　无需连接输液，行正压封管，拔除无损伤针，按压穿刺点 5min，检查拔除的针头是否完整。	
固定无损伤针	输液治疗期病人，裁剪适宜厚度纱布垫于无损伤针针翼下方，纱布包裹肝素帽，固定针翼，移去洞巾，以穿刺点为中心，无张力粘贴 10cm×12cm 透明敷料固定无损伤针，纱布包裹输液接头，固定输液接头。	图 5-1-41　**抽回血**

简要步骤	操作要点		图示
健康教育与记录	1. 协助病人取舒适体位,行健康指导,如注意观察导管局部情况等。 2. 整理用物,洗手记录。		
效果评价	无菌技术	实施最大化无菌屏障。	
	操作技术	1. 消毒有效,消毒范围足够。 2. 无损伤针穿刺有效。 3. 冲封管有效。 4. 无张力撕脱及粘贴敷料。 5. 导管固定妥善。	
	并发症	无导管维护相关并发症。	
	健康教育	病人及家属对相关指导能理解,并依从处理。	

简要流程图	注意事项
核对与解释 ⇩ 评估:置管信息、注射座局部情况、肢体活动 ⇩ 准备:病人、操作者、物品、环境 ⇩ 消毒铺巾:消毒穿刺处皮肤,铺洞巾 ⇩ 安置无损伤针:固定输液座,垂直插入无损伤针,直达底座 ⇩ 冲封管:抽回血,脉冲式冲管,观察局部 ⇩ 固定无损伤针:垫纱布、无张力黏贴透明敷贴 ⇩ 健康指导、记录	1. 暴露穿刺部位时注意保护病人隐私。 2. 检查输液港周围有无压痛、肿胀、血肿、感染等。 3. 穿刺尽量使用输液港专用无损伤针。 4. 无损伤针须垂直插入、直达港座底部。 5. 穿刺时若有阻力,不可强行进针,避免针尖形成倒钩。

（高 丽）

四、中心静脉导管拔出技术

（一）PICC 导管拔出技术

1. 目的 遵医嘱完整安全地拔除导管。

2. 适应证

（1）PICC 留置时间到期。

（2）不再需要输液治疗。

（3）出现不能解决的并发症。

操作流程

简要步骤	操作要点	图示
核对与 解释	1. 核对 核对病人身份(姓名、病案号)与医嘱。 2. 解释 解释操作目的、方法、注意事项与配合 要点。	
评估	1. 查阅置管信息。 2. 置管侧肢体及穿刺点局部有无异常。	
操作准备	1. 病人 平卧位,穿刺侧上肢外展 90°,暴露置管侧 肢体。 2. 护士 着装整洁,洗手,戴口罩。 3. 用物 一次性换药包(手套、无纺纱布、弯盘、蘸 湿皮肤消毒液的棉球、镊子)、皮肤消毒液、透明 敷贴、清洁手套。检查质量与有效期。 4. 环境 安静、整洁、光线充足、室温适宜。	
撕脱敷料	1. 洗手,戴口罩,戴清洁手套。 2. 去除固定输液接头的胶带。 3. 以穿刺点为中心,从四周向中心以 0° 或 180° 角 度去除透明敷贴,松开思乐扣锁扣,将导管末端 置于肘下,去除思乐扣,观察穿刺点、局部皮肤情 况,脱去手套。	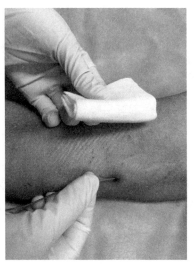
消毒拔管	1. 打开换药包,戴无菌手套,使用棉球摩擦消毒穿刺 点及周围一遍(≥15s),消毒范围直径大于 10cm。 2. 一手持无菌纱布,一手轻柔匀速拔出导管(图 5- 1-42)。 3. 拔出导管后,用无菌纱布按压穿刺处 3min 压迫 止血。 4. 无出血后,使用透明贴膜封闭式覆盖穿刺点。 5. 检查导管长度、导管完整性等,必要时剪下尖端 做血培养。	图 5-1-42 匀速拔管
观察指导	1. 询问病人有无不适。 2. 观察神志、呼吸、面色等。 3. 嘱病人卧床休息 30min,同时继续按压穿刺 点 10min。 4. 嘱透明敷贴至少覆盖穿刺点 24h。 5. 整理用物,洗手,记录。	
效果评价	无菌技术 实施最大化无菌屏障。	
	操作技术 1. 拔管动作缓慢匀速。 2. 安全拔出完整导管。 3. 拔管后敷贴固定妥善。	
	并发症 无拔管相关并发症。	
	健康教育 病人及家属对相关指导能理解,并依从 处理。	

简要流程图	注意事项
核对与解释 ⇩ 评估:置管信息、置管侧肢体及穿刺局部情况 ⇩ 准备:病人、操作者、物品、环境 ⇩ 撕脱敷料:无张力除去敷贴及思乐扣 ⇩ 消毒拔管:消毒穿刺处、轻柔匀速拔管 ⇩ 观察指导:按压穿刺点,观察病人情况,健康教育 ⇩ 效果评价:无菌技术、操作技术、并发症、健康教育	1. PICC 导管留置时间应遵照产品说明书及考虑病人治疗周期,若无相关并发症,导管功能良好,可持续使用(2016INS)。 2. 病人需保持平卧位或头低脚高位。 3. 导管拔出时,需让病人保持平静,拔出瞬间嘱病人屏气。 4. 拔管切勿用力过大、速度过快,遇到阻力不可暴力拔管。 5. 导管拔出后应立即按压穿刺点,封闭穿刺伤口,至少 24h 保持敷料密闭性。 6. 导管拔出后,需与病人共同确认导管完整性。

(二) CVC 导管拔出技术(颈胸部、股静脉)

1. 目的　遵医嘱完整安全地拔除导管。

2. 适应证

(1) CVC 留置时间到期。

(2) 不再需要输液治疗。

(3) 出现不能解决的并发症。

操作流程

简要步骤	操作要点	图示
核对与解释	1. 核对　核对病人身份(姓名、病案号)与医嘱。 2. 解释　解释操作目的、方法、注意事项与配合要点。	
评估	1. 查阅置管信息。 2. 穿刺点局部有无异常。	
操作准备	1. 病人　平卧位,取适宜体位(若为颈胸部导管,头偏向对侧,若为腿部导管,大腿外展外旋),暴露置管部位。 2. 护士　着装整洁,洗手,戴口罩。 3. 用物　一次性换药包(手套 1 副、无纺纱布 3 张、弯盘、蘸湿皮肤消毒液的棉球、镊子)、2% 氯己定、透明敷贴、清洁手套。检查质量与有效期。 4. 环境　安静、整洁、光线充足、室温适宜。	
撕脱敷料	1. 洗手,戴口罩,戴清洁手套。 2. 去除固定输液接头的胶带。 3. 以穿刺点为中心,从四周向中心以 0° 或 180° 角度去除透明敷贴,取下思乐扣,观察穿刺点、局部皮肤情况,脱去手套。	

简要步骤	操作要点	图示
消毒拔管	1. 打开换药包,戴无菌手套,使用棉球摩擦消毒穿刺点及周围一遍(≥15s),消毒范围直径大于10cm×10cm。 2. 一手持无菌纱布,一手轻柔匀速拔出导管,导管拔出瞬间指导病人屏气(图5-1-43)。 3. 拔出导管后,用无菌纱布按压穿刺处3min压迫止血(图5-1-44)。 4. 无出血后,使用透明贴膜封闭式覆盖穿刺点。 5. 检查导管长度、导管完整性等,必要时剪下尖端做血培养。	 图 5-1-43　匀速拔管 图 5-1-44　拔管后按压穿刺处
观察指导	1. 询问病人有无不适。 2. 观察神志、呼吸、面色等。 3. 嘱病人卧床休息30min,同时继续按压穿刺点10min。 4. 嘱透明敷贴至少覆盖穿刺点24h。 5. 整理用物,洗手,记录。	

效果评价	无菌技术	实施最大化无菌屏障。
	操作技术	拔管动作缓慢匀速;安全拔出完整导管;拔管后敷贴固定妥善。
	并发症	无拔管相关并发症。
	健康教育	病人及家属对相关指导能理解,并依从处理。

简要流程图	注意事项
核对与解释 ⇩ 评估:置管信息、穿刺局部情况 ⇩ 准备:病人、操作者、物品、环境 ⇩ 撕脱敷料:无张力除去敷贴及思乐扣 ⇩ 消毒拔管:消毒、轻柔匀速拔管,拔出瞬间指导病人屏气 ⇩ 观察指导:按压穿刺点,观察病人情况,健康指导 ⇩ 效果评价:无菌技术、操作技术、并发症、健康教育	1. CVC导管留置时间应遵照产品说明书及考虑病人治疗周期,若无相关并发症,导管功能良好,可持续使用(2016INS)。 2. 病人需保持平卧位或头低脚高位。 3. 导管拔出时,需让病人保持平静,拔出瞬间嘱病人屏气。 4. 拔管切勿用力过大、速度过快,遇到阻力不可暴力拔管。 5. 导管拔出后应立即按压穿刺点,封闭穿刺伤口,至少24h保持敷料密闭性。 6. 导管拔出后,需与病人共同确认导管完整性。

（三）输液港针拔出技术

1. **目的**　遵医嘱完整安全地拔出输液港针。

2. 适应证

（1）输液港针使用时间到期,建议输液港无损伤针使用 1 周。

（2）输液港针使用期间出现功能异常,如渗血、渗液、局部肿胀、局部疼痛等。

操作流程

简要步骤	操作要点	图示
核对与解释	1. 核对　核对病人身份(姓名、病案号)与医嘱。 2. 解释　解释操作目的、方法、注意事项与配合要点。	
评估	1. 查阅置管信息。 2. 港座安置部位有无异常。	
操作准备	1. 病人　平卧位,暴露输液港部位。 2. 护士　着装整洁,洗手、戴口罩。 3. 用物　一次性换药包(手套 1 副、无纺纱布 3 张、弯盘、沾湿皮肤消毒液的棉球、镊子)、2% 氯己定、透明敷贴、清洁手套。检查质量与有效期。 4. 环境　安静、整洁、光线充足、室温适宜。	
撕脱敷料	1. 洗手、戴口罩、戴清洁手套。 2. 去除固定输液港针的胶带。 3. 以穿刺点为中心,从四周向中心以 0° 或 180° 角度去除透明敷贴,观察穿刺点、局部皮肤情况,脱去手套。	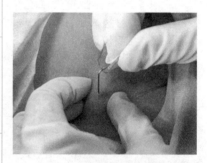 <div align="center">图 5-1-45　**固定输液座拔针**</div>
消毒拔管	1. 打开换药包,戴无菌手套,使用棉球摩擦消毒穿刺点及周围一遍(≥15s),消毒范围直径大于 10cm×10cm。 2. 用非主力手固定输液港座,主力手垂直向上拔出无损伤针(图 5-1-45)。 3. 拔出无损伤针后,用无菌纱布按压穿刺处 3min 压迫止血(图 5-1-46)。 4. 无出血后,使用敷料封闭式覆盖穿刺点。 5. 检查无损伤针的完整性。	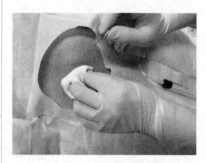 <div align="center">图 5-1-46　**拔针后按压穿刺处**</div>
观察指导	1. 询问病人有无不适。 2. 观察神志、呼吸、面色等。 3. 嘱病人卧床休息 30min。 4. 嘱透明敷贴至少覆盖穿刺点 24h。 5. 整理用物,洗手,记录。	
效果评价	无菌技术　实施最大化无菌屏障。	
	操作技术　安全拔出完整无损伤针;拔针后敷贴固定妥善。	
	并发症　无相关并发症。	
	健康教育　病人及家属对相关指导能理解,并依从处理。	

简要流程图	注意事项
核对与解释 ⇩ 评估：置管信息、港座局部情况 ⇩ 准备：病人、操作者、物品、环境 ⇩ 撕脱敷料：无张力除去敷贴 ⇩ 消毒拔针：消毒、拔出无损伤针 ⇩ 观察指导：按压穿刺点，观察病人情况，行健康指导 ⇩ 效果评价：无菌技术、操作技术、并发症、健康教育	1. 无损伤针使用时间通常为1周。 2. 病人平卧位，注意保护病人隐私。 3. 拔针前检查输液港周围局部情况。 4. 无损伤针拔出后应立即按压穿刺点，封闭穿刺伤口，至少24h保持敷料密闭性。

五、导管定位诊断技术

（一）应用超声进行导管异位检测技术

1. 目的　通过对血管进行超声显影判断导管是否有异位。

2. 适应证

（1）经外周穿刺中心静脉置管期间监测导管是否异位。

（2）经颈内、胸壁段腋静脉、锁骨下静脉穿刺中心静脉置管期间监测导管是否异位等。

（3）中心静脉导管留置期间监测导管是否异位。

操作流程

简要步骤	操作要点	图示
操作准备	1. 病人　平卧位或置管体位。 2. 护士　着装整洁，洗手，戴口罩。 3. 用物　静脉置管用物一套、无菌套、血管超声仪、超声无菌耦合剂、弯盘。 4. 环境　安静、整洁、光线充足、室温适宜。	
检测时机	1. 导管尖端送至预长度后。 2. 导管留置期间怀疑导管尖端移位。	
检测阶段	1. 准备探头　取无菌耦合剂少许涂在探头上。 2. 穿刺者边推注无菌生理盐水，助手进行检测，不同置管部位检测方法如下。 （1）颈外静脉置管：检查颈内静脉、锁骨下静脉、腋静脉、颈前静脉，检查置管对侧锁骨下静脉和颈内静脉。助手右手持探头，在颈部上下反复扫查，操作者缓慢推注生理盐水，仔细看静脉有无水花，有无导管影，若有，则证明导管在静脉，应进行调整，重新送管。	

简要步骤	操作要点	图示
检测阶段	（2）PICC 置管：重点检测颈内静脉，看是否有导管影，向导管中推入生理盐水，有无水花形成（图5-1-47）；其次检查锁骨下静脉，看是否有导管影和水花形成。检查腋静脉，看有无导管影（经贵要静脉和肱静脉置管时，有一根导管影；经头静脉置管时无导管影）（图5-1-48、图5-1-49）。检查置管对侧锁骨下静脉和颈内静脉，防止对侧异位。 （3）颈内静脉置管：检查腋静脉、颈前静脉、颈外静脉，检查置管对侧锁骨下静脉和颈内静脉。 （4）胸壁段腋静脉、锁骨下静脉置管：检查颈内静脉、颈外静脉、颈前静脉，以及对侧锁骨下静脉和颈内静脉。 （5）股静脉置管：因位置深，腹部脏器、皮下脂肪等遮挡无法探测。	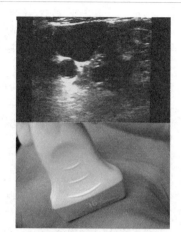 图 5-1-47　检查颈内静脉 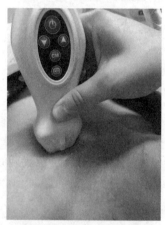 图 5-1-48　检查腋静脉
完成阶段	1. 协助病人活动颈部、上肢、腿部，交代置管后注意事项。 2. 置管成功后，将准备好的 X 线照片单交予病人，进行 X 线胸片、骨盆片检查，确定导管位置。 3. 填写 CVC、PICC 置管病人记录单。 4. 阅读 X 线照片，记录检查结果，将置管同意书、X线照片检查结果交予病人，病人回病房。	
效果评价	1. 正确辨别血管与导管影。 2. 正确使用超声探头。	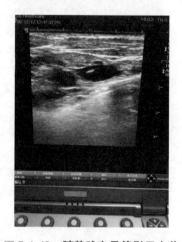 图 5-1-49　腋静脉有导管影无水花

简要流程图	注意事项
准备:病人、操作者、物品、环境 ⇩ 置管完成或带管期间,彩超仪器探头准备 ⇩ 检测不同静脉有无导管影及水花形成 ⇩ 检测完成后按常规进行摄片定位 ⇩ 效果评价:正确使用探头、血管与导管影鉴别	1. 操作者对超声基本显影知识了解是进行此操作的前提。 2. 对超声探头的使用及超声显影的识别决定着能否正确判断导管异位。 3. 不能完全依赖超声显影判断导管尖端是否到达正确位置,因为血管探头只能进行浅表检测。 4. 判断导管尖端是否异位的金标准为 X 线摄片。 5. 超声监测异位方便快捷,可减少静脉置管术中导管异位发生率。

(二) 应用腔内心电图进行导管尖端定位技术

1. 目的 通过应用腔内心电图技术对中心静脉导管尖端进行定位。

2. 适应证

(1) 经外周穿刺中心静脉置管期间判断导管尖端是否到位。

(2) 经颈内、胸壁段腋静脉、锁骨下静脉穿刺中心静脉置管期间判断导管尖端是否到位。

(3) 中心静脉导管留置期间监测导管是否异位。

3. 禁忌证

(1) 安装心脏起搏器的病人。

(2) 心律失常的病人。

(3) 心力衰竭致心腔增大的病人。

操作流程

简要步骤	操作要点	图示
操作准备	1. 病人 平卧位或置管体位。 2. 护士 着装整洁,洗手,戴口罩。 3. 用物 静脉置管用物、心电监护仪,电极片,导联线、腔内心电图连接转换器。 4. 环境 安静、整洁、光线充足、室温适宜。	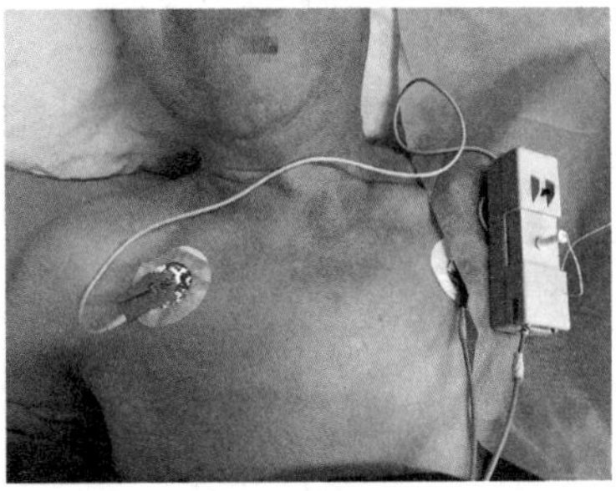
准备阶段	1. 按静脉置管操作流程进行置管前准备。 2. 安装心电监护仪,记录并打印病人穿刺前心电图,重点观察 P 波振幅和方向。	
连接转换器	1. 按静脉置管操作流程进行置管,导管送至预定长度。 2. 将转换器连接到右上电极上(图 5-1-50),使导联线一头夹住导丝(图 5-1-51),一头与转换器相连(图 5-1-52)。 3. 将转换器调在腔内心电图挡,观察 P 波及 QRS 波变化,同时记录并打印心电图(图 5-1-53)。	 图 5-1-50 **连接转换器**

简要步骤	操作要点	图示
观察调整	1. 鳄鱼夹夹住导丝或针头。 （1）中心静脉导管置管期间：将导丝与导管平行，导联线的鳄鱼夹夹住导丝，调整导管位置，观察 P 波变化。 （2）中心静脉导管留置期间：使用 10ml 以上空针，抽取生理盐水，连接导管肝素帽，将空针针尖不完全刺入肝素帽，导联线的鳄鱼夹夹住外露针头，然后缓慢匀速推注生理盐水，同时缓慢调整导管位置，观察 P 波振幅变化。 2. 根据 P 波的振幅调整导管位置。若 P 波振幅最高时，说明导管位于上腔静脉与右心房交界处，此时，将导管退出 2~3cm，导管近端即位于上腔静脉下 1/3 处。继续推送导管可出现 P 波倒置或双相 P 波，说明导管已到右心房。 3. 记录病人三次心电图变化。 4. 若导管送至预留置长度后无特征性高尖 P 波出现，导管尖端可能异位至颈内静脉或其他静脉。此时应调整重新送管后再次应用心电图技术对导管尖端定位。	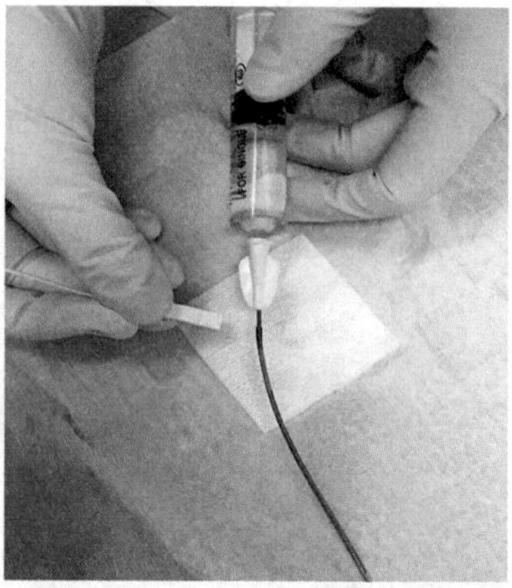 图 5-1-51　**无菌导联线与导丝相连** 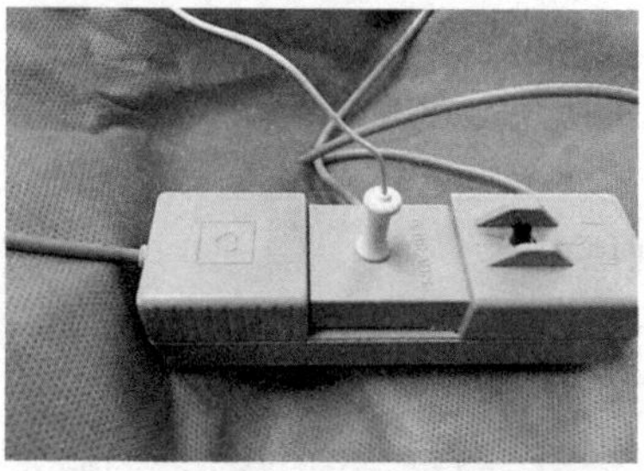 图 5-1-52　**无菌导联线与转换器相连**
定位完成	1. 导管尖端定位后，按照置管操作流程完成后续工作。 2. 行 X 线定位，核实导管尖端位置。	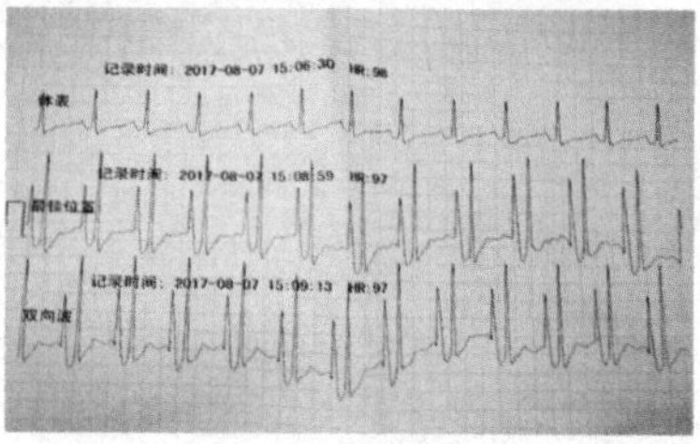
效果评价	掌握导管尖端不同位置对应不同心电图特点。	图 5-1-53　**记录并打印心电图**

简要流程图	注意事项
准备：病人、操作者、物品、环境 ⇩ 置管前，心电监护仪准备 ⇩ 连接转换器 ⇩ 缓慢送管/推水，观察 P 波振幅变化 ⇩ X 线摄片定位 ⇩ 效果评价：特征性心电图信号识别	1. 操作者具备心电图基础知识是进行此操作的前提。 2. 建立持续稳定的导联，获得清晰、可辨的心电图波形是实施定位成功的必要条件。 3. 连续、动态观察腔内心电图随导管送入过程中的变化，及时捕捉出现的特征性 P 波。 4. 置管术中，结合体表定位、超声等辅助手段确定导管留置长度及导管尖端位置判断，不以 P 波升高的幅度作为导管留置长度的唯一参考。

（高　丽）

六、静脉血管通路并发症护理技术

（一）静脉炎

1. **定义**　静脉炎(phlebitis)是指静脉血管的炎症,根据发生部位分为浅静脉炎和深静脉炎。静脉血管通路相关浅静脉炎,主要是由各种原因导致静脉血管内壁受损继发炎症反应。

2. **分类**　根据发生原因分为机械性静脉炎、化学性静脉炎、感染性静脉炎、血栓性静脉炎以及导管拔除后静脉炎五种类型。

（1）机械性静脉炎:静脉穿刺、导管摩擦等机械性因素引起静脉血管的损伤,从而导致的静脉炎症性反应(图 5-1-54)。

（2）化学性静脉炎:输注刺激性液体、相对局部静脉血流流速的高输注速度、穿刺时带入消毒液或其他颗粒物刺激静脉血管,从而引起的静脉炎症性反应(图 5-1-55)。

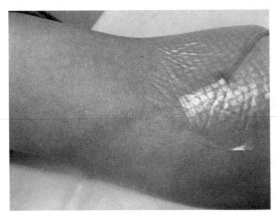
图 5-1-54　**机械性静脉炎**

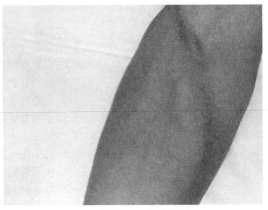
图 5-1-55　**化学性静脉炎**

（3）感染性静脉炎:外源性或内源性细菌感染导致留置导管局部的静脉炎症性反应。

（4）血栓性静脉炎:伴有静脉血栓形成的静脉炎症性反应。

（5）导管拔除后静脉炎:通常发生在导管拔除后 48h 内,与病人当前感染、免疫缺陷、糖尿病、下肢置管及高龄等相关(图 5-1-56)。

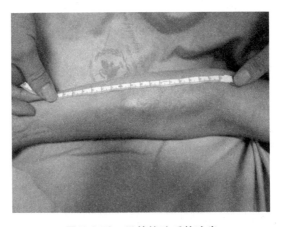
图 5-1-56　**导管拔除后静脉炎**

3. **症状表现**　表现为沿血管走行或/及周围皮肤的疼痛/触痛、红斑、发热、肿胀、硬化、化脓或可触及条索状静脉。静脉炎严重程度分级判断标准（静脉治疗实践标准即INS2016）如下表：

等级	临床标准
0	无症状
1	穿刺部位红斑,伴或不伴疼痛
2	穿刺部位红斑,伴疼痛和/或水肿
3	穿刺部位红斑,疼痛,条状物形成,可触及静脉条索
4	穿刺部位红斑,疼痛,条状物形成,可触及静脉条索长度>2.5cm或有脓性渗出物

处理流程

类别	简要步骤	处理要点
预防	风险识别	1. 是否有置管血管相对导管直径偏小的情况。 2. 是否有穿刺送管不顺利的情况。 3. 是否有紧急情况下的置管。 4. 是否有无菌技术不到位的情况。 5. 是否有穿刺部位在关节处或跨越关节,置管侧肢体活动频繁的情况。 6. 如果是外周静脉短导管,是否有输注刺激性药物或输注速度过快的情况。 7. 穿刺时,是否有消毒液未待干的情况。 8. 带管时或拔管后48h内,是否有免疫力低下、现患感染、糖尿病、高龄、下肢置入静脉导管的情况。 9. 外周静脉留置针是否有留置时间较长的情况。
	预防措施	1. 选择管径、材质适宜的导管以及穿刺静脉,穿刺部位避开关节。 2. 消毒液待干后穿刺置管。 3. 紧急情况下的置管,不需要时及时拔除,严格无菌技术。 4. 尽量避免经过外周静脉短导管输注刺激性药物,液体速度适中。 5. 对于全面评估后仍需通过外周静脉短导管输注刺激性药物的病人以及穿刺送管不顺利的病人,穿刺局部及沿导管走向使用水胶体敷贴或避开穿刺点在以上部位外涂喜辽妥、湿热敷等方式预防。 6. 每天评估导管,不需要时及时拔除。 7. 消毒后行导管拔除,并在拔管后48h内保持透明敷贴覆盖穿刺点。 8. 给予病人活动、异常情况观察与汇报的健康教育。
评估	静脉炎类型	根据临床表现、病情及治疗,分析静脉炎发生原因,确定是否为机械性静脉、化学性静脉炎、感染性静脉炎、血栓性静脉炎及拔管后静脉炎中的一种或混合型;血栓性静脉炎需通过超声诊断。
	静脉炎分级	根据上表中INS2016静脉炎分级标准,确定静脉炎严重程度,决定问题处理缓急及方法。

类别	简要步骤	处理要点
评估	处理资源及能力	1. 静脉炎临床表现、分型及分级是否明确。 2. 是否有处理静脉炎的用物及能力,是否需要请求上级支持或专科会诊。
处理	共性处理	1. 抬高患肢。 2. 非细菌性静脉炎可热敷。 3. 必要时给予止痛药。 4. 评估输液治疗需要、静脉导管类型、静脉炎严重程度或持续时间等确定是否需要拔除导管,外周静脉短导管静脉炎应及时拔除。 5. 给予病人静脉炎原因、预防、处理及效果观察相关健康教育。 6. 记录静脉炎原因、症状、严重程度、处理措施及转归。
	局部用药	1. 非细菌性静脉炎　根据病人情况、可获得资源选择一种或联合使用几种外用药膏及处理措施。 (1) 多磺酸黏多糖乳膏:抗炎、消肿、防止血栓形成和促进结缔组织再生的作用;轻轻涂抹患处及周围,促使其吸收,并避开穿刺点,每天 1~2 次或根据病人症状适当增加剂量及频次。 (2) 双氯芬酸钠乳膏:抗炎、镇痛作用。用法同多磺酸黏多糖乳膏。 (3) 50%硫酸镁湿热敷:通过高渗透性的溶液湿敷消肿,保护血管内皮,防止血栓形成。50%硫酸镁溶于生理盐水,浸湿纱布并外敷穿刺点以外患处及周围,每 4h 重复 1 次,可配合乳膏交替使用。 (4) 如意金黄散外敷:活血化瘀、消炎,加蜂蜜或麻油或白醋调成糊状外敷穿刺点以外患处及周围,并以纱布覆盖,每 12h 更换 1 次。 (5) 75%酒精溶液湿敷:减轻疼痛,增加舒适感,75%酒精溶液浸湿纱布,以不滴液为宜,外敷穿刺点以外患处及周围,可在纱布外覆盖保鲜膜以避免酒精会发过快;外涂药膏前用 10min。 (6) 马铃薯片、芦荟:去皮切薄片,覆盖穿刺点以外患处及周围,保鲜膜固定,每次 30min,每天 4 次。 2. 细菌性静脉炎　除常规使用非细菌性静脉炎处理方法以外,还可局部使用庆大霉素或地塞米松湿敷,如庆大霉素 8 万单位加地塞米松 10mg,用 20ml 生理盐水稀释后浸湿纱布(以不滴水为度),覆盖于穿刺点,30min/次;根据情况进行全身抗感染治疗。
	外用敷料	常用水胶体敷料,改善局部红肿、疼痛,降低静脉硬化风险,促进组织再生;覆盖穿刺点以外患处及周围,一般 1~3d 更换 1 次,局部渗液、敷料松脱或颜色变白时更换。
	物理治疗	1. 红外线照射　通过热效应,改善循环以消炎,松弛肌肉以缓解疼痛;遵照产品说明书及病人个体情况使用。 2. 红光照射　改善局部血液循环,促进渗出物吸收,增强免疫功能,促进局部组织的新陈代谢,达到消肿、消炎、镇痛、加速愈合目的。遵照产品说明书及病人个体情况使用。

续表

类别	简要步骤	处理要点
评价	预防	及时识别风险、进行预防。
	并发症识别	及时、准确识别并发症,并追溯原因。
	并发症处理	充分利用资源及时、准确、分级处理并发症。
	处理效果	病人症状好转、痊愈。
	健康教育	病人及家属对静脉炎相关指导能理解,并配合处理。

注意事项

1. 对具有静脉炎高风险病人及时采取预防措施。
2. 消炎、止痛、消肿等措施的应用与选择应根据病人情况、可获得资源以及护士能力综合决策,尚无强有力的循证证据。
3. 外用药物及处理措施的使用频次和用量根据病人症状严重程度等个体情况适当增减,以临床疗效为准,尚无统一标准。
4. 给予健康指导,鼓励病人及家属参与决策,确保依从性及效果。
5. 静脉炎物理治疗使用时间及频次循证证据不足,应根据产品说明书及个体情况使用。

（二）导管相关性静脉血栓

1. 定义 静脉血栓是指血液在静脉内异常凝集的血凝块。以发生原因,可分为以炎症为首发、血栓形成为继发的血栓性静脉炎以及以血栓为首发、静脉壁炎症为继发的静脉血栓形成。以疾病分类,静脉血栓栓塞症（venous thrombus embolism,VTE）是包括处于不同疾病进程阶段的深静脉血栓（deep vein thrombosis,DVT）和肺栓塞（pulmonary embolism,PE）（图5-1-57、图5-1-58）。

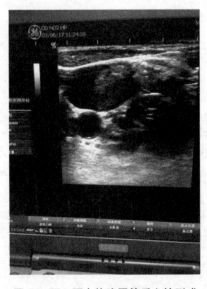

图 5-1-57 颈内静脉置管后血栓形成

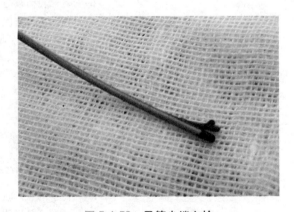

图 5-1-58 **导管尖端血栓**

2. 机制

（1）静脉导管作为机体异物留置在血管内,可激活补体系统,促使血小板在导管周围的凝集。

（2）穿刺及导管摩擦损伤血管内膜，促使血小板黏附、聚集在受损部位。

（3）因导管置入的继发感染，诱发静脉血栓形成。

（4）导管占据血管空间，血流流速减慢，进而出现血液凝集。

3. 症状表现　导管相关静脉血栓的症状表现因静脉血栓的大小、部位、对机体功能的影响以及是否伴发其他并发症等差异而有所不同，部分静脉血栓是没有症状的。

（1）受累部位和/或静脉血栓远端肢体的疼痛。

（2）受累部位和/或静脉血栓远端肢体的肿胀，甚至活动受限。

（3）受累部位皮肤红斑、皮温升高。

（4）受累部位和/或静脉血栓远端肢体的外周静脉怒张。

处理流程

类别	简要步骤	处理要点
预防	风险识别	行静脉血栓高危风险评估，目前临床上并无公认的导管相关静脉血栓风险评估量表，可参考使用《住院病人静脉血栓栓塞症的风险评估表（基于 Caprini 模型）》（2014—2015 年中国肿瘤相关静脉血栓栓塞症的诊断与治疗专家共识）以及结合置管相关风险进行评估。 1. 是否有静脉血栓病史。 2. 是否有导致血液高凝状态的慢性疾病，如肿瘤、糖尿病、肠易激综合征或终末期肾衰竭等。 3. 是否存在高龄、长期卧床、大手术等高危因素。 4. 穿刺置管静脉是否有多次置管史。 5. 是否有穿刺送管不顺利的情况。 6. 是否有置管血管相对导管直径偏小的情况。 7. 是否有静脉炎、导管感染、导管异位等风险及已发生的并发症。 8. 其他高危因素。
	预防措施	1. 在满足治疗的前提下，选择最小型号的导管。 2. 超声评估拟穿刺静脉血管，选择血管弹性好，走行正常的静脉，选择穿刺点时应避开关节。 3. 对于有血栓高危因素或穿刺送管不顺利的病人，应及时采取预防措施，包括： （1）预防性使用治疗敷贴或外用药：穿刺局部及沿导管走向使用水胶体敷贴或避开穿刺点在以上部位外涂喜辽妥。 （2）机械性预防：梯度压力弹力袜，间断气囊压力装置，下肢静脉泵。 （3）必要时行预防性抗凝药物治疗。 （4）加强静脉血栓症状监测及预防指导。 4. 确保导管尖端在上腔静脉下 1/3 段。 5. 活动指导。 （1）正常活动置管肢体，避免用力过大或大幅度伸展活动。 （2）置 PICC 手臂每天做置管以下关节部位功能锻炼，如手指伸曲、握拳、旋腕、屈腕（肘上置管病人）活动，以能感觉到活动肢体肌肉绷紧为度，以病人能耐受为量。 （3）术后早期下床活动，下肢可做踝关节跖屈背伸、足内外翻组合成的足踝环转运动。 6. 饮水指导　充足的饮水，避免病人脱水状态。 7. 给予病人异常情况观察与汇报的健康教育。

类别	简要步骤	处理要点
评估及诊断	临床症状、体征	1. 是否有穿刺局部及置管静脉远端肢体的疼痛、肿胀、红斑、皮温升高或外周静脉怒张等中的一种或几种症状。 2. 发生在置管侧手臂的静脉血栓,臂围可能较置管前增加。
	影像学及实验室诊断	1. 超声　诊断有无静脉血栓,血栓形态、大小及位置。 2. 静脉造影　诊断有无静脉血栓,血栓形态、位置、大小及侧支循环情况。 3. D-二聚体　数值变化可一定程度上反应静脉血栓进展;阴性意义更大,可排除血栓发生或表示血栓稳定。
	处理资源及能力	是否有处理静脉血栓的用物及能力,是否需要医疗参与治疗,是否需要请求上级支持或专科会诊。
处理	解除风险	解除或对症处理引发静脉血栓风险的因素,如不当活动、饮水少、血液高凝状态等。
	缓解症状	1. 抬高患肢减轻肿胀,但禁忌按摩患肢。 2. 如未伴发导管感染,按非细菌性静脉炎处理方式给予局部用药、外用敷料或理疗以缓解疼痛、肿胀等不适症状。 3. 必要时给予止痛药。
	多学科治疗	根据病人情况,医、护、患共同评估,选择采用抗凝治疗、溶栓治疗、介入治疗或外科手术取栓,抗凝治疗时观察出血征象。
	健康指导	给予病人静脉血栓发生原因、预防、风险、处理及效果观察相关健康教育。
	记录	记录静脉血栓原因、症状体征、处理措施及转归。
	导管拔管	1. 拔管指针 (1) 外周静脉短导管:及时拔除导管。 (2) 中心静脉导管 1) 不需要导管。 2) 需要导管但存在抗凝禁忌。 3) 症状持续存在、存在感染或导管损坏不可继续使用。 4) 导管拔管血栓脱落致肺栓塞风险可控,判断依据是静脉血栓形态、大小及部位。 2. 拔除方法　超声监测下缓慢拔管,不能解决的拔管困难可借助外科手段。
评价	预防	进行高危因素评估,及时识别风险、进行预防。
	并发症识别	及时、准确识别和辅助诊断并发症。
	并发症处理	充分利用资源及时、准确、个体化处理并发症。
	处理效果	病人症状好转、痊愈。
	健康教育	病人及家属对静脉血栓相关指导能理解,并配合处理。

注意事项

1. 多数导管相关性静脉血栓无症状或症状隐匿,应注重预防。
2. 导管相关性静脉血栓预防活动指导中应加强病人活动力度的指导与评价,使活动肌肉收缩产生泵血作用。
3. 使用抗凝药物应加强病人出血风险的评估与观察。
4. 静脉血栓急性期不能按摩局部,慎重使用机械性措施,以免增加静脉血栓脱落风险。
5. 对于静脉血栓脱落风险大的病人,应严密观察和预防肺栓塞的发生;肺栓塞症状体征隐匿,难以与呼吸系统、循环系统疾病症状鉴别,包括但不限于胸闷、胸痛、气紧、低血压、血氧饱和度降低等。
6. 掌握拔管指针,避免因盲目拔管而影响病人治疗或增加拔管风险。
7. 一旦使用抗凝治疗,疗程长,鼓励病人及家属参与决策,确保依从性及效果。

（三）医用黏胶剂相关性皮肤损伤

1. 定义　医用黏胶剂相关性皮肤损伤(medical adhesive related skin injury,MARSI),黏胶去除后出现的持续 30min 或更长时间的红疹或其他皮肤异常表现(包括但不限于水疱、大疱、皮肤糜烂、撕裂伤)(图 5-1-59、图 5-1-60)。

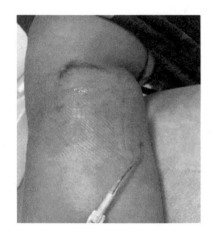

图 5-1-59　**机械型皮肤损伤**

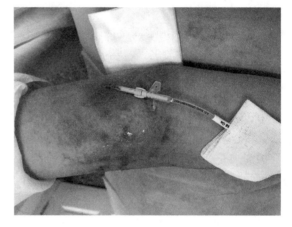

图 5-1-60　**接触性皮炎**

2. 分类及表现

（1）机械型

1）皮肤(表皮)剥脱:移除胶带或敷料时,造成的一层或多层角质层损伤;损伤多表浅且呈不规则形状,或者皮肤呈现发亮的状态;开放性损伤可能伴随红肿与水疱的发生。

2）张力性损伤或水疱:胶带或敷料黏贴时延展拉扯皮肤产生张力或跨越关节产生剪切力,造成皮肤损伤(表皮与真皮的分离)。

3）皮肤撕裂:由剪切力、摩擦力和/或钝力引起的伤口,导致皮肤层的部分或全层分离。

（2）皮炎型

1）刺激性接触性皮炎:化学性刺激引起的非过敏性接触性皮炎,与刺激物接触面积有关,出现持续时间较短的发红、肿胀或小水疱。

2）过敏性皮炎:皮肤对粘胶过敏,通常表现为持续一周时间的接触区域或大于接触面积的红色斑疹、水疱、发痒。

（3）其他型

1）浸渍：皮肤处于潮湿的环境中，出现皱缩、发白，皮肤变软致使通透性增加、易受刺激损伤。

2）毛囊炎：由于毛发剔除或者细菌感染，造成的毛囊周围皮肤小型的炎症，表现为非化脓性的丘疹或化脓性的脓疱（图 5-1-61）。

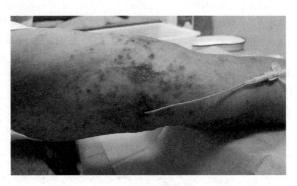

图 5-1-61　毛囊炎

3. 高风险因素

（1）内在因素：①年龄因素如新生儿、早产儿、老年人；②民族或者种族；③皮肤状况如湿疹，皮炎，慢性渗出性溃疡，表皮松解性大疱；④基础疾病如糖尿病、感染、肾功能不全、免疫抑制、静脉功能不全、静脉高压、静脉曲张；⑤营养不良；⑥脱水；⑦水肿。

（2）外在因素：①由于皮肤清洁剂、过度清洁、低湿度造成的皮肤干燥；②长时间处于潮湿环境中；③产品的不当使用，如胶带或敷料产生的张力、在关节或者预期肿胀处错误黏贴胶带或敷料、应用在潮湿的皮肤上、使用造成皮肤干燥的含酒精皮肤保护剂、皮肤消毒剂或皮肤保护剂未充分待干、毛发未做修剪、过度使用黏结剂、胶带或敷料黏贴过久；④产品的不当去除，如快速去除胶带或敷料、去除胶布或敷料的角度过高等；⑤反复地去除、粘贴胶带或敷料。

处理流程

类型	简要步骤	处理要点
预防	识别高危人群	1. 掌握病人情况，包括但不限于年龄、基础疾病、营养状况等。 2. 了解病人曾经或可能的皮肤过敏，必要进行皮肤过敏实验。
	皮肤护理	1. 每天评估皮肤状况，包括皮肤颜色、纹理、均匀性和完整性；对于高危人群，应加强评估。 2. 确保粘贴处皮肤的清洁、干燥。 3. 必要时修剪毛发，避免去除胶带或敷贴时可能造成的皮肤损伤。
	保持好的营养状况	能量、蛋白质、碳水化合物、脂肪、矿物质和维生素的补充。
	粘胶产品的选择	1. 谨慎使用思乐扣，因为可能增加医用粘胶相关性皮肤损伤的风险。 2. 选择黏胶少、性能好的敷贴或胶布产品。

类型	简要步骤	处理要点
预防	黏胶产品的应用	1. 对于高风险皮肤,使用不含酒精的皮肤保护剂。 2. 消毒剂、皮肤保护剂等应充分待干后粘贴敷料及胶带。 3. 顺着皮肤纹理方向粘贴胶带及敷贴,避免张力、牵扯、延展,如果有必要,可将敷贴边缘折叠,以方便去除。 4. 粘贴后轻轻抚平敷贴,避免产生气泡、皮肤或敷贴产生皱褶。 5. 当预期有水肿或需要活动时,使用温和的敷贴,并留有延展空间。 6. 如果需要加压,尽在纱布敷料上方拉伸黏胶性产品,而在接触皮肤处使用无张力粘贴。
	黏胶性产品的去除	1. 轻轻揭开敷贴边缘,如果无预先准备好的卷边,可使用另一只手的手指向下按压皮肤,使其与黏胶产品分离。 2. 应顺着毛发生长方向,0°或者180°去除胶带或敷贴。 3. 黏胶产品去除过程中,另一只手的手指顺势移动支撑新暴露皮肤。 4. 必要时可应用黏胶清除剂,同时要考虑黏胶清除剂是否对导管有损伤。
评估与诊断	皮肤状态	损伤类型、颜色、大小、分布等,与其他皮肤问题相鉴别。
	综合评估确定严重程度	1. 机械性损伤的评估同一般伤口,可通过损伤深度(表浅损伤、部分缺损、全层缺损)以及是否伴发感染等其他并发症来描述严重程度。 2. 新生儿可使用《新生儿皮肤状况评估表》,评估皮肤是否有干燥、红斑、皮肤破损等情况。
处理	解除风险因素	首先去除造成医用黏胶相关性皮肤损伤的因素,如张力、刺激性产品、潮湿环境等。
	根据分型对症处理	1. 医用黏胶相关性机械性损伤处理 (1) 表皮剥脱:生理盐水清洗创面,创面周边用碘伏消毒,待干后使用水胶体敷贴覆盖。 (2) 张力性损伤或水疱:直径小于5mm,张力不大的水疱碘伏消毒,纱布保护,避免摩擦,待其自然吸收;水疱直径大于5mm,张力大,碘伏消毒后、无菌技术下在水疱低位用1ml注射器抽出水疱内液体,覆盖水胶体敷贴。 (3) 皮肤撕裂:生理盐水清洗创面,创面周边用碘伏消毒,待干后使用水胶体敷贴覆盖;若伴感染、渗液,则进行抗感染治疗,使用吸收性更好的泡沫敷料。 2. 皮炎型 (1) 刺激性接触性皮炎:判断刺激物来源及原因,更换消毒液或敷料等,隔离刺激源;生理盐水清洗创面,消毒液待干时间足够。 (2) 过敏性皮炎:判断过敏原因,更换消毒液或敷料,避免过敏源接触;生理盐水清洗或消毒后局部避开穿刺点可适当外涂抗过敏药膏或药液,纱布敷料覆盖;同时处理加重皮肤反应的其他因素如过敏性疾病、靶向药使用后的皮肤反应等。

类型	简要步骤	处理要点
处理	根据分型对症处理	3. 其他型 （1）浸渍:处理皮肤渗液、汗液,定期更换敷料,保持穿刺点周围皮肤的清洁、干燥。 （2）毛囊炎:修剪毛发,加强消毒、更换敷料,根据感染的严重情况及感染细菌类别进行抗感染治疗。
	会诊或转诊	如果采取对症处理后 7d 仍不缓解或有加重,请伤口专家会诊。
	健康教育	告知病人医用黏胶相关性皮肤损伤产生的原因,处理措施及配合要点。
评价	预防	采取所有预防医用黏胶相关性皮肤损伤的措施。
	评估与诊断	有意识地观察和判断皮肤损伤的情况。
	并发症处理	根据皮肤损伤分型及时采取针对性地处理措施。
	处理效果	皮肤损伤处理后明显好转或痊愈。
	健康教育	病人理解健康教育内容,并能依从执行。

注意事项

1. 因产品选择不当、应用不当产生的医用黏胶相关性皮肤损伤通常是可以预防的,因此,应重视落实每项预防措施。
2. 创面尽量使用生理盐水清洗,除非伴有感染,应避免使用酒精、碘伏等消毒剂刺激皮肤。
3. 使用靶向药物等合并其他全身性皮肤问题的病人应积极处理原发问题,但仍有可能因为全身性问题暂时不能有效解决造成严重的局部皮肤损伤,必要时拔除导管。

（四）药物渗出与药物外渗

1. 定义

（1）药物渗出:静脉输液过程中,非腐蚀性药液进入静脉管腔以外的周围组织。

（2）药物外渗:静脉输液过程中,腐蚀性药液进入静脉管腔以外的周围组织。

2. 药物渗出分级及表现

级别	临床表现
0	没有症状
1	皮肤发白,水肿范围最大直径小于 2.5cm,皮肤发凉;伴或不伴有疼痛
2	皮肤发白,水肿范围最大直径 2.5~15cm,皮肤发凉;伴或不伴有疼痛
3	皮肤发白,水肿范围最大直径大于 15cm,皮肤发凉;轻到中等程度的疼痛,可能有麻木感
4	皮肤发白,半透明状,皮肤紧绷,有渗出,皮肤变色,有瘀斑、循环障碍,凹陷性水肿,范围最小直径大于 15cm;轻到中等程度的疼痛。 任何血液制品、发疱剂或刺激性液体渗出应归为 4 级。

处理流程

类别	简要步骤	处理要点
预防	识别高风险病人	1. 疾病史,如肥胖、糖尿病、静脉血管疾病、凝血功能异常、淋巴水肿、上腔静脉综合征、雷诺氏病、皮肤感觉异常或皮肤过敏等。 2. 评估病人的认知与意识水平,照顾者的能力是否会影响外渗的预防、症状的及时发现和与医护人员的有效沟通。 3. 对于中心静脉导管安置,应注意评估的风险因素,包括穿刺送管困难、导管异位、导管头端未在静脉内、导管破损或断裂、导管置入太深、导管相关静脉血栓或纤维蛋白鞘形成以及导管留置时间太长等。
	病人及家属健康教育	1. 告知病人外渗的风险、影响因素和外渗症状。 2. 输液时不应离开监护范围。 3. 告知病人出现外渗征象时及时报告和沟通。
	注射部位血管选择	1. 以前臂大血管为佳,由远及近选择血管。 2. 血管选择时应避免细小、脆弱、弹性差的血管,同时避开关节处。 3. 避免选择易造成外渗严重损伤的部位,如神经肌腱丰富的手腕内侧、手背、腕关节与肘前窝。 4. 避免选择水肿部位、放疗部位以及下肢静脉。 5. 避免多次静脉穿刺,同一条血管穿刺不超过 2 次;24h 内不建议在同一条血管上重复穿刺(包括抽血),若必须在同一条血管穿刺,应将静脉导管穿刺在近心端。 6. 当外周血管条件差,输注刺激性强,外渗风险高时,选择置入中心静脉导管。
	静脉导管的建立与固定	1. 选择大小合适的外周静脉短导管,针头不大于 22 号,避免使用钢针。 2. 避免中心静脉导管穿刺不顺,动态观察和及时处理导管异位、破损、静脉血栓等并发症。 3. 评估静脉输液港港体皮下安置深度,选择尺寸合适、输液港专用的无损伤针。 4. 所有中心静脉导管均应通过照 X 线片或 ECG 等辅助检查确定导管尖端位置。 5. 使用透明敷贴覆盖穿刺点,以便观察。 6. 妥善固定导管,避免脱落。
	静脉导管的使用	1. 每次输液前通过抽回血确定导管是否在血管内,如果回血不正常或无回血,输液不畅时应进一步评估导管功能,必要时更换新的注射部位;避免在导管功能不确定情况下输注刺激性、发疱剂药物。 2. 输注刺激性或发疱性药物前通过输注生理盐水或 5% 葡萄糖注射液确定导管是否通畅。 3. 输注过程中动态观察,检查输液通路的完整性、输液速度变化、病人感受及体征。 4. 如果中心静脉导管置入处渗液,应进一步明确渗出液是药液还是组织液等其他液体。 5. 先输刺激性药物,后输非刺激性药物。

类别	简要步骤	处理要点
评估	外渗征象	发生以下任意一项时,应警惕药物外渗的发生: 1. 病人诉疼痛、烧灼感等异常感觉,与药物性质、外渗部位、外渗量都有关系,与严重程度不成正比。 2. 外渗部位发红、红斑,非发疱剂药液引起苍白,发疱剂可产生红肿。外渗到深部组织可能不会产生明显的颜色变化。 3. 外渗部位肿胀、硬结。 4. 导管无回血或流速减慢。 5. 注射时感觉有阻力。
	外渗或渗出损伤情况	1. 外渗的原因、类型。 2. 外渗损伤分级。
	处理资源及能力	是否有处理药物外渗的用物及能力,是否需要医疗参与治疗,是否需要请求上级支持或专科会诊。
处理	即时处理	1. 立即停止输液、注射,勿冲洗导管。 2. 撤除输液管路,勿立即拔除针头。 3. 针头外接 10ml 注射器,尽量抽出渗漏药液、遵医嘱使用解毒剂。 4. 拔除针头,穿刺部位勿加压。 5. 评估肿胀范围及外渗液体量,观察外渗区域皮肤颜色、温度、感觉、关节活动和外渗远端组织的血运情况。 6. 标识外渗范围,拍照、记录。
	局部处理	1. 抬高患肢。 2. 发疱性/刺激性药物推荐行局部封闭注射,使用止痛剂及针对性地使用解毒剂。封闭液用量大于外渗量数倍,标注外渗范围,采取环形向心性多处注射,覆盖外渗区域。 3. 外渗发生 24~48h 内,根据药物性质局部使用干冷敷/冰敷或热敷,每次 15~20min,一天至少 4 次,持续 1~2d;冷敷:蒽环类、烷化剂类;热敷:长春碱类、紫杉醇类,温度不超过 50~60℃,肿瘤患儿不超过 42℃。 4. 如果局部肿胀明显,可给予 50% 硫酸镁、如意金黄散等湿敷。 5. 动态追踪外渗损伤进展情况,包括但不限于疼痛、皮肤颜色、硬结、溃疡形成、是否造成肌腱或神经损伤及其对感觉、功能的影响等。 6. 解毒剂 (1) 蒽环类如阿霉素、伊达比星、表柔比星、柔红霉素: 1) 右丙亚胺第 1d 1 000mg/m² 。外渗发生 6h 内使用,单次最高剂量 2 000mg/m² 。第 2d 1 000mg/m² 静脉滴注,单次最高剂量 1 000mg/m² 。第 3d 500mg/m² 静脉滴注。选择对侧肢体大静脉,避开外渗部位静脉内输注,维持超过 1~2h 。输注前 15min 应移除冷敷。 2) 99% 二甲亚砜 1~2ml 局部涂抹,每 8h 1 次,持续 7d 。 (2) 烷化剂:如氮芥、铂类。10% 硫代硫酸钠 4ml 与 6ml 无菌注射用水混合,在外渗部位行皮下注射。每外渗 1mg 氮芥,使用 2ml 解毒剂。

类别	简要步骤	处理要点
处理	局部处理	（3）烷化剂：如丝裂霉素。99%二甲亚砜 1~2ml 局部涂抹，每 8h 1 次，持续 7d。 （4）长春花碱类，如长春新碱、长春瑞滨。透明质酸酶 150~1 500IU 以生理盐水稀释，在外渗部位行皮下注射；不要局部涂抹类固醇激素药物，可能反而会增加皮肤毒性。 （5）紫杉醇类，如紫杉醇、多西紫杉醇。透明质酸酶 150~1 500IU 以生理盐水稀释，在外渗部位行皮下注射。 注：透明质酸酶作为植物生物碱类的解毒剂证据尚不充分，需进一步研究。 （6）升压药：首选酚妥拉明注射，用以解除血管痉挛。或者外敷 2%硝酸甘油。根据需要重复使用。
	会诊或转诊	如果缺乏处理的技术和资源，发生溃疡或坏死等严重并发症，应及时请外科、伤口专家会诊或转诊处置。
	记录及报告	1. 记录病人症状、体征及外渗时间、部位、范围、局部皮肤情况、药物种类、输液工具、给药方式、外渗量。 2. 记录损伤级别，已采取的措施及转归。 3. 不良事件上报。
	健康指导	给予病人药物外渗/渗出发生原因、处理、配合及效果观察的相关健康教育。
评价	预防	进行高危因素评估，及时识别风险、进行全面预防。
	并发症识别	及时、准确识别外渗征象。
	并发症处理	及时、准确、个体化处理并发症。
	处理效果	病人症状好转或痊愈。
	健康教育	病人及家属对相关指导能理解，并依从处理。

注意事项

1. 应注意观察药物外渗发生前的早期征象，如发红反应、局部皮肤反应，表现沿静脉走向的发红、肿胀、荨麻疹或发痒，但输液仍通畅，回血仍较好。
2. 右丙亚胺是唯一被欧洲授权委员会及美国 FDA 推荐用于蒽环类药物外渗处理的药物。
3. 应注意中心静脉导管也可能发生外渗，或者在皮下段破损，药物渗漏在皮下段；或者在体内，造成重要组织脏器损伤。
4. 注意迟发性反应，与药物性质有关。有的外渗初期症状不明显，在外渗后 1~2 周开始表现出来。

（五）导管堵塞

1. 定义 导管管腔不通畅，导致导管不能正常抽到回血或输注液体。

2. 分类

（1）按堵塞程度分类：完全性堵塞和不完全性堵塞。

（2）按堵塞原因分类

1）机械性堵塞：包括导管缝合过紧、导管扭曲、导管被夹闭、过滤器或接头阻塞等外部机械性因素，以及导管夹闭综合征、导管异位、导管损坏等内部机械性因素。

2）药物性堵塞:因药物残留或有配伍禁忌药物相互接触产生的沉淀、结晶阻塞导管管腔。

3）血凝性堵塞:因导管内回血或导管头端静脉血栓、纤维蛋白鞘形成造成的导管管腔堵塞。

3. 堵塞迹象

（1）回抽无回血或回血颜色异常、不连续、回抽有阻力。

（2）液体完全不能输注或输注速度减慢。

（3）输液时穿刺点输注液体的渗漏。

处理流程

类别	简要步骤	处理要点
预防	避免机械性堵塞	1. 安置、固定导管时检查有无导管的扭曲、夹闭,确保通畅。 2. 安置导管到正确位置,避免导管异位。 3. 及时处理导管损坏问题。 4. 导管维护或液体输注前,检查外露导管及液体管路系统的连接情况,排除机械性堵塞因素。 5. 使用精密输液器,过滤液体中可能的不溶性微粒。 6. 使用无针接头或及时更换肝素帽,减少反复穿刺后的肝素帽胶塞颗粒进入导管内。 7. 病人及家属健康教育,避免增加导管打折、异位等机械性堵管的因素。
	避免药物性堵塞	1. 输注高浓度大分子或黏稠液体如营养液、血制品或经采血前后应用0.9%氯化钠注射液或5%葡萄糖注射液充分冲管。 2. 输注营养液或黏稠药物过程中,每4h冲管1次;使用静脉输液泵过程中,每6~8h冲管1次。 3. 输注速度减慢时冲管。 4. 避免有药物配伍禁忌的液体相互接触产生药物沉淀、结晶。
	避免血凝性堵塞	1. 规范进行脉冲式冲管和正压封管,封管时及时关闭小夹子,避免导管使用间歇回血堵管。 2. 避免导管异位或及时处理导管异位。 3. 护士见导管内回血或指导病人见导管内回血,及时进行处理,避免回血时间长致血液凝集。
评估	堵塞程度	评估导管是完全堵塞还是部分堵塞。
	堵塞原因	1. 当不能立即识别导管堵塞类型时,首先排除机械性堵塞。 1）揭开敷贴检查外露导管及液体管路整个系统的连接情况,是否有打折或导管夹闭。 2）输液速度或抽吸回血通畅情况与体位有关时,要考虑导管异位或导管夹闭综合征的因素。 2. 观察导管内可见沉淀物的颜色,根据输注液体类型、既往输液速度和冲洗频次,判断是否与药物堵塞有关。 3. 根据导管内可见血液,输注通畅、回抽有阻力或抽不见回血,判断是否出现血凝性堵塞。 4. 当经过以上步骤仍不能确定堵塞种类时,首先调整病人体位或适当调整导管位置,再按血凝性堵塞进行处理。

类别	简要步骤	处理要点
评估	处理资源及能力	是否有处理导管堵塞的用物及能力,是否需要请求上级支持或专科会诊。
处理	不完全性堵塞	1. 检查导管及输液管道系统,排除机械性堵塞。 2. 当机械性堵塞因素排除后。 1)外周静脉短导管:生理盐水冲管,如果不通畅或者病人输注时局部疼痛、肿胀,应予以拔管。 2)中心静脉导管:①去除输液接头,连接带有肝素钠稀释液2~5ml 的 10ml 空针,尽量回抽凝集药物沉淀或血凝块,同时让肝素钠稀释液进入管腔,边抽吸边溶解。②肝素钠稀释液无效时且确定为血凝性堵塞或不能确定堵塞类型时,管腔内注入与管腔及附加装置等量的 5 000u/ml 尿激酶溶液或 2mg/2ml 阿替普酶,保留 30min 至 2h 后,回抽大于注入药物量的导管内液体;可反复多次至导管通畅。③如怀疑药物性堵塞,根据药物性质选择等量相应溶剂充满管腔并保留 20~60min,如酸性药物使用 0.1mmol/ml 盐酸、碱性药物使用 5% 碳酸氢钠、脂肪乳剂类使用 70% 乙醇。
	导管完全性堵塞	1. 检查导管及输液管道系统,排除机械性堵塞。 2. 当机械性堵塞因素排除后 1)外周静脉短导管:予以拔管。 2)中心静脉导管:①去除输液接头,连接带有肝素钠稀释液 2~5ml 的 10ml 空针,尽量回抽凝集药物沉淀或血凝块,同时通过负压让肝素钠稀释液进入管腔,边抽吸边溶解。②肝素钠稀释液无效时且确定为血凝性堵塞或不能确定堵塞类型时,用 10ml 注射器抽吸 5 000u/ml 尿激酶溶液 2ml 或 2mg/2ml 阿替普酶 2ml,尽量回抽注射器,通过负压使药物进入导管,保留 30min 至 2h 后,回抽大于注入药物量的导管内液体;可反复多次至导管通畅。③如怀疑药物性堵塞,根据药物性质选择等量相应溶剂按照血凝性堵塞使用的注射器负压注入药物方法处理。
	健康指导	给予病人导管堵塞发生原因、预防、风险、处理及效果观察相关的健康教育。
	记录	记录静脉导管堵塞原因、堵塞征象、处理措施及转归。
评价	预防	及时有效预防导管堵塞。
	并发症识别	及时、准确识别导管堵塞及原因。
	并发症处理	充分利用资源及时、准确、规范处理并发症。
	处理效果	导管堵塞再通。
	健康教育	病人及家属对导管堵塞相关指导能理解,并配合处理。

注意事项

1. 及时处理不完全性的导管堵塞以及多腔导管中只有一腔的导管堵塞。
2. 无可见药物或血液沉积时,首先排除机械性堵塞。
3. 目前文献及指南提供的不同药物性质的相应溶剂,与临床实际可获得药物有差距,并且盐酸、乙醇、氢氧化钠等使用不当可能对导管及健康有害,临床应审慎使用。
4. 保留在管腔内的尿激酶等溶栓药物或药物溶剂应完全回抽,不能注入体内。
5. 双腔导管维护时同时冲封管可降低堵管率。
6. 输液港无损伤针尺寸合适,避免插入过浅、贴壁等造成输注不通畅。
7. 当手臂或肩部上抬或保持某种体位时输液速度正常,双手自然下垂、肩部放松时输液速度减慢,应警惕导管夹闭综合征。

（六）渗血渗液

1. 定义　中心静脉导管带管期间,血液、淋巴液、组织液、药液及炎症反应性渗液或其混合液从穿刺点的渗出(图 5-1-62、图 5-1-63)。

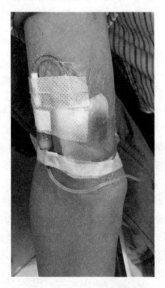

图 5-1-62　**穿刺点渗血**

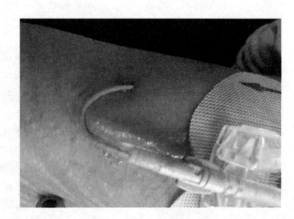

图 5-1-63　**穿刺点渗液**

2. 原因

（1）穿刺损伤,如穿刺时切口大、损伤淋巴管、动脉血管,组织液、血液或淋巴液从切口渗出。

（2）老年病人皮肤松弛,血管弹性差,组织液、血液易从穿刺点渗出。

（3）营养状况差,如低蛋白水肿、恶病质、糖尿病病人及免疫功能低下病人,穿刺点愈合慢,血液、组织液等从穿刺点渗出。

（4）纤维蛋白鞘形成,包裹导管,药液从导管头端沿导管和纤维蛋白鞘的间隙反流出穿刺点。

（5）皮下段导管破损,液体漏至皮下,反流出穿刺点。

（6）穿刺点局部皮肤损伤、感染,形成的炎性反应性渗液。

3. 鉴别诊断

定义名称	渗液性质	部位
渗血渗液	组织液、淋巴液、血液、药液及炎症反应性渗液	穿刺点
药物渗出	非腐蚀性药液	静脉管腔外的周围组织
药物外渗	腐蚀性药液	静脉管腔外的周围组织
药物外溢	药物	环境中包括皮肤表面

		处理流程
类别	简要步骤	处理要点
预防	减少穿刺损伤	1. 避免反复穿刺,提高一针穿刺成功率。 2. 超声下穿刺,避免扩皮太大。横向扩皮时刀片钝边在左,利边在右;采用纵向扩皮或者钝性扩皮法。 3. 沿导丝扩皮,避免穿刺点与扩皮点间有皮下组织。 4. 选择最佳穿刺点进行穿刺,比如 PICC 穿刺时选择在上臂中段进行穿刺。
	避免导管感染	预防导管穿刺点感染,即时识别并处理黏胶性皮肤损伤。
	预防或及时导管相关性静脉血栓及纤维蛋白鞘形成	1. 从预防静脉血栓的角度预防静脉血栓及纤维蛋白鞘形成。 2. 及时处理导管相关性静脉血栓。
	及时识别渗液风险	有意识地观察和防范近期穿刺病人、老年病人、皮下组织水肿病人、皮肤损伤等病人的穿刺渗液情况。
评估	渗液原因及性质	1. 渗液的颜色、量、性质。 2. 结合病人的其他症状、体征、实验室或影像学检查,以及与输液的关系等分析渗液的原因。
	渗液程度	渗液分级: (1) 无渗液:24h 内更换的纱布干燥。 (2) 少量渗液:渗液量少于 5ml/24h,每天更换 1 块纱布。 (3) 中等量渗液:渗液量少于 5~10ml/24h,每天更换 1~3 块纱布。 (4) 大量渗液:渗液量大于 10ml/24h,每天更换 3 块以上纱布。
	处理资源及能力	是否有处理导管渗液的用物及能力,是否需要请求上级支持或专科会诊。
处理	渗液为血液	1. 渗血不止,颜色鲜红,要警惕是否损伤动脉;如果损伤动脉,应拔除导管,按压止血。 2. 8cm×8cm 无菌纱布两次对折,然后贴上 10cm×12cm 的透明敷贴,每天更换至不出血为止。
	渗液为淋巴液	穿刺点处放置明胶海绵 1 块或者同上采用纱布加压的方法。
	渗液为组织液	及时处理皮下组织水肿问题,穿刺点处放置明胶海绵或纱布吸收渗液。

类别	简要步骤	处理要点
处理	渗液为药液	1. 识别渗出药物性质，及时处理因刺激性药物或发疱性药物外渗导致的损伤。 2. 皮下段导管破损　修复接头或更换导管。 3. 纤维蛋白鞘致药液渗出　更换导管或外科去除纤维蛋白鞘（较少用）。
	渗液为炎性渗出液	处理医用黏胶性皮肤损伤，有感染者按导管相关性感染进行处理。
	渗液为混合液	按照不同渗液的严重程度及可能导致的后果处理渗液，逐个解除渗液因素。
	健康教育	告知病人渗液发生原因、处理措施及配合方法。
	记录	记录渗液原因、颜色、量、性质，病人症状，处理措施及转归。
评价	预防	采取预防穿刺点渗液的措施。
	并发症识别	及时、准确识别渗液及原因。
	并发症处理	充分利用资源及时、准确、规范处理并发症。
	处理效果	穿刺点渗液减少或不再渗出。
	健康教育	病人及家属对穿刺点渗液相关指导能理解，并配合处理。

注意事项

1. 带管病人在治疗间歇期、输液期间均应动态观察，正确识别渗液类型、及时处理渗液。
2. 淋巴液、血液渗液等最常用的方法是吸收渗液、压迫止液，应注意避免压迫过度造成导管对血管的机械性损伤。

（七）导管相关性感染

1. 定义　导管相关性感染（catheter related infection，CRI）是指置入导管相关的局部感染和全身感染。

2. 分类及临床表现

（1）局部感染：穿刺点周围 2cm 以内皮肤表现为红肿、疼痛或压痛，或有脓性分泌物，但无全身感染（图5-1-64）。

（2）隧道感染：导管置入皮下段隧道内以及穿刺点周围>2cm 的皮肤有红肿、压痛，或有脓性分泌物，但无全身感染。

（3）小室感染：完全植入式输液装置港体表面皮肤红肿、硬化、疼痛或坏死，或者港体安置腔室内组织坏死，产生脓性分泌物等，但无全身感染。

（4）导管相关性血流感染：导管相关性的全身感染，带有血管内导管或者导管拔除48h 内，病人出现的菌血症或者真菌血症，并无其他明确的感染源。表现为

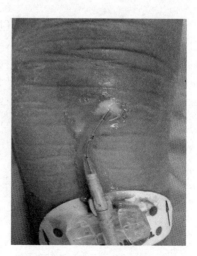

图 5-1-64　**穿刺点局部感染**

寒战、高热、低血压等全身感染表现；实验室检查显示：外周静脉血和导管血培养阳性，中心导管血培养结果的菌落数大于外周静脉血培养结果的菌落数的 5 倍或以上，或中心导管血培养结果呈阳性的时间比外周静脉血培养结果呈阳性的时间早 2h 或以上，或者外周静脉血和导管段/穿刺点分泌物培养出同种致病菌。

3. **感染途径**　根据导管置入、输液治疗及带管维护各环节可能出现的问题将感染途径分为以下 6 类：

（1）皮肤途径：穿刺时和更换敷料时无菌技术不到位、消毒液或维护用物污染，或者病人免疫力低下、邻近部位皮肤创面细菌移行至穿刺部位。

（2）导管污染：穿刺时被污染的导管置入体内，或者带管期间外露导管表面污染移行入血。

（3）导管接头污染：导管末端连接的肝素帽、无针输液接头等因被污染、更换时消毒不严格而造成的细菌入血。

（4）输注液体途径：通过导管输入体内的输液液体或者导管维护用液体污染，或者冲封管不到位，残留在导管内的药液、营养液等沉积，细菌繁殖入血。

（5）输液装置污染：输注液体或者导管维护用装置污染。

（6）内源性感染：病人体内其他部位感染细菌移行到导管内，或者发生导管相关静脉血栓，细菌在导管内繁殖入血造成全身性感染。

处理流程

类别	简要步骤	处理要点
预防	导管装置使用	1. 减少导管附加装置如三通等的使用。 2. 必须使用附加装置如三通等，应确保三通接头的密封与使用时的无菌。 3. 使用结构简单的无针输液接头。 4. 每周定期更换输液接头，输液接头有血迹、污染或破损应立即更换。 5. 优先选择聚氨酯或硅胶导管、抗感染导管。 6. 避免常规原位更换导管，因血管通路限制、凝血功能障碍等必须原位更换时，推荐更换为抗感染导管。
	穿刺部位选择和消毒液使用	1. 成年病人选择经锁骨下静脉置管优于颈静脉或者股静脉途径。 2. 穿刺操作前应清洁皮肤，优先选择含>0.5% 葡萄糖酸氯己定，其他还可选用75%乙醇及碘伏、碘酒。
	无菌技术	1. 中心静脉穿刺置管时遵守最大化无菌屏障。 2. 确保穿刺用物、穿刺操作、导管维护用物及导管维护操作的无菌。 3. 确保输液液体的有效期、质量和无菌。
	敷料更换	1. 敷料定期更换，无菌透明敷料至少每 7d 更换 1 次，纱布敷料每 2d 更换 1 次。导管无感染及其他并发症，不应频繁更换敷料。 2. 敷贴有潮湿、松脱、污染时立即更换。
	观察与监测	1. 每天评估导管功能和穿刺点情况；治疗结束，尽早拔除。 2. 加强感染高风险病人如老年、营养不良、糖尿病病人、免疫力低下病人等的监测，尽早去除感染风险因素。

类别	简要步骤	处理要点
预防	及时处理感染相关其他并发症	1. 及时处理导管相关性静脉血栓,感染与静脉血栓可能互为因果。 2. 及时处理医用黏胶性皮肤损伤,损伤部位的皮肤感染风险高。 3. 及时处理穿刺点的渗血、渗液等,渗出液体增加细菌繁殖机会。 4. 及时处理导管的部分脱出,外露较多的导管维护难度大。 5. 及时处理导管堵塞,堵塞在导管内的药液、血液是细菌的良好培养基。
评估与诊断	感染类型	通过临床表现、实验室指标及临床诊断判断导管感染的类型,确定感染问题处理的轻重缓急与方法。
	处理资源及能力	是否有处理导管相关性感染的资源及能力,是否需要请求上级支持或多学科会诊。
	标本采集	与医生共同决定实验室标本采集的必要性和类别。 1. 采集穿刺点或囊袋脓性分泌物进行培养。 2. 导管培养　如果拔除导管,无菌状态下剪下导管尖端5cm送检,另外,同时从独立的外周血静脉采血做血培养。 3. 血培养 (1) 标本最佳采集时间:病人寒战或开始发热时,应用抗生素之前采血。如果已经应用抗生素,应在下一次应用抗生素前采血。 (2) 保留导管的情况下:从中心静脉导管和外周静脉分别至少采集一套血培养,一套血培养包括需氧和厌氧两个培养瓶,每瓶8~10ml。儿童一般只需采集需氧瓶,一般为1~3ml。 (3) 采集中心静脉导管血和外周静脉血的时间差应在5min内。 (4) 采集血标本时,先采集需氧瓶,后采集厌氧瓶。
处理	导管的拔除与保留	1. 外周静脉短导管　立即拔除。 2. 中心静脉导管是否拔除应综合考虑 (1) 感染严重程度。 (2) 感染微生物种类。 (3) 病人治疗需求。 (4) 拔除后再次置入新导管的困难。 (5) 伴随并发症。 (6) 处理资源及能力。 (7) 抗感染治疗效果。 (8) 医、护、患的共同决策。 3. 当中心静脉导管出现下列情况时,应立即拔除导管 (1) 严重的脓毒血症或败血症,或化脓性血栓性静脉炎,或心内膜炎,或感染性休克。 (2) 72h抗感染治疗后血流感染仍存在。 (3) 金黄色葡萄球菌、绿脓杆菌、真菌或分枝杆菌微生物感染。
	抗感染治疗	1. 遵医嘱应用抗生素进行局部、全身抗感染治疗或抗生素封管。 2. 严密监测治疗效果。
	病人教育	就感染发生的状况、可能原因、处理方法及配合要点对病人进行教育,指导病人参与决策。

类别	简要步骤	处理要点
评价	预防	在置管穿刺操作、导管使用期间,各环节感染预防措施执行到位。
	评估与诊断	1. 正确采集诊断所需实验室标本。 2. 全面考虑导管保留与否的多种利弊因素,与医生及病人共同决策导管的拔除与保留。
	并发症处理	正确、及时、准确执行治疗措施,监测治疗效果。
	处理效果	感染控制有效
	健康教育	病人理解健康教育内容,并能依从执行。

注意事项

1. 感染的处理及导管的保留与否,应结合病人治疗需求、预期风险、处理能力,由医、护、患三方共同决定。
2. 对于多次 CRBSI 感染史病人,可考虑使用预防性抗生素溶液封管。

(八) 导管异位与移位

1. 定义

(1) 导管异位:是指穿刺置管过程中心静脉导管尖端进入其他非理想位置。如经上肢置入的中心静脉导管(PICC),经颈内静脉、颈外静脉、锁骨下静脉、胸壁段腋静脉置入的中心静脉导管尖端的理想位置为上腔静脉下段与右心房交界部位。导管异位表现为导管尖端进入其他非理想位置,如颈内静脉、锁骨下静脉、腋静脉、右心房、胸廓内静脉、奇静脉,或者导管尖端不在静脉内等(图 5-1-65)。

(2) 导管移位:是指中心静脉导管置入时尖端位置在正常范围,但在带管期间由于各种因素影响,导管尖端移位到其他非理想位置。

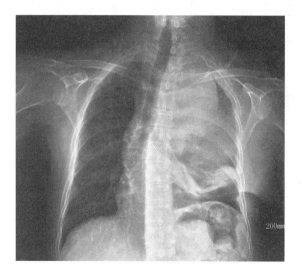

图 5-1-65　**PICC 导管异位于颈内静脉**

2. 发生原因

(1) 导管异位:选择头静脉置管、血管变异、胸腔占位、置管长度测量不准确、病人穿刺置管体位安置不当、送管太快、高龄病人、非使用超声等辅助技术等。

(2) 导管移位:胸腔内压力的改变、腹腔内压力的改变、上腔静脉压力的改变(继发性纵隔占位、隐匿性上腔静脉综合征)、安置时导管尖端位置偏浅或偏深、过度活动、各种原因导致的导管牵拉等。

3. 导管异位与移位征象

(1) 置管时

1) 尖端位于颈内静脉、腋静脉、锁骨下静脉等,送管时有阻力、出现回弹,或不能抽到回血,回撤导丝时有阻力,冲管时病人耳后有水声。

2) 送管过深进入右心房,病人可出现心慌、心律不齐。

3) 超声检测颈内静脉、腋静脉、锁骨下静脉等,可见双导管影或者冲管时有水花影。

4) 应用腔内心电图检测,没有看到明显升高的 P 波或者出现双向 P 波。

5) X 线检查可见导管返折、尖端不在理想位置。

(2) 带管期间

1) 导管外露长度改变,导管有脱出或进入体内。

2) 导管移位至颈内静脉,可出现导管的自发性回血,正压封管无效,部分病人可能出现耳鸣、头晕、颈部不适等症状,输液时可听见水声。

3) 导管移位至右心房,病人可出现心慌、心律不齐,随体位变化可能有所变化。

4) 即使导管尖端不在理想位置,有的病人没有明显临床症状,当病人出现肩部不适、胸部疼痛、水肿等,导管反复堵管、输液不畅等,均应进一步检查是否有导管移位的发生。

处理流程

类别	简要步骤	处理要点
预防	静脉评估与选择	1. 查看病人病历,了解有无置管影响因素,如血管变异、胸腔占位、局部包块、淋巴结肿大等。 2. 避免选择头静脉,优先选择肘上贵要静脉。 3. 超声评估拟穿刺静脉管径、走向、血管解剖特点是否符合穿刺条件。
	置管操作	1. 准确测量置管长度。 2. 适当安置体位:PICC 置管时手臂外展 90°,送管时头偏向置管侧,必要时助手协助按压置管侧颈内静脉。平卧或适当抬高床头。 3. 送管时,匀速短距离送管,或者边推注生理盐水边送管。
	带管期间	1. 避免肢体频繁活动或者活动幅度过大。 2. 导管固定妥善,及时处理敷贴松脱、渗液等并发症。
异位诊断	置管术中	1. 通过送管过程中导管送入长度、送管及回撤导丝是否有阻力、回血是否正常来判断。 2. 通过超声检测颈内静脉、腋静脉、锁骨下静脉、胸壁静脉等判断有无导管异位。 3. 通过腔内心电图的 P 波变化特点来判断。 4. 倾听病人主诉,通过病人有无心慌、气紧、耳后水声等主诉来判断。
	带管期间	1. 检查导管外露长度是否正常。 2. 评估导管功能,回血是否正常、液体输注是否通畅,是否有自发性回血。 3. 病人有无头晕、耳鸣、耳后水声、肩颈部疼痛肿胀、心悸等不适。
处理	置管术中	1. 退管　无菌条件下,后退导管至导管尖端回退到锁骨下静脉或腋静脉,至导管不再打折。 2. 抬高床头,半卧位。 3. 压闭颈内静脉　帮助病人头转向穿刺侧,下颌尽量贴近锁骨或者助手用手帮助压闭颈内静脉。

类别	简要步骤	处理要点
处理	置管术中	4. 回撤导丝5cm,保持导管尖端柔软,边推注生理盐水边匀速短距离送管。 5. 顽固性异位病人,可使病人保持坐位,当导管接近上腔静脉时,快速推注生理盐水,同时给予拍背。
	带管期间	1. 导管部分脱出 (1) 脱出长度不长:X线诊断导管尖端仍在上腔静脉,导管功能良好,可继续观察使用;固定妥善,不需要导管时尽早拔除;同时观察病人症状及血栓等并发症。 (2) 导管尖端脱至锁骨下静脉:原则上不建议保留导管,根据病人治疗需求、治疗方案、药物刺激性、再次置管难度、导管功能综合评估保留导管的必要性;输注非刺激性药物,短期治疗后尽早拔除导管,并注意在使用期间加强观察,预防感染、静脉血栓等其他相关并发症。 2. PICC导管移位到颈内静脉 (1) 评估有治疗需求,通过坐位推注生理盐水、输注液体,适当的跳跃活动,配合手臂外展活动等进行复位,导管尖端有可能因重力作用、颈内静脉的回流作用回到上腔静脉。 (2) 如果采用上述方法不能复位,导管保留需求大,可通过X线片将导管退至锁骨下静脉,短期输注非刺激性药物后尽早拔除导管。 3. 导管尖端移位至右心房。 (1) X线导管尖端定位检查。 (2) 根据导管尖端在X线片上的距离测算导管拔出长度,使导管尖端位于上腔静脉与右心房交界部位。 (3) 加强导管相关性感染的观察。
	病人教育	给予病人导管异位、移位可能的原因解释,防止导管异位和移位的方法,导管异位和移位的观察及处理配合方法等指导。
评价	预防	能够有效执行导管异位预防的各项措施。
	异位及移位诊断	掌握导管异位及移位的各种征象,有效利用辅助技术进行诊断。
	并发症处理	能够结合病人的个体情况,采取最佳的异位、移位处理决策。
	处理效果	异位、移位处理有效,病人获益,未引发其他并发症。
	健康教育	病人理解健康教育内容,并能遵从执行。

注意事项

1. 带管期间,无论是否采取消毒措施,严禁将脱出导管送回体内。
2. 应充分利用辅助技术做好术中导管异位诊断,避免术后异位调整带来的感染风险。
3. 不能因矫正导管异位,反复、暴力送管,因疾病、血管变异等因素造成的导管异位,可选择其他部位,重新置管。
4. 谨慎使用异位导管,应综合评估治疗需求、导管功能、使用风险,与医生、病人共同决策导管的保留与使用;使用期间应加强监测,不需要时尽早拔除导管。

（郭 玲）

参 考 文 献

［1］谌永毅,李旭英.血管通道护理技术［M］.北京:人民卫生出版社,2015.

［2］Infusion Nurses Society. Infusion Therapy Standards of Practice［S］. Supplement to January/February,2016, 39:79-88.

［3］朱华,陈伟芬,曲晓丽.调整导管外固定位置终止 PICC 置管渗液 2 例的体会［J］.护理学报,2014,21 (13):57-58.

［4］吴玉芬,陈利芬.静脉输液并发症预防及处理指引［M］.北京:人民卫生出版社,2016:194-196.

［5］王建荣.输液治疗护理实践指南与实施细则［M］.北京:人民军医出版社,2009.

［6］钟华荪.静脉输液治疗护理学［M］.北京:人民军医出版社,2014.

［7］王国蓉.肿瘤专科护理与循证实践［M］.北京:人民军医出版社,2016.

［8］徐波,耿翠芝,陆箴琦,等.肿瘤治疗血管通道安全指南［M］.北京:中国协和医科大学出版社,2015.

［9］闻曲,成芳,鲍爱琴.PICC 临床应用及安全管理［M］.北京:人民军医出版社,2012:133-135.

［10］谭冠先,谭宪湖,刘敬臣.经皮中心静脉置管术基础与临床［M］.北京:人民卫生出版社,2007:163.

［11］SCHAFHALTER—ZOPPOTH I,MCCULLOCH CE,GRAY AT. Ultrasound visibility of needles used for re-gional nerve block:An in vitro study［J］. Reg Anesth Pain Med,2004,29(5):480-488.

［12］NICHALLS RWD. A new percutaneous infraclavicular approach to axillary vein［J］. Anaesthesia,1987,42: 151-154.

［13］BYRD CL. Clinical experience with the extrathoracic introducer insertion technique［J］. PACE,1993,16 (9):1781-1784.

［14］MAGNEY JE,STAPLIN DH,FLYNN DM,et al. A new approach to percutaneous subclavian venipuncture to avoid lead fracture or central venous catheter occlusion［J］. PACE,1993,16(11):2133-2142.

［15］BELOTT PH. Blind Axillary Venous Access［J］. PACE,1999,13(3):681-684.

［16］江群,秦英,王国蓉,等.超声引导下行颈内静脉置管在晚期肿瘤病人中的应用及护理［J］.护理实践 与研究,2012,9(7):103-104.

［17］OOTAKI C,HAYASHI H,AMANO M. Ultrasound-guided infraclavicular brachial plexus block:An alterna-tive technique to anatomical landmark-guided approaches［J］. Reg Anesth Pain Med,2000,25:600-604.

［18］RETZL G,KAPRAL S,GREHER M,et al. Ultrasonographic findings of the axillary part ofthe brachial plexus ［J］. Anesth Analg,2001,92:1271-1275.

［19］FISHER WJ,BINGHAM RM,HALL R,et al. Axillary brachial plexus block for perioperative analgesia in 250 children［J］. Paediatr-ic Anaesthesia,1999,9:435-438.

［20］崔嵩,王健,康志杰,等.超声引导下腋静脉穿刺置管术在危重病人中的应用［J］.临床医学工程, 2013,20(05):516.

［21］张良成,公维义,苏健生,等.超声引导锁骨下区腋静脉穿刺置管术［J］.福建医科大学学报,2011,45 (1):019.

［22］盛莉,沈波.腋静脉穿刺技术在中心静脉置管的疗效观察［J］.数理医药学杂志,2014,6(6):078.

［23］卢军杰,崔晓岗,李楠.改良盲探腋静脉穿刺置管新法在急危重症病人中的应用［J］.中华危重病急救 医学,2014,11(26):839-840.

［24］廖纯榜,罗海岸,吴卫文,等.乳腺癌腋窝淋巴结清扫术中经腋静脉分支植入静脉输液港的应用研究 ［J］.中国现代药物应用,2014,8(3):92-93.

［25］卢军杰.新体表标志法腋静脉穿刺置管的临床应用［J］.实用医学杂志,2015,11(26):839-840.

［26］江群,秦英,廖丽,等.39 例超声引导下颈内静脉置管异位的原因分析与对策［J］.护理实践与研究,

2012,09(09):104-106.

[27] 罗毅,黄振宇,刘路培,等.超声引导下腋静脉穿刺置管术在急诊科危重病人中的应用[J].华夏医学,2013,26(4):38.

[28] 王丽华.超薄型美皮康预防 PICC 术后机械性静脉炎的效果观察[J].护理研究,2013,27(09):807-808.

[29] 夏彩莲,王蓓,薛海莉,等.水胶体敷料预防 PICC 置管术后机械性静脉炎的效果[J].解放军护理杂志,2010,27(15):1190-1192.

[30] 黎贵,张淑香,徐波.水胶体敷料预防 PICC 病人机械性静脉炎效果的 meta 分析[J].中国护理管理,2014,14(11):1145-1148.

[31] 张淑香,李峥.多磺酸粘多糖乳膏外用与湿热敷法预防肿瘤病人 PICC 置管后静脉炎的效果比较[J].护理管理杂志,2014,14(01):54-55.

[32] 王安素,曾莉,张莉,等.喜疗妥治疗静脉炎疗效的 Meta 分析[J].遵义医学院学报,2016,39(01):54-61.

[33] 赵春樱,张新春,王若峥.喜辽妥软膏和硫酸镁治疗鼻咽癌病人化疗所致静脉炎的临床疗效比较[J].新疆医科大学学报,2013,36(05):638-640.

[34] 辛永利.如意金黄散对浅静脉留置针并发静脉炎的治疗效果[J].解放军护理杂志,2012,29(23):71-73.

[35] 尹育华,张金艳,龚翠平,等.75%酒精湿敷治疗 PICC 置管引发机械性静脉炎的疗效观察[J].河北医学,2012,18(09):1306-1308.

[36] 丛树玲.3 种方法外敷治疗输液性静脉炎的疗效观察[J].护理研究,2014,28(27):3417-3418.

[37] 岳仕鸿,刘丹,刘丽丽,等.冰片芒硝外敷联合红光理疗治疗甘露醇所致静脉炎 100 例[J].中国中医药科技,2012,19(05):471-472.

[38] 张红军.红光照射加止痛消炎软膏治疗化疗性静脉炎疗效观察[J].现代中西医结合杂志,2007,(07):911.

[39] 张娟,张晓敏,沈慧娟.红外线照射与穿刺点碘伏棉球压迫对 PICC 术后机械性静脉炎的疗效[J].中国临床研究,2017,30(11):1591-1592.

[40] VAN ROODEN CJ,ROSENDAAL FR,BARGE RM,et al. Central venous catheter related thrombosis in haematology patients and prediction of risk by screening with Doppler-ultrasound. Br J Haematol,2003(8):507-512.

[41] Cancer-Associated Venous Thromboebolic Diseases. NCCN Clinic Practice Guidelines in Oncology[S]. Version 1,2017:11-14.

[42] 中国临床肿瘤学会肿瘤与血栓专家共识委员会.2014—2015 年中国肿瘤相关静脉血栓栓塞症的诊断与治疗专家共识[J].中国实用内科杂志,2015,35(11):907-916.

[43] MCNICHOL L,LUND C,ROSEN T,et al. Medical adhesives and patient safety:State of the science. Consensus state-ments for the assessment,prevention,and treatment of adhesive-related skin inj uries[J]. J Wound Ostomy Continence Nurs,2013,40(4):3665-3680.

[44] 余喜梅,任燕,摆江萍,等.地塞米松软膏加纱布敷料在肿瘤病人 PICC 导管相关严重过敏性皮炎中的应用效果[J].全科护理,2014,12(27):2497-2499.

[45] 徐翠花,孙雪岩,徐立芳.PICC 导管相关皮肤过敏护理研究进展[J].齐鲁护理杂志,2011,17(31):47-48.

[46] WENGSTROM Y,MARGULIES A. European Oncology Nursing Society extravasation guidelines[S]. European Journal of Oncology Nursing,2008,12:357-361.

[47] 黄丽如,陈柳,熊军义.PICC 穿刺点非炎性渗液的原因分析与护理[J].中国医学创新,2015,12(29):93-96.

第二节 伤口专科技术

一、伤口评估技术

（一）概念

伤口评估是基于病人的临床症状和体征,实验室检查和病史的综合分析,是伤口管理不可或缺的一部分。

（二）目的

获取伤口的基本资料,为医务人员提供伤口处理所需要的信息,为伤口的干预、管理以及保健策略的制定,伤口治疗费用、愈合时间的判断提供依据。

（三）评估内容

伤口评估的内容包括伤口特点以及影响伤口愈合的因素。在临床护理实践中,我们通常从以下三个方面开展对于伤口的评估:病因评估、病人全身状况评估和伤口局部评估。

评估流程

评估要点		具体内容
病因评估	病因类型	1. 致病因素的种类包括机械性因素、化学性因素、血管病变、致敏源、感染、温度、细胞癌变、放射线等。 2. 明确致病因素有助于判断伤口类型,如肿瘤细胞浸润、坏死致局部皮肤破溃,压力、剪切力等致压力性损伤,肠造口底盘渗漏致造口周围皮肤发生刺激性皮炎,鼻咽癌病人颈部放射线损伤致放射线皮炎。
	病因持续时间	病因持续刺激是导致伤口持久不愈合,伤口基底及周边细胞生长能力减弱的重要原因。
	病因来源	1. 外源性病因　力、放射线、化疗药、温度、致敏原、致病菌、锐器。 2. 内源性病因　肿瘤细胞、消化液、尿液、血管病变、免疫抑制。
	病因是否可消除	确定病因是否可消除可为后续护理方案的制订提供依据,例如癌性伤口因病因无法消除故换药目的以症状控制为主,而放射性皮炎、压力性损伤通常病因可消除故换药目的为促进伤口愈合。
全身评估	既往史	糖尿病、高血压、免疫缺陷、心肺功能受损等。
	用药与治疗经过	使用激素、抗凝血药物、免疫抑制剂,放化疗等。
	营养状况	白蛋白、BMI、营养风险及不良评分、营养摄入方式。
	其他	宗教信仰、经济状况、文化程度、职业、吸烟酗酒、家庭支持等。
局部评估	部位	1. 不同类型的伤口有不同的好发部位,伤口部位的评估有助于伤口类型的判断。 （1）压力性损伤好发于骨隆突处或医疗器械相接触部位。 （2）失禁性皮炎好发于会阴部。 （3）撕脱性皮炎好发于胶布粘贴处。 2. 考虑要选用的敷料及敷料的固定方式,脚部、颈部的伤口应用网套加固,臀部的伤口敷料易因摩擦而卷边,可考虑封边处理。

评估要点		具体内容
局部评估	形状	1. 伤口形状的评估有利于伤口类型的判断。 （1）压力性损伤伤口较规则,呈圆形或椭圆形。 （2）失禁性皮炎伤口不规则,伤口形状与粪水与皮肤接触范围有关。 2. 伤口形状的评估可为敷料的裁剪提供依据。
	面积	1. 线性测量法 长:与身体纵轴平行,组织损伤/缺失最长处为长。 宽:与身体横轴平行,组织损伤/缺失最长处为宽。 2. 表面积测量法　使用4cm或8cm网格组成的薄膜覆盖伤口,在薄膜上画出伤口的轮廓,然后通过计算得出一个近似伤口表面积的数值。 3. 摄影法　应用数码相机拍摄照片后上传至电脑,应用专用软件计算伤口长度、宽度以及面积。线性测量法测量方法简单,在临床上应用较广,多适用于规则的长方形或正方形伤口。对于不规则形伤口,建议采用表面积测量法或摄影测量法。
	深度	皮肤垂直于伤口基地最深处为伤口深度,通常采用棉签来探查。
	渗液	量、颜色、性状、气味、来源。
	基底组织	1. 基底组织颜色 （1）红色组织:通常为健康的肉芽组织,提示伤口血供较好,有生长活力。 （2）黄色组织:无活性的黄色腐肉,常以块状形式存在。 （3）黑色组织:软或硬的结痂,局部缺乏血供而形成的坏死组织。 2. 不同组织所占的比例　按照25%、50%、75%、100%的比例进行描述。 3. 关键组织(血管、神经、肌腱、骨骼)暴露情况。
	窦道/潜行/瘘管	1. 窦道　周围皮肤与伤口基底之间形成的纵形腔隙。 2. 潜行　伤口皮肤边缘与伤口基底之间的袋状空穴,常由剪切力造成。 3. 瘘管　两个空腔脏器之间或空腔脏器与皮肤之间的通道。 4. 窦道的测量是指通过无菌棉签、测量设备或操作者戴无菌手套深入伤口深处或窦道底部并做好标记,用测量尺测量窦道深度。测量时需避免暴力操作以免造成额外的组织损伤,还应避免将棉絮残留在伤口深处。 5. 潜行深度的测量与窦道的测量相一致,在潜行测量过程中,建议使用时钟法记录潜行的范围。
	边缘	有无增生、内卷、纤维化。
	周围皮肤	有无红肿、浸渍、硬结、脱屑及皮温升高。
	愈合速度	伤口持续时间的记录有助于判断伤口为急性伤口还是难以愈合的慢性伤口,通常用超过30d来描述伤口为慢性愈合状况。值得注意的是,急性和慢性伤口最重要的判定标准为伤口是否正在快速愈合。

续表

简要流程图	注意事项
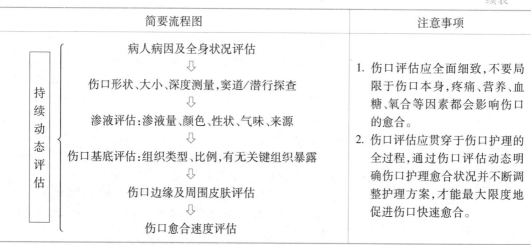	1. 伤口评估应全面细致,不要局限于伤口本身,疼痛、营养、血糖、氧合等因素都会影响伤口的愈合。 2. 伤口评估应贯穿于伤口护理的全过程,通过伤口评估动态明确伤口护理愈合状况并不断调整护理方案,才能最大限度地促进伤口快速愈合。

二、伤口清洁技术

（一）概念

伤口清洁技术是指应用清洁溶液及物理方式,清除伤口表面的渗出物、碎片、腐肉或污染物,使伤口处于不利于微生物生长的状态。

（二）目的

保持伤口清洁,降低伤口的细菌负荷并促使病人舒适。

（三）伤口清洁要点

理想的伤口清洁为既能有效去除伤口表面的坏死组织和污染物,又能最大限度地减小清洁给伤口造成的损伤。伤口清洁并不是千篇一律的,虽然目前并没有充足的研究指导伤口清洁,但对于不同类型的伤口,应采取不同的伤口清洁策略,即伤口清洁方法的选择应基于伤口特点,确定最合适的清洁溶液、清洁设备和清洁方式。

伤口清洁技术

简要步骤	项目	特点
选择清洗液	清洁溶液	1. 清水　方便经济、非无菌,只适用于浅表伤口的清洗。 2. 软皂液　软皂200g加蒸馏水至1 000ml配制而成。用于清洗污染创面,清洗完后需用生理盐水冲洗,避免残留。临床应用较少,会对伤口酸碱度造成影响。 3. 0.9%无菌生理盐水　临床最常用的伤口清洁溶液,无菌经济,对组织无损害。伤口面积较大者慎用,生理盐水冲洗过程中被机体大量吸收会造成机体循环负荷过重。
	消毒溶液	1. 75%乙醇　对皮肤黏膜刺激性大,接触伤口后容易引起病人的剧烈疼痛。多用作皮肤与医疗器械的消毒,不建议直接接触伤口。 2. 碘伏　中效消毒剂。对皮肤黏膜无刺激,安全稳定。 3. 碘酊　5%用于外科手术时消毒,消毒后需脱碘,否则会腐蚀皮肤。

简要步骤	项目	特点
选择清洗液	消毒溶液	4. 过氧化氢　氧化型消毒剂。与伤口接触时,立即分解成氧,对厌氧菌的抗菌作用较好。目前认为,其对组织腐蚀性较强且容易引起气栓,不建议频繁使用此类消毒剂进行消毒,也不建议将其用于含窦道、潜行的伤口,可将其适当用于浅表的感染性创面(尤其是厌氧菌感染)、蕈状肿瘤伤口的消毒、除臭。 5. 呋喃西林　局部抗菌药。有抑菌和杀菌作用,外用杀菌剂,可用于化脓性创口、溃疡、烧伤及手术前后的局部冲洗、湿敷。 6. 其他　高锰酸钾溶液、葡萄糖酸氯己定溶液、硼酸溶液等。这些溶液均具有抗菌作用,应用过程中需严格按照指引使用,否则易对机体造成损伤。
选择清洗工具	棉球	柔软舒适,适用于小面积伤口的清洁。
	纱布	清洗力度大,适用于污染较严重创面的清洁,清洗过程中易对伤口造成机械性损伤。
	注射器	通过液压来进行伤口清洗,多用于较深较窄腔隙、脆弱易出血创面的冲洗,常需配合头皮针胶管应用。
	高压灌洗设备	通过液压来进行伤口清洗,压力调节范围广而精确,高压灌洗虽能较好地移除组织碎片,但会增加灌洗液进入伤口周围组织或界面的风险。
选择清洗方式	擦洗	伤口擦洗是指用镊子或止血钳夹取浸湿的棉球或纱布通过适当的摩擦清除伤口表面松散的细胞碎片、细菌、伤口渗液、敷料碎屑等,是临床最常见的清洗方法。
	冲洗	伤口冲洗就是利用流体将存在于伤口表面松散的细胞碎片、细菌、伤口渗液、敷料碎屑、外用制剂冲洗干净。冲洗本质上是通过物理作用,而不是冲洗液本身,从伤口床去除碎屑、污染物或不需要的渗出物。
	漩涡浴	漩涡浴是指将整个伤口床及周围皮肤暴露于漩涡水流中,达到清洗的目的。 优点:伤口碎片长时间浸泡在漩涡水流中,会发生软化、脱落而被清除。 缺点:水压不易控制,一旦坏死组织被清除,机体健康组织将面临被损伤的风险。

注意事项

1. 伤口清洗应根据伤口特点选择最合适的清洗方案,不要盲目应用抗菌溶液进行清洗,越来越多的文献表明,应用消毒剂清洗伤口不一定对伤口愈合有益。消毒剂对参与伤口愈合过程中的许多关键细胞,具有细胞毒作用,伤口暴露于消毒液中,可能会损伤组织防御并造成疼痛。
2. 伤口清洁需充分、彻底。伤口清洗是降低细菌负荷,改善伤口生长环境的重要步骤,伤口清洁不充分,应用再高级的敷料,伤口愈合都不会理想。
3. 伤口擦洗过程中应注意过度擦洗在除去颗粒、组织碎片或碎片的同时,也会损坏正常软组织,而且妨碍伤口的抗感染。因此,擦洗过程中,要注意对正常组织的保护。
4. 冲洗法避免了伤口床的摩擦,对于基底脆弱伤口来说是比较理想的清洁方式。冲洗法常与伤口负压吸引相结合,用于感染性伤口、瘘管的治疗。对于细菌负荷较重的污染伤口,持续冲洗是保持伤口清洁的最佳选择。
5. 漩涡浴使用过程中应注意机体组织不可与喷水管亲密接触,否则会因局部高压作用而发生损伤。该清洗方法需专门的设备支持,故在临床上尚无法普及。

三、伤口清创技术

（一）概念

清创是从伤口或其周围组织除去坏死的或无活性的组织及外来的异物,直至暴露出健康的组织。

（二）目的

1. 去除坏死组织,减少伤口的生物学负荷。
2. 暴露活性组织,清除新生组织生长阻碍。
3. 彻底开放脓腔,利于引流。
4. 减少坏死组织分解及降解过程中毒素吸收,改善机体状态。

（三）清创的类型

包括外科清创、自溶性清创、机械性清创、化学性清创、生物性清创清创等。其中外科清创、自溶性清创、机械性清创为目前比较常见的清创方法;而化学性清创、生物性清创受清创材料及观念限制,目前在临床上尚未普及。

清创类型比较

类 型		优 点	缺 点
外科清创	非保守外科清创	快速、彻底、有效。	损伤大,容易引起出血、疼痛。
	保守锐性清创	相对手术清创而言,损伤小。	不彻底,常需分多次进行。
自溶性清创		安全,不会破坏正常组织。	清创速度慢,增加感染的风险。
机械性清创	冲洗法	经济、方便,可用于潜行、窦道或外口小而内腔大的伤口的清创。	冲洗压力过高容易损伤正常组织并将细菌冲入机体深部。
	湿纱布浸泡法	经济、操作简单。	清创不彻底,容易损伤健康肉芽组织并导致机体疼痛。
	摩擦法	操作简单,可用于污垢较多伤口的清创。	容易导致疼痛、出血和正常组织的损伤。
生物性清创		快速有效。	昂贵,不易被病人接受。
化学性清创		只溶解坏死组织而不破坏正常组织,安全,无疼痛感。	昂贵,感染风险增加。

1. **保守锐性清创** 保守锐性清创是保守的外科清创方式。为局部剪裁或刮除坏死组织,具有创伤小、出血少的优点,但若坏死组织较多,需经多次清创。

（1）适应证:伤口床含与基底粘连紧密的焦痂或其他坏死组织。

（2）禁忌证:有出血倾向,局部组织缺血,免疫功能低下,足跟或骶尾部稳定的焦痂,全身状况差,预计伤口难以愈合。

操作步骤

简要步骤	操作要点
核对与解释	1. 核对 病人身份(病人姓名、病案号)与医嘱。 2. 解释 操作目的、方法、注意事项与配合要点。
评估	详见伤口评估章节。
准备	1. 环境 安静、整洁、光线充足、室温适宜、私密。 2. 用物 治疗盘、治疗巾、清洁手套及无菌手套各一双、伤口清洁溶液、无菌纱布、医用剪刀/刀片、止血钳、无菌碗、镊子。 3. 病人 知情同意。 4. 操作者 着装整洁。
实施	1. 根据伤口位置协助病人摆放便于清创的体位。 2. 洗手,戴口罩,戴消毒手套。 3. 去除伤口敷料。 4. 戴无菌手套,清洗伤口。 5. 使用止血钳、无菌剪刀/刀片逐步剪除坏死组织。 6. 清创结束,填塞伤口敷料,包扎伤口。 7. 健康宣教。 (1) 预约下次换药时间、地点。 (2) 保守锐性清创期间不要服用抗凝药物。 (3) 保持伤口干燥、清洁,若敷料渗湿或被污染及时返院换药。
评价	1. 能熟练完成操作。 2. 遵守无菌操作原则。 3. 明确保守锐性清创相关注意事项。 4. 病人及家属能理解健康指导内容并依从。

简要流程图	注意事项
核对与解释 ⇩ 评估:病人病因、全身情况、局部伤口情况、心理状况 ⇩ 准备:环境、用物、病人、操作者 ⇩ 清洗伤口 ⇩ 逐步剪除坏死组织 ⇩ 覆盖敷料并固定 ⇩ 健康宣教 ⇩ 效果评价:操作技术、无菌技术、健康教育	1. 保守锐性清创为侵入性操作,临床护士执行此项操作前需明确自身是否具备操作资格和操作能力,避免引起不必要的纠纷。 2. 保守锐性清创过程中遇到以下几种情况需马上停止清创:病人出血不止、暴露重要解剖结构(骨骼、肌腱、筋膜、神经、韧带、血管)、病人明显疼痛、穿透筋膜。 3. 保守锐性清创可与其他清创方式联合使用以达到最佳清创效果。

2. **自溶性清创** 自溶性清创是机体利用伤口渗液中的有效成分,包括各种生物酶、炎性细胞、生长因子等,将坏死组织消化讲解的过程。这一过程常借助"保湿"敷料来完成,伤

口渗液在湿性敷料下积聚,将坏死组织软化,并提供伤口愈合所需的生长因子和炎性细胞。自溶性清创损伤小,痛感轻,容易被病人接受,是临床常用的清创方式。

（1）适应证:坏死组织较少的伤口。

（2）禁忌证:伤口有未探明的腔隙,机体免疫缺陷,感染性伤口,尤其是厌氧菌感染。

操作流程

简要步骤	操作要点
核对与解释	1. 核对　病人身份(病人姓名、病案号)与医嘱。 2. 解释　解释操作目的、方法、注意事项与配合要点。
评估	详见伤口评估章节。
准备	1. 环境　安静、整洁、光线充足、室温适宜、私密。 2. 用物　治疗盘、治疗巾、清洁手套及无菌手套各一双、伤口清洁溶液、无菌纱布、无菌碗、镊子、伤口敷料、医用胶布。 3. 病人　知情同意。 4. 操作者　着装整洁。
实施	1. 根据伤口位置协助病人摆放便于清创的体位。 2. 洗手,戴口罩,戴消毒手套。 3. 去除伤口敷料。 4. 戴无菌手套,清洗伤口。 5. 根据伤口特点选择适于清创的敷料,将敷料应用于伤口。 6. 包扎伤口。 7. 健康教育 （1）预约下次换药时间、地点。 （2）保持伤口干洁,避免污染。 （3）若伤口较湿润,渗液溢出至伤口周围皮肤需返院换药。
评价	1. 能熟练完成操作。 2. 遵守无菌操作原则。 3. 明确保自溶性清创相关注意事项。 4. 病人及家属能理解健康指导内容并依从。

简要流程图	注意事项
核对与解释 ⇩ 评估:病人病因、全身情况、局部伤口情况、心理状况 ⇩ 准备:环境、用物、病人、操作者 ⇩ 清洗伤口 ⇩ 选择敷料并应用 ⇩ 伤口包扎 ⇩ 健康宣教 ⇩ 效果评价:操作熟练、遵守无菌原则、明确操作注意事项、健康宣教到位。	1. 自溶性清创可选用敷料,包括水凝胶敷料、水胶体敷料、亲水纤维敷料、藻酸盐敷料、透明敷料等。敷料的选择与应用要结合伤口特点:干燥的焦痂可选用水凝胶敷料与透明敷料联合应用的方式清创,渗液较多的伤口可选用亲水纤维敷料或藻酸盐敷料,渗液量适当的伤口直接覆盖水胶体敷料即可。 2. 自溶性清创是通过保持伤口湿润的方式达到清创的目的,清创过程中,如果伤口过于湿润,渗液溢出侵蚀伤口周围皮肤,需立即换药。对于渗液量多的伤口,换药之前可考虑预先使用水胶体敷料保护伤口周围皮肤。 3. 一些敷料在自溶性清创过程中可能会产生臭味,水胶体敷料被渗液溶解后外观可能类似于脓液,在换药过程中,需仔细评估,鉴别伤口是否发生感染。

3. 纱布浸泡清创　指将用生理盐水浸湿的纱布覆盖于伤口上,利用纱布的湿度软化坏死组织。当纱布由湿变干时,纱布会粘连在已软化的坏死组织上,移除纱布时可顺带将坏死组织除去。

（1）适应证:坏死组织较薄的伤口,经济条件差的病人。

（2）禁忌证:感染性伤口,脆弱易出血的伤口。

操作流程

简要步骤	操作要点
核对与解释	1. 核对　病人身份(病人姓名、病案号)与医嘱。 2. 解释　操作目的、方法、注意事项与配合要点。
评估	详见伤口评估章节。
准备	1. 环境　安静、整洁、光线充足、室温适宜、私密。 2. 用物　治疗盘、治疗巾、清洁手套及无菌手套各一双、伤口清洁溶液、无菌纱布、无菌碗、镊子、医用胶布。 3. 病人　知情同意。 4. 操作者　着装整洁。
实施	1. 根据伤口位置协助病人摆放便于清创的体位。 2. 洗手,戴口罩,戴消毒手套。 3. 去除伤口敷料。 4. 戴无菌手套,清洗伤口。 5. 将被生理盐水浸湿的纱布铺开覆盖在坏死组织上。 6. 若以保持伤口湿润,软化坏死组织为目的,则4~6h 更换 1 次纱布,若以清除坏死组织为目的,则待纱布变干后直接揭除。 7. 健康宣教 （1）预约下次换药时间、地点。 （2）保持伤口干洁、避免污染。 （3）清创期间勿服用抗凝药物。
评价	1. 能熟练完成操作。 2. 遵守无菌操作原则。 3. 明确湿纱布浸泡清创相关注意事项。 4. 病人及家属能理解健康指导内容并依从。

简要流程图	注意事项
核对与解释 ⇩ 评估:病人病因、全身情况、局部伤口情况、心理状况 ⇩ 准备:环境、用物、病人、操作者 ⇩ 清洗伤口 ⇩ 用生理盐水浸湿纱布 ⇩ 将湿纱布覆盖于伤口上 ⇩ 固定纱布,按间隔时间换药或等待纱布干燥后揭除 ⇩ 健康宣教 ⇩ 效果评价:操作熟练、遵守无菌原则、明确操作注意事项、健康宣教到位。	1. 纱布浸泡清创简单、经济,但清创不彻底,常需与其他清创法联合使用。如果伤口床内有新生的肉芽组织或上皮爬行,则不要选用此方法,因为干燥的纱布揭除过程中会损伤健康肉芽组织及新生上皮组织。 2. 若纱布与伤口床粘连紧密,揭除过程中病人疼痛明显或有出血,可用0.9%生理盐水冲洗使纱布松脱后再揭除。

四、伤口渗液管理技术

（一）概念

伤口渗液是指从伤口渗出来的液体分泌物。正常情况下,类似于血清的液体会从毛细血管渗透至组织内,这些液体90%经毛细血管重新吸收入血,10%经淋巴管重新吸收。当机体收到创伤时,血管在炎症介质作用下通透性增加,渗出更多的液体,这类液体便是伤口渗液。

（二）渗液管理目的

适当量的伤口渗液对人体是有益的,这些渗液可保持伤口湿润、促进伤口生长并为细胞代谢提供营养,但当渗液量过多或过少、渗液性状异常、渗液有异味时,伤口生长将延缓。有效的伤口渗液管理非常重要,通过渗液管理可达到以下几个目的:

1. 为伤口湿性愈合创造理想的环境。

2. 预防或减少伤口感染的风险。

3. 促进病人舒适。

4. 降低敷料更换频率,提高护理效率。

伤口渗液管理流程

简要步骤	具体内容
评估	1. 渗液 来源、黏稠度、量、颜色、气味（详见附表）。 2. 病人全身状况 详见伤口评估章节。 3. 渗液周围皮肤状况。 4. 渗液对病人生活质量的影响。
准备	1. 环境 安静、整洁、光线充足、室温适宜、私密。 2. 用物 治疗盘、治疗巾、伤口清洁溶液、无菌纱布、无菌换药包、渗液管理用物（伤口敷料/渗液收集袋）、医用胶布。 3. 病人 保持安静,等待操作。 4. 操作者 着装整洁。
实施	1. 请相关专业人士会诊,治疗原发疾病,心力衰竭、肾衰竭、低蛋白血症、肠瘘、尿瘘、胰瘘等导致渗液增多的病症均需治疗。 2. 清洗伤口床,清除坏死组织。 3. 依据伤口渗液特点选取适宜的渗液管理方案并实施。 （1）渗液过少 1）选择可保存或提供水分的敷料,如水凝胶敷料。 2）选择低吸水性敷料。 3）减少现有敷料的换药次数。 （2）渗液过多 1）选用吸水力度更强的敷料。 2）增加换药次数。 3）应用负压抽吸渗液。 4）应用造口袋、保险袋等材料构建渗液收集装置。 （3）渗液异味 1）适当去除坏死组织。 2）有感染的伤口,积极治疗感染。

简要步骤	具体内容
实施	3）增加换药频率。 4）考虑使用除味产品,如茶叶包、活性炭。 （4）渗液致伤口周围皮肤改变 1）对皮肤炎症采取适当治疗措施。 2）加强渗液管理,避免渗液渗漏。 3）用适合的隔离屏障保护伤口周围皮肤。 4. 伤口异味、疼痛管理详见相关章节。 5. 健康教育 （1）伤口保持湿性平衡是伤口愈合的关键,无论伤口渗液过多或过少都要积极就医。 （2）伤口渗液过多,造成异味,损害生活质量时不必过于苦恼,目前有多种方式可达到收集渗液的目的,遇到渗液问题时,心态放平和,听从医务人员的指导即可。 （3）要积极治疗原发疾病,从根本原因上纠正渗液异常。肿瘤伤口通常无法治愈,以症状管理为主要目标。 （4）注意隔绝渗液和伤口周围皮肤,渗液对皮肤具有腐蚀性,当渗液溢出至正常皮肤时,要积极换药。
评价	1. 渗液评估及管理到位。 2. 伤口周围皮肤得到有效保护。 3. 关注病人心理及生活质量。

简要流程图	注意事项
评估:病人全身状况、渗液、渗液周围皮肤、生活质量 ⇩ 治疗原发病 ⇩ 改善伤口床环境 ⇩ 降低/维持/增加伤口湿度 （敷料、负压、液体收集装置） ⇩ ——————————— ⇩　　　　　　　　⇩ 预防和控制渗液相关问题　　提高生活质量 ● 伤口周围皮肤浸渍 ● 伤口异味　　　　● 心理支持 ● 伤口疼痛　　　　● 健康教育 ⇩ 效果评价:渗液评估管理到位、伤口周围皮肤无损伤,关注病人心理健康和生活质量	1. 渗液管理应以伤口湿性愈合理论为基础,选择合适的方式为伤口保留适当的渗液有利于伤口的快速愈合。 2. 敷料是渗液管理的重要方式,敷料种类繁多,在运用敷料进行渗液管理之前,需熟悉各种敷料的性能。敷料使用过程中,需结合伤口渗液特点,灵活运用。 3. 渗液管理除了做好对症处理外,还应积极查找渗液异常的病因,及时纠正。 4. 关注渗液对伤口周围皮肤的损伤以及病人社会心理功能的损害。

渗液评估要点

项目	分类	判断标准
黏稠度	高黏稠度：质感稠厚	1. 可能由于炎症期内，渗液内有大量白细胞所致。 2. 在感染伤口中，渗液内含有大量白细胞及细菌。 3. 含有已溶解或半溶解之腐肉或坏死组织。 4. 肠瘘，渗液内含消化道物质。 5. 可能由于某些伤口敷料的残留物。
	低黏稠度：质感稀薄、水样	1. 病人营养不良，缺乏白蛋白。 2. 多见于静脉性溃疡，由于血液回流受阻，大量渗液由毛细血管渗出至周围组织，从伤口流出。 3. 可能由于淋巴系统瘘或泌尿系统瘘所致。
颜色	清澈黄色	正常渗液颜色。
	浑浊灰白色	伤口感染。
	红色	渗液中含有红细胞。
	黄褐色	腐肉或坏死组织溶解。
	绿色	铜绿假单胞菌感染。
气味	恶臭味	坏死组织溶解或伤口感染。
	粪臭味	肠瘘。
	某些敷料如水胶体敷料接触伤口后可能会产生一些特殊的气味。	
量（通常用伤口渗液与敷料的关系来描述渗液量的多少）	干燥（移除敷料时，伤口表面干燥，内敷料干燥）	渗液量增加原因： 1. 全身性因素 （1）营养不良、白蛋白低，导致水肿。 （2）因肝、肾衰竭或心脏病变引致水肿。 （3）内分泌系统病变。 （4）使用药物，如类固醇。 2. 局部性因素 （1）伤口感染或严重污染。 （2）伤口因创伤处于急性炎症期阶段。
	湿润（移除敷料时，伤口表面可见微量渗液，内敷料少量浸渍，外敷料干燥）	
	潮湿（移除敷料时，伤口表面可见微量渗液，内敷料大量浸渍，外敷料未被浸渍）	（3）足部水肿，多见于静脉性溃疡，由于静脉回流受阻，引致大量渗液由毛细血管渗出到足部组织及伤口。 （4）也见于慢性伤口，因细菌积聚而致伤口长期处于炎症期。 （5）伤口有异物，刺激周围组织，引致分泌增加。 （6）瘘管：如肠瘘、淋巴瘘、泌尿系统瘘。 渗液量减少原因： 1. 全身性因素　病人整体情况差，例如休克、失水、动脉血管病变等。 2. 局部性因素
	饱和（移除敷料时，伤口可见大量渗液，内敷料完全浸渍，外敷料也被浸渍）	（1）正常伤口处于表皮细胞生长阶段，显示伤口快将愈合。 （2）伤口有干痂形成。
	渗漏（移除敷料时，伤口可见大量渗液，内外敷料完全浸渍）	（3）伤口因动脉、毛细血管病变而致缺血。 （4）敷料使用不正确，例如使用高吸收性敷料于微量渗液伤口。

五、伤口异味管理技术

（一）概念

伤口异味是指从伤口散发出来的令人不适的气味。伤口产生的异味，也被称为恶臭，常见于感染性伤口、肠道瘘管和肿瘤伤口。

（二）异味来源

1. 组织坏死会产生臭味。组织缺少氧和营养后就失去了活性，导致伤口中出现坏死组织缺血坏死，组织中含有的蛋白被细菌降解而发臭。

2. 厌氧菌感染。排放腐臭气味是厌氧菌感染的症状之一。在坏死组织中积聚的厌氧菌会使伤口产生气味。

3. 浸透渗液的脏敷料，其中含有感染后产物或坏死的渗出液。水胶体敷料与创面渗出物相接触后也可能产生特殊气味，这种气味在伤口清洗后会消失。

4. 肠瘘、尿漏病人因排泄物管理不当常伴有粪臭味或氨味。

5. 可能与肿瘤本身有关。

（三）管理目的

伤口异味的有效管理非常重要，受异味的困扰，病人的心理上尴尬、痛苦，为避免遭受到他人的嫌弃，常常选择孤立自己。对一些病人来说，异味对于生活质量的损害远大于伤口本身，因而，伤口异味的消除有着非常重要的意义。伤口异味的管理可达到以下几个目的。

1. 改善病人心理状况，避免病人尴尬、痛苦、自卑。

2. 提高病人自信，改善社交。

3. 提高生活质量。

伤口异味管理流程

简要步骤	具体内容		
评估	异味严重程度	等级	评价标准
		0	一入屋子/病房/诊室即可闻到。
		1	与病患一个手臂的距离可闻到。
		2	与病患少于一个手臂的距离可闻到。
		3	接近病患手臂可闻到。
		4	只有病患自己能闻到。
		5	没有味道。
	异味来源		
	病人异味管理能力		
	病人心理状态		
准备	1. 环境　安静、整洁、光线充足、室温适宜、私密。 2. 物品　一次性使用无菌换药包，伤口清洗液，无菌纱布、伤口敷料、医用胶布、外部除臭剂。 3. 病人　保持安静，配合操作。 4. 操作者　着装整洁。		

简要步骤	具体内容
处理	1. 降低伤口细菌负荷 适当清洗伤口、增加换药次数,清除坏死组织,必要时应用抗菌产品进行抗感染处理。 2. 敷料选择与应用 选用活性炭敷料进行伤口管理,敷料含碳层可有效吸收伤口表面的毒素和细菌,控制伤口异味。 3. 外部除臭剂使用 空气清新剂、茶叶包、咖啡渣、香油精等都可改善室内异味。 4. 健康教育 注意个人卫生,室内勤通风,乐观对待,积极寻求专业帮助。
评价	1. 能准确判断伤口异味来源、严重程度并做出合理的处理。 2. 伤口异味经处理后较前有所减轻。 3. 病人及家属能理解健康指导内容并依从。

简要流程图	注意事项
评估:病人异味来源、分级、病人异味管理 能力、心理状况 ⇩ 准备:环境、物品、病人、操作者 ⇩ 清洗伤口,完成伤口异味评估 ⇩ 根据伤口特点选择适宜的异味管理方案并实施 ⇩ 健康宣教 ⇩ 效果评价:异味评估及管理,健康教育	1. 伤口异味产生的原因多种多样,在异味管理过程中,要探索异味产生的原因,尽量从病因上进行根治,不要只将目标停留在症状管理层面。 2. 大部分伤口异味是由于肿瘤或肠瘘所造成,这类伤口治愈难度大,需积极与病人沟通,让病人明确自己的病情,鼓励病人参与异味的管理并尽量帮助病人做好伤口异味的居家护理。

六、伤口出血管理技术

按血液逸出的机制可将出血分为破裂性出血和漏出性出血两种。伤口出血多为血管破裂性出血。

管理流程

简要步骤		具体内容
评估	病情	1. 生命体征 脉率、血压、呼吸、意识状态等。 2. 皮肤温度和色泽。 3. 病人主诉 头晕、出汗、乏力、心悸等。
	凝血功能	血小板计数、纤维蛋白原、凝血时间等。
	出血量	1. 失血量 10%～15%,Hb>100g/L。 2. 失血量 20%～30%,Hb70～100g/L。 3. 失血量>30%,Hb<70g/L。 以上数值仅供参考,具体失血量还应结合临床具体情况进行判断。
	出血部位	1. 出血部位数量。 2. 出血部位是否邻近机体大血管。 3. 出血部位是否有感染、组织坏死、癌性组织。
	出血持续时间	

简要步骤		具体内容
准备		1. 环境　安静、整洁、光线充足、室温适宜、私密。 2. 物品　一次性使用无菌换药包,伤口清洗液,无菌纱布、止血用品、医用胶布。 3. 病人　保持安静,配合操作。 4. 操作者　着装整洁。
预防	识别高风险伤口	癌性伤口、解剖部位邻近大血管的伤口、瘘管。
	清洗	动作轻柔,避免过度摩擦,出血高危伤口禁用锐性器械接触,如镊子。
	清创	不要急于求成,避免损伤机体正常组织。
	换药	选择合适的敷料,避免敷料与伤口床粘连,对于高危易出血伤口,避免使用负压吸引。
处理	少量出血	1. 局部直接加压或局部使用止血药物后再行加压。 2. 硝酸银笔点灼出血点。
	大量出血	1. 纱布直接按压出血点,再遵医嘱在出血点上使用0.1%肾上腺素或其他止血药物。 2. 医生行局部血管结扎。 3. 血管介入栓塞。 4. 失血量过大者可考虑输血补充血液成分。
	健康宣教	1. 伤口出血风险高者,建议伤口愈合期间勿服用抗凝血药。 2. 居家期间,如伤口出血,切勿慌张,根据出血严重程度采取应对措施,伤口出血量少,可先尝试自行按压止血,伤口出血量大,难以止血时,立即寻求就近医院的帮助。 3. 居家自行换药期间,动作轻柔,避免损伤伤口。
评价		1. 明确如何预防及应对伤口出血。 2. 能够依据病人伤口出血特点为其选择合适的止血方案。 3. 伤口出血时反应迅速,应对及时。 4. 病人及家属能理解健康指导内容并依从。

简要流程图	注意事项
评估:病人病情、出血风险/出血状况 ⇩ 准备:环境、物品、病人、操作者 ⇩ 对未出血伤口积极预防出血、对已出血伤口积极止血 ⇩ 健康宣教 ⇩ 效果评价:方案选择、处理应对、健康教育	1. 严重的伤口出血会危及病人生命,对于出血风险高的病人,需指导病人如何应对紧急状况。 2. 血液是细菌最理想的培养基,伤口止血后需清洁伤口、去除积血,避免细菌过度繁殖而引发伤口感染。 3. 对于特殊伤口,如癌性伤口和感染较重伤口,血管受炎性因子侵蚀变得脆弱易破裂,换药过程中需动作轻柔,警惕伤口出血。

七、伤口疼痛管理技术

（一）概念

世界伤口愈合协会将与伤口有关的疼痛定义为一种与伤口有关的有害症状和不良情绪体验。

（二）管理目的

增加舒适度、提高生命质量,改善身体机能。

（三）管理意义

疼痛作为人体第五大生命体征,一旦发生将时刻困扰着病人。具有急慢性伤口的病人常常抱怨伤口疼痛,局部的不适体验严重损害了病人的生活质量,因此,在伤口护理中,有效的疼痛管理非常重要。

管理流程

简要步骤		具体内容
评估	疼痛部位	局限/不局限于伤口。
	疼痛性质	刺痛、烧灼痛、放射痛、刀割样痛等。
	疼痛强度	采用疼痛评估工具评估病人疼痛强度。
	疼痛缓解/刺激因素	引起疼痛加重或者使疼痛缓解的因素　换药操作、敷料使用不当、感染、伤口清洗、伤口清创等。
	疼痛开始/持续时间	疼痛的起因是什么? 疼痛持续了多久? 疼痛是持续性的还是间歇性的?
预防	敷料移除	当敷料与伤口粘连,不要暴力分离,应先湿润敷料,再慢慢分离。
	伤口清洁	1. 使用与伤口温度一致的伤口清洗液对伤口进行清洗,这样可以促进伤口愈合,减轻病人疼痛。 2. 一些消毒溶液如酒精、过氧化氢对伤口刺激性较大,可能引起病人剧烈疼痛,应避免直接接触伤口。 3. 伤口清洗过程中,动作宜轻柔,避免过度摩擦伤口,造成伤口机械性损伤和引发疼痛。
	伤口清创	黄色腐肉和黑色焦痂为坏死组织可直接清创,通常不会产生疼痛;而正常组织尤其是表皮组织清创过程中易产生疼痛,操作应轻柔。
	敷料选择	1. 明确敷料对伤口的刺激性,如美盐敷料会对伤口产生刺激。 2. 选择性能匹配的敷料,如吸收能力过好的敷料易与伤口床粘连,引起疼痛,如吸收能力不好的敷料,渗液外漏造成伤口周围皮肤浸渍,同样可引发病人疼痛。
	胶布使用	1. 无张力粘贴胶布,避免张力性损伤。 2. 胶布揭除时要求一手绷住皮肤,另一手以 0° 或 180° 揭除胶布,否则可能引发撕脱性皮炎。 3. 对于体质特殊的病人应提前做好皮肤保护工作,避免发生皮肤过敏性损伤。

简要步骤		具体内容
处理	治疗病因	1. 停止或改变不合适的伤口护理如清洗、清创或暴力操作。 2. 停止或减少放射线、机械性外力的作用。
	分散注意力	采取听音乐、看视频、与他人聊天等方式分散对于伤口局部疼痛的注意力。
	止痛药	遵医嘱依据 WHO 三阶梯镇痛原则给药。
	健康教育	1. 避免触碰或按压伤口。 2. 翻身、起立等改变体位时,动作缓慢,尽可能避免牵扯伤口。 3. 出现伤口疼痛时,积极寻求医务人员帮助,不要自行默默忍受。 4. 疼痛药物需在医务人员指导下使用,不要擅自购买和使用止痛药。
评价		1. 预防疼痛方案选择适当。 2. 病人伤口疼痛发生频率降低。 3. 病人伤口疼痛强度有所减轻。 4. 病人明确伤口疼痛管理相关注意事项。

简要流程图	注意事项
评估:病人疼痛性质、部位、强度、持续时间及影响因素 ⇩ 依据评估内容制订疼痛管理方案 ⇩ 实施疼痛管理方案,预防/减轻病人的疼痛 ⇩ 健康教育 ⇩ 效果评价:疼痛预防,疼痛发生情况、健康教育	1. 疼痛预防的意义大于疼痛管理,在伤口处理过程中,须明确潜在致痛因素,积极采取措施帮助病人避免疼痛。 2. 众多研究结果显示有效管理伤口疼痛,更有利于伤口向愈合方向不断发展,当病人出现伤口疼痛时,应积极给予适当的处理,不要一味指导病人忍耐。 3. 疼痛不仅给病人躯体带来不适,而且对其精神和心理等方面也会产生不同程度的负性影响,直接影响其生活质量,对于长期遭受伤口疼痛折磨的病人,须加强心理护理。

八、癌性伤口换药技术

(一) 概念

癌性伤口指癌症原发于皮肤局部或其他部位转移至皮肤所致的损伤,是一种难以愈合的伤口,这类伤口有时会被称为恶性皮下伤口。侵及皮肤的开放性和/或有渗出的癌性伤口通常是原发癌、局部或远处肿瘤转移到皮肤后导致的结果,表现为腔洞、皮肤表面开放性伤口、皮肤结节或从皮肤表面生长扩散出的结节。

(二) 癌性伤口特征

可发生于身体任何部位和任何年龄,常伴有恶臭味,脆弱易出血,大量渗液,疼痛。受癌性伤口影响,病人身体形象受损,自尊和希望丢失,内心痛苦,难以正常的生活、社交。

(三) 换药目的

由于癌性伤口大多不可治愈,改善伤口局部症状,提高病人生活质量,促进其舒适是此类伤口的护理重点。伤口管理目标：

1. 控制伤口症状,减少并发症发生。
2. 使病人感到舒适,提高病人生活质量。
3. 维持病人尊严。

处理流程

简要步骤		具体内容	图示
评估	整体评估	1. 客观资料　病人的基本信息、生命体征、既往病史、治疗经过、经济状况。 2. 主观资料　心理状况、病人及家属期望、社会支持等。	
	伤口评估	1. 部位　伤口来源、与原发肿瘤的关系、局部解剖特点。 2. 大小　测量方法详见伤口评估章节,测量过程中需注意:癌性伤口脆弱,触碰易出血,测量过程中应尽量避免测量尺直接接触伤口。 3. 外观　大多肿瘤伤口外形丑陋,对视觉冲击力较大,易使人产生恐惧、厌恶情绪。评估伤口外观需认真细致,明确伤口基底构成,坏死组织比例,寻找易出血、高渗出的关键部位。 4. 渗液　感染、肿瘤组织血管通透性增加是肿瘤伤口大量渗出的原因。癌性伤口产生的大量渗出液常难以管理,大量的渗液从敷料中渗出,污染病人的衣物,增加病人及其护理者的心理负担。 5. 气味　气味评估方式详见伤口异味管理技术章节。癌性伤口多伴有恶臭,这种臭味与癌性伤口的臭味与坏死组织的存在、细菌定植和感染以及浸满渗液的敷料有关。 6. 伤口疼痛　疼痛部位、原因、性质、程度、持续时间。 7. 伤口出血　明确出血原因、出血部位、出血量。	
换药前准备		1. 环境　安静、整洁、光线充足、室温适宜、私密。 2. 物品　一次性使用无菌换药包、0.9%无菌生理盐水、无菌纱布、棉垫、伤口敷料、胶布、伤口测量尺、摄像机。 3. 病人　明确换药目的及注意事项、配合要点。 4. 操作者　着装整洁。	

简要步骤	具体内容	图示
伤口清洗	癌性伤口脆弱,清洗过程中动作需轻柔,多采用棉球擦拭法或低压冲洗法(图 5-2-1)。	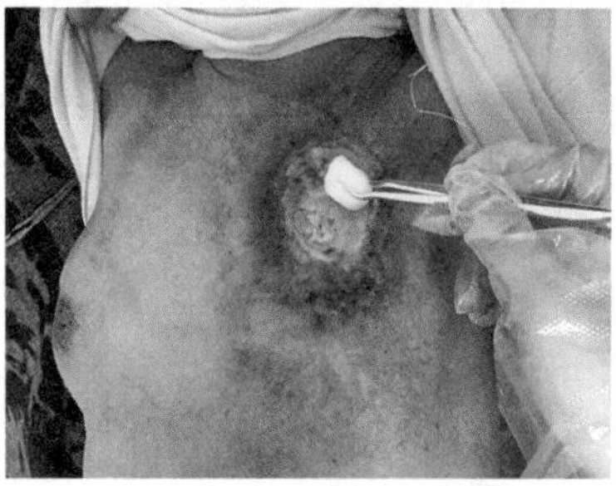
伤口清创	以自溶性清创为主,不建议使用锐器械直接接触伤口,避免人为的引起伤口出血。清创不要求彻底,任何操作应以保证病人安全为前提。	图 5-2-1　**癌性伤口清洗**
敷料选择与应用	1. 敷料的选择需以伤口特点为依据(图 5-2-2)。 (1) 藻酸盐敷料具有止血功能。 (2) 活性炭敷料具有臭味管理功能。 (3) 银离子敷料具有抑菌杀菌功能。 (4) 亲水纤维敷料渗液吸收能力较强。 (5) 优拓敷料表面光滑,具有防粘连功能。 2. 癌性伤口易出血、渗液多,常伴有疼痛和臭味,在这类伤口护理中,需全面细致的评估伤口现存问题,选择合适功能的敷料进行处理。	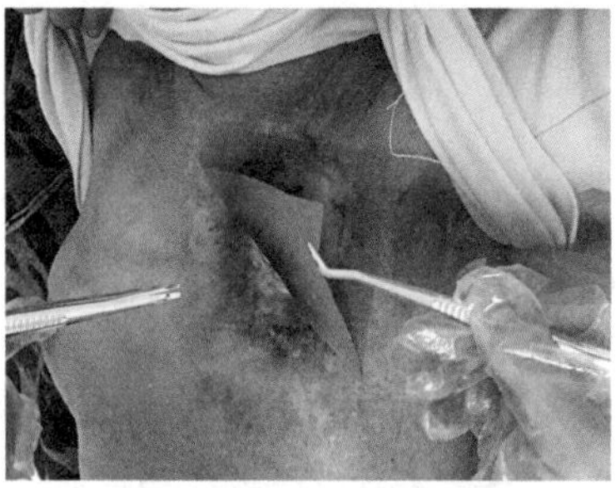
敷料包扎固定	根据伤口解剖位置特点,妥善运用固定工具进行固定(图 5-2-3)。	图 5-2-2　**优拓敷料覆盖伤口**
健康教育	1. 伤口出血的处理　出血量少,在局部洒止血药后轻微按压,出血量多,立即返院处理。 2. 敷料渗漏的处理　在伤口外部放置渗液吸收材料,返院换药。 3. 异味的处理　保持居家环境清洁,勤通风,运用空气清新剂除臭。 4. 伤口保护　避免剧烈运动,避免伤口被碰撞。 5. 心理护理　保持乐观心态,有困难积极寻求专业人员帮助。	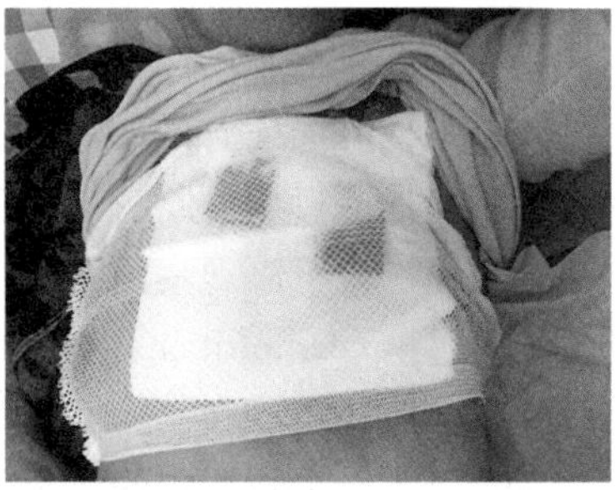
评价	1. 病人伤口症状得到有效管理。 2. 病人能够明确癌性伤口的居家护理要点。	图 5-2-3　**癌性伤口包扎除臭**

续表

简要流程图	注意事项
评估:病人整体状况和伤口局部症状 ⇩ 准备:环境、物品、病人、操作者 ⇩ 揭除旧敷料,伤口清洗 ⇩ 伤口清创 ⇩ 敷料选择与应用 ⇩ 敷料固定 ⇩ 健康宣教 ⇩ 效果评价:伤口症状得到有效管理,病人 明确伤口居家护理要点	1. 物品准备需结合伤口特点进行,例如恶臭伤口换药时可准备茶包、咖啡渣除臭,渗液过多难以控制伤口可准备保鲜袋进行收集、伤口位置特殊敷料难以固定时可准备网套协助固定。 2. 癌性伤口症状复杂,换药时情况多变,换药者需根据伤口情况不断调整换药方案,促进病人安全与舒适。 3. 出血是癌性伤口常见危险并发症,换药时应时刻警惕出血发生。当旧敷料与伤口粘连过紧时,不可用力分离,应先湿润敷料,再缓慢分离。对于正在出血的伤口,应先积极止血,再考虑伤口清洗和换药。 4. 癌性伤口病人大多存在不同程度的心理障碍。换药过程中应动作柔和,态度友爱,不可表现出对于伤口的嫌弃、不满,避免加重病人的心理负担。

（覃惠英　蒋梦笑）

参 考 文 献

［1］卢亚运,胡爱玲.压疮相关性疼痛的护理研究进展[J].护理研究,2017,31(23):2831-2834.
［2］张永华,李燕.舒适护理在癌症病人伤口护理中应用[J].实用临床护理学电子杂志,2017(34):140.
［3］瞿小龙,蒋琪霞.恶性肿瘤伤口气味评估与管理的研究进展[J].中国护理管理,2014(04):435-437.
［4］周春兰,刘颖,甄莉,等.慢性伤口病人基础疼痛及换药相关疼痛的调查分析[J].护理学杂志,2016(18):25-29.
［5］洪凤叶.伤口护理中疼痛预防的研究进展[J].当代护士(下旬刊),2016(02):12-14.

第三节　肿瘤病人营养支持技术

一、肿瘤病人营养不良评定

（一）概念

营养不良(malnutrition)是个广义的定义,成年人营养不良是指因能量、蛋白质和/或其他营养素缺乏或过剩(或失衡)导致对人体的形态(体型、体格大小和人体组成)、机体功能和临床结局产生可以观察到的不良影响的一种状态。该定义包括营养过剩(超重和肥胖)以及营养不足(undernutrition),也包括维生素和矿物质等微量营养素的缺乏。

（二）诊断标准

符合以下6个特征中的2个或2个以上:

1. 能量摄入不足。

2. 体重减轻

（1）肌肉质量减少。

（2）皮下脂肪减少。

（3）可能会掩盖体重减轻的局部或全身性水肿。

（4）握力测量显示的功能状态下降。

操作步骤

	简要步骤	操作要点
营养筛查	营养风险筛查 2002（NRS 2002）	1. 适用成年住院病人。 2. 总分≥3 分:病人有营养风险应进行营养干预。总分<3 分:病人每周进行 1 次筛查。如病人准备进行大手术,应进行预防性营养干预计划,这样可以减少不良结局的风险。
	微型营养评估(MNA)	1. 老年病人首选。 2. 总分≥24 分:营养状况良好。17~23.5 分:有营养不良风险。<17 分:营养不良。
	营养不良通用筛查工具（MUST）	1. 推荐用于门诊或社区。 2. 总分＝0 分:"低"营养风险状态,住院病人需每周进行重复筛查。总分＝1 分:"中等"营养风险状态,需记录 3d 膳食摄入状况并重复筛查。总分≥2 分:"高"营养风险状态,需接受营养干预。
营养评估	病人主观整体评估（PG-SGA）	1. 针对肿瘤病人设计的、有效的特异性营养评估工具。 2. 评估结果包括定性评估及定量评估两种: 营养良好(A 级):0~1 分。目前不需要干预措施,在治疗期间保持常规随诊及评估。 可疑或中度营养不良(B 级):2~8 分。需进行病人或家属健康教育,并根据症状的严重程度,进行联合干预。 严重营养不良(C 级):≥9 分。急需进行症状改善和/或同时进行营养干预。
综合测定	采集病史	现病史及既往史,但重点关注营养相关的病史,如体重变化、进食量变化、消化道症状等。
	膳食调查	1. 帮助了解病人营养不良的原因(摄入不足、吸收障碍、消耗增加等)及类型(能量缺乏型、蛋白质缺乏型及混合型),预测营养对临床结局的可能影响。 2. 常用方法包括 24h 回顾法(最常用)、称量法、食物频率法。
	激素水平	如皮质醇(糖皮质激素)、胰岛素、胰高血糖素、儿茶酚胺等。
	炎症反应	包括 TNF、IL-1、IL-6、CRP、SOD 等。
	代谢情况	通过蛋白水解诱导因子(PIF)、脂肪动员因子(LAF)及血乳酸,分别判断蛋白质、脂肪及葡萄糖的代谢情况。
	人体成分分析	可通过人体成分分析仪测量,了解脂肪量、体脂比、非脂肪量、骨骼肌量,推定骨量、蛋白质量、水量、水分率、细胞外液量、细胞内液量、基础代谢率、内脏脂肪、体型等。

简要步骤		操作要点
综合测定	生活质量评价	采用的量表评估包括 QLQ C30、EQ-5D、SF-36 或者 SF-6D、肿瘤病人常用 QLQ C30。
	心理调查	采用的量表包括病人健康问卷(PHQ-9)和医院焦虑抑郁量表(HADS)等。

简要流程

1. 营养不良(特指营养不足)的诊断应经过三级诊断,即营养筛查、营养评估和综合测定(图 5-3-1)。
2. 营养风险为现存或潜在的与营养因素相关的,导致病人出现不利临床结局的风险,与营养不良的风险是两个概念。
3. 临床实际操作中,出于成本-效益因素考虑重度病人建议实施综合测定。

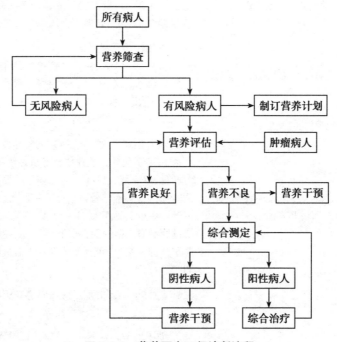

图 5-3-1　**营养不良三级诊断流程**

二、营养支持方案选择

（一）分类

　　有营养不良或营养不良高危的病人应考虑营养支持,包括口服营养支持、肠外营养(parenteral nutrition,PN)和肠内营养(enteral nutrition,EN)。PN 指的是人体所需的营养素不经胃肠道而直接进入循环,以满足维持和修复机体组织的需要。EN 是经胃肠道用口服或管饲来提供代谢所需的营养素基质及其他各种营养素的营养支持方式。

（二）治疗原则

　　遵循五阶梯治疗原则(图 5-3-2):首先选择营养教育,然

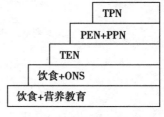

图 5-3-2　**营养不良病人营养干预五阶梯模式**

后依次向上晋级选择口服营养补充(oral nutritional supplements,ONS)、全肠内营养(total enteral nutrition,TEN)、部分肠外营养(partial parenteral nutrition,PPN)、全肠外营养(total parenteral nutrition,TPN)。当下一阶梯不能满足60%目标能量需求3~5d时,应该选择上一阶梯。

操作步骤

简要步骤		处理要点
诊断	营养不良严重程度	采用PG-SGA、MNA等方法对不同病人的营养不良进行评估,判断营养不良的严重(轻、中、重)程度。
	营养不良类型	1. 采用膳食调查、实验室检查、人体成分分析等方法。 2. 营养不良的类型包括能量缺乏型(marasmus综合征)、蛋白质缺乏型(Kwashiorkor综合征)、蛋白质-能量混合缺乏型(marasmic Kwashiorkor综合征,或protein-energy malnutrition,PEM)。
	确定目标营养量	1. 间接测热法测量REE,卧床者提供1.25倍REE,自主活动者提供1.5倍REE,热量:氮=100:1。 2. 不能做间接测热法,卧床者提供30kcal/(kg·d),自主活动者提供35~40kcal/(kg·d),热量:氮=100:1。
饮食+营养教育	分析原因	1. 了解病人的家庭、社会、文化、宗教信仰、经济状况。 2. 了解疾病的病理生理、治疗情况及其对饮食和营养的影响。
	提供个体化饮食指导	提出针对性的、个体化的营养宣教、饮食指导及饮食调整建议,如调整饮食结构,增加饮食频次,优化食物加工制作,改善就餐环境等。
	讨论或处理非饮食原因	1. 与病人及其亲属讨论导致营养不良的家庭、社会、宗教信仰及经济原因。 2. 与相关专家讨论导致营养不良的疾病以及心理、生理问题如疼痛、厌食、吞咽困难、药物影响等,寻求解决营养不良的办法。
饮食+ONS	适宜人群	经口进食不足造成宏量营养素或微量营养素缺乏的病人。
	使用方法	正餐或两餐间摄入小容量、高能量、高营养密度的口服营养补充剂。
TEN	适宜人群	饮食+ONS不能满足目标需要量或者一些完全不能饮食的条件下如食管癌完全梗阻、吞咽障碍、严重胃瘫。
	启动肠内营养	1. 建立肠内营养途径　经鼻胃/肠管、胃/空肠造瘘管、外科胃/空肠造口术。 2. 确定营养治疗处方,包括肠内营养的配方、成分、补充策略和速度 (1) 肠内营养配方(见"肠内营养途径选择"部分)。 (2) 肠内营养成分,包括碳水化合物/脂肪、蛋白质、肽类、ω3脂肪酸和抗氧化剂、谷氨酰胺、乌氨酸α酮戊二酸、精氨酸、益生元/益生菌、纤维、维生素和微量元素、免疫调节剂等。 (3) 补充策略:逐级增加输注速度直至达到目标维持喂养速度,或直接从目标维持输注速度开始补充。 (4) 补充速度:连续输注或批式灌注(即间歇性、推注式或分次式)。
	监测	若没有临床症状,不常规检测胃残余量;如病人出现临床改变(如腹痛、腹部膨隆、血流动力学或总体情况恶化),则需测量胃残余量。

续表

简要步骤		处理要点
TEN	观察	1. 上消化道表现,如恶心、呕吐。 2. 腹痛、腹胀、肠型、肠鸣音。 3. 下消化道表现,如腹泻、便秘、大便次数、性质与形状。
	并发症	误吸、腹泻、代谢异常(高血糖、微量营养素缺乏和再喂养综合征)、机械并发症(便秘、纤维粪石等)。
PEN+PPN	适宜人群	在 TEN 不能满足目标需要量的条件下选用,或者说在肠内营养的基础上补充性增加肠外营养。
	能量比例	PEN 与 PPN 两者提供的能量比例没有一个固定值,主要取决于肠内营养的耐受情况,肠内营养耐受越好,需要 PPN 提供的能量就越少,反之则越多。
TPN	适应人群	消化道功能丧失、消化道不能被利用、需要肠道休息、终末期病人(有争议)。
	启动肠外营养	1. 建立合适的通路　外周静脉、PICC、CVC、隧道式中心静脉导管。 2. 确定肠外营养处方 (1) 由医生、营养师、药剂师及护士组成的多学科医疗团队制定。 (2) 营养液成分包括葡萄糖、氨基酸和电解质、脂类、维生素和微量元素、谷氨酰胺等。
	监测	1. 液体出入量。 2. 血清电解质、葡萄糖、钙、镁及磷酸盐(一天 1 次或更频繁),直至这些指标稳定。 3. 在治疗期间至少 1 周测定 1 次氨基转移酶、胆红素及甘油三酯。
	并发症	血流感染、不良代谢反应及静脉通路相关并发症。

营养支持方案选择流程

1. 不同状态病人的实际能量需要量是一个十分复杂的问题,如果条件具备,用代谢仪间接测热法检测病人的实际能量消耗可能更为准确。
2. 营养不良程度越重、持续时间越长,起始给予能量越低,如 10~15kcal/(kg·d),以防止再喂养综合征。
3. 营养教育是所有营养不良病人的基础治疗措施,是第一选择,饮食+ONS 是家居病人最多的选择,PEN+PPN 是围术期病人最现实的选择。
4. 一般情况下,应遵循阶梯治疗原则,依次进行。但是阶梯与阶梯之间并非不可逾越,病人可能逾越上一阶梯直接进入上上阶梯,而且不同阶梯常常同时使用,如饮食+营养教育+ONS+PPN。在临床营养工作实践中,应根据病人的具体情况,进行个体化的营养治疗(图 5-3-3)。

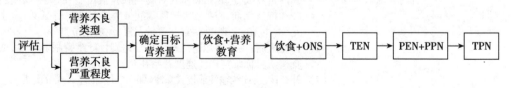

图 5-3-3 **营养支持方案选择流程**

注:REE 指个体静息能量消耗(resting energy expenditure,REE)。

三、口服营养补充(ONS)技术

(一) 目的

增加口服营养摄入。

(二) 适应证

1. 营养不良或营养风险住院病人。
2. 能量和蛋白质摄入量较低的慢性疾病病人。
3. 需要高能量饮食病人。
4. 咀嚼和吞咽障碍病人。
5. 虚弱或食欲不振老年人。
6. 接受手术或放、化疗的恶性肿瘤病人。

(三) 禁忌证

1. 严重食欲不佳、吞咽障碍的病人。
2. 胃肠道梗阻及动力障碍的病人。

操作步骤

简要步骤	操作要点
启动补充	1. 确定存在营养不良或营养风险后立即开始。 2. 术前 10~14d 开始。
补充方式	经口服用简单的辅助饮食(用或不用营养强化)或口服营养补充剂(含宏量和微量营养素的均衡制剂),可作为三餐之间的补充营养,小口啜服(sip)或者对于固体食物进食困难者提供全代餐。
补充剂选择	1. 补充剂的类型 含单一的营养素和全营养型(包括蛋白、脂肪、糖、维生素及矿物质的均衡混合制剂)。 2. 补充剂 包括果汁、酸奶、奶昔,剂型包括液体、粉剂、布丁或者预增稠型。补充剂的类型包括高蛋白型、含纤维素型和小剂量型,补充剂的能量密度(1~2.4kcal/ml)、口味多样。 3. 适用人群的选择 高蛋白口服补充剂最适用于创伤病人和恶性肿瘤病人,预增稠型补充剂和布丁适用于存在吞咽困难和神经系统疾病的病人。
补充剂量	达到推荐机体日常能量及蛋白质需要量,或除日常饮食外 ONS 至少达到 400~600kcal/d。
动态观察	1. 住院病人应每日进行依从性监督。 2. 社区或出院病人应至少每周两次进行依从性监督。
疗效评估	1. 住院病人每周 1 次,社区或出院病人应每两周 1 次。 2. 评估营养不良或营养不良风险以及饮食量等(图 5-3-4)。
停止补充	1. 通过日常膳食摄入达到机体营养物质的目标量时。 2. 重度营养不良病人、大手术创伤病人以及需要进行术后辅助放化疗的恶性肿瘤病人,推荐出院后 ONS 继续 2 周至数月。

简要步骤	操作要点
流程	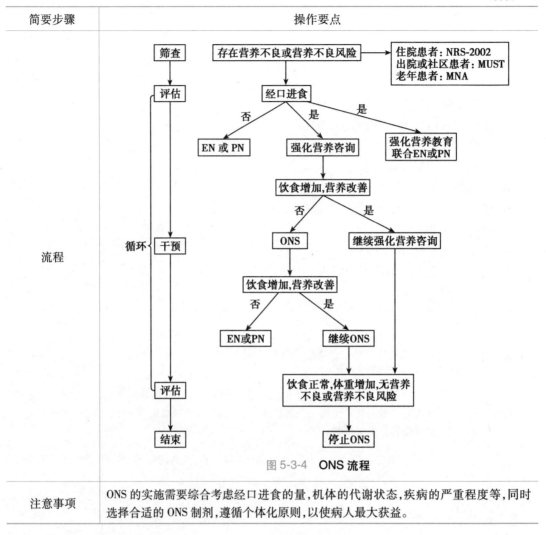 图 5-3-4 **ONS 流程**
注意事项	ONS 的实施需要综合考虑经口进食的量,机体的代谢状态,疾病的严重程度等,同时选择合适的 ONS 制剂,遵循个体化原则,以使病人最大获益。

四、肠内营养护理技术

（一）营养支持途径选择

1. 肠内营养的途径选择流程 见图 5-3-5。

2. 肠内营养制剂的选择流程 见图 5-3-6。

（二）鼻胃/空肠管营养护理技术

1. 目的 短期的肠内营养支持(少于 4 周)。

2. 适应证

（1）鼻胃管适应证

1）因神经或精神障碍所致的进食不足及因口咽、食管疾病而不能进食者。

2）烧伤病人、某些胃肠道疾病、短肠及接受化放疗的病人。

3）全肠外营养过渡至肠内营养,及由肠内营养过渡至自主口服进食时。

（2）鼻空肠管适应证:存在吸入风险或胃肠蠕动不佳者。

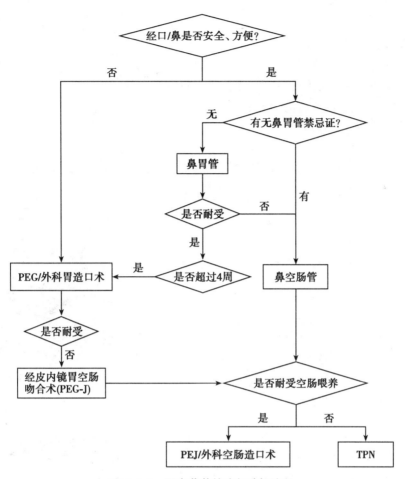

图 5-3-5 肠内营养的途径选择流程

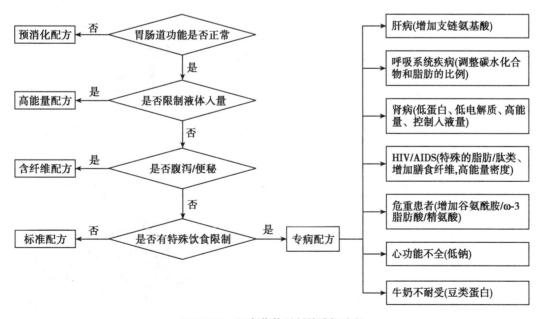

图 5-3-6 肠内营养制剂的选择流程

3. 禁忌证

（1）鼻胃管禁忌证

1）严重的胃肠功能障碍。

2）严重反复呕吐、反流、食管炎、食管狭窄的病人。

3）颅底骨折或面部骨折的病人。

4）食管静脉曲张的病人。

5）有出血倾向的病人。

（2）鼻空肠管禁忌证：远端肠道阻塞、小肠吸收不良或小肠运动障碍者。

操作流程

简要步骤	操作要点	图示
置管前准备	1. 选择导管 （1）材质：聚氯乙烯（PVC）、聚乌拉坦或硅树脂。 （2）型号：成人中最常放置的是16Fr。 2. 测量长度常规为鼻尖-耳垂-剑突的距离。	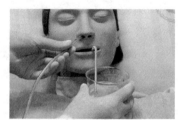 图 5-3-7　**插管时饮水**
置管	1. 体位　头向胸部倾斜的姿势坐立。 2. 将导管插入一侧鼻孔，并水平推进。 3. 当导管到达鼻咽后部时，要求病人在推送导管时做吞咽动作，或指导病人用吸管喝水（图5-3-7）。	
导管位置确认	1. 主管腔抽吸出胃内容物（图5-3-8）。 2. 气过水声用注射器注入20~30ml温水冲洗导管以进行测试，并将水立即吸回注射器。如果大部分（约70%）的水可以被吸回，则该管可能处于适当的位置。如果没有吸回足够多的液体，则应重新调整导管并再次测试应通过下胸部/上腹部X线确认。	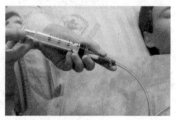 图 5-3-8　**抽吸主管腔**
导管固定	用胶带将其牢固地粘在鼻子上，用合适的方式将外段妥善固定，避免牵拉脱管（图5-3-9）。	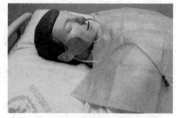
日常护理	1. 管喂期间每4~8h用水冲管来检查管道功能，非管喂期间每天评估导管功能。 2. 根据导管材质、导管功能及病人耐受性情况更换导管。	图 5-3-9　**管道固定**
管喂	1. 体位　半卧位，最好达到30°~45°卧位，并在鼻饲后半小时内仍保持半卧位（图5-3-10）。 2. 方式　连续输注或批式灌注（即间歇性、推注式或分次式）。 3. 速率　从20~50ml/h开始，每8h增加30ml/h直至达成目标，危重病人前6d以10~30ml/h（标准配方）的速度喂养，然后逐渐增加至目标喂养速度。 4. 每次管饲或给药前检查管道位置。 5. 喂养管末端放置加温器（最接近营养管的近端）。	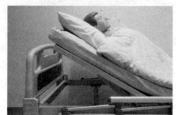 图 5-3-10　**床头抬高**

简要步骤	操作要点	图示
监测	1. 记录24h出入量。 2. 严密监测病人的生命体征、代谢状态和水电解质平衡。 3. 并发症。	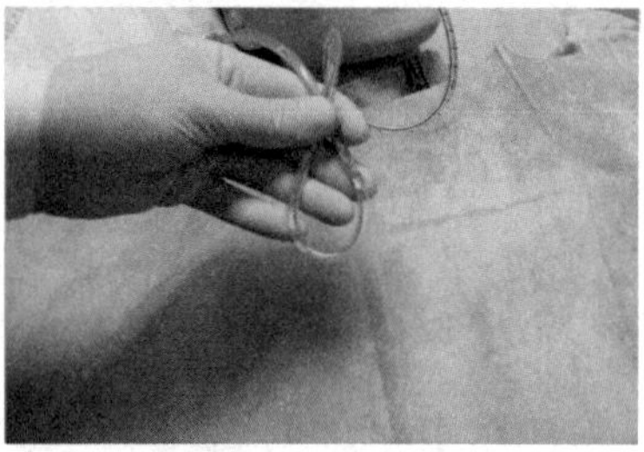
拔管	1. 导管的使用指征不再存在时,应将其拔除。 2. 用注射器注入10ml的空气或正常的生理盐水冲管。 3. 反折导管,然后缓慢、匀速把管子拉出来(图5-3-11)。 4. 清洁病人鼻部。	图5-3-11 **反折导管**

(三) 经皮内镜胃造瘘(PEG)/经皮内镜空肠造瘘(PEJ)护理技术

1. 目的 长期经口摄入不足或不能经口摄入的病人提供肠内喂养、补液及给药的通路。

2. 适应证

(1) 意识和认知水平降低:头部损伤,因严重疾病而需在重症监护病房治疗的病人。

(2) 神经系统疾病:脑血管病、痴呆、帕金森病、脑性瘫痪、多发性硬化、运动神经元病。

(3) 梗阻:口咽癌、食管癌、胃出口梗阻(为了减压)。

(4) 多种其他情况:癌症导致的营养不良、烧伤、囊性纤维化、短肠综合征。

3. 禁忌证

(1) 绝对禁忌证

1) 由于衰竭、严重感染及手术后消化道麻痹所致的肠功能障碍。

2) 完全性肠梗阻。

3) 无法经肠道给予营养。

4) 高流量的小肠瘘。

5) 口咽喉部有梗阻而不能行内镜检查者。

6) 胃或小肠梗阻而不能行肠内营养者。

7) 严重的凝血障碍者(INR>1.5,Quick<50%,血小板数<50×10⁹/L)。

8) 无法进行透视者(内镜灯光透过腹壁可见)。

9) 临终病人。

(2) 相对禁忌证:大量腹水、腹膜透析、严重门脉高压、重度肥胖、严重肝大、既往手术或炎症所致的解剖变异。

操作流程

简要步骤	操作要点	图示
置管	1. 病人意识清醒镇静。 2. 置管人员 内镜医师和常规辅助人员,第二操作者。 3. 最常用置管技术是推入(Sachs-Vine)法和提拉(Ponsky)法,还有插入(Russell)法和Versa(T-fastener)法。 4. 按照外科手术流程在无菌条件下安置。	

简要步骤	操作要点	图示
置管确认	1. 通过内镜直接观察放置位置。 2. 内镜报告中应记录造瘘管外部长度的测量值。	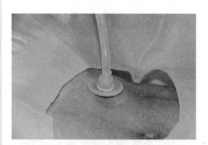 图 5-3-12　外固定器留有余量
管道固定	1. 外固定器装在造瘘管上,留有 1~2cm 的出入余量(图 5-3-12)。 2. 固定外部造瘘管(图 5-3-13)。 3. 将纱布垫置于外固定器上方而非下方(图 5-3-14)。 4. 日常护理时将胃造瘘管向前推入伤口并旋转 360°,旋转后,应将胃造瘘管置于其初始位置。	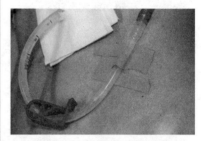 图 5-3-13　固定外部造瘘管
伤口处理	1. 更换敷料　置管后 24h。敷料每日更换,直至造口管道愈合(通常为 1 周内)。如果造口管道已经结痂,可每 2~3d 更换 1 次敷料。 2. 清洁伤口　置管后第 1 周内,用全强度过氧化氢清洁伤口,并用清洁纱布敷料覆盖伤口。第 1 周后,如无渗漏,用肥皂和水清洁伤口并去除纱布敷料(图 5-3-15)。	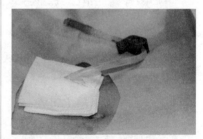 图 5-3-14　纱布置于固定器上方
管喂	1. 体位　抬高床头 30°~45°。 2. 开始时机　置管后 4h 经管喂水,次日可开始管喂。 3. 输注方式　连续输注或分次灌注。 4. 输注速率　从 20~50ml/h 开始,每 8h 增加 30ml/h 直至达成目标,危重病人前 6d 以 10~30ml/h(标准配方)的速度喂养,然后逐渐增加输注速度。以病人能耐受为度。 5. 温度控制　根据病人个体情况选择加温或常温。 6. 在给药或管饲后,使用 20ml 温开水冲洗造瘘管。	
观察	1. 造瘘管有无老化迹象。 2. 病人情况,并发症。	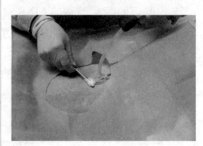
造瘘口并发症处理	1. 造口处肉芽组织增生　使用硝酸银烧蚀,或使用高渗盐水、喷洒盐、类固醇乳膏。 2. 管周渗漏消化道内容物引起的皮肤炎症　使用皮肤隔离乳膏(包括氧化锌乳膏和含硅乳膏)。	
拔管	1. 插管后 10 天内不应拔管,应在窦道形成后才能拔出 PEG 管。 2. 在内镜下拔除导管,应使用干净敷料覆盖胃造瘘部位,直至胃造瘘道闭合(24~72h)。 3. 推荐拔管后禁食 24~48h,逐步恢复正常饮食。	图 5-3-15　清洁伤口

五、肠外营养支持技术

（一）目的

使病人在无法正常进食的状况下仍可以维持营养状况、体重增加和创伤愈合,幼儿可以

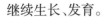

继续生长、发育。

（二）适应证

有肠内营养禁忌证的、预期持续时间在1周或以上的、营养不足的病人。

（三）禁忌证

1. 高渗透压、严重的高血糖、严重的电解质紊乱、容量超负荷、静脉通路不足和不恰当地尝试肠内营养。

2. 脓毒症、全身炎症反应综合征、轻度呕吐、消化道出血、短期机械通气，以及暂时性阻止肠内营养但预期可以很快发生逆转的情况。

操作步骤

简要步骤	操作要点
建立通路	1. PN需持续进行多日，建议通过中心静脉导管输注。 （1）短期PN常通过PICC，或CVC（首选锁骨下静脉，避免选择股静脉）。 （2）长期PN优选隧道式中心静脉导管（如Hickman导管、Groshong导管或植入式输液港），或PICC。 （3）预计肠外营养持续超过4周或长期、间断需要肠外营养时如恶性肿瘤病人，推荐使用输液港。 （4）对于化疗、放疗等免疫功能抑制的高危病人，建议使用经抗菌药物处理过的导管。 2. 肠外营养配方被稀释，可经外周静脉输注。 3. 专用管腔输注。
制定营养处方	1. 由医生、营养师、药剂师及护士组成的多学科医疗团队来制定肠外营养处方，根据每位病人的需求来调整肠外营养成分和输注速度。 2. 营养制剂 全养素混合液（total nutrient admixture，TNA）。 3. 脂肪乳 不建议将其与TNA或其他液体混合。 4. 接受肠外营养的危重症病人，建议在配方中加入多种维生素和微量元素。
观察与检测	输注过程中的观察，速度、效果、不良反应。 1. 测定液体出入量。 2. 测定血清电解质、葡萄糖、钙、镁及磷酸盐（每天1次或更频繁），直至这些指标稳定。 3. 在治疗期间至少1周测定1次氨基转移酶、胆红素及甘油三酯。
预防并发症	1. 血流感染 置管时手卫生及最全面的隔离预防措施可减少。 2. 不良代谢反应 包括高血糖、血清电解质改变、宏量营养素或微量营养素过量或缺乏、再喂养综合征、Wernicke脑病及肝功能障碍，定期（每周1~2次）观察血液生物化学指标及矿物质水平可预防。 3. 静脉通路相关并发症（放到输液过程中的护理）。
停止肠外营养	当病人已明显可耐受肠内营养时，应逐渐减少肠外营养，在肠内营养可满足病人60%以上的营养需求时停止肠外营养。
注意事项	1. 单腔中心静脉导管应仅用于输注PN，而多腔中心静脉导管应有一个导管口仅用于输注PN。 2. 鸡蛋过敏的病人，应谨慎使用静脉用脂肪乳，因为有过罕见变态反应的报道。

六、营养支持常见并发症处理技术

(一) 误吸

1. **概念** 指异物经声门进入呼吸道,这些异物包括唾液、鼻咽分泌物、细菌、液体、有毒物质、食物、胃内容物等。其严重程度与吸入的量和质有关。

2. **症状表现** 症状包括呼吸困难、呼吸急促、喘息、心动过速、焦虑和发绀。发热可能是肠内营养病人吸入少量营养液引发吸入性肺炎的唯一症状。对接受机械通气的 ICU 病人而言,无症状误吸的发生率远高于可见的大量液体引起的。

处理流程

简要步骤		操作要点
预防	床头抬高	尽量抬高床头,建议抬高床头 30°~45°。
	检查位置	管饲前检查管道的位置是否正确。
	输注方式	1. 开始时稀释营养液,逐渐加量至全量。 2. 持续输注。 3. 调整输注速率,从 40ml/h 逐渐增加至 80~100ml/h。
	日常护理	1. 进食前充分咳嗽、咳痰,必要时吸氧。 2. 进食不宜过快过急,宜细嚼慢咽。 3. 进食时与进食后半小时内尽量取坐位或半卧位。 4. 饭后不宜刺激咽喉部,如口腔护理、口腔检查、吸痰等。
处理	现场急救	协助拍背,或握拳放于病人剑突下向膈肌方向猛击上腹部,使病人尽快咳出异物。
注意事项		不建议常规采用幽门后喂养、经皮或手术置入喂养管喂养,或仅是为了减少误吸而常规给病人使用促胃肠动力药。

(二) 腹泻

1. **概念** 腹泻广义上定义为软便或水样便每日超过 200~250g(或体积>250ml),每日≥3 次,甚至是大于 5 次。腹泻可使肿瘤病人治疗剂量减少或治疗延迟,导致疗效下降或病情加重,严重腹泻所致的继发性脱水、代谢失调、感染和营养不良,甚至可危及病人生命。

2. **症状表现** 排便次数明显增多,每日 3 次以上,或粪便总量大于 200g,粪便含水量大于 80%。大便性状有改变,呈稀状、水样便、黏脓便或脓血便,或大便中含有食物残渣,带泡沫及油腻状,伴有恶臭等。常伴有发热、里急后重、消瘦、皮疹及皮下出血、腹痛、恶心、呕吐及不同程度的脱水症状,严重者可发生水电解质紊乱。

处理流程

简要步骤		操作要点
预防	营养液	1. 营养液新鲜配制并低温保存,输注前复温到室温,37~40℃为宜。 2. 输注方式为持续输注,降低营养液浓度或减慢输注速率。 3. 吸收功能障碍者,改为低聚或单体配方。

简要步骤		操作要点
评估和观察	评估	1. 分析病人 EN 配方,评估病人的营养摄入情况,是否存在管饲液输注速度过快、脂肪过多、高渗液体、细菌污染等。 2. 评估病人的用药情况,如抗生素、质子泵抑制剂或混悬液类药物。 3. 评估病人的自身情况,是否存在乳糖耐受不良、吸收不良、血清白蛋白低。 4. 排除与喂养无关的大便失禁,通过大便培养排除感染性腹泻,包括检查梭状芽孢杆菌毒素。
	观察	密切观察腹泻次数、量、黏稠度、颜色、伴随症状、腹部体征等情况,病情危重者注意观察生命体征的变化。
处理	治疗措施	营养配方添加可吸收纤维素,选择合适配方。
	活动与休息	1. 进行适当的有氧运动。全身症状明显的病人应卧床休息。 2. 注意腹部保暖,可用热水袋热敷腹部。
	肛周皮肤的护理	1. 保持皮肤清洁　每次排便后及时清洗皮肤,宜选用无香味、无刺激性、pH 接近正常皮肤的免冲洗清洁剂清洁会阴皮肤,不建议用肥皂清洁。清洗时水温不可过高,动作要轻柔,尽量采用冲洗或轻拍式清洁,不可用力摩擦皮肤。 2. 皮肤保湿剂的使用　推荐常规使用保湿剂,促进皮肤的保湿屏障功能,如甘油、丙二醇、尿素、山梨糖醇等。 3. 皮肤保护剂的使用　推荐使用不含酒精的皮肤保护剂。基于各种皮肤保护剂性状和作用机制不同分为粉剂、油剂、膏剂、敷料等,如爽身粉、山茶油、地榆油、鞣酸软膏、凡士林软膏、氧化锌软膏、无痛皮肤保护膜等。 4. 减少摩擦　掌握正确的床上翻身技巧,避免拖、拉、推等动作;使用便器时,便器不应有损坏,抬高臀部,不可硬塞、硬拉,必要时在便器边缘垫软纸、布垫或撒滑石粉,防止擦伤。 5. 皮损护理　对于皮肤已经出现破溃的病人,可在患处使用皮肤保护膜,不能使用胶带或黏性敷料,尽可能使受损皮肤暴露在空气中。为促进皮损愈合及皮肤结痂脱落,可以使用醋酸铝坐浴。 6. 可使用自制大便引流装置(造口袋接负压引流瓶): (1) 将一件式造口袋底板沿中央孔剪裁,开口比肛门括约肌稍大,一般 3~4cm,并予防水透明薄膜对造口袋周围进行封边处理。 (2) 造口袋粘贴好后,将负压引流瓶的引流管从造口袋排放口一侧置入约 4cm,将袋口包裹管腔卷折捏紧,在排放口另一侧置入灌肠袋肛管,肛管开口位于负压引流瓶引流管口的上方约 3~4cm 处,同法卷折捏紧,然后两管向中间卷折捏紧,用胶布螺旋式捆绑,确保不渗漏。 (3) 大便引流不畅时结合灌肠袋温水冲洗。
	注意事项	肠蠕动障碍的病人(如使用升压药的病人)应尽量避免使用纤维素。

（三）腹胀

1. **概念**　腹胀感指腹部饱胀的个人感觉,而腹部膨隆意味着可见或可测量出腹围增加。

2. 症状表现 很多腹胀的病人经常没有明确可识别的异常,因此可归为功能性障碍病人。可能存在腹胀感相关的轻度疼痛,以及轻度排便异常。

处理流程

简要步骤		操作要点
饮食调节	不摄入产气食物	避免可加剧肠胃气胀的食物(比如豆类、洋葱、芹菜、胡萝卜、葡萄干、香蕉、杏子、梅脯、麦芽、咸脆饼干和百吉饼)、酒精和咖啡因。
	避免乳糖	限制乳糖饮食,或无乳糖饮食。
	低 FODMAP 饮食	1. 减少寡糖食物 小麦、大麦、黑麦、洋葱、韭葱、葱、蒜、葱、洋蓟、甜菜根、茴香、豌豆、菊苣、开心果、豆类。 2. 减少双糖食物 牛奶、奶油蛋羹、冰淇淋。 3. 减少单糖食物 苹果、梨、芒果、樱桃、西瓜、芦笋、糖豆、蜂蜜、高果糖玉米糖浆。 4. 减少多元醇食物(杏、油桃、桃子、李子、蘑菇、花菜、人工加糖的口香糖和糖果)。
	避免麸质饮食	无麸质饮食。
治疗	药物	利福昔明。
注意事项		避免对这些病人使用抗胆碱能药,因其可能加重症状。

注:FODMAP 饮食(fermentable oligosaccharides,disaccharides,monosaccharides and polyols)指"可发酵的低聚糖、双糖、单糖和多元醇食物"。

(四) 再喂养综合征

1. 概念 再喂养综合征(refeeding syndrome,RFS)指营养不良的病人在积极营养康复期间因液体和电解质转移而引发的临床并发症。RFS 发病率在癌症病人为 24.5%。

2. 临床表现 为"四低一高":低血钾、低血镁、低血磷、低维生素 B_1 和高血糖。再喂养综合征的特征是低磷血症和容量超负荷,并可能导致多器官系统受累。再喂养综合征引起的大多数死亡是由于心脏并发症(由低磷血症所致),包括心肌收缩性受损、每搏输出量减少、心力衰竭和心律失常,也可出现癫痫发作。

处理流程

简要步骤		操作要点
识别高危人群	高危因素	包括营养不良的严重程度,过快的营养支持,未及时补充磷、维生素 B_1、钾和镁等,造成微量元素和水电解质缺乏的疾病如乙醇中毒、胃肠道疾病等。
预防	纠正电解质	1. 在电解质水平恢复正常后再开始补充营养。 2. 治疗电解质异常所需时间通常不超过 12~24h。
	热量摄入	1. 给予接近且高于静息能量消耗的初始热量来恢复体重(1kcal×4.184 0=1kJ)。 2. 能量供给从 10kcal/(kg·d)逐渐增加,7~10d 可增加至 20~30kcal/(kg·d)。 3. 热量供给中,生理情况下碳水化合物占 60%,脂肪占 25%,蛋白质占 15%。

简要步骤		操作要点
预防	水和电解质	1. 控制液体入量:通常为 20~30ml/(kg·d)。 2. 每天补充电解质:磷 0.5~0.8mmol/(kg·d),钾 1~2.2mmol/(kg·d),镁 0.3~0.4mmol/(kg·d)。
	密切监测	1. 密切监测病人的生化指标。 2. 每日临床检查:水肿、血压、心率、循环系统和呼吸系统。 3. 病情严重者持续心电监护。 4. 每天监测体重(液体平衡)。
治疗	对症处理	减少营养支持,并纠正低磷血症和其他电解质异常,同时通过持续遥测设备来监测心肺功能。 1. 血清磷<0.6mmol/L,12h 内静脉补充磷 30~50mmol。 2. 血清镁<0.5mmol/L,12h 内补充硫酸镁 24mmol。 3. 血清钾<3.5mmol/L,4~8h 内补充氯化钾>20~40mmol
注意事项		补充过程中应定期复查电解质水平,注意有无低钙血症、心电图异常及膝腱反射消失。

（五）管道堵塞

管道堵塞是肠内营养常见机械性并发症之一。管道阻塞发生与管道内径、护理质量、管道类型以及管道放置的时间有关。大多数阻塞是由于内容物凝固或管饲后不及时冲洗管道所致,多见于使用整蛋白和黏稠产品时。引起阻塞的原因还包括输注药物后留下的碎屑和沉淀物、导管扭曲,尤其是高渗的药物、碾碎的片剂、钾、铁剂、硫糖铝等。

处理流程

简要步骤		操作要点
预防	药物	1. 所有药物均应以液体剂型给予(如果可用),或溶于水或合适的液体物质。 2. 对于不能碾碎的药物,应寻找可通过静脉内、肌内、皮下、鼻内或直肠途径给予的替代品。 3. 不可通过管道给予膨胀剂(如洋车前草)和树脂类(如考来烯胺)。 4. 药物要与食物分开给。
	冲管	1. 在给予任何药物和肠内配方营养物前后,至少用 20ml 水冲管。 2. 连续输注时,每 4~6h 用 20ml 温水脉冲式冲管。
	管道	高黏度配方不主张用细孔径管。
处理	温开水冲管	1. 使用 60ml 冲洗液冲管,脉冲式。 2. 最佳冲洗液为温水。 3. 在管道留置溶于碳酸氢盐溶液的胰酶,2~3min 后用水冲出胰酶。或者使用与 650mg 碳酸氢盐片一起碾碎的胰酶,在 10ml 注射器中与温水混合。 4. 胃造瘘管可使用内镜细胞刷或专门设计的胃造瘘管刷清洁。

七、营养支持效果评价

营养支持的疗效评估并非单纯关注营养指标的改善,更重要的是,评价营养支持对病人临床结局的影响,这些影响有些可以在治疗过程中显现,有些则可能延续更长的时间。应在营养支持的适应证、开始的时机、方法及制剂的选择等方面加以关注。

营养支持效果评价步骤

简要步骤		要点
评估	营养支持的适应证	评估病人是否需要营养支持,包括病史、体重变化及营养摄入调查。
实施	营养支持	营养支持开始的时机、方法及制剂的选择。
监测	临床体征	1. 病人的反应和情绪。 2. 生命体征。 3. 水肿或脱水征象。 4. 系统的临床检查 如心脏、肺、腹部体征、头颈部、四肢、神经系统、皮肤等。
	营养参数	1. 食欲。 2. 经口摄入和通过各种途径摄入的总量。 3. 胃肠道功能。
	人体测量	1. 每日体重(监测体液平衡)。 2. 每周体重(监测组织生长和 BMI 变化)。 3. 每周中臂围和三头肌皮褶厚度(体重称量困难时的有用指标)。 4. 机体组成测定。
	能量代谢监测	间接能量测定仪。
	功能[*]	1. 握力测定 (1) Jamar 类握力计被推荐为握力测试的标准工具。 (2) 徒手肌力评定法:0 级:未触及肌肉的收缩;1 级:可触及肌肉的收缩,但不能引起关节的受缩;2 级:解除重力的影响,能完成全关节活动范围的运动;3 级:能抗重力完成全关节活动范围的运动,但不能抗阻;4 级:能抗重力及轻度阻力,完成全关节的活动范围的运动;5 级:能抗重力及最大阻力,完成全关节活动范围的运动。 (3) 最大握力值为 9kg 是满足日常生活各种活动的最低值。 2. 最大呼气流速 又称呼气流量峰值,是指用力肺活量测定过程中,呼气流量最快时的瞬间流速。实际测得值高于正常预计值或最佳值的 80% 为正常。低于正常预计值或最佳值的 80% 为异常;低于正常预计值或最佳值的 50%,表明病情严重。 3. 情绪评分 (1) 焦虑自评量表(SAS):20 个条目,中国人正常上限为 40 分,<50 分无焦虑,50~59 分轻度焦虑,60~69 分中度焦虑,≥70 分重度焦虑。

简要步骤		要点
监测	功能*	(2) 自评抑郁量表(SDS):20 个条目,抑郁严重程度指数=题目累计分/80,指数在 0.5 以下为无抑郁,0.5~0.59 为轻微至轻度抑郁,0.6~0.69 为中至重度抑郁,0.7 以上为重度抑郁。 4. 生活质量评估 EORTC QLQ-C30,共 30 个条目,功能领域和总体健康状况领域得分越高说明功能状况和生活质量越好,对于症状领域得分越高表明生活质量越差。 5. 日常生活能力评分(老年人) Barthel 评分,总分为 100 分,评分>60 分基本完成,60~41 分需要帮助,40~20 分要较多帮助,<20 分完全需要帮助。
	液体平衡表	1. 入量如输入液体量、管饲入量、饮食及饮水量。 2. 出量如 24h 尿量、消化道丢失量(胃肠减压量、大便排出量、消化道瘘的丢失量等)、皮肤排汗量、引流量,带有呼吸机的病人要考虑呼吸道丢失和呼吸机加湿补充的水分。
	实验室数据	1. 氮平衡 每天测定。 2. 尿 3-甲基组氨酸(3-MH) 1 周连续 3 次。 3. 血浆前白蛋白、C 反应蛋白 每 3d 复测。 4. 血生化(葡萄糖和电解质) 每日测定。 5. 根据需要监测某些指标,如 IGF-1 及其结合蛋白、血浆瓜氨酸等。
	并发症	1. 与导管相关的损伤、感染、阻塞。 2. 代谢相关并发症。 3. 与疾病相关的并发症。
	转归	住院天数、费用和出院后随访记录。
注意事项		1. 水肿病人人体测量值不具有明确的诊断意义。 2. 测量皮褶厚度时,要把皮肤和皮下组织一起提捏起来,但不能把肌肉提捏起来,钳口方向应与捏起皮褶的方向保持垂直。

(唐小丽 张婷)

参考文献

[1] 石汉平,许红霞,李苏宜,等. 营养不良的五阶梯治疗[J]. 肿瘤代谢与营养电子杂志,2015(1):29-33.
[2] 中华医学会肠外肠内营养学分会. 成人口服营养补充专家共识[J]. 中华胃肠外科杂志,2017,20(4):35-43.
[3] American Gastroenterological Association Medical Position Statement:guidelines for the use of enteral nutrition[J]. Gastroenterology,1995,108:1282.

第四节 疼痛管理技术

一、癌痛全程管理流程

癌性疼痛（癌痛）是肿瘤病人最常见和最痛苦的症状之一，严重影响病人的精神、心理、躯体功能、社会活动和生活质量。癌痛与癌症同属慢性疾病，需要长期和有效的全程管理。

癌痛病人的全程管理包括癌痛筛查、癌痛评估、癌痛诊断、规范治疗、健康教育和院外管理。而目前疼痛管理专业的组成人员从以麻醉医师为主体的模式转向以护士为主体的模式。在癌痛的全程管理中，护士主要承担癌痛的评估、协助医生给予镇痛治疗和处理药物不良反应、健康教育和延续护理等工作。

管理流程

	简要步骤	要点
癌痛筛查	所有的病人必须在每次接触时都进行筛查	1. 若未出现疼痛，每 3d 重新进行筛查。 2. 若出现疼痛，则进行疼痛评估。
	如何筛查？	1. 是否有疼痛？（提醒病人是否有酸、麻、胀的感觉） 2. 目前是否有服用止痛药？哪种止痛药？ 3. 在过去 24h，疼痛是否影响睡眠、活动？
癌痛评估		详见"疼痛综合评定技术"。
癌痛诊断		通过癌痛评估、体格检查、影像学检查、实验室检查等方法来判断和确定癌痛的发生机制、分类等，是规范治疗的基础。
规范治疗		1. 采用药物治疗为主的综合治疗方式。 2. 治疗目标 疼痛强度 ≤3 分，有效预防和评估用药不良反应，病人对疼痛控制满意度。
健康教育		引导正确认识癌痛、自我评估，指导正确服药、预防、识别、汇报药物不良反应、定期复诊和随访。
院外管理		1. 对癌痛出院病人进行定期随访并记录。 2. 采取门诊、电话、家庭随访或网络技术随访等形式。

二、疼痛综合评定技术

（一）疼痛的评估原则

1. **常规** 疼痛作为第五大生命体征，每个病人应在入院 8h 内完成首次疼痛评估。轻度疼痛每天评估 1 次，中、重度疼痛每日评估 2~3 次。

2. **量化** 疼痛是病人的一种主观感受，因此诊断病人是否有疼痛及疼痛严重程度的主要依据是相信病人关于疼痛的主诉，使用疼痛评估工具量化疼痛程度。同一病人使用同一评估工具（除病人发生病情变化外）。

3. **全面** 包括疼痛病因、性质、部位、程度、时间、加重或减轻因素、治疗情况及效果、重要器官功能、心理精神状况、对正常活动的影响、家庭及社会支持,以及既往史等情况。

4. 动态 疼痛评估是一个连续的过程,应动态评估疼痛症状变化,包括疼痛程度、性质变化、爆发痛疼痛发作、疼痛减轻或加重以及治疗的效果和不良反应等,并及时记录,为选择和调整止痛药物提供依据。动态评估的时机为:①主诉疼痛时;②给药前;③疼痛处理后(根据药物的达峰时间,以吗啡为例,口服给药后60min,皮下给药后30min,静脉给药后15min),若疼痛评分≥4分,至少每2~4h评估1次(清醒状态)。

(二)疼痛的评估技术

简要步骤		处理要点	图示
评估内容	疼痛部位及范围	了解一点、多点还是某一区域疼痛,一侧还是双侧疼痛;有无放射性疼痛及牵扯性疼痛。	
	疼痛性质	钝痛、酸痛、绞痛、刺痛、灼痛、胀痛、麻痛、跳痛和刀割样痛等。	
	疼痛强度	详见"评估工具"。	
	疼痛发作时间及频率	了解白天还是晚上,持续性还是间歇性,是否具有波动性,是否具有其他特点。	
	疼痛加重或减轻因素	1. 机械性因素 如行走、弯腰等姿势,咳嗽、举物和运动。 2. 非机械性因素 如季节、天气、月经等。 3. 精神社会性因素 如社会应激、经济问题、焦虑和抑郁等。	
	疼痛对病人生活质量的影响	1. 对生理方面的影响 功能、体力、运动、食欲、睡眠。 2. 对心理方面的影响 生活乐趣、焦虑、抑郁、恐惧、精力的集中、自控能力。 3. 对精神方面的影响 情绪、内心痛苦、思想转变、信仰。 4. 对社会活动和交往方面的影响 人际关系、情感、性功能。	
	疼痛伴随症状	应详细询问有无头晕、恶心、呕吐、视物模糊、耳鸣、眩晕、心悸、畏寒、发热以及大、小便改变等。	
	疼痛治疗史	包括镇痛用药的种类、药物剂型、药物剂量、给药途径、用药间隔、镇痛治疗效果及不良反应等。	

简要步骤		处理要点	图示
评估内容	既往史、个人史	可以了解病人的健康状况,有无药物滥用。	
	心理、社会、文化因素	既往心理疾病、职业问题、慢性疾病或疼痛的家庭作用模式和近来的应激原等病史,均有助于对病人目前现实问题的理解。	图 5-4-1　数字分级法
评估工具	数字分级法（NRS）	在国际上较为通用。数字分级法用 0~10 代表不同程度的疼痛。应该询问病人:您的疼痛有多严重?或让病人自己圈出一个最能代表自身疼痛程度的数字(图 5-4-1)。	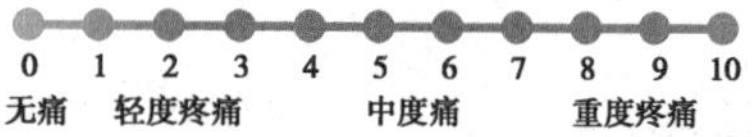 图 5-4-2　视觉模拟法
	视觉模拟法（VRS 划线法）	0 级:无疼痛。 Ⅰ级(轻度):有疼痛但可忍受,生活正常,睡眠无干扰。 Ⅱ级(中度):疼痛明显,不能忍受,要求服用镇痛药物,睡眠受干扰。 Ⅲ级(重度):疼痛剧烈,不能忍受,需用镇痛药物,睡眠受严重干扰可伴自主神经紊乱或被动体位。	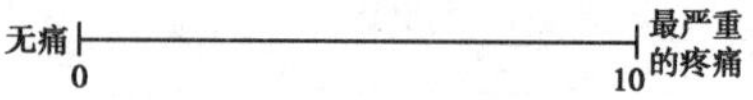
	视觉模拟法（VAS 划线法）	划一条长线(一般为 100mm),线上不应有标记、数字或词语,保证病人理解两个端点的意义非常重要,一端代表无痛,另一端代表剧痛,让病人在线上对最能反映自己疼痛程度之处划一交叉线(×)。老年人和文化教育程度低的病人使用此评分法可能有困难,但大部分人可以在训练后使用(图 5-4-2)。	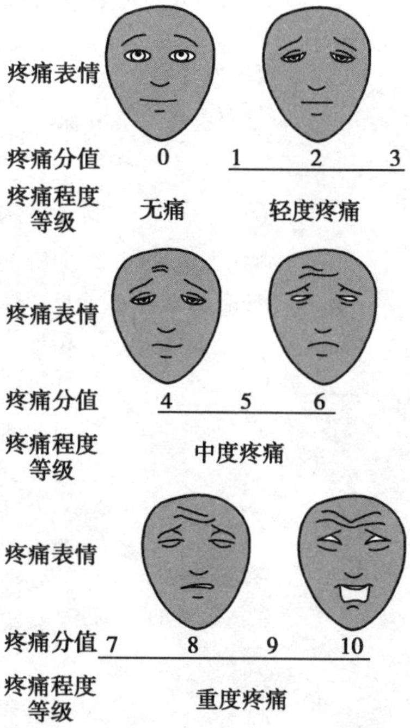
	Wong-Baker 脸评分法	1. 对婴儿、老人或无法交流的病人可采用此方法评估疼痛。 2. 临床观察如叹气、呻吟、出汗、活动能力以及心率、血压等生命体征也会提供对疼痛程度评估有用的信息(图 5-4-3)。	图 5-4-3　Wong-Baker 脸评分法

注意事项

1. 应重点评估最近 24h 内病人的疼痛情况。
2. 通过疼痛评估可以对明确病人的疼痛诊断有很大帮助,制订个体化的疼痛治疗计划。
3. 在评估疼痛强度的时候,应该考虑到病人情绪和认知功能状况。认知功能障碍的病人,尤其是精神躁动不安的病人难以准确评估疼痛程度。少数有严重心理压力的病人表现出不太愿意叙述自己身体疼痛的病史。鉴别躯体疼痛与心理压力是十分重要的。认识病人的躯体疼痛与认识病人精神上的痛苦同等重要。对这些有心理和精神障碍的癌痛病人,不仅需要药物镇痛治疗,而且可能还需要心理治疗。

三、疼痛干预技术

（一）给药技术

药物治疗是疼痛治疗的主要手段。研究表明,75%~80%的癌痛病人采用药物治疗即可控制疼痛。根据病人疼痛程度、性质、病因等选择合适的镇痛药物治疗,最大程度的使病人感觉舒适。

1. 常用止痛药物

（1）非阿片类药物:主要指对乙酰氨基酚和非甾体抗炎药(NSAIDs),以对乙酰氨基酚、阿司匹林、布洛芬、吲哚美辛、西乐葆为代表药物。此类药物镇痛作用有封顶效应且药物不良反应明确,指导病人应严格按照推荐剂量使用,不可无限制加量。

（2）阿片类药物:阿片类药物是治疗癌痛的主要药物,其镇痛作用无封顶效应。根据其作用强度可分为弱阿片和强阿片两类,前者以可待因和氨酚待因为代表药物,后者以吗啡、芬太尼、哌替啶为代表药物。NCCN指南指出,阿片类药物比NSAIDs更安全、有效。

（3）辅助药物:用于疼痛治疗的辅助药物种类较多,如抗抑郁类药、抗惊厥类药、皮质激素类药、局部麻醉/抗心律失常类药、双膦酸盐类等。

2. WHO三阶梯镇痛原则

（1）口服给药:首选口服给药,方便、经济、无创。当病人出现呕吐、吞咽困难、昏迷等不能口服药物,或者口服制剂不适合或无效时,才考虑改用其他无创或创伤小的给药途径。

（2）按阶梯给药:根据疼痛强度选择不同阶梯的止痛药。

1）轻度疼痛(疼痛强度≤3分):非阿片类止痛药物±辅助药物。

2）中度疼痛(疼痛强度4~6分):弱阿片类止痛药物±非阿片类±辅助药物。

3）重度疼痛(疼痛强度≥7分):强阿片类止痛药物±弱阿片类±辅助药物。

（3）按时给药:根据不同药物的半衰期的不同,按时给药,使止痛药物在体内保持稳定的血药浓度,如即释吗啡应每间隔4~6h给药1次,缓释制剂每8~12h给药1次。

药物的半衰期

药物	半衰期/h	作用持续时间/h	给药途径
盐酸吗啡	2.5	4~6	口服、肌内、皮下
硫酸吗啡缓释片	3.5~5	8~12	口服
盐酸吗啡缓释片	3.5~5	8~12	口服
芬太尼透皮贴剂	13~22	72	经皮给药
美沙酮	7.5~48	8~12	口服
盐酸羟考酮缓释片	4.5~5.1	12	口服

（4）个体化治疗:对麻醉药品的敏感度个体间差异很大,所以阿片类药物并没有标准量。阿片类药物的"最佳剂量"是尽可能强的镇痛效果和尽可能低的不良反应的平衡剂量。

（5）注意具体细节:指可能影响止痛效果的所有潜在因素,如疼痛评估、准确的药物治疗、动态随访、病人的心理状况、家庭及社会支持等。

3. 口服给药技术　首选口服给药途径。

口服给药流程

简要步骤		处理要点
核对与解释		1. 核对　病人身份(病人姓名、病案号)与医嘱。 2. 解释　解释操作目的、方法、注意事项与配合要点。
评估	适应证与禁忌证	病人能否自理服药,有无存在吞咽功能障碍,有无恶心、呕吐,程度如何,有无存在口服吸收障碍。
	疼痛评估	参见"疼痛评估技术"。
	所用药物	可能产生的疗效与不良反应。
处理	给药	1. 阿片滴定　对于未使用过阿片类药物的病人,给予 5～15mg 吗啡即释片口服,作为起始剂量开始滴定;而对于阿片类药物耐受的病人,则以前 24h 所需药物总量的 10%～20% 作为起始剂量开始滴定。后续剂量需根据用药后的疼痛评分和药物不良反应进行增减,直到达到一个理想的剂量。 2. 阿片维持治疗 (1) 对于持续性疼痛,应按时给药,同时按需给短效药物治疗爆发痛。 (2) 对于 24h 短效阿片类药物控制良好的慢性持续性疼痛,考虑将短效阿片类药物更换为缓释或长效制剂。 (3) 对于无法通过缓/控释阿片类药物缓解的疼痛(包括爆发痛或急性加重的疼痛、与活动或体位相关的疼痛,或在给药间期末出现的疼痛),应给予解救剂量的短效阿片类药物进行治疗。短效和缓释剂型最好采用相同的阿片类药物。 (4) 短效阿片类药物的解救剂量为 24h 口服剂量的 10%～20%,按需给药,间隔时间不短于 1h。如需多次重复给予解救剂量,考虑调整缓/控释阿片类药物剂量。 3. 对肿瘤相关的急症,如骨折或承重骨骨折先兆、脑硬膜外转移和软脑膜转移引起的疼痛,感染引起的疼痛,梗阻或穿孔引起的疼痛,在治疗病因的同时应立即控制疼痛。
	严密观察	药物疗效及不良反应。
	健康教育	1. 按时服药的重要性,灌输无需忍痛的观念。 2. 教会病人正确使用疼痛评估工具,准确及时汇报自己的疼痛情况。若疼痛评分≥4 分,应立即告知医护人员,采取措施进行止痛。 3. 指导病人正确服药,如控释片要整片吞服,不能掰开、压碎或咀嚼使用。 4. 告知药物不良反应的预防措施及自我护理要点。 5. 向病人正确解释阿片类药物生理依赖性和耐药性与成瘾性的区别,消除顾虑和担忧,提高用药依从性。 6. 定期复诊和随访。
	提供心理社会支持	1. 鼓励病人和家属说出疼痛感受。 2. 鼓励家属陪伴,提供情感支持。 3. 鼓励病人寻找保持最佳舒适状态的方式。 4. 讲解疼痛治疗计划和预期疗效,树立疼痛可有效缓解的信心。 5. 如病人伴有明显焦虑、抑郁或自杀倾向,应及时给予心理支持和干预。

简要步骤		处理要点
处理	提供非药物镇痛措施	可以考虑给予冷敷、热敷、按摩、体位限制等物理治疗措施以及恰当的心理护理措施也有助于减轻疼痛感觉。
记录		使用相关护理记录单,记录疼痛时间、部位、性质、评分、疼痛伴随症状、活动情况、镇痛措施及疗效、不良反应等。
评价	适应证	最合适的口服给药途径。
	疼痛评估	疼痛评估的工具选用正确,疼痛评分准确,进行动态评估。
	记录	疼痛记录及时、准确。
	镇痛效果	及时发现药物不良反应及如何处理,病人对镇痛效果满意。
	健康教育	病人正确认识疼痛并主动参与疼痛控制,掌握疼痛评估方法及相关知识和信息。

注意事项

1. 阿片类药物耐受的定义为已按时服用阿片类药物至少 1 周以上,且每天总量至少为口服吗啡 60mg、羟考酮 30mg、氢吗啡酮 8mg、羟吗啡酮 25mg 且其他等效药物;用芬太尼贴剂止痛时,其剂量至少为 25μg/h。

2. 区分阿片类药物的成瘾性、生理依赖性和耐药性。

(1) 成瘾性:也称精神依赖性。是指为了得到精神上的快感而不择手段地获取并使用药物的行为,是滥用药物的行为。事实上规范使用阿片类药物极少发生成瘾,其成瘾率低于 4‰,有药物滥用史者发生率较高。

(2) 生理依赖性:也称戒断症状,是阿片类药物的药理特性之一。一般出现在突然停用药物或使用阿片类药物拮抗剂纳洛酮时,其典型症状有焦虑、易怒、寒战、出汗、流涕、恶心、呕吐、腹痛等。护士应告诉病人无需担心停药带来的不适,因为当病因解除后,按照阿片类药物规范化的撤药方案,戒断症状完全可以避免。

(3) 耐药性:是指随着阿片类药物的持续、重复使用其药效降低,需增加药物剂量或缩短给药时间。更多情况下,病人要求增加剂量是假性耐受或假性成瘾的结果,即可能是医生的治疗剂量本身偏低,无法提供充分镇痛;或是疾病进展、活动过度、药物相互作用等因素导致药物需求量增加或有效剂量减少,临床上应该仔细观察注意鉴别。

3. 因家属对疼痛治疗和镇痛药物的顾虑和担忧也会对病人的治疗依从性产生影响,因此,疼痛教育的对象应包括家属。

4. 皮下给药技术 在镇痛治疗中,皮下注射是吗啡和哌替啶等阿片类药物比较常用的给药途径,尤其吗啡注射剂,可用于术后镇痛或晚期癌痛的控制。

皮下给药流程

简要步骤		处理要点
核对与解释		1. 核对 病人身份(病人姓名、病案号)与医嘱。 2. 解释 解释操作目的、方法、注意事项与配合要点。
评估	适应证	皮下注射常用于不宜经口服给药,或要求起效较口服迅速但又较肌内或静脉注射慢的情况(达峰时间约 30min,持续时间 4~6h)。
	疼痛评估	参见"疼痛评估技术"。

简要步骤		处理要点
评估	注射部位皮肤情况	需长期反复皮下注射者要有计划地经常更换注射部位。
	病人的配合程度	病人对皮下注射给药的认识以及配合程度。
	所用药物	可能产生的疗效与不良反应;刺激性强的药物不宜皮下注射。
处理	给药	1. 洗手、戴口罩,备好药液。 2. 携用物至病人处,核对身份,并解释操作目的及方法,取得合作。 3. 选择注射部位,按常规消毒皮肤,做好三查七对,进行皮下注射给药。 4. 清理用物,协助病人取舒适体位,整理床单位。
	严密观察	药物疗效及不良反应,注射部位有无出现药液外溢、肿胀等。
	健康教育	1. 灌输无需忍痛的观念,观察注射部位反应。 2. 教会病人正确使用疼痛评估工具,准确及时汇报自己的疼痛情况。若疼痛评分≥4分,应立即告知医护人员,采取措施进行止痛。 3. 告知药物不良反应的预防措施及自我护理要点。 4. 向病人正确解释阿片类药物生理依赖性和耐药性与成瘾性的区别,消除顾虑和担忧,提高用药依从性。
	提供心理社会支持	1. 鼓励病人和家属说出疼痛感受。 2. 鼓励家属陪伴,提供情感支持。 3. 鼓励病人寻找保持最佳舒适状态的方式。 4. 讲解疼痛治疗计划和预期疗效,树立疼痛可有效缓解的信心。 5. 如病人伴有明显焦虑、抑郁或自杀倾向,应及时给予心理支持和干预。
	提供非药物镇痛措施	可以考虑给予冷敷、热敷、按摩、体位限制等物理治疗措施以及恰当的心理护理措施也有助于减轻疼痛感觉。
记录		使用相关护理记录单,记录疼痛时间、部位、性质、评分、疼痛伴随症状、活动情况、镇痛措施及疗效、不良反应等。
评价	适应证	最合适的皮下注射给药途径。
	疼痛评估	疼痛评估的工具选用正确,疼痛评分准确,进行动态评估。
	记录	疼痛记录及时、准确。
	镇痛效果	及时发现药物不良反应及如何处理,病人对镇痛效果满意。
	健康教育	病人正确认识疼痛并主动参与疼痛控制,掌握疼痛评估方法及相关知识和信息。

注意事项

1. 严格执行查对制度和无菌操作规程。
2. 注意进针角度(与皮肤成30°~40°角),不宜过深,以免刺入肌层。对消瘦病人,可捏起皮肤并减少进针角度刺入。
3. 注射毕快速拔针,并用干棉签按压针刺处片刻,可减轻疼痛,并防止药液外溢。

5. 肌内给药技术 在镇痛治疗中,肌内注射可用于门诊手术和短小手术术后暂时止痛或阿片类药物滴定阶段、爆发痛的控制等,不宜作为常规癌性镇痛药的给药途径。

肌内给药流程

简要步骤		处理要点
核对与解释		1. 核对 病人身份(病人姓名、病案号)与医嘱。 2. 解释 操作目的、方法、注意事项与配合要点。
评估	适应证	肌内注射常用于要求在较短时间内发生疗效而又不适于或不必要采用静脉注射,以及药物刺激性较强或药量较大不适于皮下注射的情况。
	疼痛评估	参见"疼痛评估技术"。
	注射部位皮肤与肌肉情况	需长期肌内注射者要有计划地经常更换注射部位。
	病人的配合程度	病人对肌内注射给药的认识以及配合程度。
	所用药物	可能产生的疗效与不良反应。
处理	给药	1. 洗手,戴口罩,备好药液。 2. 携用物至病人处,核对身份,并解释操作目的及方法,取得合作。 3. 选择注射部位,按常规消毒皮肤,做好三查七对,进行肌内注射给药。 4. 清理用物,协助病人取舒适体位,整理床单位。
	严密观察	药物疗效及不良反应。若肌内注射后局部出现硬结,可采用热水袋或热湿敷处理。
	健康教育	1. 灌输无需忍痛的观念。 2. 教会病人正确使用疼痛评估工具,准确及时汇报自己的疼痛情况。若疼痛评分≥4分,应立即告知医护人员,采取措施进行止痛。 3. 告知药物不良反应的预防措施及自我护理要点,观察注射部位的反应。 4. 向病人正确解释阿片类药物生理依赖性和耐药性与成瘾性的区别。 5. 消除顾虑和担忧,提高用药依从性。
	提供心理社会支持	1. 鼓励病人和家属说出疼痛感受。 2. 鼓励家属陪伴,提供情感支持。 3. 鼓励病人寻找保持最佳舒适状态的方式。 4. 讲解疼痛治疗计划和预期疗效,树立疼痛可有效缓解的信心。 5. 如病人伴有明显焦虑、抑郁或自杀倾向,应及时给予心理支持和干预。
	提供非药物镇痛措施	可以考虑给予冷敷、热敷、按摩、体位限制等物理治疗措施以及恰当的心理护理措施也有助于减轻疼痛感觉。
记录		使用相关护理记录单,记录疼痛时间、部位、性质、评分、疼痛伴随症状、活动情况、镇痛措施及疗效、不良反应等。

续表

简要步骤	处理要点	
评价	适应证	最合适的肌内注射给药途径。
	疼痛评估	疼痛评估的工具选用正确,疼痛评分准确,进行动态评估。
	记录	疼痛记录及时、准确。
	镇痛效果	及时发现药物不良反应及如何处理,病人对镇痛效果满意。
	健康教育	病人正确认识疼痛并主动参与疼痛控制,掌握疼痛评估方法及相关知识和信息。
注意事项		

1. 肌内注射给药起效虽快于皮下注射,但给药注射痛、单次注射用药量大、不良反应明显。
2. 严格执行查对制度和无菌操作规程。
3. 协助病人采取合适的体位,放松肌肉,减轻疼痛。
4. 掌握进针深度,不可将针梗全部刺入,一旦发生断针,即用一手捏紧局部肌肉以防针头移位,并尽快用止血钳将断针取出。
5. 注射毕快速拔针,并用干棉签按压针刺处片刻,可减轻疼痛,并防止药液外溢与渗血。

6. 静脉给药技术　单次或间断静脉注射给药适用于门诊手术和短小手术。术后出现持续疼痛者,需按时给药或改用其他的镇痛方法。癌性疼痛通常不宜选用静脉给药的方法止痛。

静脉给药流程

简要步骤	处理要点	
核对与解释	1. 核对　病人身份(病人姓名、病案号)与医嘱。 2. 解释　解释操作目的、方法、注意事项与配合要点。	
评估	适应证	静脉注射常用于要求快速镇痛的情况(达峰时间约15min,持续时间1~2h)。
	疼痛评估	参见"疼痛评估技术"。
	注射部位静脉与肢体血液循环情况	选择粗直、弹性好,相对较固定的静脉,避开关节及静脉瓣;对长期静脉用药的病人要有计划地自远心端到近端选择血管注射。
	病人的配合程度	病人对静脉注射给药的认识以及配合程度。
	所用药物	可能产生的疗效与不良反应。
处理	给药	1. 洗手、戴口罩,备好药液。 2. 携用物至病人处,核对身份,并解释操作目的及方法,取得合作。 3. 选择注射部位,按常规消毒皮肤,做好三查七对,进行静脉注射给药。 4. 清理用物,协助病人取舒适体位,整理床单位。
	严密观察	药物疗效及不良反应。同时应注意观察有无静脉炎、皮下渗漏等常见并发症的发生。

简要步骤		处理要点
处理	健康教育	1. 灌输无需忍痛的观念。 2. 教会病人正确使用疼痛评估工具,准确及时汇报自己的疼痛情况。若疼痛评分≥4分,应立即告知医护人员,采取措施进行止痛。 3. 告知药物不良反应的预防措施及自我护理要点。 4. 向病人正确解释阿片类药物生理依赖性和耐药性与成瘾性的区别,消除顾虑和担忧,提高用药依从性。
	提供心理社会支持	1. 鼓励病人和家属说出疼痛感受。 2. 鼓励家属陪伴,提供情感支持。 3. 鼓励病人寻找保持最佳舒适状态的方式。 4. 讲解疼痛治疗计划和预期疗效,树立疼痛可有效缓解的信心。 5. 如病人伴有明显焦虑、抑郁或自杀倾向,应及时给予心理支持和干预。
	提供非药物镇痛措施	可以考虑给予冷敷、热敷、按摩、体位限制等物理治疗措施以及恰当的心理护理措施也有助于减轻疼痛感觉。
记录		使用相关护理记录单,记录疼痛时间、部位、性质、评分、疼痛伴随症状、活动情况、镇痛措施及疗效、不良反应等。
评价	适应证	最合适的静脉注射给药途径。
	疼痛评估	疼痛评估的工具选用正确,疼痛评分准确,进行动态评估。
	记录	疼痛记录及时、准确。
	镇痛效果	及时发现药物不良反应及如何处理,病人对镇痛效果满意。
	健康教育	病人正确认识疼痛并主动参与疼痛控制,掌握疼痛评估方法及相关知识和信息。

注意事项

1. 严格执行查对制度和无菌操作规程。
2. 提高静脉穿刺成功率,减轻病人的痛苦。注射完毕拔出针头,局部以干棉签按压片刻,防止渗血与皮下血肿。
3. 保证给药准确与安全。

7. 经皮给药技术　临床常用的有芬太尼透皮贴剂(多瑞吉),适用于疼痛强度较稳定者,也适用于合并恶心、呕吐、吞咽困难、便秘、肠梗阻及其他不能或不愿口服给药的病人。透皮贴剂一次用药维持作用时间可达72h,相对于长效吗啡,其引起的便秘发生率低。禁用于发热或已知对芬太尼或对贴剂中黏附剂过敏的病人。

经皮给药流程

简要步骤	操作要点	图示
核对与解释	1. 核对　病人身份(病人姓名、病案号)与医嘱。 2. 解释　操作目的、方法、注意事项与配合要点。	

续表

简要步骤	操作要点	图示
评估	1. 适应证与禁忌证。 2. 部位选择　选择躯体平坦、干燥、体毛少的部位，如前胸、后背、上臂和大腿内侧，这些部位粘贴牢固，不易松脱。	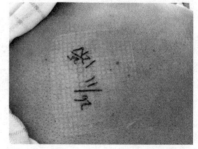
粘贴步骤	1. 粘贴前用清水清洁皮肤，不要用肥皂或乙醇擦拭，因有机溶剂可加快药物的吸收速度。 2. 待皮肤干燥后打开密封袋，取出贴剂，先撕下保护膜，手不要接触粘贴层，将贴剂平整地贴于皮肤上。并用手掌按压 30s，保证边缘紧贴皮肤（图 5-4-4）。 3. 可在贴剂外再覆盖一张透明敷料，可更好固定。 4. 写上粘贴日期和时间（图 5-4-5）。	图 5-4-4　**芬太尼透皮贴剂粘贴** A. 撕下保护膜；B. 平整粘贴；C. 手掌按压 30s
健康教育	1. 应向病人和家属讲解芬太尼透皮贴剂的安全使用方法、保存及使用后妥善处理等相关知识。病人在使用芬太尼透皮贴剂前应仔细阅读使用说明书。使用后的贴和黏性贴都应该妥善处置，避免与其他人接触，如出现误触或误食芬太尼透皮贴剂者应该立即就诊。 2. 告知病人芬太尼透皮贴剂的作用维持时间和起效时间、不良反应的观察和护理，更换透皮贴剂时应重新选择部位。用后的贴剂需将粘贴面对折，放回药袋处理。	图 5-4-5　**写上日期和时间**

简要步骤	操作要点	图示
	3. 教会病人正确使用疼痛评估工具,准确及时汇报自己的疼痛情况。若疼痛评分≥4 分,应立即告知医护人员,采取措施进行止痛。使用芬太尼透皮贴剂期间,出现爆发痛应给予短效镇痛药物处理。 4. 告知病人贴剂局部不要直接接触热源,如电热毯、热水袋、蒸气浴等,因为温度升高,会增加皮肤对芬太尼的通透性,增加药物释放的速率,造成血药浓度骤升,可能出现药物过量,同时药物代谢加快也可导致镇痛时间缩短。 5. 告知病人用药过程中应避免驾驶和操作仪器,以免发生危险。	
评价	1. 正确评估适应证与禁忌证。 2. 疼痛评估的工具选用正确,疼痛评分准确,进行动态评估。 3. 疼痛记录及时、准确。 4. 及时发现药物不良反应及如何处理,病人对镇痛效果满意。 5. 病人正确认识疼痛并主动参与疼痛控制,掌握疼痛评估方法及相关知识和信息。	

注意事项

1. 使用芬太尼透皮贴剂前,应已经使用短效阿片类药物对疼痛进行了相对良好的控制。初次用药后 4~6h 起效,12~24h 达稳定血药浓度,通常维持时间为 72h,更换使用同样大小的透皮贴剂时,血清浓度保持稳定,但某些病人可能需要每 48h 更换。因此 2017 年 NCCN 指南也指出,对于需要经常调整剂量的不稳定疼痛、急性痛和手术后疼痛,不建议使用芬太尼透皮贴剂。

2. 由于芬太尼自身特点和贴剂剂型特点决定了芬太尼透皮贴剂存在血药浓度可能不稳定、半衰期长、剂量难以调整等问题。最新的多瑞吉说明书提示对于肝肾功能障碍病人、特殊人群以及可能的呼吸抑制问题,在芬太尼透皮贴剂临床使用中应注意。

3. 芬太尼透皮贴剂禁止剪切使用。

4. 发热的病人如有需要使用芬太尼透皮贴剂时,应监测其阿片类药物的不良反应,必要时应调整剂量。

　　8. 直肠给药技术　是指通过肛门将药物送进肠管,通过直肠黏膜的迅速吸收进入人体循环发挥药效以治疗全身或局部疾病的给药方法。研究指出,直肠给药与口服给药相比,镇痛效果无明显差异,而出现严重不良反应的发生率明显减少,程度也明显较轻,值得临床推广使用。其主要方法有三种:栓剂塞入、保留灌肠和直肠点滴。目前最常用的是栓剂塞入给药。

　　(1) 栓剂塞入给药技术:栓剂熔点为 37℃ 左右,塞入体腔缓慢融化而产生药效。镇痛药物在直肠内释放,经黏膜吸收后进入血液循环。由于药物不经口到胃和小肠逗留,减少了对上胃肠道的刺激和可能引起的不良反应,而且能避开肝脏首过效应,增加血循环中药物的浓度,可有效缓解疼痛。目前吲哚美辛栓应用比较广泛,价格便宜、不良反应轻且镇痛效果良好,适用于轻、中度的疼痛。不能口服或口服后不良反应较多的中、重度疼痛病人可合理选用吗啡控释片直肠给药镇痛。

　　(2) 保留灌肠/直肠点滴给药技术:将药物溶液经肛门灌入/点滴到直肠或结肠内,通过肠黏膜吸收达到治疗的目的。目前国内采用比较多的是镇静、催眠、退热,治疗结肠或直肠内感染以及治疗直肠癌或结肠癌等,用于镇痛的研究较少。

栓剂塞入给药流程

简要步骤		处理要点
核对与解释		1. 核对 病人身份(病人姓名、病案号)与医嘱。 2. 解释 解释操作目的、方法、注意事项与配合要点。
评估	适应证	适用于口服阿片类药物出现严重不良反应者;或化疗、放疗过程中出现严重胃肠道反应或合并胃肠梗阻、吞咽困难者;或有芬太尼透皮贴剂禁忌证的病人。
	疼痛评估	参见"疼痛评估技术"。
	病人的配合程度	病人对直肠给药的认识以及配合程度。
	所用药物	可能产生的疗效与不良反应。
处理	给药	1. 洗手,戴口罩,备好栓剂。 2. 携用物至病人处,核对身份,并解释操作目的及方法,取得合作。 3. 病人取侧卧位,膝部弯曲,暴露出肛门括约肌。 4. 戴上指套或手套,示指涂上液体石蜡油,嘱病人张口深呼吸,尽量放松。将栓剂塞入肛门,并用示指将栓剂沿直肠壁朝脐部方向送入,塞入深度约为距离肛门 7cm 处为宜。 5. 嘱病人保持侧卧位 30min,以防药物栓滑脱或融化后渗出肛门外。 6. 清理用物,协助病人取舒适体位,整理床单位。
	严密观察	药物疗效及不良反应。若栓剂滑脱出肛门外,应予重新塞入。
	健康教育	1. 灌输无需忍痛的观念,理解给药方式,身心放松并配合。 2. 教会病人正确使用疼痛评估工具,准确及时汇报自己的疼痛情况。若疼痛评分≥4 分,应立即告知医护人员,采取措施进行止痛。 3. 告知药物不良反应的预防措施及自我护理要点。 4. 向病人正确解释阿片类药物生理依赖性和耐药性与成瘾性的区别,消除顾虑和担忧,提高用药依从性。
	提供心理社会支持	1. 鼓励病人和家属说出疼痛感受。 2. 鼓励家属陪伴,提供情感支持。 3. 鼓励病人寻找保持最佳舒适状态的方式。 4. 讲解疼痛治疗计划和预期疗效,树立疼痛可有效缓解的信心。 5. 如病人伴有明显焦虑、抑郁或自杀倾向,应及时给予心理支持和干预。
	提供非药物镇痛措施	可以考虑给予冷敷、热敷、按摩、体位限制等物理治疗措施以及恰当的心理护理措施也有助于减轻疼痛感觉。
记录		使用相关护理记录单,记录疼痛时间、部位、性质、评分、疼痛伴随症状、活动情况、镇痛措施及疗效、不良反应等。
评价	适应证	最合适的直肠给药给药途径。
	疼痛评估	疼痛评估的工具选用正确,疼痛评分准确,进行动态评估。

简要步骤		处理要点
评价	记录	疼痛记录及时、准确。
	镇痛效果	及时发现药物不良反应及如何处理,病人对镇痛效果满意。
	健康教育	病人正确认识疼痛并主动参与疼痛控制,掌握疼痛评估方法及相关知识和信息。
注意事项		

1. 该给药方法较为简单,可教会病人自己使用。
2. 供直肠栓塞的药物应放置阴凉处保存,临用前才去掉外包装。
3. 嘱病人用药前应排净大便,以便药物能充分发挥作用。
4. 操作过程中注意用屏风遮挡,拉好窗帘,保护病人的隐私。

9. 病人自控镇痛技术　病人自控镇痛(patient-controlled analgesia,PCA)是让病人自己控制止痛药物剂量,常用于术后急性疼痛的治疗、癌性疼痛的治疗、内科疾病如心绞痛的治疗等。

(1)原理:病人用一个计数电子仪控制的注药泵,它可以提供负荷剂量、单次剂量、锁定时间技术参数,而每个病人的PCA泵参数都不会是固定的,应当综合考虑年龄、既往阿片类药物用药史等因素,通常要求由麻醉医生或护士对每个病人进行个体化处理。

1)负荷剂量(loading dose)是指达到起始镇痛所需要的药物剂量,可以通过事先设定PCA装置使其自动给予负荷剂量。

2)单次剂量(bolus dose)是指病人启动PCA要求按钮一次性得到的镇痛药剂量。最佳的单次剂量是指能提供持续满意的镇痛,而不产生过量或危险的不良反应的剂量。如果剂量过小,病人不能得到足够镇痛,会对此系统失去信心。如果剂量过大,会产生过度的不良反应,妨碍病人使用设备。随着重复大剂量使用镇痛药,血浆浓度逐渐增加,直至产生过度镇静和呼吸抑制。

3)锁定时间(lockout time)是指一次给药之后,在一定时间内,PCA装置对病人的再次给药要求不予反应,这是为了使药物发生不良反应的可能性降到最低。

(2)优缺点

1)优点:①病人有一种主动参与感,使病人成为疼痛治疗的知情者和执行者,对于在家和住院的病人都比较安全。②可提供恒定的血药浓度,达到较好的镇痛效果。

2)缺点:①很难掌握最理想的参数,有可能造成过量/不足。②老年人、小孩、低血容量和病情重的病人剂量过大,将增加呼吸抑制的发生率。③老年人和儿童对用药的理解程度及合作方面会有一定的困难,过度镇静及精神恍惚的病人禁用。

3)给药途径:静脉给药途径(PCIA)应用最为广泛。适应证:胃肠道功能紊乱,不能口服镇痛药物。口服阿片类药物不良反应明显,病人难以耐受,需要调整药物和给药途径。顽固性、难以控制的晚期癌痛。也可用于控制癌症病人的急性疼痛待疼痛缓解得到稳定水平,PCA有助于确定由静脉转换到口服的药物剂量。

静脉给药流程

简要步骤	操作要点	图示
核对与解释	1. 核对 病人身份(病人姓名、病案号)与医嘱。 2. 解释 PCA泵的原理、使用中可能出现的问题和药物不良反应以及配合要点。	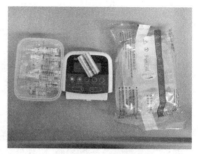
评估	1. 适应证与禁忌证。 2. 病人心理状态、理解和配合程度。 3. 病人的静脉通道,最好选择上肢或经中心静脉给药。以不影响病人的睡眠、活动为宜。	图 5-4-6 **准备用物**
配制药液	1. 准备物品(图5-4-6)。 2. 注药前将注药囊内和管道内气体排出(图5-4-7)。 3. 注药严格按照操作规程进行,注意无菌操作,防止药液污染。 4. 注药后检查接口和管路是否有渗漏。	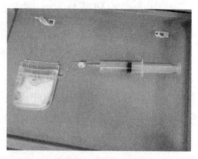
连接PCA泵	1. 使用前,将所用药物的名称、浓度、剂量,配制的容量标记在泵上,并更换电池,连接好PCA泵(图5-4-8)。 2. 再次确认管路通畅无气泡。 3. 病人的输注管道回抽有回血,给予生理盐水推注通畅后,连接PCA泵(图5-4-9)。	图 5-4-7 **排气、注药**
病情观察	1. 密切观察病人的意识、血压、心率、体温、呼吸频率、血氧饱和度等。 2. 选择正确的疼痛评估工具,定时、动态评估镇痛效果。 3. 观察药物不良反应,并及时处理。 4. 观察输注管道是否通畅,有无打折、回血,局部有无发红、渗液等并发症。 5. 观察PCA泵的电量、运行量、剩余量、按压次数等。	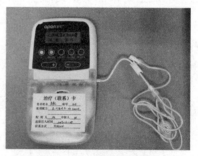
健康教育	1. 向病人讲解PCA泵的原理、结构、使用方法。 2. 讲解PCA泵内的药物及常见的不良反应。 3. 教会病人出现报警时候的处理方法。 4. 保持输注管道通畅。	图 5-4-8 **连接PCA泵**
处理报警系统	常见的报警故障: 1. 机器故障 由于驱动装置自身故障或其他外部原因引起。处理方法:可以按"止鸣/排气"后,更换新电池或重新安装电池后试机。若仍报警,则须更换驱动装置。 2. 堵塞 由于输注管道堵塞或者其他器械输出压力大于本泵堵塞阈值等原因引起。处理方法:检查各管道是否压迫、打折;导管开关、三通阀、多通阀等是否打开。	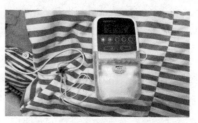 图 5-4-9 **患者输注管道连接PCA泵**

简要步骤	操作要点	图示
处理报警系统	3. "气泡或无液"或"未装夹到位或气泡"　由于输注管道中出现按气泡、无液或未装夹到位。处理方法:检查储药袋里有无药液及管路中是否有气泡,如有气泡,应立即排掉。若是因驱动装置未装夹到位,须重新装夹。 4. 到极限量　由于参数设置等原因,使综合输出量大于或等于设置的极限量引起的报警。处理方法:重新准确计算各参数,使极限量的设置值稍大于计算结果,重新设置后再运行。 5. 回血　可能原因:给药量较小、间隙较长时。病人体位受压等原因造成静脉压力相对增大时。泵位置(包括导管)比病人给药部位低造成泵及导管内压力相对减少。生理性或病理性静脉压增高时。处理方法:解除静脉压力增大的原因。	
记录	详细记录 PCA 使用过程中病人的意识和生命体征、疼痛时间、疼痛强度、药物不良反应及处理。	
评价	1. 进行有效准确的评估,适应证与禁忌证、静脉通道的选择、病人的理解和配合程度。 2. 配制药液准确无误,严格遵无菌操作。 3. 正确无误连接上 PCA 泵,输注管道通畅,机器正确运行,及时正确处理报警系统。 4. 及时观察病情变化和及时发现并处理药物不良反应。 5. 病人正确认识 PCA,正确认识疼痛并主动参与疼痛控制,对镇痛效果满意。	

注意事项

1. PCA 泵具体的参数设置和调整一般由专业的麻醉科医生负责。

2. 除了上述图示的 PCA 泵,临床上另一种常用的 PCA 泵是机械性 PCA 泵(如百特泵),没有外来能源,只依靠弹性技术使药液进入病人体内。使用简单,便携性好,但是唯一可变的因素是药物的种类和浓度,灵活性差。

3. PCA 泵常用药物　吗啡、芬太尼、曲马多、丁丙诺啡、氟哌利多、咪达唑仑等。药物的选择、剂量滴定和治疗方案应根据病人的实际情况决定。只要达到镇痛效果,无明显不良反应,对正常生活影响最小,任何用药方案都是合理的方案。

4. PCIA 药物直接进入循环,镇痛效果确切,但无菌条件要求严格,安全性技术要求高,同时还受静脉穿刺部位的限制,而且保留静脉通路可能增加感染机会,临床上须加强护理,密切观察病人。

　　10. 皮下给药途径(PCSA)　适应证与 PCIA 相同。禁忌证有全身水肿,凝血功能异常或末梢循环差者。

皮下给药流程

简要步骤	操作要点	图示
核对与解释	1. 核对 病人身份(病人姓名、病案号)与医嘱。 2. 解释 PCA 泵和皮下给药的原理、使用中可能出现的问题和药物不良反应以及配合要点。	
评估	1. 适应证与禁忌证。 2. 病人心理状态、理解和配合程度。 3. 病人的皮肤状况,最好选择是局部淋巴回流良好、不影响病人的活动、睡眠等部位,常用部位有前臂内侧、上臂外侧、腹壁或胸壁;活动比较少的病人还可以在大腿的内侧或外侧。避开以下部位:局部有感染、破损,经过放射治疗的皮肤、水肿的皮肤、体表肿瘤皮肤、皮肤皱褶或乳腺皮肤、关节周围皮肤等。	
配制药液	同 PCIA。	
连接 PCA 泵	1. 使用前,将所用药物的名称、浓度、剂量,配制的容量标记在泵上,并更换电池,连接好管路接口和控制键插头。 2. 再次确认管路通畅无气泡。 3. 选取合适的部位,常规消毒后,予以留置一次性头皮针或静脉留置针,无菌操作埋于皮下,外用无菌敷贴覆盖(图 5-4-10),连接 PCA 泵。	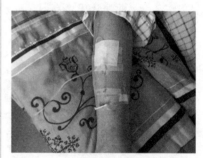 <div align="center">图 5-4-10 皮下留置针头</div>
病情观察	1. 密切观察病人的意识、血压、心率、体温、呼吸频率、血氧饱和度等。 2. 选择正确的疼痛评估工具,定时、动态评估镇痛效果。 3. 观察药物不良反应,并及时处理。 4. 观察输注部位局部是否有硬结、发红和水肿、疼痛等并发症。 5. 观察 PCA 泵的电量、运行量、剩余量、按压次数等。	
健康教育	1. 向病人讲解 PCA 泵的原理、结构、使用方法。 2. 讲解 PCA 泵内的药物及常见的不良反应。 3. 教会病人出现报警时候的处理方法。 4. 保持输注管道通畅。	
处理报警系统	同 PCIA。	
记录	详细记录 PCA 使用过程中病人的意识和生命体征、疼痛时间、疼痛强度、药物不良反应及处理。	
评价	1. 进行有效准确的评估,适应证与禁忌证、静脉通道的选择、病人的理解和配合程度。 2. 配制药液准确无误,严格遵守无菌操作。 3. 正确无误连接上 PCA 泵,输注部位及时更换,机器正确运行,及时正确处理报警系统。 4. 及时观察病情变化和及时发现并处理药物不良反应。 5. 病人正确认识 PCA,正确认识疼痛并主动参与疼痛控制,对镇痛效果满意。	

注意事项

1. 原则上局部皮肤无异常就可持续应用,一般5~7d更换一次输注部位。
2. 与PCIA相比,PCSA仅需要小针头,对输注部位要求不高,费用较低;皮下穿刺操作简单,使在家治疗成为可能,也可以临时拔针洗澡,然后自己重新穿刺;输注剂量小,不易引起过量给药及全身感染;穿刺部位浅在,并发症易于早期发现和处理,安全性较高。但PCSA经皮下给药,疼痛缓解和滴定较PCIA慢,而且输注剂量受限,需要不断更换输注部位。

11. 硬膜外腔给药(PCEA)　是指椎管内硬膜外腔给药,用药量小,止痛效果明显,多用于术后镇痛、胸背以下的区域性疼痛、疼痛范围较局限的病人。也用于顽固性癌痛,采用其他方法不能有效控制癌痛时。PCEA虽镇痛效果确切,但受麻醉方法限制及无菌条件要求严格;加上导管护理不容易,保留时间长容易出现其他并发症如打折、脱落、断裂、硬膜外血肿等,一旦出现椎管内感染后果严重,而且不易及早发现。因此,临床应用于癌性疼痛不如PCIA和PCSA安全、广泛。

12. 神经丛/干给药途径(PCNA)　用于外周神经阻滞后留管给药,治疗困难的、顽固性的、疼痛剧烈的神经病理性疼痛。

(二) 神经阻滞技术

由于癌痛机制的复杂性和疾病的不断进展,有10%~20%的病人仍有顽固性的剧烈疼痛无法缓解,可选用神经阻滞术。神经阻滞术是指通过物理的方法(射频、冷冻等)或化学的方法(神经破坏性药物如乙醇、苯酚),阻断(破坏或不破坏)神经,从而控制疼痛的一种治疗。神经阻滞术需要在无菌治疗室操作,应当配备氧气、麻醉机、麻醉咽喉镜、气管内导管等急救设备、急救药物和监测仪器,同时应尽可能在CT或X线引导下操作、提高安全性。神经阻滞术应当由有经验的麻醉科医生或疼痛科医生实施。

1. 适应证

(1) 癌性疼痛,包括良性肿瘤侵犯神经根或压迫神经干,用药物或者其他各种无创镇痛方法难以缓解者。

(2) 瘤体内注射,破坏肿瘤组织,限制其生长,抑制其疼痛。

(3) 各种常规方法难以控制的顽固性剧烈疼痛,如三叉神经痛、带状疱疹后遗神经痛、顽固性腰神经后支痛等。

(4) 某些需多次重复进行神经阻滞的疾病,如严重的血栓闭塞性脉管炎。

2. 禁忌证

(1) 一般疼痛性疾病,能用药物或其他常用方法治愈的,不宜采用神经破坏性治疗。

(2) 急性炎症、穿刺部位及邻近部位有感染或存在败血症等全身感染的病人。

(3) 合并有出血性疾病或出凝血功能异常的病人。

(4) 不能配合治疗或有精神异常的病人。

(5) 乙醇、苯酚等神经破坏性药物过敏或造影剂过敏者等。

操作流程

简要步骤		处理要点
核对与解释		1. 核对　病人身份(病人姓名、病案号)与医嘱。 2. 解释　PCA泵和皮下给药的原理、使用中可能出现的问题和药物不良反应以及配合要点。
评估	适应证与禁忌证	疼痛控制如何,以往的疼痛治疗史,选用物理还是神经阻滞术、破坏术。
	病人的既往史	有无药物过敏史,有无高血压、糖尿病、结核,有无出血性疾病,有无其他系统器质性疾病。
	病人的心理状况	重视疼痛与心理的关系,缓解病人紧张焦虑情绪。
术前护理	常规准备	1. 核查病人的胸片、心电图、血常规及凝血功能等检查是否完善,麻醉、手术知情同意书是否签俱。 2. 通知禁食禁饮,术前特殊药物如降压药调整等,保持病人血压平稳的重要性。 3. 介绍手术室环境、麻醉及各项术前准备工作,讲述大概神经阻滞技术过程,引导病人正确认识手术及麻醉。
	体位训练	告知病人体位训练的重要性,术中要保持体位,否则针尖随之移动,会造成很大的危险,如果出现局部剧烈疼痛或身体其他部位不适,应立即大声告诉医生,但身体姿势不能动。
	健康教育	应协助医生,充分向病人和家属说明诊断、预期疗效、原有其他器质性疾病在治疗期间可能加重、术中术后可能发生的不良反应及并发症等,并解答病人和家属提出的问题。
术后护理	病情观察	密切观察病人的病情变化,如意识、面色、呼吸、血压、穿刺点有无渗血渗液、肢体感觉运动情况,根据不同的阻滞部位,可能有不同的并发症(如体位性低血压、恶心呕吐、出血或血肿、感染、头痛、截瘫、气胸等),如有异常应立即报告医生,及时处理。
	功能改变	部分病人在神经破坏性阻滞治疗后会出现肢体乏力、活动不灵及麻木,这是缓解疼痛的同时发生的治疗作用,不能绝对避免,术前应详细告知。
记录		使用相关护理记录单,记录神经阻滞术的时间、术后病人的生命体征、肢体活动情况、并发症、镇痛效果等。
评价		1. 进行准确有效的评估。 2. 术前准备完善。 3. 术后及时发现病情变化并处理。 4. 无出现功能改变,病人对镇痛效果满意。

注意事项

1. 常用的神经阻滞术有脑神经阻滞、脊神经阻滞、自主神经阻滞、椎管阻滞、神经末梢阻滞、关节腔阻滞等,尽管术中过程不一样,但术前评估和准备、术后护理、健康教育大致相同。
2. 神经破坏性治疗存在有一定的并发症,如在痛觉消失的同时,触觉也消失,局部麻木不适,有的并发症还很严重,如运动麻痹或截瘫,难免也损伤正常组织,须严格掌握其适应证。
3. 神经阻滞技术术中可能的并发症,有全脊髓麻醉、药液注入血管内引起局麻药毒性反应、过敏反应、药物误入椎管内引起血压。

（三）疼痛心理支持技术

大量的事实表明,个体精神心理因素对疼痛的程度、持续时间、频率、耐受性或治疗效果都可产生影响,反之,长期的疼痛也会引起一些心理行为反应,如焦虑、抑郁、害怕、失眠、恐惧、多疑等。为癌症疼痛病人及家属提供情感及心理支持治疗,应该贯穿于癌症疼痛治疗的全过程。

1. **焦虑**　焦虑是肿瘤病人常见的一种心理反应。指一种缺乏明显客观原因的内心不安或无根据的恐惧,还可伴有交感神经功能亢进的躯体症状,表现为心慌、失眠、出汗、胃肠功能紊乱及烦躁不安、坐卧不宁。适度的焦虑有利于病人对自身疾病的重视程度,增加治疗的责任心和遵从医嘱的程度。但过分的、长期的焦虑会破坏病人的免疫功能,对治疗和康复有害。

处理流程

简要步骤		处理要点
评估	症状及原因	情绪或躯体症状,出现了多长时间,发生的频率,可能的原因。
	疼痛评估	参见"疼痛评估技术"。
实施	疼痛控制	有效的疼痛干预。
	心理社会支持	关注病人的感受,理解、安慰、鼓励病人,多陪伴和倾听,表达共情,避免空洞的劝说和说教。
		鼓励家属陪伴,提供情感支持。
		可指导病人采用深呼吸训练,指用鼻子吸气、嘴巴呼气的腹式呼吸。让病人取舒适体位,松开束腰的皮带或衣物。先用鼻子深吸一口气,同时默数 1、2、停。然后用嘴巴慢慢、轻轻地呼气,同时默数 4、3、2、1、停。集中注意自己的呼吸,呼吸要慢、均匀和顺其自然。每天做 1~2 次,每次 5~10min,逐渐延长到 20~30min。
		指导病人分散注意力的方法,如听音乐、画画、园艺、暗示法等。
	药物治疗	症状严重者遵医嘱服用抗焦虑药物。
	及时转诊	如焦虑症状持续时间较长或程度严重者,及时寻求专业精神心理治疗。
评价		1. 病人的疼痛控制良好。 2. 对病人的焦虑及时准确评估。 3. 采取及时有效的措施缓解焦虑。 4. 病人的焦虑得到改善或及时转诊。

注意事项

1. 经常做深呼吸对放松身心、缓解焦虑和疼痛大有好处。需要注意的是,平时就应多加练习和运用放松训练,若平时能熟练掌握,经常使用,遇到焦虑恐惧时就会运用自如。反之,若平时很少练习,临场救急不一定有好的效果。
2. 暗示法　暗示是以某种信息影响别人心理活动的特殊方式。暗示的方式有很多,语言、文字、表情、手势都可以作为暗示手段,通过这些手段使病人得到积极暗示,以达到治疗目的。

2. **抑郁**　抑郁是一种心境低落的状态,表现为整日沉默不语、悲观失望、对前途失去信心,自我评价降低、自我感觉不良、自我孤立、对周围事物不感兴趣、消极厌世等不良心境,时常伴有失眠、疲乏、食欲降低、无精打采、唉声叹气,严重者会出现自杀的愿望和企图。

处理流程

简要步骤		处理要点
评估	症状及原因	情绪或躯体症状,持续了多长时间,严重程度,可能的原因。
	疼痛评估	参见"疼痛评估技术"。
实施	疼痛控制	有效的疼痛干预。
	心理社会支持	1. 关注病人的感受,理解、安慰、鼓励病人,多陪伴和倾听,允许病人宣泄情绪,表达共情。 2. 当病人哭泣时,不要阻止他,最好能与他在僻静的地方待一会;可以轻轻地安抚他,递上纸巾和温水。在哭泣停止后,用倾听的技巧鼓励病人说出哭泣的原因。 3. 鼓励家属陪伴,提供情感支持。 4. 指导病人分散注意力的方法,如听音乐、画画、园艺,培养新的兴趣爱好。 5. 回顾过去 与病人及家属一起回顾病人的优点和长处,帮助理清思绪,认识自身的力量和资源,重新树立生活的信心。 6. 运用理性情绪疗法,改变病人不合理信念,详见本章第五节。 7. 特别关注自罪自责、消极厌世的病人,防止自伤、自杀事件。
	药物治疗	症状严重者遵医嘱服用抗抑郁药物。
	及时转诊	如抑郁症状持续时间较长或程度严重者,及时寻求专业精神心理治疗。
评价		1. 病人的疼痛控制良好。 2. 对病人的抑郁及时准确评估。 3. 采取及时有效的措施缓解抑郁。 4. 病人的抑郁得到改善或及时转诊。

注意事项

引起肿瘤病人抑郁心理的原因很多,如疾病的诊断、经济负担、社会支持、应对方式等,病人自身具有的内向性格往往是形成抑郁心理的基础。此外,引起抑郁的医学原因也是不容忽视的,例如低血钾、高血钙等代谢障碍、内分泌失调、脑肿瘤、脑转移瘤等颅内器质性病变,以及营养不良和放疗、化疗的不良反应等,都可能产生抑郁心理。

3. **恐惧** 通常是指害怕、内心紧张不安的一种心理状态,是肿瘤病人普遍存在的心理反应。癌症常见的恐惧,包括对疾病未知的恐惧、对孤独的恐惧、对疼痛的恐惧、对于亲人分离的恐惧。

处理流程

简要步骤		处理要点
评估	症状及原因	情绪或躯体症状,持续了多长时间,严重程度,可能的原因。
	疼痛评估	参见"疼痛评估技术"。
实施	疼痛控制	有效的疼痛干预。

简要步骤		处理要点
实施	心理社会支持	1. 护士要用坚定的眼神和语言,取得病人的信任。注意倾听,鼓励病人表达自己恐惧的具体原因。若病人提出敏感的话题,护士应巧妙地回避。 2. 正确介绍疾病相关知识,列举成功病例,或抗癌明星现身说法开导病人,增强病人战胜疾病的意志,以积极的态度配合治疗,使病人树立与疾病斗争的信心。 3. 鼓励家属陪伴,提供情感支持。 4. 运用理性情绪疗法,改变病人不合理信念,详见本章第五节。
	药物治疗	症状严重者遵医嘱服用药物。
	及时转诊	如恐惧症状持续时间较长或程度严重者,及时寻求专业精神心理治疗。
评价		1. 病人的疼痛控制良好。 2. 对病人的恐惧及时准确评估。 3. 采取及时有效的措施缓解恐惧。 4. 病人的恐惧得到改善或及时转诊。

4. 多疑 多疑是肿瘤病人较为普遍的心理反应。主要表现在两个方面:第一是对自身的点滴变化多疑,放大消极面。第二是对与自己有关的一切外界事物和事情反应十分敏感,对他人持不信任态度,并且做出负性的联想。究其根源是病人潜意识中的恐惧心理主导。多疑与本身人格特征和成长背景有关,较多见于女性病人,或文化程度较高的病人。

处理流程

简要步骤		处理要点
评估	症状及原因	情绪或躯体症状,持续了多长时间,严重程度,可能的原因。
	疼痛评估	参见"疼痛评估技术"。
实施	疼痛控制	有效的疼痛干预。
	心理社会支持	1. 护士要用坚定的眼神和语言,取得病人的信任,理解、安慰、鼓励病人,多陪伴和倾听,允许病人宣泄情绪,表达共情。 2. 护士不需要急于否认病人的想法或做出解释,要理解病人并非是针对医护人员,而是内心恐惧的表现,以不评价及不抵抗的态度探索背后的真正原因。 3. 医护人员的态度要保持一致性,肯定回答病人的疑问,减少病人怀疑及逃避现实的机会。 4. 鼓励家属陪伴,提供情感支持。
	药物治疗	症状严重者遵医嘱服用药物。
	及时转诊	如多疑症状持续时间较长或程度严重者,及时寻求专业精神心理治疗。
评价		1. 病人的疼痛控制良好。 2. 对病人的多疑及时准确评估。 3. 及时采取有效的措施缓解多疑。 4. 病人的多疑得到改善或及时转诊。

（四）物理治疗技术

物理治疗包括热疗、冷疗、按摩、锻炼、体位等方法，对减轻癌痛有一定的作用。

1. **热疗、冷疗** 热疗可以降低痛觉神经的兴奋性，从而减轻疼痛。冷疗可降低神经末梢敏感性，减轻由于组织充血、肿胀压迫神经末梢所导致的疼痛。但目前对肿瘤病人使用热疗的效果看法不一，但也没有明确的禁忌。

2. **按摩** 按摩是通过促进局部血液循环来减轻疼痛，特别适用于活动受限引起的酸痛。

3. **锻炼** 锻炼对于慢性疼痛病人很重要，可以增强肌肉力量，活动强直的关节。但是应注意，锻炼要适度。另外，当病人因肿瘤侵犯可能发生病理性骨折的情况下，应避免做任何负重的锻炼。

4. **体位** 改变体位是预防和缓解疼痛的常用方法，合适的体位因人而异、因病而异。对多发骨破坏的病人，可建议使用固定托，以预防变换体位时发生病理性骨折。

四、药物不良反应的预防及处理技术

防治不良反应是疼痛治疗计划的重要内容之一，与镇痛同样重要。

（一）非阿片类药物的不良反应

1. **胃肠道毒性** 长期大剂量服用 NSAIDs 可出现上腹不适、隐痛、胃灼热、恶心、呕吐、饱胀、嗳气、食欲减退等消化不良症状。长期口服 NSAIDs 的病人中，有 10%~25% 发生消化性溃疡，其中有 <1% 的病人出现严重的并发症，如出现溃疡或穿孔。

处理流程

简要步骤		处理要点
评估	识别高危人群	年龄大于 60 岁、消化道溃疡或酗酒史、重要器官功能障碍（包括肝功能不全）、长期大剂量使用 NSAIDs。
	严重程度	病人的胃肠道症状有哪些。
预防		1. 避免长期大剂量服用 NSAIDs。NSAIDs 的日限制剂量：布洛芬 ≤3.2g，非诺洛芬 ≤0.2g，舒林酸 ≤400mg。 2. 告知病人应饭后服用，以减轻胃肠道不适。 3. 可同时联合使用抗酸剂、H_2 受体拮抗剂、米索前列醇、奥美拉唑等药物。 4. 用药期间要进行 NSAIDs 毒性反应监测，包括基础血压、尿素氮、肌酐、全血细胞计数、粪便潜血，每 3 个月复查 1 次以确保用药安全。
处理		1. 如出现胃部不适、恶心，考虑停用 NSAIDs 或改用选择性 COX-2 抑制剂。 2. 如出现消化道溃疡或出血，立即停用 NSAIDs。 3. 如肝功能指标高于上限 1.5 倍，停用 NSAIDs。 4. 根据程度及时给予治疗胃肠道症状。
健康指导		告知病人非阿片类药物镇痛作用有封顶效应且不良反应明确，应严格按照推荐剂量使用，不可无限制加量。
评价		1. 进行准确有效的评估。 2. 采取及时有效的防治措施。 3. 进行健康指导，病人理解并配合。 4. 病人的胃肠道毒性症状改善。

注意事项
NSAIDs 的治疗作用和不良反应都通过抑制环氧化酶（COX）产生,通常分为三类:①COX 非特异性抑制剂:代表药物包括阿司匹林、布洛芬、萘普生、吲哚美辛,以及吡罗昔康、美洛昔康等。②COX-1 选择性抑制剂:代表药物是小剂量阿司匹林。③COX-2 特异性抑制剂:代表药物塞来昔布。COX-2 抑制剂在与传统 NSAIDs 镇痛消炎作用相似的情况下,抑制胃肠道不良反应发生率较低,不会抑制血小板聚集,但有引起心血管并发症(心肌梗死)的可能,使用时应注意。

2. **肾毒性**　长期或大量使用 NSAIDs 和对乙酰氨基酚可出现肾血流量下降,肾小球滤过率减低,个别敏感者会出现肾衰竭。

处理流程

简要步骤		处理要点
评估	识别高危人群	年龄大于 60 岁、体液失衡、间质性肾炎、肾乳头坏死、同时使用其他肾毒性药物(如环孢霉素、顺铂)和经肾脏排泄的化疗药物、长期大剂量使用。
	严重程度	病人的肾功能如何。
预防		1. 避免长期大剂量服用　NSAIDs 的日限制剂量:布洛芬≤3.2g,非诺洛芬≤0.2g,舒林酸≤400mg。对乙酰氨基酚的日限制剂量不能超过 4g,连续使用不能超过 10d。 2. 用药期间要进行药物毒性反应监测,包括基础血压、尿素氮、肌酐、全血细胞计数、粪便潜血,每 3 个月复查 1 次以确保用药安全。
处理		如果尿素氮或肌酐升高 1 倍,或出现高血压,或高血压恶化,停用 NSAIDs。 根据程度及时治疗,纠正肾功能。
健康指导		告知病人非阿片类药物镇痛作用有封顶效应且不良反应明确,应严格按照推荐剂量使用,不可无限制加量。
评价		1. 进行准确有效的评估。 2. 采取及时有效的防治措施。 3. 进行健康指导,病人理解并配合。 4. 病人的肾功能好转。

3. **心脏毒性**　长期或大量使用 NSAIDs 的病人可能出现心动过速、高血压,或原有高血压恶化,或充血性心力衰竭症状。

处理流程

简要步骤		处理要点
评估	识别高危人群	心血管病史、心血管疾病或并发症的高危病人。
	严重程度	病人的心脏毒性症状如何。
预防		1. 避免长期大剂量服用 NSAIDs。 2. NSAIDs 与抗凝剂如华法林或肝素合用,可显著增加出血风险,应谨慎用药。 3. 用药期间要进行 NSAIDs 毒性反应监测,包括基础血压、尿素氮、肌酐、全血细胞计数、粪便潜血,每 3 个月复查 1 次以确保用药安全。

续表

简要步骤	处理要点
处理	1. 如果出现高血压,或高血压恶化,停用 NSAIDs。 2. 如出现充血性心力衰竭,停用 NSAIDs。 3. 根据程度及时治疗,纠正肾功能。
健康指导	告知病人非阿片类药物镇痛作用有封顶效应且不良反应明确,应严格按照推荐剂量使用,不可无限制加量。
评价	1. 进行准确有效的评估。 2. 采取及时有效的防治措施。 3. 进行健康指导,病人理解并配合。 4. 病人的心脏毒性症状改善。

4. 肝毒性　几乎所有 NSAIDs 和对乙酰氨基酚均可致肝损害。应警惕对乙酰氨基酚的日最大剂量为 4g。

5. 血液系统　几乎所有 NSAIDs 均可抑制血小板聚集,使出血时间延长。长期使用 NSAIDs 可因胃肠失血而致贫血,部分 NSAIDs 可引起粒细胞减少、再生障碍性贫血、凝血障碍等。应密切观察有无出血征象。

6. 其他　所有 NSAIDs 都有中枢神经系统反应,如头晕、头痛、嗜睡、精神错乱等。另外还有耳聋、耳鸣、视力模糊、味觉异常等。

（二）阿片类药物的不良反应

1. 便秘　最常见,发生率为 90%~100%。表现为排便次数减少(每周排便<3 次)、粪便干硬和/或排便困难(包括排便费力、排出困难、排便不尽感、排便费时和需手法辅助排便)。阿片类药物引起的便秘不因长期用药而产生耐药,严重便秘还会引起或加重病人的恶心等不适,因此预防和治疗阿片类药物引起的便秘是疼痛治疗中不可忽视的问题。

处理流程

简要步骤		处理要点
评估	了解病因	1. 病人身体状况　体能状况差、长期卧床、活动量少、胃肠蠕动减弱 2. 病人饮食情况　饮水少、食物中缺乏纤维素。 3. 有无合并其他疾病　脱水、脊髓压迫、电解质紊乱、直肠或肛门神经肌肉功能障碍 4. 有无使用其他药物　抗酸药、止吐药、铁剂、化疗药。
	严重程度	两次排便间隔时间、大便性状、费力程度、排气情况等。
预防	常规预防措施	多饮水、多进食富含纤维素的食物、适当活动、养成排便的习惯。通常效果欠佳。
	使用缓泻剂	1. 刺激性泻剂(比沙可啶、番泻叶)+粪便软化剂(多库酯钠)或渗透性泻剂(聚乙二醇、乳果糖、氢氧化镁、山梨醇等)联合使用。 2. 避免使用容积型泻剂,如甲基纤维素等(因为此类泻剂吸水膨胀,使肠道内容物溶剂增大刺激肠壁引起排便,但容易加重或导致电解质紊乱)。

简要步骤		处理要点
处理	积极消除病因	判断除外阿片类药物的其他因素是否可加重便秘。
	根据便秘严重程度处理	1. 轻度　粪便软化剂或饮食调整。 2. 中度　增加刺激性泻药的剂量。 3. 重度　人工排便或灌肠。 4. 肠梗阻或中毒性巨结肠等威胁生命的毒性　需紧急手术处理，禁止使用刺激性泻剂。
健康指导		告知病人阿片类药物引起的便秘不因长期用药而产生耐药，使用阿片类药物的同时应使用缓泻剂，并多饮水、多进食富含纤维素的食物、适当活动和养成排便的习惯。
评价		1. 进行准确有效的评估。 2. 采取有效的防治措施。 3. 进行健康指导，病人理解并配合。 4. 病人的便秘症状改善。

注意事项

1. 应认识到病人便秘的原因是多方面的，做好有效的评估不仅有助于便秘的治疗，还会改善癌痛的治疗效果。
2. NCCN 指南规定，医生在开具阿片类药物的同时，应同时开出预防便秘的缓泻剂。防治便秘药物的剂量也随止痛药物剂量增加而酌情增加。

2. 恶心、呕吐　发生率为 30%。一般发生于用药初期，症状大多在 4~7d 内缓解，随着用药时间的延长会逐渐耐受直至完全消失。等效剂量的阿片类药物所致恶心呕吐发生率相似，且呈剂量依赖性。

处理流程

简要步骤		处理要点
评估	了解病因	1. 抗肿瘤治疗　接受放疗、化疗等。 2. 胃肠道疾病　胃肠道炎症、溃疡、便秘和肠梗阻等。 3. 代谢性因素　肝肾功能衰竭、高钙血症、高颅内压、感染等。 4. 精神心理因素　焦虑、紧张等。
	严重程度	0 度：无恶心呕吐。 Ⅰ度：恶心，不影响进食。 Ⅱ度：影响进食及正常生活，恶心呕吐>2d。 Ⅲ度：不能耐受，需治疗。 Ⅳ度：难控制呕吐。
预防	积极消除病因	在用药第 1 周内，应同时给予甲氧氯普胺（胃复安）等止吐药物预防。
处理	根据程度分级处理	判断除外阿片类药物的其他因素是否会加重恶心呕吐。 Ⅰ、Ⅱ度：可用甲氧氯普胺治疗。 Ⅲ、Ⅳ度：制定止吐方案，按时给药。 若恶心、呕吐持续 1 周以上：需减少阿片类药物剂量，或换用药物，或改变用药途径。

简要步骤		处理要点
处理	原则	1. 按时给予止吐药物,而不是呕吐时临时给药。 2. 先选择一种药物止吐,效果不满意时再联合另一种药物,疗效差时应换用另一种药物,而不是同种类药物间的转换。 3. 联合用药常优于单方给药,是有效的止吐策略。临床上最常用、最有效的为地塞米松+胃复安。
健康指导		告知病人阿片类药物引起的恶心呕吐会随着用药时间的延长逐渐耐受直至完全消失,对有恶心呕吐倾向的病人应预防性使用止吐药。
		生活方式的改变,如在饮食方面应避免食用辛辣、油腻及有强烈气味的食物,少量多餐,适当限制餐前餐后 1h 的饮水量,以减少食物反流而引起恶心感,保持良好的情绪和作息等。
评价		1. 进行准确有效的评估。 2. 采取有效的防治措施。 3. 进行健康指导,病人理解并配合。 4. 病人的恶心呕吐症状改善。

注意事项

1. 应认识到病人恶心呕吐的原因是多方面的,做好有效的评估可帮助明确病因,有助于恶心呕吐的治疗。
2. 常用的止吐药物
(1) 多巴胺受体拮抗剂:胃复安、氟哌啶醇、多潘立酮等,其中胃复安最常用,不仅作用于中枢,还可促进胃排空,通过外周机制发挥作用。
(2) 5-HT3 拮抗剂:昂当司琼、托烷司琼、帕洛诺司琼,对急性呕吐方面效率高,但此类药物价格昂贵,同时可致便秘,如不能控制反而会加重恶心呕吐,甚至产生肠梗阻,应予重视。
(3) 抗组胺药物:苯海拉明、东莨菪碱等。
(4) 其他:劳拉西泮、糖皮质激素、阿瑞匹坦等,临床上阿瑞匹坦可用于防治高致吐性化疗药物诱发的急性和延迟性呕吐,还用于治疗阿片类药物所致的顽固性呕吐。

3. 嗜睡和过度镇静 是止痛药物常见的中枢神经系统不良反应,多伴注意力分散、思维能力下降、表情淡漠、思睡或嗜睡,一般数日后逐渐减轻。过度镇静病人应警惕有无呼吸抑制。

处理流程

简要步骤		处理要点
评估	了解病因	排除其他原因,如中枢神经系统病变、镇静药物、高钙血症、脱水、感染、缺氧等。
	严重程度	病人的镇静表现。
预防		1. 初次用量不宜过高,规范地进行剂量调整,避免快速增量。 2. 密切观察有无注意力分散、思维能力下降、表情淡漠、思睡或嗜睡的表现。
处理	积极消除病因	判断除外阿片类药物的其他因素是否可加重嗜睡和过度镇静。

简要步骤		处理要点
处理	治疗	1. 减少阿片类药用药剂量,或减低分次剂量,增加给药次数,或换用其他止痛药。 2. 排除其他因素,24~48h 后仍嗜睡,可使用中枢兴奋剂。
健康指导		告知病人阿片类药物可能引起嗜睡和过度镇静,如出现此类不良反应应及时告知医护人员,并加强预防跌倒和预防坠床的健康教育。
评价		1. 进行准确有效的评估。 2. 采取有效的防治措施。 3. 进行健康指导,病人理解并配合。 4. 病人的嗜睡和过度镇静缓解。

4. 呼吸抑制　表现为病人对躯体刺激没有反应,呼吸频率小于 8 次/min,还可出现潮气量减少、潮式呼吸、发绀、针尖样瞳孔、嗜睡状至昏迷、骨骼肌松弛、皮肤湿冷,有时可出现心动过缓和低血压。严重时可出现呼吸暂停、深昏迷、循环衰竭、心脏停搏、死亡。呼吸抑制极少发生在阿片类药物耐受的病人,一般是阿片类药物使用欠规范、超量导致。

处理流程

简要步骤		处理要点
评估	识别高危人群	经静脉给阿片类药物、肝衰竭、肾功能不全、服用美沙酮、同时合用镇静剂、呼吸系统感染、肥胖及濒死期病人。
	严重程度	病人的呼吸抑制表现,尤其重点评估病人的意识和呼吸情况。
预防		规范使用阿片类药物。
处理		1. 立即停用阿片类药物和其他镇静药物。 2. 保持呼吸道通畅,辅助或控制通气。 3. 使用阿片拮抗剂　纳洛酮 0.4mg+10ml 生理盐水,1~2min 静推,并不停地呼唤病人,必要时可重复给药。纳洛酮停药指征为病人清醒,呼吸频率大于 9 次/min。若 10min 内无效,而纳洛酮总剂量达到了 1mg,考虑导致神志改变的其他原因。
健康指导		告知病人应规范使用阿片类药物,不规范、超量使用可引起呼吸抑制,如出现过度镇静时应及时告知医护人员。
评价		1. 进行准确有效的评估。 2. 采取有效的防治措施。 3. 进行健康指导,病人理解并配合。 4. 病人的呼吸抑制缓解。

5. 尿潴留　发生率低于 5%。合用阿片类药物和镇静剂的病人中,尿潴留发生率可能高达 20%,而腰椎麻醉术后使用阿片类药物发生尿潴留的危险率可增加至 30%。

处理流程

简要步骤		处理要点
评估	识别高危人群	有无可能增加尿潴留发生的危险,例如同时使用镇静剂、腰椎麻醉术后、合并前列腺增生症等。
	严重程度	尿潴留持续时间。
预防		尽量避免同时使用镇静剂,避免膀胱过度充盈,积极治疗前列腺增生,给病人良好的排尿时间和环境。
处理		诱导排尿、热敷会阴部或给予膀胱区按摩。仍无效,应考虑导尿。持续尿潴留难缓解的病人可考虑换用止痛药。
健康指导		告知病人使用阿片类药物时应避免同时使用镇静剂,创造隐蔽舒适的环境,养成良好的排尿习惯,避免膀胱过度充盈。
评价		1. 进行准确有效的评估。 2. 采取有效的防治措施。 3. 进行健康指导,病人理解并配合。 4. 病人的尿潴留缓解。

6. 眩晕 发生率约为 6%,主要发生于阿片类药物治疗的初期。

处理流程

简要步骤		处理要点
评估	识别高危人群	晚期癌症、老年人、体质虚弱、合并贫血等病人。
	严重程度	眩晕持续时间和程度。
预防		应避免初始用药剂量过高。
处理		轻度眩晕可能在使用阿片类药物数日后自行缓解。 中重度眩晕则需要酌情减低用药剂量。 严重者可以酌情考虑抗组胺类药物、抗胆碱能药物或催眠镇静类药物,以减轻眩晕症状。
健康指导		告知病人阿片类药物引起的眩晕主要发生于阿片类药物治疗的初期,一般会在使用阿片类药物数日后自行缓解,如出现此类不良反应及时告知医护人员,并加强预防跌倒和预防坠床的健康教育。
评价		1. 进行准确有效的评估。 2. 采取有效的防治措施。 3. 进行健康指导,病人理解并配合。 4. 病人的眩晕症状缓解。

7. 瘙痒 发生率低于 1%,多见于使用吗啡的病人,男性多见。

处理流程

简要步骤		处理要点
评估	识别高危人群	皮脂腺萎缩的老年病人、皮肤干燥、晚期癌症、黄疸及伴随糖尿病等病人,有无使用其他药物等。

简要步骤		处理要点
评估	严重程度	瘙痒的持续时间和程度。
预防		注意皮肤卫生,避免搔抓、摩擦、强刺激性外用药、强碱性肥皂等不良刺激;贴身内衣应选择质地松软的纯棉制品;避免初始用药剂量过高。
处理		轻度瘙痒,给予适当皮肤护理即可。 瘙痒症状严重者,可以适当选择局部用药(如凡士林、羊毛脂等润肤剂)和全身用药(主要选择抗组胺药物如苯海拉明或异丙嗪)。
健康指导		告知病人使用吗啡可能会引起皮肤瘙痒,如出现此类不良反应及时告知医护人员,注意皮肤卫生,避免搔抓皮疹处,贴身衣物应选择纯棉制品。
评价		1. 进行准确有效的评估。 2. 采取有效的防治措施。 3. 进行健康指导,病人理解并配合。 4. 病人的瘙痒眩晕症状缓解。
注意事项		

应注意抗组胺药物有明显的镇静作用,与阿片类药物同期应用时,可能增强相互的镇静作用,因此建议选择低剂量,并注意个体化调整用药剂量。

（覃惠英　刘明慧）

参 考 文 献

[1] 张骏.疼痛治疗临床药师指导手册[M].北京:人民卫生出版社,2012.
[2] 陆宇晗,陈钒.肿瘤姑息护理实践指导[M].北京:北京大学医学出版社,2017.
[3] 傅志俭.疼痛诊疗技术[M].北京:人民卫生出版社,2014.

第五节　心理护理相关技术

一、肿瘤病人心理痛苦管理技术

（一）心理痛苦的定义

心理痛苦是一种多因素的不愉快经历,它涉及心理(如认知、行为、情感)、社会、精神和/或身体方面,这些因素可能会干扰癌症病人有效地应对其躯体症状和治疗的能力。痛苦从普通的正常的感情脆弱、悲伤和恐惧,可能逐步发展成为严重的问题,如抑郁、焦虑、恐慌、社会孤立、存在主义和精神危机。NCCN指出,选择"痛苦"这个词的原因,相比"精神的""社会心理的""情绪的"更能使病人容易接受,听起来更"正常",也能被定义和量化。

（二）心理痛苦管理筛查工具

1. 心理痛苦管理筛查工具(distress management screening measure,DMSM)包括两部分:

（1）心理痛苦温度计(distress thermometer,DT),以0~10刻度数字表示心理痛苦程度,0表示无心理苦,10表示极度心理痛苦。分界点4分。

（2）心理痛苦相关因素调查表（problem list，PL），共40项相关因素，包括五方面问题：实际问题、家庭问题、情绪问题、躯体方面问题及精神宗教信仰问题。用"是/否"进行评价（表5-5-1）。

表5-5-1 心理痛苦筛查表

科室：_____ 床号：___ 姓名：_____ 年龄：___ 住院号：_____ 诊断：_____	
第一步，在疾病的治疗和康复中，您可能会因为一些身体或心理上的不适而产生痛苦的体验，请从以下图片中圈出最能表达您在过去一周（包括今日）的经历有多痛苦的数字（0~10）。	第二步，在过去一周（包括今日），您是否存在下列问题，请在相应□内打"√"。

	现实问题		躯体问题
□	照顾孩子	□	外表/形象
□	家务	□	洗澡/穿衣
□	经济压力	□	呼吸
□	交通出行	□	排尿改变
□	工作/上学	□	便秘
□	治疗决策	□	腹泻
	家庭问题	□	进食
□	与孩子相处	□	疲乏
□	与配偶相处	□	水肿
□	生育能力	□	发热
□	家庭成员健康	□	头晕
	情绪问题	□	消化不良
□	抑郁	□	记忆力下降/注意力不集中
□	恐惧	□	口腔疼痛
□	紧张	□	恶心
□	悲伤	□	鼻腔干燥/充血
□	担忧	□	疼痛
□	对日常活动失去兴趣	□	性欲方面
	精神/宗教信仰问题	□	皮肤干燥/瘙痒
□		□	睡眠
□		□	滥用药物
□		□	手足麻木感
	其他问题：_____		

2. 研究指出，使用DMSM对病人的心理状况进行筛查，省时间、操作简单、直观、易接受，同时覆盖广泛的相关因素可以使临床医务人员快速地判断引起病人心理痛苦的原因。NCCN推荐使用作为快速识别病人心理痛苦的筛查工具。

（三）心理痛苦管理操作流程

简要步骤		处理要点
筛查（DMSM）	时间	所有病人第一次入院。
		出现临床症状或疾病变化时。

续表

简要步骤		处理要点
筛查 （DMSM）	工具	DT 1~3分：轻度痛苦。 4~6分：中度痛苦。 7~10分：重度痛苦。
		PL　分析病人存在哪些相关因素。
评估	对象	1. 中-重度痛苦病人（即DT≥4分）。 2. 虽DT自评<4分，但是心理痛苦高危人群。 1）特征：既往有精神障碍、既往有抑郁症/自杀尝试、认知功能障碍、沟通障碍、合并严重疾病、存在社交问题、精神/宗教信仰问题、不受控制的症状。 2）处于情感脆弱增加的时期：发现可疑症状、诊断检查阶段、刚确诊、得知有遗传/家族性癌症风险、等待治疗、治疗方式改变、出现明显的治疗并发症、治疗结束、出院/入院、治疗失败、复发/进展期、肿瘤晚期、终末期等。
	实施者	由肿瘤科医生、护士、社会工作者等组成的主要肿瘤团队进行评估。
	方法	1. 会谈法　在与病人建立良好关系的基础上，采用相关技术进行的一种有目的的交谈，从而了解病人的心理活动的方法。 2. 测量法　采用如焦虑自评量表（SAS）、抑郁自评量表（SDS）等量表或问卷进一步评估病人心理状态的方法。
	内容	具体有哪些实际问题/家庭问题/精神、宗教信仰问题/躯体问题/社会问题/情绪问题。
治疗	轻度痛苦	给予心理支持，充分运用各种沟通技巧，使病人稳定情绪，重建心理平衡，可由临床护士进行。
	中-重度痛苦	给予心理干预。 1. 不同于心理支持，更具有针对性和专业性，指针对病人的心理问题，采用一定的心理治疗技术（如人本主义疗法、认知行为疗法、行为疗法、运动疗法、音乐疗法、正念减压训练、催眠疗法、家庭疗法、沙盘游戏治疗等）进行干预性护理。 2. 一般需要由心理咨询师、心理治疗师或有经验的人员进行。若干预效果不理想，应及时转诊。
转诊	精神/心理问题	精神卫生专业人员和心理医生。
	社会问题	咨询及会诊服务。
	灵性/宗教问题	牧师。
评价		1. 正确应用筛查工具。 2. 对心理痛苦病人准确评估和治疗。 3. 需要转诊者及时转诊。

注意事项

1. DMSM仅适用于初步的心理痛苦筛查和监测，但不能作为心理诊断的金标准。中重度心理痛苦的病人，需增加使用其他诊断能力高的心理测量工具。
2. 心理痛苦管理是整个医疗照顾过程中一个必不可少的部分，要在医疗中心和社区提供适当的社会服务。

二、心理护理常用技术

（一）沟通技术

1. 倾听 倾听是心理咨询和心理治疗的基本技术，也是核心技术。通过倾听不仅可以采集信息，也体现了主动接纳、关切的过程。认真倾听，可以消除病人的疑虑、孤立感，使之产生信任。WHO 的一项调查发现，当病人诉说病情时，平均 18s 就被医生打断了。从护理人员角度来说，注意倾听有着十分重要的意义，它好比在暗示病人"我在关注你，关心你"，"有什么心里话你都说出来吧，我在听你说"。这样，病人会消除顾虑，在你面前畅所欲言。

操作流程

简要步骤		处理要点
评估	患者	病人的知识水平和文化程度。
		病人的躯体状态良好，无明显疼痛、恶心呕吐等症状。
		病人的情绪稳定。
	环境	环境安静、隐私，适宜交谈。
实施	专注倾听	1. 得体的体态　以 90°角与病人对坐，采取开放姿态，身体轻微前倾，保持眼神接触，保持放松。 2. 正确的态度　全神贯注、热情友好、耐心地倾听对方讲话，不表现出惊讶、厌恶、奇怪、激动或气愤等神态，而是予以无条件的尊重和接纳。 3. 给予适当的鼓励性回应，可表达出在有兴趣地倾听：最常用、最简便的动作是点头，但注意要适时适度；言语反应如"噢""嗯""是的""然后呢""确实""你再说详细些""我明白了"。
	适时回应和提问	不要随意打断病人的说话，但要适时回应，不仅表示在认真倾听，而且也在思考、融入。
	用"心"倾听	有时病人说的和实际的并不一致，或者避重就轻，自觉或不自觉地回避本质性的问题，所以不但要听懂病人通过言语、表情、动作所表达出来的东西，还要听出他们在交谈中所省略的和没有表达出来的内容或隐含的意思（弦外之音），甚至是他们自己都不知道的潜意识（无声之音）。
	复述、总结	当病人说完话以后，用简明扼要的话语总结一下病人表达的内容，以核实护士的理解是否与病人反映的问题一致，最好把对方隐藏的意图恰当地表达出来，以示你确实在听，而且明白了他的意图，使他满意。
评价		1. 准确、有效的评估。 2. 正确的倾听技巧。 3. 能听出病人所表达和隐藏的全部内容。

注意事项

1. 初学者可把握倾听的一个总的原则，可问可不问时，少问；可说可不说时，少说。
2. 正确的态度是建立良好护患关系的重要基础，包括尊重、热情、真诚、共情和积极关注。否则再好的咨询方法和沟通技巧都会失去意义。
3. 区别对待不同性格的病人，对于性格急躁的病人，即使语言过激，护士也要耐心听完，因势利导地说明自己的看法。对于慢性格的病人，可能会东拉西扯，不入正题，护士切忌表现出不耐烦的情绪，可以追问、引导病人从速表达主题，以便有针对性地交谈。
4. 在进行心理护理中，倾听的过程中同时也涉及鼓励、重复、提问、内容反应等多种沟通技巧，也需要临床护士不断学习与实践。

2. 鼓励和重复 鼓励即直接地重复病人的话或仅以某些词语,如"嗯""讲下去""还有吗"等来强化对方叙述的内容并鼓励其进一步讲下去。一般而言,最后面的信息比前面的其他信息重要,可选择重复。如一位女病人说:"我已经康复3年了,想怀孕当个妈妈,可我家人都不同意,我为此很烦恼,精神食欲都不好,晚上常失眠,不知怎么办好。"选择任何一个主题予以关注都可以,但选择"你不知怎么办才好"作为重复或许是最好的,因为一方面抓住了病人现状的核心,理解病人,另一方面鼓励了病人对其困扰的问题做更进一步的描述和分析。

3. 内容反应和情感反应

(1) 内容反应:是用选择对方的实质性内容,用自己的语言将其表达出来,可以帮助对方更加了解本身的情况,并清楚对方知道你是在聆听。如病人说:"护士,我的脚又痛,又不能走路了,能不能恢复呢?"护士可回答说"你很想了解自己的病情如何"。

(2) 情感反应:和内容反应很接近,但有所区别,是指用自己的语言反映对方的情绪反应,帮助病人更好地了解自身的思想、情绪。内容反应着重于言谈内容反馈,而情感反应则着重于情绪反应。如前面例子,护士回答"你很担心自己的身体状况"则是情感反应。内容反应和情感反应常同时应用。

4. 提问 提问在治疗性会谈中不仅是收集信息和核实信息的手段,而且可以引导护理人员与病人围绕主题展开讨论。只要护理人员掌握了一定的提问技巧,就可以了解到病人的需要。

(1) 封闭式提问:这是一种将病人的回答限制在特定范围之内的提问。病人回答问题的选择性很小,有时甚至只是要求回答"是"或"不是","好"或"不好","同意"或"不同意"等。如"今天你服药了吗?""伤口还痛吗?""你昨天晚上睡得好吗?"。

(2) 开放式提问:问的范围较广,不限制病人,鼓励病人说出内心感受,特别是心理、精神等方面的信息。如"今日你觉得怎么样?""你能告诉我你现在的感受吗?"。

5. 沉默 沉默本身就是一种信息交流,是超越语言力量的一种沟通方式。沉默允许病人有时间去寻找话语表达感受。沉默的反应,可伴随肢体言语的安慰。恰如其分地使用沉默技巧,对病人的治疗会产生意想不到的效果。

（二）信息支持

在某项对癌症晚期病人的调查显示,91%的病人希望得到有关诊断的详细信息,92%的病人想得到症状的有关信息,88%的病人想了解其预后信息,97%的病人希望得到治疗和药物不良反应的相关信息。因此,提供信息支持的目标是减少病人因"不了解信息"产生的恐惧、压力和疑惑,从而提高病人依从性,引导病人有效地参与治疗和自我护理。

操作流程

简要步骤		处理要点
评估	患者	病人的文化程度如何,提供信息所需语言和复杂水平要求。
		病人的躯体状态良好,无明显疼痛、恶心呕吐等症状。
		病人情绪稳定。
		病人是否愿意接受信息,已经具有哪些信息,如可询问"您是否想了解您的病情呢?""对于您的病情,您了解多少呢"。
	环境	适当的时间和环境,安静、隐私,适宜传递信息。

简要步骤		处理要点
实施	提供信息	将信息打包和传递。
		可运用图表、笔记、视频等帮助病人记忆信息。
		间断向病人提问,核查病人是否存在信息量过大与理解困难。
	提供情感支持	鼓励病人表达对刚接收信息的即时想法和感知。
	最终核对信息	要求病人用自己的话概述信息。
		核对准确性,如果有必要再次传递信息。
	终止/中止	信息传递完毕。若病人表现出不适合接受信息,应及时中止。
评价		1. 进行准确有效的评估。 2. 正确提供信息和及时核对。 3. 病人对信息的理解程度。 4. 过程中贯穿情感支持。

注意事项

1. 由于现实中传递方的信息与接收方的信息常常是不对等的,信息传递也不是一劳永逸的。因此,医护人员应恰当地运用各种沟通技巧,保证病人已正确接收传递的信息和建议,而且应经常检查传递给病人的信息是否发生变化并及时更新。
2. 提供信息需贯穿情感支持,因病人的情感反应等因素可能决定其如何应对信息及其记忆信息的准确程度。
3. 提供信息者应接受信息支持的专业训练,熟练使用相关技巧,同时作为支持性活动,一定要人性化,即提供的信息对病人无伤害。

（三）情感支持

情感支持指帮助病人度过一段他们经历的特殊情感时期,如应对恐惧和焦虑、平息愤怒、应对损失和悲伤,旨在帮助病人感到舒适,体验基本照护关系;情感支持不直接解决问题,而是促进情感过程。

操作流程

简要步骤		处理要点
评估	患者	病人的情绪状态如何。
	环境	1. 合适的环境　一个让病人感觉安全、舒适,不受监查和打扰的理想环境,最好是单人病房,或者门口有"使用中"的标志等。 2. 限制参与者　尽可能限制病人的配偶或家人、其他观察者。
实施	建立信任关系	1. 得体的体态　以90°角与病人对坐,采取开放姿态,身体轻微前倾,保持眼神接触,保持放松。 2. 缩小社交隔阂　护患双方社交距离以护士觉得合适时可拉起病人的一只手为宜,尽早建立熟悉、以称呼名字的形式谈话等。 3. 正确的态度　共情。
	开始情感支持	一般以鼓励开始。
		只有病人意识到"护士在进行情感支持"并接受"鼓励"才能继续进行。

简要步骤		处理要点
实施	允许情感表达	倾听。
		注意体态和态度。
	及时反馈	以理解、接受、共情的态度和有效的沟通技巧进行交流。
		若病人了解护士的共情，促进护患关系深入，调动病人参与沟通。
	结束情感支持	1. 应注意把握访谈节奏，时间不可过长，随着访谈进入尾声，可通过对病人表达内容和情绪的反馈，让病人感受到被理解和支持，以顺利结束访谈。 2. 会谈结束时可简单核实病人的感受，道别。并可对下次接触进行安排。
评价		1. 进行准确有效的评估。 2. 实施情感支持的态度和技巧适宜。 3. 病人对会谈的感觉以及不良情绪有改善。

注意事项

1. 情感支持需要具有良好"共情"能力的护士实施。共情不是同情，而是帮助者凭借主动的倾听，对对方的内心世界产生准确如亲历其境的了解，能够设身处地，感同身受。当病人感到有知音人的时候，会感受舒畅而更愿意把问题道出。共情可帮助病人保持安全感和被理解，从而促使护患双方更深入的交流。

2. 正确理解和使用共情的注意事项

（1）要把自己放在对方的处境中来尝试感受对方的喜怒哀乐，初学者可多提醒自己："我是否主观性很强？""我是否对对方抱着开放接纳理解的态度？""我是否做到了设身处地地进入到对方的内心世界中去？"。

（2）必要时验证自己是否做到共情，如可问病人"听你的意思，你好像觉得很痛苦，是这样吗？"。

（3）表达共情要适时适度，表达过度会让对方觉得小题大做，表达不足会让对方觉得理解不够。

（4）表达共情要善于把握角色，要能进能出，出入自如。

（5）表达共情应考虑到对方的特点和文化背景。

（四）ABCDE 技术

ABCDE 技术源于美国心理学家埃利斯（A. Ellis）的理性情绪疗法，后者是认知行为治疗的一种。A（activating events）指诱发事件；B（beliefs）指个体在遇到诱发事件后产生的不合理信念，即他对该事件的思维、看法、解释和评价；C（consequences）指继这一事件下，个体的情绪反应及行为结果。D（disputing）指与不合理信念辩论；E（effects）指经过辩论和疏通产生的积极信念、行为和情绪。A. Ellis 认为，情绪不是由某一诱发性事件本身所引起，而是由经历了这一事件的个体对事件的解释和评价所引起，即不是 A 引起 C，而是 B 引起 C（ABC 理论）。因此要与不合理的信念（B）辩论（D），借助辩论，转变不合理的信念，获得合理信念、积极情绪和行为（E）。下面通过一个简单的例子帮助理解 ABCDE 技术的操作流程。某病人发现患上乳腺癌，觉得自己是一个一无是处的人，于是情绪变得消沉抑郁。

简要步骤		处理要点
评估	患者	病人的知识水平和文化程度。
		病人的躯体状态良好,无明显疼痛、恶心、呕吐等症状。
		病人的情绪状态如何。
	环境	环境安静、隐私,适宜交谈。
实施	寻找和解说 ABC	1. 与病人交谈,寻找 ABC。如本例中,A 是病人患上乳腺癌,B 是认为得了肿瘤就一无是处,C 是情绪变得消沉抑郁。 2. 向病人解说 ABC 理论。如本例中,病人的情绪变得消沉抑郁(C)不是因为患上乳腺癌(A),而是因为错误认知,认为得了肿瘤后自己就一无是处(B)。
	进一步明确病人的不合理信念	1. 帮助病人对其合理与不合理的信念加以区分,不合理信念的典型特征有包括以下三个: (1)绝对化要求,通常是与"必须"和"应该"这类词联系在一起,如"我必须获得成功"。 (2)过分概括化/以偏概全,通常是以某一件或某几件事来评价自身或他人的整体价值,如面对失败常常认为自己"一无是处"。 (3)糟糕至极,总是认为"没有比这更糟糕了"。如本例中,病人认为得了肿瘤后自己就一无是处就是典型的"糟糕至极"的不合理信念。 2. 把病人的不合理信念和不适应的情绪和行为反应联系起来。如本例中,告知病人她的情绪变得消沉抑郁是因为她的这种不合理信念。
	帮助病人领悟自己的问题及其不合理信念的关系	帮助病人达到三种领悟:一是信念引起了情绪及行为后果,而不是诱发事件本身。二是他们对自己的情绪和行为反应应负有责任。三是只有改变了不合理信念,才能减轻或消除他们目前存在的各种症状。
		应结合具体实例,从具体到一般,从感性到理性,反复向病人分析说明,使其真正地领悟。可以引导病人分析他自己的问题,让他举一些例子来说明自己问题的根源,检验其是否真正达到领悟。
	与不合理信念辩论(D)	紧紧围绕病人信念的非理性特征提问,提问具有明显的挑战性和质疑性。 1. 针对"绝对化要求"的不合理信念:可提问"有什么证据表明你必须获得成功?""事情为什么必须按照你的一直来发展? 如果不是这样,那又会怎样?"等。 2. 针对"过分概括化"的不合理信念:可提问"你怎么才能证明你是个一无是处的人?""如果你在这一件事情上失败了,就认为自己是个毫无价值的人,那么你以前许多成功的经历表明你是个什么人?"等。 3. 针对"糟糕至极"的不合理信念:可提问"如果你认为这件事是糟糕至极的话,我可以举出比这还要糟糕十倍的事,你若遇到这些事情,你又会怎样?"等。
	巩固、重建新的情绪及行为反应(E)	可继续使用与不合理信念辩论,或放松训练等方法。
		巩固前几个阶段治疗所取得的效果,帮助病人进一步摆脱原有的不合理信念及思维方式,使新的观念得以强化。

简要步骤	处理要点
评价	1. 准确有效的评估。 2. 进行正确的实施步骤。 3. 病人的情绪困扰与不良行为得到改善(小目标)。 4. 改变病人生活中的非理性思维,学会现实、合理的思维方式,减少其情绪困扰和行为障碍在以后生活中出现的倾向性(大目标、完美目标)。

注意事项

1. 与不合理信念辩论是理性情绪疗法最常用最具特色的方法,是一种主动性和指导性很强的认知改变技术。一般来讲,病人也不会简单地放弃自己的信念,他们会寻找各种理由为他们辩解,这就需要护理人员时刻保持清醒、客观、理智的头脑,根据病人的回答一环扣一环,仅仅抓住病人回答中的非理性内容,通过不断重复的辩论,使对方感到为自己信念的辩护变得理屈词穷。同时,通过辩论,不仅要使病人认识到他的信念是不合理的,也要使他分清什么是合理信念,什么是不合理信念,并帮助他学会以合理的信念代替那些不合理的信念。
2. 临床上护士在发现病人对疾病/自身存在错误认知之后,可以应用 ABCDE 技术,及时纠正其不合理的信念。可以在健康教育的过程中同时进行。
3. 理性情绪疗法实际上是一种对有情绪障碍的人实施在教育的过程,护理人员是一个指导者、说服者、分析者,也是权威的信息提供者和与病人非理性观念对抗的辩论者,是一个积极主动的角色。但同时理性情绪疗法是一种着重认知取向的方法,因此它对那些年纪较轻、智力和文化水平较高的人更有效果,对于那些过分偏执、敏感多疑以及有领悟困难的人,则可能难以奏效。护理人员在心理干预中应注意个体差异性。

(五) 团体治疗技术

团体治疗是将问题相似的(如同是乳腺改良根治术后的)病人组成小组(以 6~12人为宜),通过定期聚会,小组成员彼此交流经验,分享各自的体验和情绪,扩大社会支持。在小组治疗过程中,病人学习了与他人共情的能力,当自己帮助别人时,也获得了自尊。也可帮助病人行成积极的认知和行为策略,掌握心理调节和减压的技巧,重新调整生活优先次序。研究表明,团体治疗可改善肿瘤病人的生活质量和焦虑抑郁情绪,与个体心理治疗相比,团体心理治疗具有高效、经济、方便、成果易巩固等优势,因而被广泛应用。

(覃慧英　刘明慧)

参 考 文 献

[1] 李萍,曹维彬,陈西庆,等. 团体心理治疗改善肿瘤病人情绪状态[J]. 中国健康心理学杂志,2017,25(3):387-390.
[2] 张叶宁,张海伟,宋丽莉,等. 心理痛苦温度计在中国癌症病人心理痛苦筛查中的应用[J]. 中国心理卫生杂志,2010,24(12):897-902.
[3] 吴蓓雯. 肿瘤专科护理[M]. 北京:人民卫生出版社,2012.
[4] 刘晓红,李小妹. 心理护理理论与实践[M]. 北京:人民卫生出版社,2012.
[5] 郭念峰. 心理咨询师(三级)[M]. 北京:民族出版社,2005.
[6] 陈璐. 癌症病人的心理疏导技术[M]. 北京:人民卫生出版社,2013.

第六节　肿瘤中医专科护理技术

一、艾灸技术

（一）艾条灸技术

1. 目的

通过运用温通经络、调和气血、消肿散结、祛湿散寒、回阳救逆等法,解除或缓解各种虚寒性病症的临床症状,达到防病保健,治病强身。

2. 适应证

（1）流感、哮喘（热性哮喘和对艾烟过敏的病人除外）、咳嗽、支气管炎等。

（2）关节炎、脊柱疾病疼痛、偏头痛、坐骨神经痛、骨质疏松症、肿瘤康复期的辅助治疗等。

（3）骨折复位后恢复期。

（4）妇女卵巢囊肿、输卵管炎症、宫寒不孕、带下痛经、盆腔炎,妇科肿瘤及乳腺肿瘤辅助治疗等。

（5）胃痛胃寒、恶心呕吐、胃肠炎、脂肪肝、肝炎、肾炎等。

（6）早衰、精神倦怠、自汗盗汗、失眠多梦、尿频、大小便失禁、四肢厥冷等。

（7）贫血、白细胞减少等骨髓抑制状态。

（8）对早、中期癌症有止痛消炎作用,并可增加食欲、提高免疫功能。

（9）减肥:腰腹肥胖者不必改变平时的饮食习惯,每日艾灸腰腹部 1~2 次,连续几周后即可减肥。

（10）艾灸法大补上、中、下丹田之气,无病者常灸,可气血充盈、青春美容、身强体健、延缓衰老。

3. 禁忌证

（1）疲乏、饥饿或精神高度紧张时。

（2）皮肤有感染、瘢痕或肿瘤部位。

（3）出血倾向及高度水肿和高血压。

（4）小儿囟门未闭合时的头顶腧穴部位。

（5）凡属实热证或阴虚发热者,不宜施灸。

（6）颜面部大血管处,孕妇腹部及腰骶部不宜施灸。

操作步骤

简要步骤	操作要点	图示
核对与解释	1. 核对　病人身份(姓名、病案号)与医嘱。 2. 解释　艾灸目的、操作过程及配合要点。	
评估	1. 适应证与禁忌证。 2. 当前主要症状,临床表现及既往史。 3. 病人体质及艾条施灸处的皮肤状况。 4. 对疼痛的耐受程度。 5. 心理状况。	
准备	1. 病人　艾灸部位皮肤清洁。 2. 操作者　着装整洁,洗手,戴口罩。 3. 物品　治疗盘、艾条、火柴(打火机)、弯盘、小口瓶,必须时备浴巾、屏风等(图 5-6-1)。 4. 环境　宽敞、光线充足、利于操作。	图 5-6-1　**用物准备**

简要步骤	操作要点	图示
施灸	1. **体位** 取平卧位或者坐位。 2. **确定穴位** 遵医嘱确定施灸部位及方法(图 5-6-2)。 3. 手持艾条,用酒精棉球点燃艾条一端(图 5-6-3),将点燃的一端对准穴位,使病人感到温热但无灼痛为度,随时弹去艾灰,灸至局部皮肤红晕。 (1) 温和灸:将艾条的一端点燃,距皮肤 3~5cm 进行熏烤,使病人局部有温热感而无灼痛感,一般每处灸 3~7min,至皮肤红晕、皮肤热感病人能耐受为度(图 5-6-4)。 (2) 回旋灸 1) 一种为平面回旋灸,将艾条点燃端先在选定的穴区或患部熏灸测试,至局部有灼热感时,在此距离做平行往复回旋施灸,以局部皮肤潮红为度,灸疗面积较大之病灶。 2) 一种为螺旋式回旋灸,将灸条燃着端反复从离穴区或病灶最近处,由近及远呈螺旋式施灸,热力较强,以局部皮肤出现均匀红晕为宜(图 5-6-5)。 (3) 雀啄灸:用类似麻雀啄食般的一起一落忽近忽远的手法施灸,一般每次灸治 5~10min,亦有以艾条靠近穴区灸至病人感到灼烫提起为一壮,如此反复操作,每次 3~7 壮;都以局部皮肤出现均匀红晕或湿润,病人皮肤热感能耐受为度(图 5-6-6)。 4. 施灸部位,宜先上后下,先灸头顶和胸背,后灸腹部和四肢。 5. 施灸完毕,立即将艾条插入广口瓶,密闭熄灭艾火(图 5-6-7)。 6. 清洁局部皮肤,协助病人衣着,休息片刻。 7. 酌情开窗通风,清理用物,做好记录并签名。	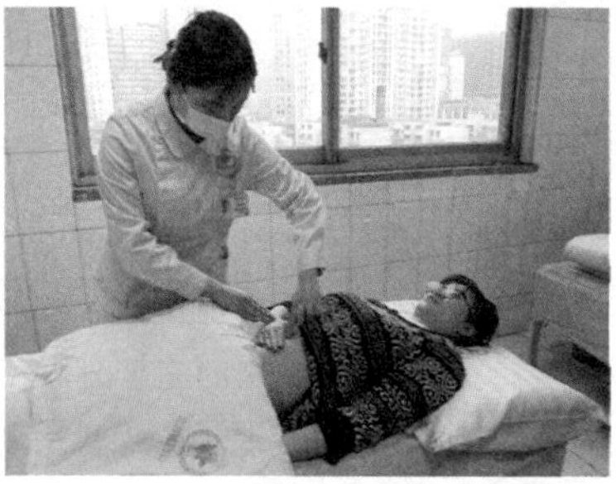 图 5-6-2　**定穴 同身寸取穴法** 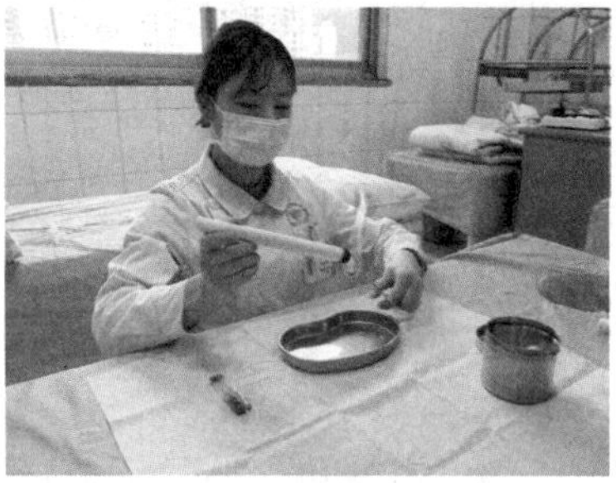 图 5-6-3　**酒精棉球点燃艾条** 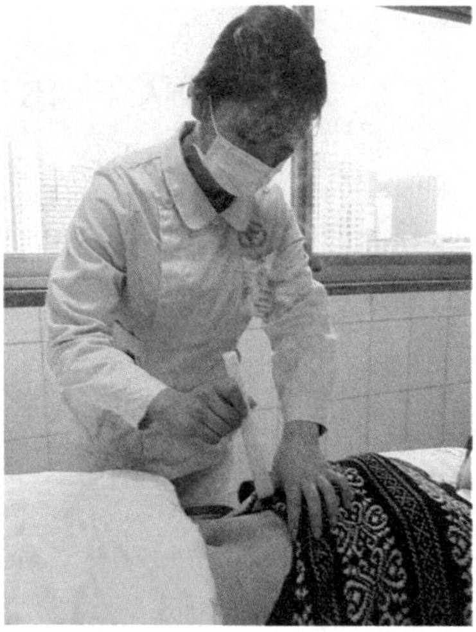
艾灸反应诊断	1. 消化系统反应 (1) 感觉腹内气流走动、肠蠕动加快、腹中鸣响、矢气、打嗝、腹痛等,是病人腑气运行好转表现。 (2) 小便出现白色沉淀物:是排泄积滞、病邪消散的征兆。 (3) 大便增多:呈黑色球形硬便、呈黑色柏油样便、呈白色黏脓样大便、呈水样便,是病人肠中积滞通畅、湿浊通下的表现(注意可有肠道出血问题)。	图 5-6-4　**温和灸 固定距离**

简要步骤	操作要点	图示
艾灸反应 诊断	2. 皮肤反应 （1）灸斑红白相间斑点：属局部经脉不通、气血运行不畅现象；继续艾灸出现均匀的潮红、汗出为一次的充足剂量。 （2）灸后皮肤成片状均匀潮红、有水汽、手摸起来有潮润的感觉：一次的灸量已经相对足够，停止本次施灸。 （3）皮疹、发痒提示体内湿气较重。 1）小皮疹发痒：因体内湿气外排，可继续施灸以观察，皮疹可自行消退。 2）肚脐周围或腹股沟处出现皮疹，提示可能有严重妇科问题。 3）皮疹不退或加重则可加灸或针刺曲池、合谷。 （4）水疱、灸疮 1）有施灸过量的可能。 2）出现水疱可能疾病邪气较重，发水疱是机体正气恢复、祛邪除病的过程，水疱的出现有利于疾病的痊愈。 3）灸疮是古人判断灸量和治疗效果的主要指标。 （5）皮肤灼痛 1）初灸时不适应：有些疾病在初灸时很痛，当灸至一定时间，皮肤适应了灸感就不痛了。 2）艾灸火力太大：当施灸时局部穴位皮肤灼痛，可能是艾灸火力较大、灸火距穴位太近。 3）疾病本身症状就很痛：有的疾病初灸时疼痛明显，当灸一定时间之后疼痛即减轻，疾病好转。 3. 病人感觉 （1）灸后穴位有麻木感、冒寒气：属风邪外排、寒湿气外排现象。 （2）穴位深处出现响动：在施灸一定疗程和一定灸量后，病人会感觉在穴位深处有响动，因长久积滞的经络得以疏通的表现；久病和难治性疾病在好转。	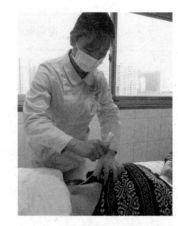 图 5-6-5　回旋灸（平行反复旋转） 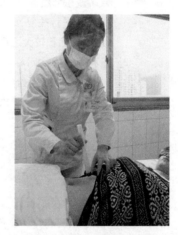 图 5-6-6　雀啄灸（一起一落、忽近忽远） 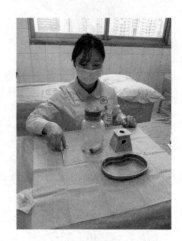 图 5-6-7　密闭熄灭艾条

简要步骤	操作要点	图示
效果评价	1. 艾灸方式选择正确。 2. 无烫伤、无受凉发生,施灸顺利。 3. 病人对艾灸操作满意。 4. 病人对艾灸健康指导掌握好。 5. 病人症状好转。	

简要流程图	注意事项
核对与解释 ⇩ 评估:病人信息、病情、心理、施灸皮肤、环境 ⇩ 准备:病人、操作者、物品、环境 ⇩ 解释评估:核对解释、体位 ⇩ 操作要点:点燃灸条、选择穴位、施灸、观察局部、询问感受 ⇩ 宣教:艾灸常识、配合要点、注意事项 ⇩ 整理:处理用物、洗手、记录 ⇩ 效果评价:艾灸操作、病人感受、无烫伤、 健康指导、症状改善	1. 遵医嘱在施灸过程中,随时询问病人有无灼痛感,调整距离,防止烧伤。观察病情变化及有无不适。 2. 施灸中应及时将艾灰弹入弯盘,防止烧伤皮肤或烧坏衣服、被子。 3. 如灸后出现小水疱时无需处理,可自行吸收,如水疱较大时,可用无菌注射器抽去泡内液体,按照烫伤换药处理,防止感染。 4. 糖尿病病人灸法时,容易迟缓性起泡,需特别注意,灸量减少。 5. 艾灸火力应先小后大,灸量先少后多,程度先轻后重,以使病人逐渐适应。

(二) 艾柱灸技术

1. **目的**　通过运用温通经络、调和气血、消肿散结、祛湿散寒、回阳救逆等法,解除或缓解各种虚寒性病症的临床症状。以达到防病保健、治病强身的目的。

2. **适应证**

(1) 流感、哮喘(热性哮喘和对艾烟过敏的病人除外)、咳嗽、支气管炎等。

(2) 关节炎、脊柱疾病疼痛、偏头痛、坐骨神经痛、骨质疏松症、肿瘤康复期的辅助治疗等。

(3) 骨折复位后恢复期。

(4) 妇女卵巢囊肿、输卵管炎症、宫寒不孕、带下痛经、盆腔炎,妇科肿瘤及乳腺肿瘤辅助治疗等。

(5) 胃痛胃寒、恶心呕吐、胃肠炎、脂肪肝、肝炎、肾炎等。

(6) 早衰、精神倦怠、自汗盗汗、失眠多梦、尿频、大小便失禁、四肢厥冷等。

(7) 贫血、白细胞减少等骨髓抑制状态。

(8) 对早、中期癌症有止痛消炎作用,并可增加食欲、提高免疫功能。

(9) 减肥:腰腹肥胖者不必改变平时的饮食习惯,每日艾灸腰腹部 1~2 次,连续几周后即可减肥。

(10) 艾灸法大补上、中、下丹田之气,无病者常灸,可气血充盈、青春美容、身强体健、延缓衰老。

3. 禁忌证

（1）疲乏饥饿或精神高度紧张时。

（2）皮肤有感染，瘢痕或肿瘤部位。

（3）出血倾向及高度水肿和高血压。

（4）小儿囟门未闭合时的头顶腧穴部位。

（5）凡属实热证或阴虚发热者。

（6）颜面部大血管处，孕妇腹部及腰骶部。

操作步骤

简要步骤	操作要点	图示
核对与解释	1. 核对　病人身份（姓名、病案号）、医嘱、艾灸方案。 2. 解释　艾柱灸目的、操作过程及配合要点。	
评估	1. 适应证与禁忌证。 2. 当前主要症状，临床表现及既往史。 3. 病人体质及艾柱施灸处的皮肤状况。 4. 对疼痛的耐受程度。 5. 心理状况。	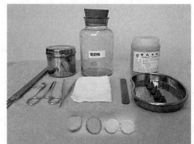 图 5-6-8　用物准备齐全
准备	1. 病人　艾灸部位皮肤清洁。 2. 操作者　着装整洁、洗手、戴口罩。 3. 物品　治疗盘、艾柱、姜片、蒜片或者盐、附子饼（附子研末以黄酒调和而成厚 0.6~0.9cm，中心用粗针刺数孔）、凡士林、打火机、镊子或钳子、弯盘、密封瓶或小水桶（1/3 水位），必要时备浴巾、屏风等（图 5-6-8）。 4. 环境　宽敞、光线充足、利于操作。	
施灸	1. 再次核对病人身份、医嘱与艾灸方案。 2. 体位　取平卧位或者坐位。 3. 确定穴位　遵医嘱确定施灸部位及方法（图 5-6-9）。 4. 直接灸（常用无瘢痕灸）　先在施灸部位涂以少量凡士林，放置艾柱后，点燃艾柱燃至 1/2~2/3，病人感到灼痛时，即用镊子取走余下的艾柱，放于弯盘中，更换新柱再灸，一般连续灸 5~7 壮（图 5-6-10）。 5. 间接灸：施灸穴位涂凡士林，根据医嘱放上鲜姜片或蒜片或附子饼，置艾柱点燃施灸（图 5-6-11）。当艾柱燃尽或病人感到灼痛时则更换新柱再灸，一般灸 3~7 壮，以灸处皮肤红晕为度（图 5-6-12）。	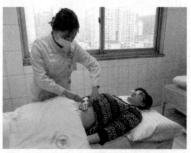 图 5-6-9　定穴（同身寸取穴法） 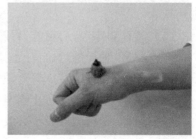 图 5-6-10　直接灸法

简要步骤	操作要点	图示
施灸	6. 施灸部位,宜先上后下,先灸头顶、胸背,后灸腹部、四肢。 7. 施灸完毕,立即将艾柱放入密封瓶或者小水桶(1/3水位)中,熄灭艾火。 8. 清洁局部皮肤,协助病人衣着,休息片刻。 9. 酌情开窗通风,清理用物,做好记录并签名。	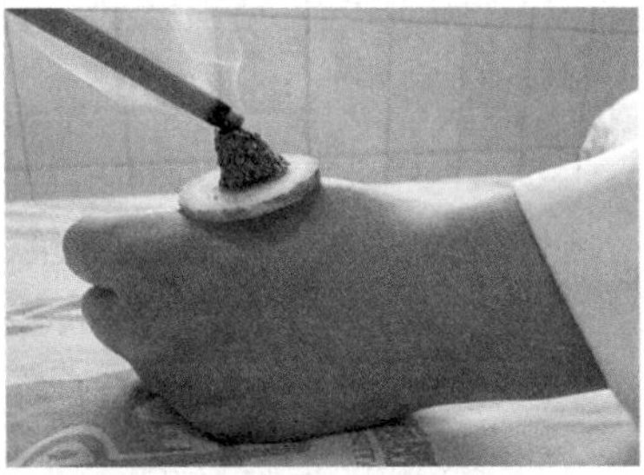 图5-6-11　间接灸法 图5-6-12　艾柱燃尽(更换新柱)
艾灸反应诊断	同前面艾条灸。	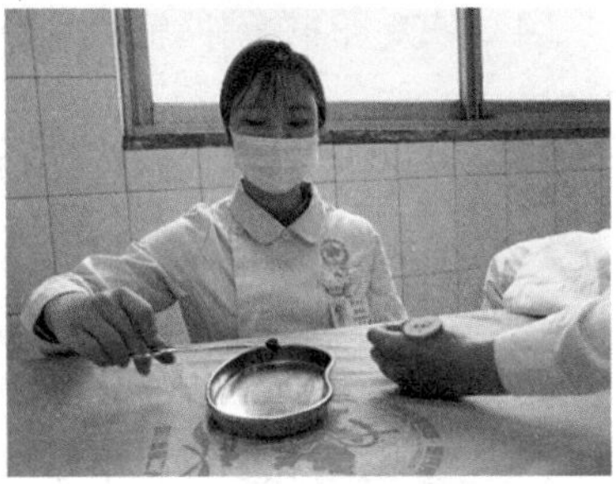
效果评价	1. 艾灸方式选择正确。 2. 无烫伤、无受凉发生,施灸顺利。 3. 病人对艾灸操作满意。 4. 病人对艾灸健康指导掌握好。 5. 病人症状好转。	

简要流程图	注意事项
核对与解释 ⇩ 评估:病人信息、病情、心理、施灸皮肤、环境 ⇩ 准备:病人、操作者、物品、环境 ⇩ 解释评估:核对解释、体位 ⇩ 操作要点:选择穴位、点燃艾柱、更换艾柱、观察局部、询问感受 ⇩ 宣教:艾灸常识、配合要点、注意事项 ⇩ 整理:处理用物、洗手、记录 ⇩ 效果评价:艾灸操作、病人感受、无烫伤、健康指导、症状改善	1. 专心致志　施灸时避免烫伤和烧坏衣服、被子。 2. 保暖和防暑　夏天防中暑、冬天要保暖,室温适宜,治疗室通风换气,保持空气新鲜。 3. 防止感染　化脓灸、灸疮时不沾水,及时换药处理,防止感染。 4. 施灸的时间　辨证注意施灸时间,如失眠症要在15:00~19:00施灸。 5. 循序渐进　初次灸法,先用小艾炷、灸时短、壮数少。 6. 防止晕灸　头晕、眼花、恶心、面色苍白、心慌、汗出、晕倒,立即停灸,静卧,通风透气,对症处理。 7. 灸温调节　皮肤感觉迟钝者或小儿,用示指和中指置于施灸部位两侧,以感知施灸部位的温度。 8. 糖尿病病人　尽量不灸或减少灸量,特别容易迟缓性起疱,不易修复。

（三）盒灸技术

1. 目的

（1）温通经络、祛除寒邪，治疗寒邪所致疾病。

（2）有引导气血的作用，或升提中气或引气下行，可治中气下陷、肝阳上亢之证。

（3）回阳固脱、补气固本，治疗阳气虚脱证。

（4）行气活血、散瘀消肿，能治疗各种痛证和寒性慢性病。

2. 适应证

（1）流感、哮喘（热性哮喘和对艾烟过敏的病人除外）、咳嗽、支气管炎。

（2）关节炎、脊柱疾病疼痛、偏头痛、坐骨神经痛、骨质疏松症、肿瘤康复期的辅助治疗。

（3）骨折复位后恢复期。

（4）妇女卵巢囊肿、输卵管炎症、宫寒不孕、带下痛经、盆腔炎，妇科肿瘤及乳腺肿瘤辅助治疗。

（5）胃痛胃寒、恶心呕吐、胃肠炎、脂肪肝、肝炎、肾炎。

（6）早衰、精神倦怠、自汗盗汗、失眠多梦、尿频、大小便失禁、四肢厥冷。

（7）贫血、白细胞减少等骨髓抑制状态。

（8）对早、中期癌症有止痛消炎作用，并可增加食欲、提高免疫功能。

（9）减肥：腰腹肥胖者不必改变平时的饮食习惯，每日艾灸腰腹部1~2次，连续几周后即可减肥。

（10）艾灸法大补上、中、下丹田之气，无病者常灸之可气血充盈、青春美容、身强体健、延缓衰老。

3. 禁忌证

（1）疲乏，饥饿或精神高度紧张时。

（2）皮肤有感染，瘢痕或肿瘤部位。

（3）出血倾向及高度水肿和高血压。

（4）小儿囟门未闭合时的头顶腧穴部位。

（5）凡属实热证或阴虚发热者，不宜施灸。

（6）颜面部大血管处，孕妇腹部及腰骶部不宜施灸。

操作步骤

简要步骤	操作要点	图示
核对与解释	1. 核对　病人身份（姓名、病案号）与医嘱。 2. 解释　盒灸目的、操作过程及配合要点。	
评估	1. 适应证与禁忌证。 2. 当前主要症状，临床表现及既往史。 3. 病人体质及盒灸施灸处的皮肤状况。 4. 对疼痛的耐受程度。 5. 心理状况。	
准备	1. 病人　艾灸部位皮肤清洁。 2. 操作者　着装整洁、洗手、戴口罩。	

简要步骤	操作要点	图示
准备	3. 物品　治疗盘、艾条、灸盒、橡皮筋、打火机、镊子或钳子、无菌纱布、弯盘、密封瓶、必要时备浴巾、屏风等(图5-6-13)。 4. 环境　宽敞、光线充足、利于操作。	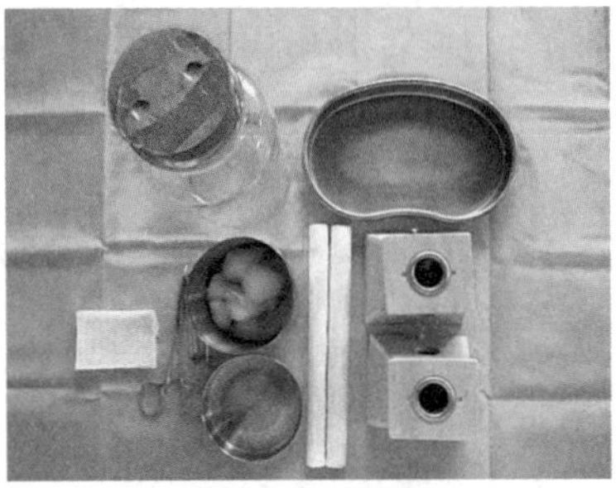 图5-6-13　**用物准备齐全**
施灸	1. 体位　取平卧位或坐位。 2. 确定穴位　遵医嘱同身寸取穴法确定施灸部位及方法。 3. 点燃灸条插入灸盒,放置于穴位上,四肢穴位可以用橡皮筋固定灸盒,一般每穴灸15～20min(图5-6-14)。 4. 施灸部位,宜先上后下,先灸头顶、胸背,后灸腹部、四肢。 5. 在施灸过程中,防止艾灰脱落烧伤皮肤,调整灸条与皮肤之间距离,注意艾灰定时收集,观察皮肤温度变化及有无疼痛。 6. 施灸完毕,立即将艾条插入广口瓶,密闭熄灭艾火。 7. 清洁局部皮肤,协助病人衣着,休息片刻。 8. 酌情开窗通风,清理用物,做好记录并签名。	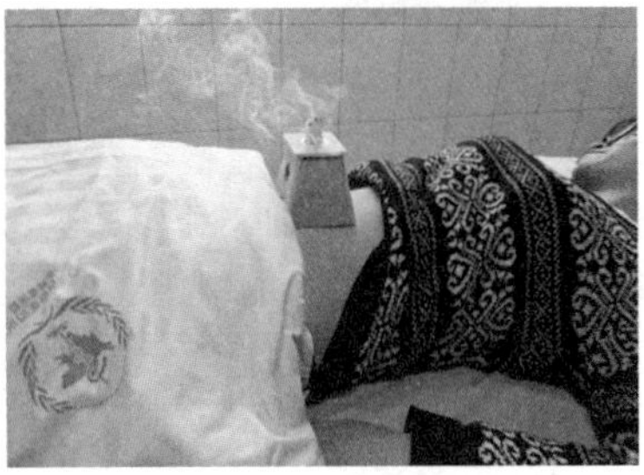 图5-6-14　**灸盒置于穴位施灸**
艾灸反应诊断	同前面艾条灸	
效果评价	1. 艾灸方式选择正确。 2. 无烫伤、无受凉发生,施灸顺利。 3. 病人对艾灸操作满意。 4. 病人对艾灸健康指导掌握好。 5. 病人症状好转。	

简要流程图	注意事项
核对与解释 ⇓ 评估:适应证、禁忌证、病情、施灸皮肤、疼痛与心理状况 ⇓ 准备:病人、操作者、物品、环境 ⇓ 解释:核对信息、体位 ⇓ 操作要点:点燃灸条插入灸盒、选择穴位施灸、调整距离、收集艾灰、观察局部、询问感受 ⇓ 宣教:艾灸常识、配合要点、注意事项 ⇓ 整理:处理用物、洗手、记录 ⇓ 效果评价:病人舒适,无烫伤,病人满意 ⇓ 效果评价:艾灸操作、病人感受、无烫伤、健康指导、症状改善	1. 在施灸过程中,随时询问病人有无灼痛感,调整距离,收集艾灰、防止烧伤。观察病情变化及有无过敏。 2. 防止晕灸:出现头晕、眼花、恶心、面色苍白、心慌、汗出、晕倒时应立即停灸,静卧,通风透气,对症处理。 3. 灸温调节:密切观察施灸处皮肤,询问病人感受,随时调节距离。 4. 如灸后出现小水疱时无需处理,可自行吸收,如水疱较大时,可用无菌注射器抽去疱内液体,按照烫伤换药处理,防止感染。 5. 糖尿病病人在施行灸法时,容易迟缓性起疱,需特别注意,慎用灸法。

二、拔罐技术

（一）目的

1. 缓解各种疾病的风寒湿痹症状：腰背酸痛，虚寒咳喘、腹胀、便秘、纳呆、疼痛等。

2. 用于疮疡及毒蛇咬伤、瘀血阻滞的排毒等。

（二）适应证

1. **内科疾病** 感冒、咳嗽、哮喘、呕吐、反胃、呃逆、泄泻、便秘、腹痛、饮证、痿证、眩晕、胁痛、郁证、水肿。

2. **外科疾病** 急性阑尾炎、急性胆绞痛、急性胰腺炎、急性输尿管结石。

3. **骨科疾病** 椎间盘突出症、腰椎管狭窄症、颈肩软组织炎、肋软骨炎、神经痛、骨关节炎。

4. **妇科疾病** 闭经痛经、白带、不孕症、便秘及发热。

5. **肿瘤疾病** 肿瘤发热、放化疗后、呕吐、泄泻、厌食、腹胀、便秘。

6. **皮肤科疾病** 牛皮癣、斑秃、湿疹、皮痹、白癜风。

（三）禁忌证

1. 高热抽搐及血小板减少、凝血机制障碍者。

2. 皮肤破损溃疡、水肿、皮肤丧失弹性者及体表大血管处；皮肤恶性肿瘤；外伤骨折。

3. 孕妇腹部，腰骶部，妇女经期量多。

4. 严重心脏病、心力衰竭、呼吸衰竭及肺结核活动期的病人。

5. 五官部位、会阴及肛周部位。

6. 精神神经疾病不能合作者。

7. 醉酒、过饥、过饱、过渴、过劳者及不合作者。

操作步骤

简要步骤	操作要点	图示
核对与解释	1. 核对 病人身份（姓名、病案号）与医嘱。 2. 解释 拔罐目的、操作过程及配合要点。	
评估	1. 适应证与禁忌证。 2. 当前主要症状、临床表现及既往史。 3. 病人体质及实施拔火罐处的皮肤状况。 4. 心理状况。	
准备	1. 病人 清洁拔罐部位皮肤，松开衣物，暴露局部皮肤，保暖及保护病人隐私；俯卧位，胸下垫软枕，头部偏向一侧或者面部置于治疗床开孔处，额头下垫折叠毛巾，让病人颈部充分放松。 2. 操作者 着装整洁、洗手、戴口罩。 3. 用物 治疗盘、经检查合格的玻璃罐或者抽气罐、竹火罐、止血钳、95%酒精棉球、打火机、纱布、弯盘（内盛水1/3）（图5-6-15）。 4. 环境 安静、整洁、光线充足、室温适宜。	 图5-6-15 **用物准备齐全**

简要步骤	操作要点	图示
拔罐	1. 体位　根据穴位取舒适体位。 2. 棉球点燃　一手持止血钳夹取 95% 酒精棉球 1~3 个;松解棉球摊开,挤干酒精,无酒精滴出,夹紧双折棉球点燃(图 5-6-16)。 3. 排出空气　另一手把火罐举在治疗部位正上方,罐口向下,止血钳夹的棉球点燃后直接伸入罐内底部,绕 1 圈迅速退出,不要在罐口停留(图 5-6-17)。 4. 定罐无脱落　将火罐快速向下吸附在治疗穴位上,并来回旋转一周,同时向上轻提一下,检查吸附程度是否紧实无脱落。拔罐 5~8 个,或者多达十余个(图 5-6-18)。 5. 保暖、观察　盖好被子保暖。告知病人第 1min 内有些疼痛和皮肤紧缩感。随时观察罐口吸附情况及病人感觉疼痛程度,留罐 5~8min,以局部皮肤红紫色为度。若过于疼痛、过紧应及时起罐。 6. 胸、腹、颈部特殊留罐　通常留罐 5~6min,腹部、胸部拔罐不能忍受的疼痛不适,立即起罐。其余火罐到时取罐。颈部胸锁乳突肌处拔罐,双侧交替进行。 7. 取罐手法　一手把持罐体,另一手指向下按压罐口下方皮肤,使空气进入罐内,停留 1~3s,去掉火罐放入治疗盘内(图 5-6-19)。 8. 罐印处理　以无菌纱布轻轻拭去罐印上的小水珠,轻轻点压罐印处皮肤,均能减轻病人疼痛感。 9. 根据罐斑判断病情(图 5-6-20)。 10. 施术完毕,整理衣物,休息片刻。 11. 清理用物,洗手,记录并签名。 12. 将火罐冲洗干净,消毒液浸泡消毒,针刺拔罐后火罐送高压灭菌。	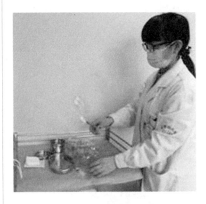 图 5-6-16　**点燃酒精棉球** 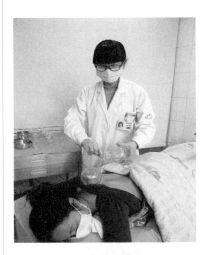 图 5-6-17　**酒精棉球伸入罐底排气** 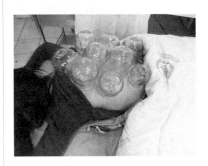 图 5-6-18　**负压适当,固定火罐**

简要步骤	操作要点	图示
拔罐疗效诊断	1. 罐斑有水汽、水疱或水肿,因病人湿盛、寒凉或受寒潮湿而致病。 2. 罐斑呈血红或黑红色,因久病湿夹血瘀的病理反应。 3. 罐斑紫红或紫黑色,无丹瘀和发热:表明病人寒加血瘀症,轻重有差别。 4. 罐斑紫红或紫黑色,或出现丹瘀、触之微痛,兼见身体发热现象,表明病人有热毒症。 5. 罐斑微痒或出现皮纹,表明病人有风症。 6. 有罐印但起罐后立即消失恢复常色者提示病邪尚轻。	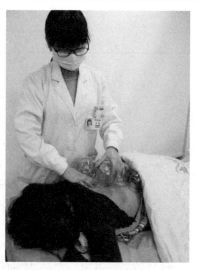 图 5-6-19　**双手配合取下火罐** 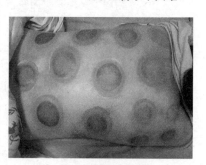 图 5-6-20　**根据罐斑判断病情**
效果评价	1. 根据适应证、禁忌证及病人情况选择拔罐部位及罐数。 2. 拔罐操作顺利、无烫伤等。 3. 病人无不适症状,对操作满意。 4. 病人对拔罐技术健康指导掌握好。	

简要流程图	注意事项
核对与解释 ⇩ 评估:适应证、禁忌证、病人信息、皮肤、心理状况 ⇩ 准备:病人、操作者、物品、环境 ⇩ 操作前:核对信息、合适体位、选择穴位、选择火罐 ⇩ 拔罐操作:点燃酒精棉球、伸入罐内底部快速排气、罐口向下吸附在选定穴位上,盖被子保暖,留罐 5~8min、双手配合取下火罐 ⇩ 罐斑诊断:观察罐斑、询问病人感受判断病情 ⇩ 拔罐完成后:清洁局部皮肤、健康指导、签字记录 ⇩ 效果评价:火罐选择适当、拔罐顺利无烫伤、健康教育	1. 拔罐选择肌肉较厚的部位。 2. 准备物品时检查罐口周围是否光滑,有无裂痕、毛刺,选择合适型号。 3. 防止烫伤用闪火法,拔罐时动作要稳、准(燃烧棉球直接在罐底绕一圈)、快(不在罐口停留),取罐时切勿强拉。 4. 火罐个人专用一套或者一用一消毒。 5. 起罐后,如局部出现小水疱,以 5 号针头轻轻划破,棉球消毒,可自行吸收。如果水疱较大,则换药处理。

三、刮痧技术

（一）目的

以中医皮部理论为基础，用器具（牛角、玉石、火罐）等在皮肤相关部位刮拭，以达到疏通经络、活血化瘀，缓解或解除外感时邪所致症状。使脏腑秽浊之气通达于外，促使周身气血流畅，达到治疗疾病的目的。

（二）适应证

1. 头、颈、肩、背、腰痛及腿痛。

2. 感冒、发热、咳嗽、中暑。

3. 便秘、腹泻、食欲不振、呕吐。

4. 痛经、疲劳、失眠。

5. 养颜美容、改善亚健康。

（三）禁忌证

1. 体形过于消瘦，严重心脑血管疾病病人、肝肾疾病病人、全身水肿病人及精神病不合作病人。

2. 孕妇的腹部、腰骶部。

3. 创伤骨折部位、有出血倾向、皮肤病变处。

4. 过度饥饱、过度疲劳、醉酒者。

5. 眼睛、口唇、舌体、耳孔、鼻孔、乳头、肚脐及会阴等部位。

操作步骤

简要步骤	操作要点	图示
核对与解释	1. 核对 病人身份（姓名、病案号）与医嘱。 2. 解释 刮痧目的、操作过程及配合要点。	
评估	1. 适应证与禁忌证。 2. 病人配合度、刮痧部位皮肤情况。 3. 病人对疼痛的耐受度。	
准备	1. 病人 清洁刮痧部位皮肤。 2. 操作者 着装整洁，洗手，戴口罩。 3. 用物 治疗盘、刮具（牛角刮板、瓷匙等）、刮痧油或者治疗碗内盛少量清水或药液，必要时备浴巾、屏风等物（图 5-6-21）。 4. 环境 安静、整洁、光线充足、室温适宜。	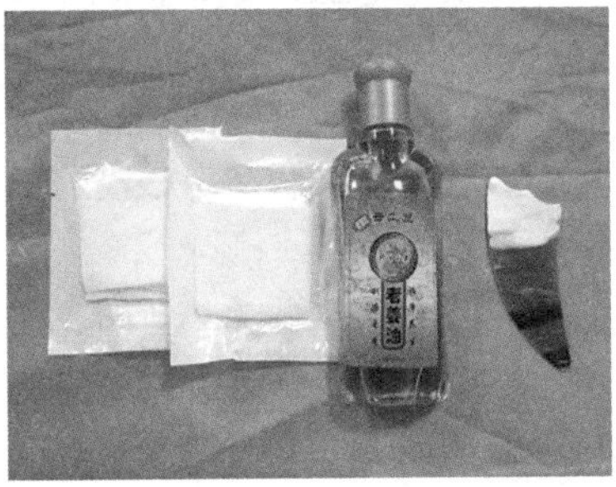 图 5-6-21 刮痧用物准备齐全
刮痧	1. 病人体位 平卧位，手臂外展自然放于体侧。 2. 评估治疗区域皮肤状况，双手指压寻找压痛、条索、结节点选择穴位。暴露刮痧部位，注意保暖。 3. 倒适量刮痧油在纱布上，用纱布在皮肤上涂抹刮痧油（图 5-6-22）。 4. 手持刮痧板在皮肤上刮治，刮治过程中，用力均匀，刮痧部位从上至下，由内到外单方向刮，皮肤呈现出红、紫色、瘀点为宜（图 5-6-23）。	

续表

简要步骤	操作要点	图示
刮痧	5. 询问病人有无不适,观察病情及局部皮肤颜色变化调节手法力度。 6. 刮痧完成,清洁局部皮肤,协助病人穿衣,取舒适卧位,休息片刻。根据痧印判断病情(图 5-6-24)。 7. 清理用物,消毒刮痧板,签字记录。	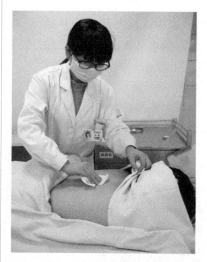 图 5-6-22　涂抹刮痧油
痧印诊断	1. 查看颜色 (1) 红色:代表血热、血燥。 (2) 紫红:有寒气进入体内。 (3) 紫色:寒入内脏,如胃寒、宫寒。 (4) 紫黑:寒入心脾,处于亚健康状态。 (5) 黑色:久病,寒入内脏。 2. 观察区域 (1) 颈部:反映头部、颈部问题。 (2) 双侧肩背区:反映肩部或肺部问题。 (3) 胸椎 1~7 节段:反映心肺问题。 (4) 胸椎 8~12 节段:反映肝脾胃及消化问题。 (5) 腰椎 1~5 节段:反映内分泌问题。 (6) 臀部骶椎区:反映生殖系统问题。 3. 看形状 (1) 片状:病在表浅。 (2) 小点:湿热或寒湿。 (3) 中点:病入脏腑。 (4) 大点:病情较重。 (5) 水疱:风湿形成。	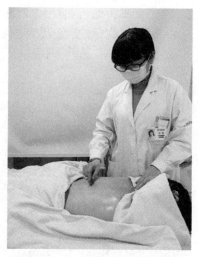 图 5-6-23　从上向下由内到外单向刮痧
效果评价	1. 根据适应证、禁忌证及病人情况选择最佳刮痧穴位。 2. 刮痧顺利,无并发症。 3. 病人疼痛感能耐受,对操作满意。 4. 病人对刮痧后健康指导掌握好。	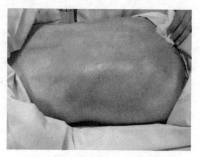 图 5-6-24　根据痧印判断病情

简要流程图	注意事项
核对与解释 ⇩ 评估:适应证、禁忌证、病人信息、局部皮肤 ⇩ 准备:病人、操作者、物品、环境 ⇩ 刮痧前:核对信息、合适体位、穴位选择、暴露局部 ⇩ 刮痧操作:局部涂抹刮痧油、从上至下、 由内到外、单方向刮 ⇩ 痧印诊断:根据痧印和病人感受调整刮痧手法和力度 ⇩ 刮痧完成后:清洁局部皮肤,健康指导、签字记录 效果评价:穴位选择合适、刮痧顺利、 无并发症、病人满意	1. 环境舒适防寒保暖。 2. 准备物品时,检查刮具边缘是否光滑圆润、有无缺损。 3. 操作中用力要均匀柔和,如皮肤干涩,随时增加刮痧油再刮。 4. 刮痧过程中,发现异常,立即停刮。报告医师,配合处理。 5. 通常每个部位刮拭 20~30 次,刮痧部位选择 3~5 个。局部刮痧一般 10~20min,全身刮痧 20~30min。两次刮痧之间间隔 3~6d 或者以皮肤上痧印消退、手压皮肤无痛感为宜。 6. 刮痧后嘱病人平卧,忌食生冷油腻;半小时内避免吹冷风,3h 后方可洗浴。

四、耳穴埋豆技术

(一) 目的

耳穴压豆法是用胶布将药豆准确地粘贴于耳穴处,给予适度的揉、按、捏、压,使其产生酸、麻、胀、痛等刺激感应,以达到疏通经络,调整脏腑气血功能,促进机体的阴阳平衡,解除或缓解各种急、慢性疾病的临床症状,达到防病治病的目的。

(二) 适应证

1. 各种疼痛性疾病。
2. 脏腑炎症性疾病。
3. 变态反应性疾病。
4. 内分泌代谢及泌尿生殖系统疾病。
5. 功能性疾病。
6. 预防保健作用。

(三) 禁忌证

1. 耳部炎症、脓肿、破溃、冻疮、水肿。
2. 孕妇禁用。
3. 重度贫血的伴出血倾向病人。

操作步骤

简要步骤	操作要点	图示
核对与解释	1. 核对　病人身份(姓名、病案号)与医嘱。 2. 解释　耳穴埋豆目的、操作过程及配合要点。	

简要步骤	操作要点	图示
评估	1. 适应证与禁忌证。 2. 当前主要症状,临床表现及既往史。 3. 耳穴埋豆部位的皮肤情况。 4. 女性病人的生育史,有无流产史,当前是否妊娠。 5. 对疼痛的耐受程度。	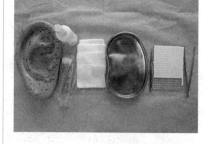 图 5-6-25　耳穴埋豆物品准备
准备	1. 病人　清洁双耳皮肤。 2. 操作者　着装整洁,洗手,戴口罩。 3. 物品　治疗盘、耳穴板、纱布、棉签、消毒液、镊子或者止血钳、探棒。必要时备耳穴模型(图 5-6-25)。 4. 环境　安静、整洁、光线充足、室温适宜。	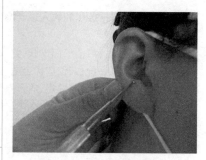 图 5-6-26　探棒探查耳穴
耳穴埋豆	1. 体位　坐位或卧位。 2. 探查耳穴　方法有以下三种: (1) 观察法:按疾病的部位,在耳郭上相应部位寻找到充血、变色、丘疹、脱屑、凹陷处,即该穴。 (2) 按压法:一手持住病人耳轮后上方,暴露疾病在耳郭的相应部位,另一手用探棒,轻巧缓慢、用力均匀地按压,寻找耳穴压痛点,压痛最明显处即为治疗点(图 5-6-26)。 (3) 电测定法:应用耳穴探测仪测定到的反应点,就是埋豆的部位即穴位。 3. 消毒耳郭正面及背面(图 5-6-27)。 4. 一手固定耳郭,另一手持镊子夹取耳豆板上胶布,让耳豆对准穴位粘贴,轻轻按压 3~5 次,单耳贴 3~5 穴,两耳交替使用或者同时粘贴(图 5-6-28)。 5. 用拇、示指相对按压,力度适宜,并询问感受,指导病人每日自行按压 3~5 次,每次每穴 1~2min。一般病人留置可达 1~3d。 6. 操作完毕,帮助病人取舒适体位,整理用物,洗手,记录并签名。	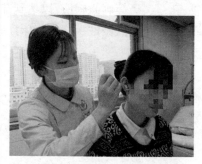 图 5-6-27　消毒耳郭正面及背面 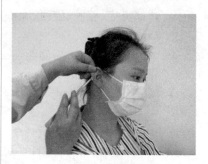 图 5-6-28　粘贴耳豆

简要步骤	操作要点	图示
效果评价	1. 根据适应证、禁忌证及病人情况选择穴位。 2. 耳穴埋豆顺利、未发生剧烈疼痛不适。 3. 耳穴埋豆病人按压执行好。 4. 病人对操作满意。 5. 病人耳穴埋豆健康指导掌握好。	

简要流程图	注意事项
核对与解释 ⇩ 评估:适应证、禁忌证、病人信息、局部皮肤 ⇩ 准备:病人、操作者、物品、环境 ⇩ 埋豆操作前:核对、体位摆放、耳穴选择、消毒、压豆准备 ⇩ 耳穴埋豆操作:选定穴位、一手持耳轮、一手持镊子夹住耳豆、对准穴位粘贴、按压局部耳豆、局部及头部热胀感 ⇩ 耳穴埋豆完成后:观察病人反应、健康指导、签字记录 效果评价:穴位选择准确、埋豆顺利、病人满意、健康指导掌握好	1. 肿瘤病人根据情况可以只保留 4～6h,每 1～3d 贴 1 次。 2. 严格无菌技术。 3. 年老体弱、初次耳穴埋豆病人、严重心肺疾病、高血压等病人手法应轻柔,刺激量不宜过大。 4. 告知耳根、局部、头有热,胀痛感属正常反应。治疗过程中不能忍受,及时去掉埋豆胶布。

五、手指点穴技术

(一) 目的

以手指着力于某一穴位逐渐用力下压的一种以指代针的手法,运用手指点压、叩击穴位缓解各种急慢性疾病的临床症状,提升体质。

(二) 适应证

1. 骨伤科疾病　如落枕、颈椎病、肩周炎、网球肘、全身各部位的各种软组织疼痛。

2. 内科疾病　如高血压、冠心病、心动过速,卒中后遗症、面瘫、失眠、慢性支气管炎、哮喘、急慢性胃肠炎、便秘、遗尿。

3. 外科疾病　如肠粘连,慢性阑尾炎、前列腺炎及增生、乳腺疾病。

4. 妇科疾病　如月经不调、痛经、闭经、盆腔炎、肿瘤。

5. 儿科疾病　如小儿感冒、消化不良、疳积、呕吐、腹痛、便秘。

6. 五官科疾病　如鼻炎、咽炎、耳鸣、耳聋、牙痛、梅尼埃病。

(三) 禁忌证

1. 各种出血性疾病。

2. 妇女月经期、孕妇腰腹部。

3. 皮肤破损及瘢痕等部位禁止按摩。

4. 肿瘤局部。

操作步骤

简要步骤	操作要点	图示
核对与解释	1. 核对　病人身份(姓名、病案号)与医嘱。 2. 解释　手指点穴目的、操作过程及配合要点。	
评估	1. 适应证与禁忌证。 2. 当前主要症状,临床表现及既往史。 3. 体质及按摩部位皮肤状况。 4. 是否妊娠或月经期。	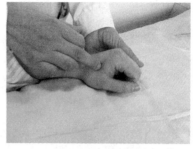 图 5-6-29　**一指中指点法**
准备	1. 病人　清洁手指点穴部位皮肤,进行腰腹部按摩时,嘱病人先排空膀胱。 2. 操作者　着装整洁,洗手,戴口罩,必要时戴手套。 3. 物品　一次性治疗巾、纱布,必要时备屏风。 4. 环境　安静整洁宽敞,光线充足,室温适宜避风。	
手指点穴	1. 体位　安排合理体位,坐位或者平卧位,必要时协助松开衣着,注意保暖。 2. 根据病人的症状,发病部位,年龄及耐受性评估,选用适宜的手法和刺激强度,遵医嘱选择腧穴。 3. 铺无菌治疗巾在病人点穴局部下方,暴露穴位皮肤。 4. 手指点穴疗法适用于全身各部穴位操作,指端与穴位垂直,通过肩、臂、腕将力量作用于指端,有节奏地一点一松,要求稳和准。用力均匀、柔和、持久能忍受为度。 5. 一指中指点法　以中指端击打在应取穴位上,微屈掌指关节与指间关节,示指按于中指背面,拇指腹抵中指关节,无名指、小指握紧(图 5-6-29)。 6. 一指拇指端点法　用手握空拳,拇指伸直并紧贴于示指中节的桡侧面,以拇指端为着力点压于治疗部位(图 5-6-30)。 7. 一指屈拇指点法　是以手握拳,拇指屈曲抵住示指中节的桡侧面,以拇指间关节桡侧为着力点压于治疗部位(图 5-6-31)。 8. 屈示指点法　是以手握拳并突出示指,用示指近节指间关节为着力点压于治疗部位(图 5-6-32)。 9. 三指点穴　以拇、示、中三指为主,微屈掌指与指间关节,拇指腹抵示、中指末节,无名指、小指握紧,拇、示、中指端着力于应取穴位上(图 5-6-33)。 10. 操作过程中观察病人对手法的反应,以病人能忍受为度,随时调整手法力度。 11. 点穴完毕　嘱病人休息片刻、保暖,健康教育。 12. 协助病人衣着,安排舒适卧位,整理用物,洗手签字记录。	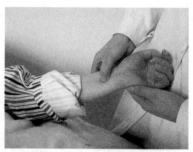 图 5-6-30　**一指拇指端点法** 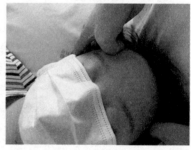 图 5-6-31　**一指屈拇指点法** 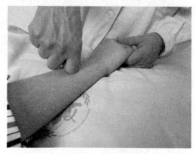 图 5-6-32　**屈示指点法**

简要步骤	操作要点	图示
手指点穴反应诊断	1. 手指点穴正常反应　身体出现酸胀疼痛,因身体经络不通,气血凝滞。 2. 治疗后局部瘀血、水肿　说明该处有血瘀或者废物,手法应由轻到重,治疗时间慢慢延长;应注意查看病人出凝血功能。 3. 局部出汗　因经络疏通,血管扩张,神经兴奋同时腺体分泌功能增加,以改善皮肤免疫力。	图 5-6-33　三指点穴
效果评价	1. 根据适应证、禁忌证及病人情况选择最佳穴位及手法和刺激量。 2. 手指点穴实施顺利,无不良反应。 3. 病人疼痛能耐受。 4. 病人健康教育掌握好,临床症状改善。 5. 病人对手指点穴满意。	

简要流程图	注意事项
核对与解释 ⇩ 评估:适应证、禁忌证、病人病情、皮肤状况 ⇩ 准备:病人、操作者、物品、环境 ⇩ 手指点穴前:核对、体位摆放、穴位选择、铺治疗巾 ⇩ 手法操作:一指中指、拇指点法、屈示指点法、三指点穴 ⇩ 手指点穴反应诊断:正常反应、异常反应 ⇩ 点穴完成后:观察、健康指导、记录 ⇩ 效果评价:穴位选择、病人感受与认知、症状改善	1. 操作前应修剪指甲,以防损伤病人皮肤。 2. 操作时用力要均匀、柔和、持久,禁用暴力。 3. 点胸椎夹脊穴位时应在呼气时施压,吸气时放松,保持病人呼吸顺畅。

六、穴位注射技术

(一) 目的

选用某些中药、西药注射液注射入人体相关穴位,解除或缓解各种急、慢性疾病的临床症状;通过其疏通经络,调整脏腑气血功能,促进机体阴阳平衡,以达到防病治病的目的。

(二) 适应证

1. **运动系统疾病**　关节炎、腰肌劳损、关节扭挫伤。
2. **精神神经系统疾病**　周围神经炎、卒中偏瘫、面神经麻痹、疼痛、神经衰弱。
3. **消化系统疾病**　恶心、呕吐、食少、纳呆、呃逆、腹泻、腹胀、便秘。
4. **呼吸系统疾病**　咳嗽、支气管炎、哮喘。
5. **心血管系统疾病**　高血压、冠心病、心绞痛。
6. **皮肤疾病**　神经性皮炎、荨麻疹。
7. **肿瘤疾病**　肿瘤病人主要用于扶正补气生血,周围神经病变、止痛、呃逆、恶心呕吐。

(三) 禁忌证

1. 孕妇的下腹部、腰骶部、合谷、三阴交等不宜行穴位注射法,以免引起流产。

2. 局部皮肤有感染、瘢痕、有出血倾向及高度水肿者不宜进行注射。

操作步骤

简要步骤	操作要点	图示
核对与解释	1. 核对 病人身份(姓名、病案号)与医嘱。 2. 解释 穴位注射目的、操作过程及配合要点。	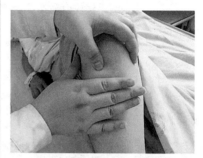 <div align="center">图 5-6-34 选取穴位</div>
评估	1. 适应证与禁忌证。 2. 病情 病人意识状况、临床症状体征。 3. 治疗情况 病人用药史、过敏史及目前用药状况。 4. 局部皮肤 拟计划注射部位皮肤情况(感染、硬结、瘢痕、出血点)。 5. 对穴位注射的认知与合作程度。	
准备	1. 病人 清洁注射部位皮肤。 2. 操作者 着装整洁,洗手,戴口罩。 3. 用物 治疗盘、注射器2~5ml、抽吸好的药液、安尔碘消毒液、无菌棉签、治疗牌、锐器盒。 4. 环境 安静、整洁、光线充足、室温适宜。注意保护病人隐私。	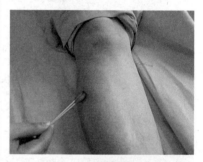 <div align="center">图 5-6-35 消毒皮肤2遍</div>
穴位注射	1. 体位(足三里穴位注射) 病人取舒适体位,肌肉放松。如平卧位,双下肢自然放松,平放于床,或者坐位时屈膝90°,足底自然踏地,足背不能背屈。 2. 核对腧穴部位,遵医嘱取穴,通过询问病人感受确定穴位的准确位置(图5-6-34)。 3. 安尔碘消毒皮肤(直径≥5cm)两遍,待干(图5-6-35)。 4. 核对医嘱,排尽注射器内空气,左手绷紧注射部位皮肤,右手持注射器对准穴位或阳性反应点,快速刺入皮下,将针缓慢推进,达一定深度后进行和缓的提插,至一定深度后产生得气感应(图5-6-36)。 5. 固定针栓,回抽无回血,询问病人是否酸麻胀痛,药液缓慢注入(图5-6-37)。 6. 注射完毕,迅速拔出针头,无菌棉签轻压进针点,不出血为止(图5-6-38)。 7. 再次核对医嘱信息,询问病人感受,行健康教育。 8. 协助病人穿好衣物,清理用物,洗手,签字记录。	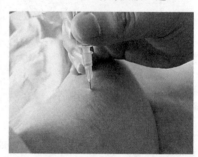 <div align="center">图 5-6-36 进针后提插产生得气感</div> 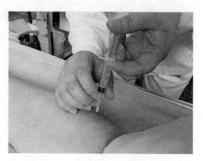 <div align="center">图 5-6-37 回抽无血 缓慢注射</div>

简要步骤	操作要点	图示
效果评价	1. 准确选取穴位。 2. 严格执行无菌技术。 3. 有得气感,有酸麻胀痛感。 4. 注射顺利,无晕针、弯针、折针等。 5. 病人及家属对健康教育理解并依从。	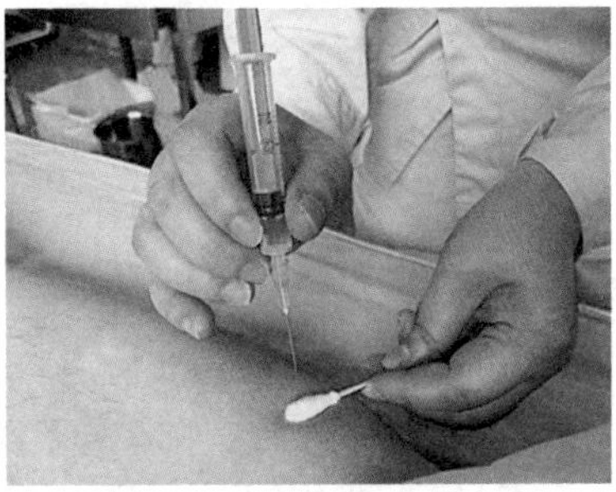 图 5-6-38　**拔针后按压进针点**

简要流程图	注意事项
核对与解释 ⇩ 评估:适应证、禁忌证、病人病情、局部皮肤、认知配合 ⇩ 准备:病人、操作者、物品、环境 ⇩ 注射前:核对信息、合适体位、选择穴位、消毒、注射器排气 ⇩ 注射时:绷紧皮肤,针头与皮肤成90°,对准穴位点,快速刺入皮下 ⇩ 得气:针缓慢推进,达一定深度后和缓的提插,得气感应 ⇩ 推药:回抽无血,药液缓慢注入,询问是否酸麻胀痛 ⇩ 用物处理、洗手记录 ⇩ 效果评价:穴位选择、无菌技术、施针得气感、健康教育	1. 头面部每穴注射 0.3~0.5ml、四肢部位每穴注射 1~2ml、胸背部每穴注射 0.5~1ml。小儿、老人、体弱、敏感者,选穴宜少,药液剂量应酌减。 2. 选穴宜少而精,以 2~4 个腧穴为宜;为获得更佳疗效,尽量选取阳性反应点进行注射。 3. 应告知病人治疗特点和穴位注射后局部有较明显的酸胀感,注射后休息 20min 方可活动,一般 1d 后消失。 4. 注意针刺角度一般 90°,观察有无回血。避开血管丰富部位,避免药液注入血管内,病人有触电感时针体往外退出少许后再进行注射。 5. 执行三查七对制度及无菌操作规程,注意药物配伍禁忌。 6. 注射过程中观察病人是否有晕针、弯针、折针等。

七、湿敷法技术

（一）目的

湿敷法是将无菌纱布用药液浸透,敷于局部,以达到疏通腠理、清热解毒、消肿散结、活血化瘀、止痛等目的的外治方法。

（二）适应证

1. 软组织损伤、骨折愈合后肢体功能障碍。

2. 肩、颈、腰腿痛,膝关节痛。

3. 类风湿性关节炎,强直性脊柱炎。

4. 肿瘤病人放化疗后出现的皮肤反应。

（三）禁忌证

1. 疮疡脓肿迅速扩散者不宜湿敷。

2. 外伤后患处有伤口、皮肤急性传染病。

操作步骤

简要步骤	操作要点	图示
核对与解释	1. 核对　病人身份(姓名、病案号)与医嘱。 2. 解释　湿敷法目的、操作过程及配合要点。	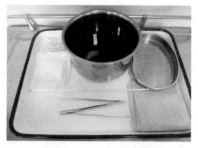
评估	1. 适应证与禁忌证。 2. 主要症状、临床表现、既往史及药物过敏史。 3. 病人体质及湿敷部位的皮肤情况。	图 5-6-39　**用物准备齐全**
准备	1. 病人　清洁湿敷部位皮肤。 2. 操作者　着装整洁,洗手,戴口罩。 3. 用物　治疗盘、药液、无菌纱布数块、水温计、镊子 2 把、弯盘、一次性治疗巾等,必要时备 TDP 灯(图 5-6-39)。 4. 环境　安静、整洁、光线充足、室温适宜。	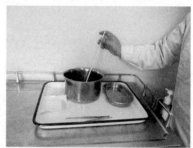 图 5-6-40　**准备药液,测量温度**
湿敷	1. 备齐用物,携至床旁,核对床号、姓名、病案号和医嘱信息,做好解释。 2. 取合理体位,暴露湿敷部位,下面铺一次性治疗巾,注意保暖。 3. 遵医嘱配制药液,测量水温(图 5-6-40)。药液温度适宜,通常为 38~43℃,并倒入容器内,纱布在药液中浸湿后,用镊子拧至不滴水后敷于患处(图 5-6-41)。 4. 定时更换浸药纱布或用无菌镊子夹取纱布浸药后淋药液于纱布上,保持湿润及温度。湿敷时间 20~30min,也可以用 TDP 灯照射保持温度(图 5-6-42)。 5. 操作完毕,擦干局部药液,取下弯盘、中单、橡胶单,协助病人衣着,整理床单位。 6. 分类处理用物,洗手,签字记录。	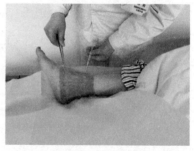 图 5-6-41　**拧干纱布,敷于患处** 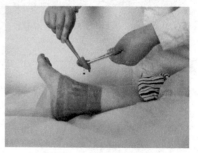
效果评价	1. 湿敷方法选择正确。 2. 湿敷顺利,无并发症。 3. 病人对健康教育掌握好。	图 5-6-42　**淋药液于纱布上**

简要流程图	注意事项
核对与解释 ⇩ 评估:适应证、禁忌证、病人病情、皮肤状况 ⇩ 准备:病人、操作者、物品、环境 ⇩ 湿敷:核对信息、体位安置、配制药液、湿敷、加药淋湿 ⇩ 湿敷完毕:擦干药液、协助穿衣、整理床单元、处理用物、洗手、签字记录 ⇩ 效果评价:湿敷方法、湿敷实施、健康教育	1. 湿敷液应现配现用,注意药液温度,防止烫伤。 2. 治疗过程中观察局部皮肤反应,出现水疱、痒痛或破溃等症状时,应立即停止治疗,报告医师。 3. 注意保护病人隐私并保暖。 4. 急性炎症期以及急性扭挫伤适宜冷湿敷或冰敷。

八、熏洗技术

(一) 目的

1. 疏通腠理、行气活血以缓解病人的疼痛肿胀,关节功能受限。

2. 祛风除湿、杀虫止痒以减轻病人肿胀、痒痛与瘙痒。

3. 消肿止痛生肌以促进伤口愈合。

(二) 适应证

1. 眼结膜红肿、痒痛、糜烂、目赤肿痛。

2. 骨伤科关节、肢体疼痛肿胀,屈伸不利及筋骨疼痛。

3. 皮肤病及妇女会阴部瘙痒带下。

4. 肛门疾病,促进骨科内科伤口、肛肠疾患的伤口愈合。

(三) 禁忌证

1. 急性传染病、严重心脏病、重症高血压、严重肾病、主动脉瘤、有出血倾向者。

2. 恶性肿瘤局部。

3. 化脓已局限的病灶。

4. 妇女妊娠期和月经期。

5. 饱食、饥饿、大汗以及过度疲劳时。

操作步骤

简要步骤	操作要点	图示
核对与解释	1. 核对　病人身份(姓名、病案号)与医嘱。 2. 解释　熏洗技术目的、操作过程及配合要点。	
评估	1. 适应证与禁忌证。 2. 当前主要症状,临床表现,既往史及药物过敏史。 3. 病人体质及熏洗部位皮肤情况。 4. 女性病人评估胎、产、经、带情况。	

简要步骤	操作要点	图示
准备	1. 病人　清洁熏洗部位皮肤。 2. 操作者　着装整洁,洗手,戴口罩。 3. 用物　治疗盘、药液、熏洗盆(根据熏洗部位的不同,也可备坐浴椅、有孔木盖浴盆或治疗碗等)、水温计,必要时备屏风及换药用品(图5-6-43、图5-6-44A、B) 4. 环境　安静、整洁、光线充足、室温适宜,透气。	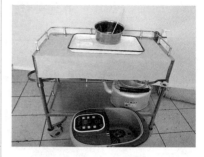 图 5-6-43　**用物准备**
熏洗	1. 体位　取坐位或平卧位。 2. 根据熏洗方式分类具体操作流程。 (1) 熏洗法 1) 将药物放入容器内,加水煎煮,过滤去渣后,将药液倒入容器中(脸盆、水桶、浴盆或浴缸),将患病部位置于药物蒸汽上直接熏蒸。 2) 为了保持疗效,多在熏蒸部位之外加上塑料薄膜或布单,以避免药物蒸汽散失和温度降低过快导致熏蒸效果降低。 3) 待药液温度降低(以不烫为度)时,将患部浸入药液中洗浴或淋洗患部(图5-6-45)。 4) 熏洗完毕后,迅速用干毛巾拭去身体或患部上的药液或汗液,用适宜物品盖住患部或身体。 (2) 淋洗法 1) 将药物放入容器内加水煎汤,过滤去渣后,趁热装入小喷壶或小嘴茶壶内,连续不断地淋洗患处,或用消毒纱布蘸药汤连续淋洗患处。 2) 淋洗时,可用手轻轻按伤口四周,用镊子持消毒棉球擦拭伤口的脓液,使脓液及坏死组织随药汤而出,以淋洗干净为度。 3) 淋洗完毕后,根据伤口情况进行常规换药。 (3) 溻渍法:将药物放入容器内,加水煎煮。过滤去渣后,将药液倒入盆中,于盆上放置带孔横木架。将患肢放在横木架上,外盖布单或毛巾,不使热气外透,进行熏蒸,待药汤不烫时,再用消毒纱布、干净布或干净毛巾,蘸药汤热渍患处,稍凉时再换热汤,连续乘热溻渍患处。 3. 根据治疗疾病的范围及熏洗部位分类具体操作流程。	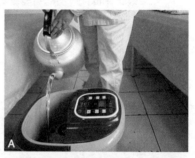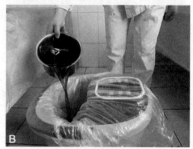 图 5-6-44　**准备熏洗药液** 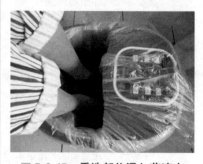 图 5-6-45　**熏洗部位浸入药液中**

简要步骤	操作要点	图示
熏洗	（1）全身熏洗法：将煎煮后的药液后倒入容器（浴盆或浴池）中，先在盆内放一小木凳，高出液面10cm左右，令病人坐在小木凳上面，外罩塑料薄膜或布单，勿使热气外泄，使入浴者头部外露，进行熏疗。待药液不烫时，病人浸于药液内，再淋洗、浸渍全身，以汗出为度。 （2）局部熏洗法：根据熏洗部位的不同，可将局部熏洗法分为头面熏洗法、眼熏洗法、手足熏洗法、坐浴熏洗法。 1）头面熏洗法：将药物煎液倒入清洁消毒的脸盆中，先俯首与面盆保持一定的距离，趁热熏蒸面部，待药液温度适宜后，进行沐发、洗头、洗面。 2）眼熏洗法：将所选用药物煎煮滤渣后，倒入小杯子中，先俯首，使水杯与眼窝边缘紧紧贴住，然后仰首，并频频瞬目，进行熏蒸。待药液温度适宜后，用消毒纱布或棉球浸药液，不断淋洗眼部。使用时，洗剂必须过滤，以免药渣进入眼内。一切器皿、纱布、棉球等必须消毒。 3）手足熏洗法：将所选药物加水煎煮，然后将滤过的药液倒入瓷盆或木桶内，外罩布单，将患处手足与容器封严，趁热熏蒸，然后待药液温后浸洗手足，洗足时可以用手摩擦双足的穴位。水温以50～60℃为宜。根据患病部位的不同，决定药液量的多少，如浴足以药液浸没两足踝部为宜。此法多用于治疗四肢疾病（图5-6-46）。 4）坐浴熏洗法：将所需药物煎汤后，去渣，趁热将药液置盆中，先熏蒸，待药液温度适宜时，浸洗肛门或会阴部。药液温度以40～50℃为宜。此法多用于治疗肛门及会阴部位疾病。对肛门脓肿已化脓者，则应先手术切开引流后，再行坐浴熏洗疗法。 4. 熏洗过程中注意观察病人的病情是否有缓解，若病情加重、皮肤过敏、头晕等不适时，立即停止熏洗，让病人卧床休息或对症处理。 5. 熏洗完毕用干净毛巾或者无菌纱布清洁并擦干病人熏洗部位，协助病人整理衣着，取舒适体位。注意保暖，避免直接吹风（图5-6-47）。 6. 操作者洗手，签字记录。	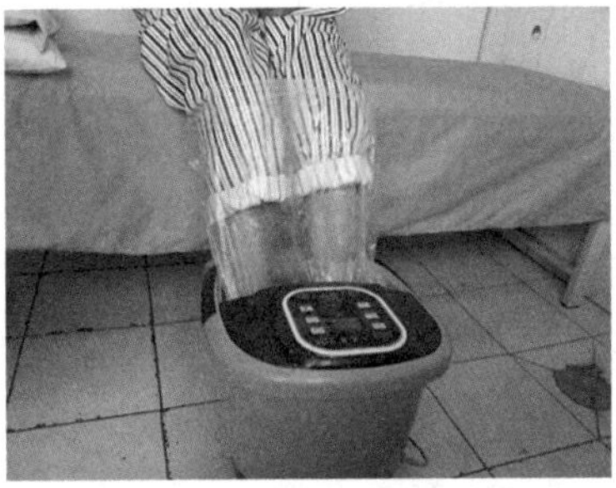 图5-6-46　做好保温措施 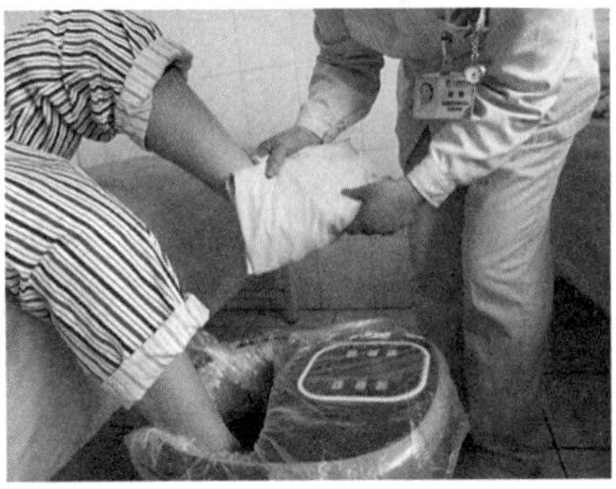 图5-6-47　熏洗完毕 清洁皮肤
效果评价	1. 熏洗方式方法选择正确。 2. 熏洗顺利，无并发症。 3. 病人对健康教育掌握好。	

续表

简要流程图	注意事项
核对与解释 ⇩ 评估:适应证、禁忌证、病人病情、皮肤状况 ⇩ 准备:病人、操作者、物品、环境 ⇩ 熏洗操作:核对信息、体位安置、熏洗方式选择、测量药液温度、实施熏洗、注意观察病情变化 ⇩ 熏洗完成后:清洁擦干熏洗部位、协助衣着、签字记录 ⇩ 效果评价:熏洗方法、熏洗实施、健康教育	1. 确保用药安全,选择熏洗的中药时,对皮肤有刺激性或腐蚀性的药物不宜使用,如生半夏、鸦胆子等。也不要使用峻猛或有毒性的药物,如乌头、附子等。 2. 注意药物煎煮方法和顺序。 3. 老人和儿童应有专人陪护,熏洗前后喝温开水,妇女月经期间不宜进行洗浴或坐浴。 4. 保暖避风　熏洗时冬季保暖,夏季避风。全身熏洗后,皮肤血管扩张,血液循环旺盛、发热出汗,汗解后穿好衣着再外出。 5. 温度适宜　熏洗不烫为宜、不可太热。熏洗温度根据病人个体、熏洗部位、病情及熏洗过程中的反应,保持药汤在一定的温度(40~60℃)持续熏洗。 6. 饥饱适中,空腹、疲劳时洗浴易发生低血糖症状,饱腹洗浴则影响食物消化吸收。

九、穴位贴敷

(一) 目的

在一定穴位上贴敷药物,通过药物和穴位的共同作用:温经活血,行气止痛,疏经通络,调和阴阳,健脾和胃,以预防和治疗疾病。

(二) 适应证

1. **慢性病**　恶性肿瘤、各种疮疡及跌打损伤等疾病引起的疼痛。
2. **消化系统疾病**　恶心、呕吐、食少、纳呆、腹胀、腹泻、便秘以及功能性肠梗阻。
3. **呼吸系统疾病**　咳嗽、咯痰、支气管哮喘、感冒、支气管炎。
4. **神经系统疾病**　神经衰弱、失眠多梦、焦虑、胃下垂、面神经麻痹。
5. 防病保健。

(三) 禁忌证

1. 对贴敷药物过敏。
2. 对胶布过敏者禁用。

操作步骤

简要步骤	操作要点	图示
核对与解释	1. 核对　病人身份(姓名、病案号)与医嘱。 2. 解释　穴位贴敷目的、操作过程及配合要点。	
评估	1. 适应证与禁忌证。 2. 病情　病人意识状况、心理状态、对穴位贴敷的认知配合程度。 3. 治疗　病人临床表现、既往史、药物过敏史。 4. 局部皮肤　敷药部位皮肤有无感染、瘢痕、皮疹、破损等异常情况。	图 5-6-48　**用物准备**

简要步骤	操作要点	图示
准备	1. 病人　清洁敷药部位皮肤。 2. 操作者　着装整洁,洗手,戴口罩。 3. 用物　治疗盘、贴敷膏药、压舌板、穴位贴、0.9%生理盐水、棉签、弯盘、治疗巾、治疗牌、必要时备一次性备皮刀、屏风遮挡(图5-6-48)。 4. 环境　安静、整洁、光线充足、室温适宜,注意保护病人隐私。	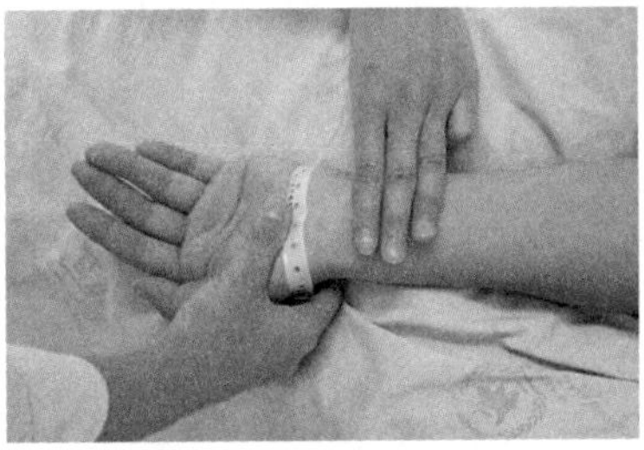 图 5-6-49　同身寸取穴
穴位贴敷	1. 协助病人取适当体位,充分暴露贴敷部位。 2. 核对腧穴部位,同身寸取穴,询问病人感受(酸、麻、胀等)(图5-6-49)。 3. 0.9%生理盐水清洁皮肤,待干(图5-6-50)。 4. 备敷贴药物　用压舌板将药物均匀地摊在穴位贴中间,厚薄适中,以0.2~0.3cm为宜(图5-6-51)。 5. 根据所选穴位将药物对准穴位进行贴敷,轻轻按压穴位贴周围胶布,使之与皮肤紧贴(图5-6-52)。 6. 为避免药物受热溢出污染衣物,必要时可再加敷料或棉垫覆盖,以胶布或绷带固定,松紧适宜。 7. 再次核对医嘱,告知注意事项,询问病人感受。 8. 协助病人穿好衣物,取舒适卧位,整理床单位。 9. 分类处理用物,洗手,签字记录。 10. 穴位贴敷视病人反应保留4~12h不等,取下穴位贴,擦净局部皮肤,观察皮肤情况及敷药效果。	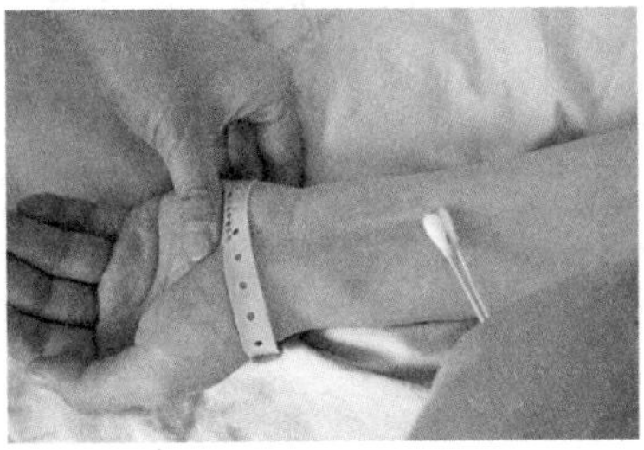 图 5-6-50　清洁皮肤 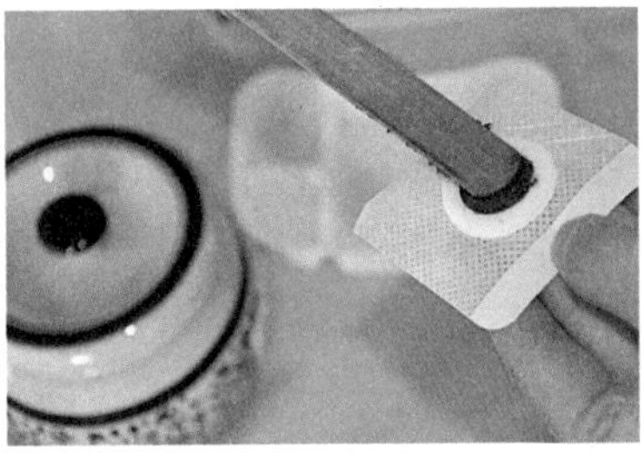 图 5-6-51　备敷贴药物
效果评价	1. 选穴与病人症状对应,取穴位准确。 2. 贴敷顺利,局部皮肤无红疹、瘙痒、水疱等过敏现象。 3. 病人对健康教育掌握良好。	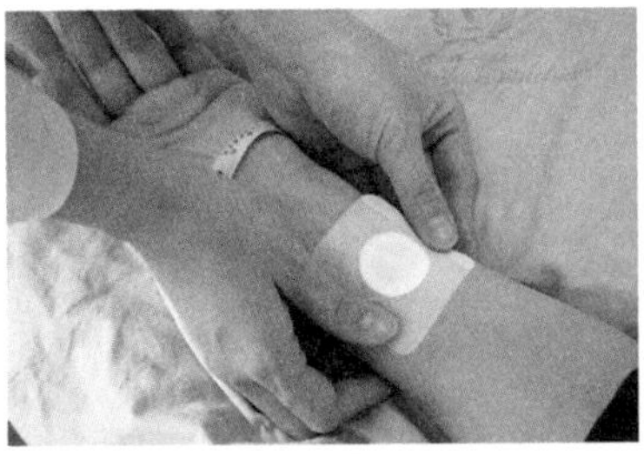 图 5-6-52　贴敷贴 轻压周围固定敷贴

简要流程图	注意事项
核对与解释 ⇩ 评估:适应证、禁忌证、病人病情、局部皮肤 准备:病人、操作者、物品、环境 ⇩ 敷贴前:核对、摆体位、取穴、清洁皮肤 ⇩ 贴敷贴:准备药物、选取穴位进行贴敷、 固定敷贴、再次核对 ⇩ 用物处理、洗手记录 ⇩ 取贴:保留 4~12h 不等,取下穴位贴, 清洁皮肤、观察皮肤和疗效 ⇩ 效果评价:选穴、取穴、贴敷顺利、健康教育	1. 根据病情、年龄、药物、季节可适当调整贴敷时间,肿瘤病人及小儿应酌情缩短贴敷时间,如 4~6h。 2. 孕妇的脐部、腹部、腰骶部及某些敏感穴位,如合谷、三阴交等处都不宜敷贴,以免局部刺激引起流产。 3. 敷贴部位应交替使用,不宜单个部位连续敷贴。 4. 除拔毒膏外,患处有红肿及溃烂时不宜敷贴药物,以免发生过敏及化脓性感染。 5. 对于残留在皮肤上的药物宜用温热水擦洗,不宜采用肥皂或刺激性物品擦洗。 6. 使用贴敷后,如出现红疹、瘙痒、水疱等过敏现象,应暂停使用,报告医师,配合处理。 7. 对胶布过敏者,可改用纱布绷带固定贴敷药物。

（刘芳 王关芬）

参 考 文 献

［1］ 王富春.刺法灸法学［M］.上海:上海科学技术出版社,上海世纪出版股份有限公司,2010.

［2］ 杨安生,欧阳顽.艾灸疗法［M］.北京:人民军医出版社,2010.

［3］ 陆宇晗,陈钒.肿瘤姑息护理实践指导［M］.北京:北京大学医学出版社,2017.

［4］ 姜桂春.肿瘤护理学［M］.上海:上海科学技术出版社,2015.

［5］ 中华人民共和国国家质量监督检验检疫总局,中华国家标准化管理委员会.中华人民共和国国家标准针灸技术操作规范:GB/T 21709.1—21709.22［S］.北京:中国质检出版社,中国标准出版社,2014.